臨床薬学
テキストシリーズ

Clinical Pharmacy and Therapeutics

［薬理・病態・薬物治療］
神経・筋・精神／
麻酔・鎮痛

監　　修　乾　賢一　京都薬科大学
担当編集　赤池昭紀　京都大学
ゲスト編集　髙橋良輔　京都大学大学院医学研究科
　　　　　　武田弘志　国際医療福祉大学薬学部

中山書店

刊行にあたって

2006年4月からスタートした6年制薬学教育では,「モノ」中心から「ヒト」指向へと大きく変革した.その後,文部科学省主導でモデル・コアカリキュラムの見直しに関する議論が重ねられ,2015年4月から改訂薬学教育モデル・コアカリキュラムに基づく教育が行われている.改訂版では,大学の教育と病院・薬局での実務実習とを体系的に関連づけ,基礎から臨床までの総合的な6年間の学習を求めている.そして,学習成果基盤型教育(outcome-based education)に力点を置き,「薬剤師として求められる基本的な資質」10項目が明示され,卒業時に必要とされる学習成果として位置づけられている.

このような新しい薬学教育を推進するためには,優れた教科書が不可欠といえる.しかし臨床薬学の領域は,基礎薬学に比べてまだ歴史が浅く,実践的な臨床能力を有する薬剤師養成のためには,医師と薬剤師との連携による薬物治療の最前線を反映した,適切な教科書の刊行が望まれる.このような状況に鑑み,このたび臨床薬学のエキスパートを養成する全国薬系大学の教科書として,《臨床薬学テキストシリーズ》全10巻の刊行を企画した.

本シリーズの編集方針は,以下の5点を主な特徴としている.

1) 薬学と医学のコラボレーションにより,構成内容を精選するとともに,従来の教科書にない医療・臨床的な視点,記述を充実させる.

2) 各巻の編集にあたっては,担当編集者(責任編集者)に加えて,薬学と医学からゲスト編集者を招き,内容の充実を図る.

3) 改訂薬学教育モデル・コアカリキュラムに準拠した内容とし,必要に応じて最新の知識を盛り込む.

4) 冒頭に項目ごとのSummary(ポイント)を明示し,また用語解説,コラム,トピックスなどを適宜組み入れ,理解の促進を図る.

5) 学習内容,理解度を知るために,国家試験問題の出題傾向をもとに作成した確認問題を掲載する.

このような新しい編集方針のもとで刊行された本テキストシリーズが,臨床薬学を学ぶ薬学生の必携の書として,また医療現場で活躍する薬剤師の座右の書として,広く活用されることを願っている.

2016年11月

乾　賢一

序文

薬物治療に関わる薬剤師には，薬物の薬理作用と作用機序，薬物動態，安全性などの薬理学的知識はもとより，疾患の病態や症候，臨床検査・診断，そして非薬物治療も含む治療全般についての知識が求められるようになった．これらを修得することにより，調剤，服薬指導，処方設計の提案などの薬学的管理の基盤を築き，医薬品を安全かつ有効に使用することが可能になる．

本書は，臨床薬学テキストシリーズの第5巻として，第4巻『[薬理・病態・薬物治療]薬物治療総論／症候・臨床検査／個別化医療』に続き，[薬理・病態・薬物治療]の各論を構成する一冊であり，1）神経・筋疾患，2）精神疾患，および3）麻酔・鎮痛の三つの領域を対象とする．薬学教育モデル・コアカリキュラム（平成25年度改訂版）との関係では，「E2　薬理・病態・薬物治療」のうち，「(1) 神経系の疾患と薬」に該当し，この項目には「①自律神経系に作用する薬」，「②体性神経系に作用する薬・筋の疾患の薬，病態，治療」，「③中枢神経系の疾患の薬，病態，治療」，および「④化学構造と薬効」が含まれている．

神経・筋疾患は，脳神経内科のほかに一般内科，脳神経外科等でも取り扱われ，神経線維の脱髄，神経細胞の脱落といった神経系の器質的障害を伴うものが多く，それに応じた神経症候を生じるという特徴がある．精神疾患は，精神科，心療内科等で取り扱われ，身体的疾患とは極めて異なる性質をもっており，その背景には中枢神経系の分子メカニズムや病態が存在するものの，精神状態の平均的価値や基準からの「偏り」というヒトに固有の問題が中心になる．さらに，麻酔・鎮痛は，手術侵襲や手術ストレスに関わる急性期の反応と，がん疼痛のような慢性反応のコントロールに重要な役割を果たす．これらの疾患の薬物治療を系統的に学習するうえで，神経系の構造と機能を理解し，主な神経・筋・精神疾患を理解しておくことは，非常に大切である．

脳科学，神経科学領域の研究の進歩に伴い，これらの疾患の薬物治療にも大きな変革がもたらされている．さらに，この領域にはアルツハイマー病やパーキンソン病などの加齢性疾患が含まれており，これらの疾患の克服が，超高齢社会を迎えた我が国の医療における重要な課題となっている．薬学生諸君が本書で学ぶことにより，薬剤師，薬学者として必要な神経系の薬物治療に関する知識・技能・態度を身につけていただきたい．

本書は，臨床的な記述を充実させるために，薬学者のみならず，第一線で活躍中の医学側執筆者との共同作業によって生み出されたものである．難解と思われる医学用語や関連する知識などはサイドノートでご説明いただき，最新のガイドラインの内容や近年導入された新薬，そして多数の構造式も盛り込んでいただいた．編集に際しては，国際医療福祉大学の辻　稔先生のご協力を得た．ここに記して謝意を表したい．

2019年7月

赤池昭紀

● 監修

乾　賢一　京都薬科大学

● 担当編集

赤池　昭紀　京都大学

● ゲスト編集（50音順）

髙橋　良輔　京都大学大学院医学研究科

武田　弘志　国際医療福祉大学薬学部

● 執筆者（執筆順）

竹島　浩　京都大学大学院薬学研究科生体分子認識学分野

人見　健文　京都大学大学院医学研究科臨床病態検査学

大野　行弘　大阪薬科大学薬品作用解析学研究室

松本　理器　神戸大学大学院医学研究科神経内科学分野

石毛久美子　日本大学薬学部薬理学研究室

伊藤　芳久　横浜薬科大学薬学教育センター

眞木　崇州　京都大学大学院医学研究科臨床神経学

北村　佳久　立命館大学薬学部創薬科学科

肱岡　雅宣　立命館大学薬学部薬学科

髙橋　良輔　京都大学大学院医学研究科臨床神経学

福永　浩司　東北大学大学院薬学研究科薬理学分野

葛谷　聡　京都大学大学院医学研究科臨床神経学

岩崎　克典　福岡大学薬学部臨床疾患薬理学教室

伊藤　弦太　東京大学大学院薬学系研究科脳神経疾患治療学社会連携講座

富田　泰輔　東京大学大学院薬学系研究科機能病態学教室

石井　正和　帝京平成大学薬学部生理・病態学ユニット

竹島多賀夫　富永病院脳神経内科

後藤　伸之　福井大学学術研究院医学系部門（附属病院部）薬剤部

下竹　昭寛　京都大学大学院医学研究科てんかん・運動異常生理学講座

佐野　和憲　福岡大学薬学部生体機能制御学教室

山下　博史　日本赤十字社和歌山医療センター脳神経内科

吉田　侑矢　摂南大学薬学部病態医科学研究室

河野　武幸　摂南大学薬学部病態医科学研究室

三澤日出巳　慶應義塾大学薬学部薬理学講座

内田　友二　崇城大学薬学部薬理学研究室

平野　俊彦　東京薬科大学薬学部臨床薬理学教室

山田　清文　名古屋大学大学院医学系研究科医療薬学

肥田　裕丈　名古屋大学大学院医学系研究科医療薬学

村井　俊哉　京都大学大学院医学研究科精神医学

野田　幸裕　名城大学薬学部病態解析学I

吉見　陽　名城大学薬学部病態解析学I

辻　稔　国際医療福祉大学薬学部薬理学分野

武田　弘志　国際医療福祉大学薬学部薬理学分野

古川　寿亮　京都大学大学院医学研究科健康増進・行動学

宮川　和也　国際医療福祉大学薬学部薬理学分野

粂　和彦　名古屋市立大学大学院薬学研究科神経薬理学分野

髙橋　英彦　東京医科歯科大学大学院医歯学総合研究科精神行動医科学

新田　淳美　富山大学大学院医学薬学研究部（薬学）・薬物治療学研究室

黒川　和宏　国際医療福祉大学薬学部薬理学分野

天野　託　国際医療福祉大学薬学部薬物治療学分野

永井　拓　名古屋大学大学院医学系研究科医療薬学

北村　佳久　岡山大学大学院医歯薬学総合研究科臨床薬剤学分野

千堂　年昭　岡山大学大学院医歯薬学総合研究科臨床薬剤学分野

中川　貴之　京都大学大学医学部附属病院薬剤部

植月　信雄　京都大学大学医学部附属病院麻酔科

濱田　祐輔　星薬科大学薬理学研究室

成田　年　星薬科大学薬理学研究室

加賀谷　肇　前 明治薬科大学臨床薬剤学研究室／湘南医療大学

CONTENTS

第1章 神経・筋疾患

A 総論

① 修得すべき知識の概要
竹島 浩　2

② 神経の解剖生理学と疾患の概要
竹島 浩，人見健文　4

1 神経の解剖生理学 ……………………… 4
2 主な神経疾患と治療の概要 …………… 7
　2.1 てんかん ………………………… 7
　2.2 脳血管障害 ……………………… 8
2.3 パーキンソン病 ………………… 8
2.4 認知症 …………………………… 8
2.5 頭痛 ……………………………… 8

③ 骨格筋の解剖生理学と疾患の概要
竹島 浩，人見健文　9

1 骨格筋の解剖生理学 …………………… 9
2 主な筋関連疾患と治療の概要 ………… 11
　2.1 筋萎縮性側索硬化症 (ALS) ……… 11
　2.2 筋ジストロフィー ……………… 11
2.3 重症筋無力症 …………………… 12
2.4 ギラン・バレー症候群 ………… 12
2.5 悪性高熱症 ……………………… 12

④ 神経・筋疾患の治療薬の概要
竹島 浩，人見健文　13

1) 自律神経系に作用する薬
13

1 交感神経興奮薬 (アドレナリン作動薬) ……… 16
　1.1 直接型アドレナリン作動薬 …… 16
　1.2 間接型アドレナリン作動薬 …… 18
　1.3 混合型アドレナリン作動薬 …… 19
2 交感神経遮断薬 ………………………… 19
　2.1 アドレナリン受容体遮断薬 …… 19
3 副交感神経興奮薬 (コリン作動薬) ……… 22
　3.1 直接型コリン作動薬 …………… 22
　3.2 間接型コリン作動薬 …………… 24
4 副交感神経遮断薬 (抗コリン薬) ……… 25
5 神経型ニコチン性アセチルコリン受容体に
　作用する薬物 …………………………… 27

2) 体性神経系に作用する薬
28

1 知覚神経に作用する薬物：局所麻酔薬 ……… 28
2 運動神経に作用する薬物 ……………… 30
　2.1 神経筋接合部興奮薬 …………… 30
　2.2 神経筋接合部遮断薬 (筋弛緩薬) ……… 30
3 神経筋接合部以外を標的とする筋弛緩薬 ……… 32
　3.1 中枢性筋弛緩薬 ………………… 32
　3.2 その他の筋弛緩薬 ……………… 33

B　疾患各論

① てんかん
大野行弘, 松本理器　34

1 てんかんとは ……………………… 34
2 疫学 ………………………………… 34
3 分類 ………………………………… 35
　3.1　複雑部分発作 ……………………… 36
　3.2　欠神発作 …………………………… 36
　3.3　ミオクロニー発作 ………………… 37
　3.4　強直間代発作 ……………………… 37

4 検査・診断 ………………………… 37
5 治療方針 …………………………… 37
6 治療薬 ……………………………… 40
　6.1　第1世代抗てんかん薬…………… 40
　6.2　第2世代抗てんかん薬 ………… 43
　6.3　小児てんかんに対する最近の抗てんかん薬
　　　 …………………………………… 45

② 脳血管障害
石毛久美子, 伊藤芳久, 眞木崇州　47

1) 脳出血
47

1 脳出血とは ………………………… 47
2 疫学 ………………………………… 48
3 検査・診断 ………………………… 48

4 臨床症状 …………………………… 49
5 治療方針 …………………………… 49
6 治療薬 ……………………………… 50

2) 脳梗塞
51

1 脳梗塞とは ………………………… 51
2 疫学 ………………………………… 51
3 診断・分類 ………………………… 52
　3.1　発症機序による分類 …………… 52

　3.2　臨床的分類 ……………………… 52
4 治療方針 …………………………… 53
5 治療薬 ……………………………… 56

3) くも膜下出血
58

1 くも膜下出血とは ………………… 58
2 疫学 ………………………………… 58
3 原因 ………………………………… 59
4 臨床症状 …………………………… 59

5 診断 ………………………………… 59
6 治療方針 …………………………… 60
7 治療薬 ……………………………… 61

③ パーキンソン病
北村佳久, 肱岡雅宣, 髙橋良輔　62

1 運動機能調節の概要 ……………… 63
2 パーキンソン病とは ……………… 63
3 疫学 ………………………………… 63
4 パーキンソン病・パーキンソニズムの分類 … 66
　4.1　薬剤性パーキンソニズムの原因となる
　　　 薬物 ……………………………… 67

　4.2　脳血管性パーキンソニズムの治療薬……… 67
5 検査 ………………………………… 68
　5.1　MIBG心筋シンチグラフィー…… 69
　5.2　ドパミントランスポーターシンチグラ
　　　 フィー（DATスキャン）……… 70
　5.3　CTおよびMRI検査 …………… 70

5.4 嗅覚障害および睡眠障害の検査 ……… 71		7.4 MAO-B 阻害薬 …………………………… 76	
6 治療方針 71		7.5 抗コリン薬 …………………………………… 76	
7 治療薬 74		7.6 ノルアドレナリン補充薬 …………………… 77	
7.1 ドパミン補充薬 ……………………… 74		7.7 レボドパ賦活薬 …………………………… 77	
7.2 ドパミンアゴニスト ………………… 75		7.8 アデノシン A2A 受容体アンタゴニスト … 77	
7.3 ドパミン放出促進薬 ………………… 76			

④ ハンチントン病
北村佳久, 胏岡雅宣, 髙橋良輔　78

1 ハンチントン病とは ………………… 78	**4 病態生理** …………………………………… 78
2 疫学 ……………………………………… 78	**5 検査** ……………………………………………… 79
3 症状 ……………………………………… 78	**6 治療** ……………………………………………… 79

⑤ 認知症
80

1) アルツハイマー型認知症
福永浩司, 葛谷　聡　80

1 アルツハイマー病 (AD) とは ……… 80	4.2 認知症に伴う行動・心理症状 (BPSD)
2 疫学 ……………………………………… 82	の治療薬 ………………………………… 85
3 診断 ……………………………………… 82	4.3 脳循環改善薬と脳代謝改善薬 ……… 86
4 治療 ……………………………………… 83	4.4 認知症の進行を抑える薬 …………… 87
4.1 認知症治療薬の分類と種類 ………… 83	

2) 血管性認知症
岩崎克典, 葛谷　聡　88

1 血管性認知症 (VaD) とは ………… 89	5.2 認知症に対する対症療法 …………… 94
2 疫学 ……………………………………… 90	**6 予防** ……………………………………………… 96
3 分類 ……………………………………… 90	6.1 発症抑制のための予防対策 ………… 96
4 診断・検査 ……………………………… 92	6.2 急性期での処置の重要性 …………… 96
5 治療 ……………………………………… 92	6.3 慢性期での処置の重要性 …………… 97
5.1 脳血管障害 (CVD) の再発予防 …… 92	

3) レヴィ小体型認知症
伊藤弦太, 富田泰輔, 葛谷　聡　98

1 レヴィ小体型認知症 (DLB) とは … 98	**5 治療方針** ……………………………………… 101
2 疫学 ……………………………………… 99	**6 治療薬** ………………………………………… 101
3 分類 ……………………………………… 99	6.1 認知機能障害に対する薬物療法 ……… 101
4 検査 ……………………………………… 100	6.2 BPSD や睡眠異常に対する薬物療法 … 102
4.1 生化学検査 …………………………… 100	6.3 パーキンソニズムなどの他の神経症状に
4.2 神経心理学的検査 …………………… 100	対する薬物療法 ………………………… 102
4.3 画像検査 ……………………………… 100	

4) 前頭側頭型認知症
富田泰輔，葛谷　聡　104

1 前頭側頭型認知症 (FTD) とは ……………… 104
2 臨床類型と特徴 ………………………………… 105
- 2.1 行動障害型前頭側頭型認知症 (bvFTD) …………………………………………… 105
- 2.2 進行性非流暢性失語症 (PNFA/nfvPPA) …………………………………………… 105
- 2.3 意味性認知症 (SD/svPPA) ………… 105

3 分子病理類型 ……………………………… 106
- 3.1 FTLD-tau ……………………………… 106
- 3.2 FTLD-TDP …………………………… 106
- 3.3 FTLD-FUS …………………………… 107
- 3.4 FTLD-UPS …………………………… 107
- 3.5 FTLD-ni ……………………………… 107

⑥ 頭痛
石井正和，竹島多賀夫　108

1) 片頭痛
108

1 片頭痛とは ………………………………… 108
- 1.1 血管説 …………………………………… 108
- 1.2 神経説 …………………………………… 109
- 1.3 三叉神経血管説 ………………………… 109
2 疫学 ………………………………………… 110
3 分類 ………………………………………… 110
- 3.1 前兆のない片頭痛 ……………………… 110
- 3.2 前兆のある片頭痛 ……………………… 111

- 3.3 慢性片頭痛 ……………………………… 111
4 検査 ………………………………………… 111
5 治療方針 …………………………………… 111
- 5.1 急性期治療 ……………………………… 111
- 5.2 予防療法 ………………………………… 112
6 治療薬 ……………………………………… 113
- 6.1 急性期治療 ……………………………… 113
- 6.2 予防薬 …………………………………… 115

2) 緊張型頭痛
119

1 緊張型頭痛とは …………………………… 119
2 疫学 ………………………………………… 119
3 分類 ………………………………………… 120

4 治療方針 …………………………………… 120
5 治療薬 ……………………………………… 121

3) 群発頭痛
122

1 群発頭痛とは ……………………………… 122
2 疫学 ………………………………………… 122
3 分類 ………………………………………… 123

4 治療方針 …………………………………… 123
5 治療薬 ……………………………………… 124

⑦ 髄膜炎・脳炎
後藤伸之，下竹昭寛　125

1 髄膜炎 ……………………………………… 125
- 1.1 髄膜炎とは ……………………………… 125
- 1.2 疫学 ……………………………………… 126
- 1.3 分類 ……………………………………… 126
- 1.4 検査 ……………………………………… 126

- 1.5 治療方針 ………………………………… 127
- 1.6 治療薬 …………………………………… 127
2 脳炎 ………………………………………… 128
- 2.1 脳炎とは ………………………………… 128
- 2.2 疫学 ……………………………………… 128

| 2.3 分類 …… 129 | 2.5 治療方針 …… 130 |
| 2.4 検査・診断 …… 129 | 2.6 治療薬 …… 131 |

⑧ 熱性けいれん
大野行弘, 下竹昭寛　133

1 熱性けいれんとは …… 133	**4** 検査 …… 134
2 疫学 …… 133	**5** 治療方針 …… 135
3 分類 …… 134	**6** 治療薬 …… 136

⑨ プリオン病
佐野和憲, 山下博史　139

1 プリオン病とは …… 139	**5** 病理 …… 141
2 発症機序 …… 139	**6** 診断 …… 141
3 ヒトのプリオン病 …… 140	**7** 治療 …… 142
4 症状 …… 141	**8** 感染予防・滅菌法 …… 142

⑩ 多発性硬化症
吉田侑矢, 河野武幸, 山下博史　143

1 多発性硬化症 (MS) とは …… 143	**4** 検査 …… 145
2 疫学 …… 144	**5** 治療方針 …… 145
3 分類 …… 144	**6** 治療薬 …… 146

⑪ 視神経脊髄炎
山下博史　148

1 視神経脊髄炎 (NMO) とは …… 148	**4** 検査 …… 149
2 疫学 …… 148	**5** 治療方針・治療薬 …… 149
3 臨床症状 …… 149	

⑫ 筋萎縮性側索硬化症
三澤日出巳, 山下博史　151

1 筋萎縮性側索硬化症 (ALS) とは …… 151	**4** 検査 …… 153
2 疫学 …… 151	**5** 治療方針 …… 154
3 分類 …… 152	**6** 治療薬 …… 154

⑬ 進行性筋ジストロフィー
内田友二, 山下博史　157

1 進行性筋ジストロフィー (PMD) とは …… 157	**6** 治療方針 …… 162
2 疫学 …… 157	**7** 治療薬 …… 163
3 分類 …… 160	7.1 副腎皮質ステロイド製剤 …… 163
4 症候・経過 …… 161	7.2 心筋障害治療 …… 164
5 検査 …… 161	

⑭ 重症筋無力症
平野俊彦, 山下博史　165

1 重症筋無力症 (MG) とは　165
2 疫学　166
3 分類　167
　3.1 抗 AChR 抗体による分類　167
3.2 抗 MuSK 抗体による分類　167
4 検査・診断　167
5 治療方針　168
6 治療薬　170

⑮ ギラン・バレー症候群
後藤伸之, 山下博史　172

1 ギラン・バレー症候群 (GBS) とは　172
2 疫学　173
3 分類　173
4 検査　173
5 治療方針　174
6 治療　174

第2章 精神疾患

A 総論

① 修得すべき知識の概要
山田清文, 肥田裕丈　178

② 精神疾患の治療の概要
山田清文, 肥田裕丈, 村井俊哉　180

1 精神機能とその障害　180
2 精神疾患の分類　181
3 精神疾患の治療　182
3.1 身体療法　182
3.2 精神療法　185

③ 精神疾患の治療薬の概要
山田清文, 肥田裕丈, 村井俊哉　187

1 向精神薬とは　187
2 主な向精神薬の適応症状・薬理作用・副作用　187
　2.1 抗精神病薬　187
　2.2 抗うつ薬　189
2.3 気分安定薬　192
2.4 抗不安薬　193
2.5 睡眠薬　194
2.6 精神刺激薬　196

B 疾患各論

① 統合失調症
野田幸裕, 吉見　陽, 村井俊哉　198

1 統合失調症とは　198
2 疫学　200
3 分類　200
4 検査・診断　200
5 治療方針　201
5.1 薬物治療　201
5.2 電気けいれん療法 (ECT)　206
6 治療薬　207
　6.1 第1世代 (定型) 抗精神病薬　207
　6.2 第2世代 (非定型) 抗精神病薬　210

② うつ病・躁うつ病（双極性障害） 辻 稔, 武田弘志, 古川寿亮 214

- **1** うつ病・躁うつ病（双極性障害）とは……… 214
- **2** 疫学 ……………………………………… 215
- **3** 分類・診断 ………………………………… 215
- **4** 治療方針 …………………………………… 218
  - 4.1 うつ病（日本うつ病学会治療ガイドライン Ⅱ. うつ病〈DSM-5〉/大うつ病性障害

2016) ……………………………………… 219
  - 4.2 躁うつ病（日本うつ病学会治療ガイドライン Ⅰ. 双極性障害 2017）………………… 219
- **5** 治療薬 ……………………………………… 220
  - 5.1 抗うつ薬 ……………………………… 220
  - 5.2 気分安定薬 …………………………… 226

③ 不安症（パニック障害, 全般性不安障害など） 宮川和也, 武田弘志, 古川寿亮 228

- **1** 不安症とは ………………………………… 228
- **2** 疫学 ………………………………………… 229
- **3** 分類 ………………………………………… 229
- **4** 検査 ………………………………………… 229
- **5** 治療方針 …………………………………… 229
- **6** 治療薬 ……………………………………… 230
  - 6.1 ベンゾジアゼピン系抗不安薬……… 231
  - 6.2 非ベンゾジアゼピン系抗不安薬……… 233

④ 心身症 宮川和也, 武田弘志, 古川寿亮 235

- **1** 心身症とは ………………………………… 235
- **2** 疫学 ………………………………………… 238
- **3** 分類 ………………………………………… 238
- **4** 検査 ………………………………………… 239
- **5** 治療方針 …………………………………… 239
- **6** 治療薬 ……………………………………… 239

⑤ 不眠症 粂 和彦, 髙橋英彦 241

- **1** 不眠症とは ………………………………… 241
- **2** 疫学 ………………………………………… 242
- **3** 分類 ………………………………………… 242
- **4** 病態生理と薬理 …………………………… 243
- **5** 検査 ………………………………………… 244
- **6** 治療方針 …………………………………… 244
- **7** 治療薬 ……………………………………… 246
- **8** 睡眠薬の問題と副作用 …………………… 250

⑥ 過眠症・ナルコレプシー 粂 和彦, 髙橋英彦 251

- **1** 過眠症とは ………………………………… 251
- **2** 疫学 ………………………………………… 252
- **3** 分類と症状・病態生理 …………………… 252
  - 3.1 ナルコレプシー ……………………… 252
  - 3.2 特発性過眠症 ………………………… 253
  - 3.3 クライネ・レヴィン症候群……… 254
  - 3.4 閉塞性睡眠時無呼吸症候群……… 254
  - 3.5 その他 ………………………………… 255
- **4** 検査 ………………………………………… 255
- **5** 治療方針 …………………………………… 255
- **6** 治療薬 ……………………………………… 256

⑦ 薬物依存症 新田淳美, 髙橋英彦 258

- **1** 薬物依存症とは …………………………… 258
- **2** 疫学と動向 ………………………………… 259
- **3** 分類 ………………………………………… 260
- **4** 検査・診断 ………………………………… 265
- **5** 治療方針 …………………………………… 266
- **6** 治療薬 ……………………………………… 267

⑧ アルコール依存症

黒川和宏，武田弘志，髙橋英彦　268

■1 アルコール依存症とは ……………… 268
■2 疫学 ……………………………………… 269
■3 診断 ……………………………………… 269
■4 治療方針 ………………………………… 269
■5 治療薬 …………………………………… 270

5.1 抗酒薬：シアナミド，ジスルフィラム … 270
5.2 断酒補助薬：アカンプロサートカルシウム
　…………………………………………… 271
5.3 飲酒量低減薬：ナルメフェン …………… 272

⑨ パーソナリティ障害

天野　託，髙橋英彦　274

■1 パーソナリティ障害とは ……………… 274
■2 疫学 ……………………………………… 275
■3 分類 ……………………………………… 275
　3.1 妄想性パーソナリティ障害 ………… 276
　3.2 統合失調質パーソナリティ障害 …… 276
　3.3 統合失調型パーソナリティ障害 …… 276
　3.4 境界性パーソナリティ障害 ………… 277
　3.5 自己愛性パーソナリティ障害 ……… 277

　3.6 反（非）社会性パーソナリティ障害 …… 277
　3.7 演技性パーソナリティ障害 ………… 277
　3.8 依存性パーソナリティ障害 ………… 278
　3.9 強迫性パーソナリティ障害 ………… 278
　3.10 回避性（情緒不安性）パーソナリティ障害
　…………………………………………… 278
■4 治療方針 ………………………………… 278
■5 治療薬 …………………………………… 278

⑩ 自閉スペクトラム症

永井　拓，髙橋英彦　280

■1 自閉スペクトラム症とは ……………… 280
■2 疫学 ……………………………………… 280
■3 分類 ……………………………………… 282

■4 治療方針 ………………………………… 282
■5 治療薬 …………………………………… 283

⑪ せん妄

北村佳久，千堂年昭，葛谷　聡　286

■1 せん妄とは ……………………………… 286
■2 疫学 ……………………………………… 287
■3 分類 ……………………………………… 287

■4 評価 ……………………………………… 288
■5 治療方針 ………………………………… 290
■6 治療薬 …………………………………… 291

第3章 麻酔・鎮痛

A　麻酔

中川貴之，植月信雄　296

■1 麻酔とは ………………………………… 296
■2 麻酔深度 ………………………………… 297
■3 全身麻酔薬の作用機序 ………………… 298

■4 全身麻酔薬の分類と特徴 ……………… 299
■5 麻酔補助薬とバランス麻酔 …………… 302
■6 現代の麻酔と今後の展望 ……………… 303

B 鎮痛　　　　　　　　　　　　　　　　　　　　　　濱田祐輔，成田　年，植月信雄　305

1 痛みとは　　　　　　　　　　　305
2 痛みと発現機序　　　　　　　　306
　2.1　末梢から脊髄までの痛みの伝達　　306
　2.2　脊髄における痛みの伝達　　　309
　2.3　脊髄上行路と視床，大脳皮質における
　　　 痛みの伝達　　　　　　　　310
3 非オピオイド鎮痛薬　　　　　　311
　3.1　非ステロイド性抗炎症薬 (NSAIDs)　311

　3.2　解熱鎮痛薬　　　　　　　　316
　3.3　神経障害性疼痛治療薬　　　316
4 オピオイド鎮痛薬　　　　　　　318
　4.1　オピオイド受容体のタイプ　　318
　4.2　内因性オピオイド　　　　　318
　4.3　オピオイドμ受容体作動薬の主な作用
　　　　　　　　　　　　　　　319
　4.4　オピオイド鎮痛薬各論　　　321

C 緩和　　　　　　　　　　　　　　　　　　　　　　　　　加賀谷肇，植月信雄　326

1 緩和ケアとは　　　　　　　　　326
2 がん疼痛の分類と発生機序　　　327
3 痛みの病態生理とがん疼痛　　　327
4 痛みの性質分類　　　　　　　　328
5 がん疼痛の評価　　　　　　　　329
6 WHO 方式がん疼痛治療法　　　330
7 非ステロイド性抗炎症薬 (NSAIDs)，アセトア

　　　ミノフェン　　　　　　　　331
8 オピオイド鎮痛薬　　　　　　　332
9 レスキュー薬（レスキュー・ドース）　334
10 オピオイド・スイッチング　　334
11 オピオイド鎮痛薬の副作用と対策　　336
12 オピオイド鎮痛薬に反応しにくい痛み　338

確認問題　　　　　　　　　　　　　　　　　　　　　　　　　　　　赤池昭紀　342

索引　　　　　　　　　　　　　　　　　　　　　　　　　　　　　　　　346

おことわり

・多発性筋炎，皮膚筋炎は，本シリーズ『呼吸器／免疫・炎症・アレルギー／骨・関節』の巻で取り上げる．

第**1**章

神経・筋疾患

第1章　神経・筋疾患

A　総論

① 修得すべき知識の概要

本章の記述事項を学習し，以下の目標への到達が望まれる．

❶ 神経細胞の基本的な構造と機能を理解し，シナプス伝達の概要を説明できる

神経系を構成する細胞群について組織学的（ミクロ）な基本形態を学習し，各細胞が担う特異的な機能を理解する．中枢神経系に関しては解剖学的（マクロ）な構成様式を学習して，各脳内部位の固有な生理学的な機能を理解する．また，体性神経系と自律神経系より構成される末梢神経系の基本構成と機能を学習する．さらに，神経系情報伝達の中核となるシナプス伝達に関して，シナプス前膜と後膜側で発生する現象の分子的基盤，興奮性伝達と抑制性伝達の相違，代表的な伝達物質と受容体の機能を理解する．

❷ 自律神経系による器官支配の概要を説明できる

自律神経系の遠心路と求心路について，両者の基本構成と生理的役割・機能を学習する．自律神経系の遠心路を構成する交感神経系と副交感神経系に関しては，節前・節後神経の構成，両神経細胞のシナプス伝達の伝達物質，受容体および分子メカニズム（伝達終結を含む）を理解する．また，主要な循環器，消化器，呼吸器や内分泌系臓器の機能調節に対する交感神経系と副交感神経系の存在意義を，体内恒常性および病態生理学の視点から修得する．

❸ 自律神経系（交感神経，副交感神経および神経節）に作用する代表的な薬物に関する作用機序を説明できる

多彩に開発された自律神経系に作用する薬物について，作用標的，作用機序および薬理作用を学習する．交感神経興奮作用を有する直接型，間接型および混合型アドレナリン作動薬において，代表的な薬物名，薬理作用と適応疾患について習熟する．交感神経抑制作用を有するアドレナリン受容体遮断薬および作用性神経遮断薬において，代表的な薬物名，薬理作用と適応疾患について習熟する．副交感神経興奮作用を有するムスカリン受容体作動薬とコリンエステラーゼ阻害薬において，代表的な薬物名，薬理作用と適応疾患について習熟する．さらに，副交感神経遮断薬と神経節遮断薬においても，代表的な薬物名，薬理作用と適応疾患について習熟する．

❹ 知覚神経系に作用する代表的な薬物に関する作用機序を説明できる

末梢神経系（自律神経系と体性神経系）を構成する神経細胞群について，形態や機能的相違（線維径，軸索の被覆や興奮伝導速度）を学習する．局所麻酔薬の分子構造，体内動態や知覚神経選択的に作用するメカニズムを理解する．また，その代表的な薬物名，薬理作用と適応事例について習熟する．

❺ 骨格筋の基本的な構造と機能を理解し，興奮収縮連関の概要を説明できる

骨格筋の基本形態，および興奮収縮連関*の機構，換言すれば細胞膜の脱分極が筋収縮の細胞内 Ca^{2+} 濃度上昇にシグナル変換されるメカニズムを学習する．神経筋接合部におけるシナプス伝達に関して，運動神経終末と筋終板で発生する現象，伝達物質アセチルコリンの動態やアセチルコリン受容体の機能を理解する．

語句 興奮収縮連関*
運動神経の興奮と骨格筋の収縮とをつなぐ一連のプロセス．
⇒本章「A-3 骨格筋の解剖生理学と疾患の概要」(p.10) 参照．

❻ 運動神経系（神経筋接合部や筋紡錘を介した反射弓）に作用する代表的な薬物に関する作用機序を説明できる

神経筋接合部興奮薬と神経筋接合部遮断薬（競合性遮断薬と脱分極性遮断薬）の作用標的と作用機序を学習する．筋紡錘を介する反射性の運動調節の基本機序を学習し，中枢性筋弛緩薬と総称される薬物の作用部位を理解する．神経筋接合部興奮薬，神経筋接合部遮断薬と中枢性筋弛緩薬について，代表的な薬物名，薬理作用と適応事例について習熟する．

❼ 主要な神経疾患および筋関連疾患の病態を理解し，各疾患における治療薬を説明できる

本章では神経疾患として認知症，パーキンソン（Parkinson）病，てんかん，脳血管障害と頭痛，また筋関連疾患として筋萎縮性側索硬化症，筋ジストロフィー，重症筋無力症，ギラン・バレー（Guillain-Barré）症候群と悪性高熱症などを取り扱う．本書の各論部分での学習も深めて，各疾患において病因や病態の基礎事項を理解して，汎用される治療薬の与薬，症状改善効果および副作用についての習熟が望まれる．

（竹島　浩）

第1章 神経・筋疾患

A 総論

2 神経の解剖生理学と疾患の概要

Point
- 中枢神経組織は多様な神経細胞と圧倒的に多数のグリア細胞より構成され，神経細胞の活動は3種に大別されるグリア細胞の機能により成立する．
- 中枢神経系の神経細胞群は，さまざまな興奮性または抑制性伝達物質によるシナプス伝達により，求心路からの入力情報を処理するとともに，遠心路を介して末梢組織へ指令情報を伝達する．
- 神経系情報伝達は，シナプス前膜からのCa^{2+}依存的な伝達物質の放出により，シナプス後膜での伝達物質依存的なイオンチャネル内蔵型または代謝型受容体が活性化することで成立する．
- 各伝達物質に特異的な機構によりシナプス間隙に放出された伝達物質は，積極的に分解または駆除される．
- 脳血流異常を含め，神経細胞の脱落・変性やシナプス機能障害は，神経疾患の直接要因となるだけでなく，多様な神経疾患に関連する．

Keywords▶ニューロン，グリア細胞，興奮性と抑制性シナプス伝達，イオンチャネル内蔵型，Gタンパク質共役型受容体，神経伝達物質の分解，不活性化と再吸収

1 神経の解剖生理学

　電気的活動による情報伝達機能を担う神経組織は，脳と脊髄から成る中枢神経系と，中枢と末梢間の連絡路となる末梢神経系から構成される．中枢神経系は物理的に脆弱であり，髄膜で被覆された空間で脳脊髄液により形状や機能が維持されるように配置されている．この脳脊髄液は主に脳室内の脈絡叢における血液濾過でつくられるが，その血液脳関門とよばれる特異的な物質輸送の働きにより，除タンパク質処理した血漿とは細部で成分組成が異なる．

　脳全体の約8割を占める大脳は，大脳皮質と大脳辺縁系から構成され，前者は知覚，思考，記憶や運動などの高次機能を，後者は情動，意欲や本能に関する機能を担当する．間脳は視床，視床下部および脳下垂体を包含する．視床は下位脳と大脳との情報伝達中継部位であり，視覚，聴覚や触覚などの体性感覚の情報を大脳皮質の担当部位に伝達する．視床下部は脳下垂体を制御して神経–内分泌系を構成するとともに，自律神経系を統括して体温，血糖や血圧などを調節する．中脳と小脳は，それぞれ錐体外路*系運動と運動学習機能を担当し，複雑かつしなやかな動作を可能にする．橋および延髄から成る脳幹は生命維持に必須な呼吸，循環や排泄などの中枢を形成している．また，脊髄は脳と末梢神経間の情報の中

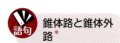

語句　錐体路と錐体外路*

随意運動を制御する錐体路は，大脳皮質の運動野を始点に，橋，延髄，脊髄を経由して末梢筋細胞に至る．延髄の錐体部において神経線維が交差して反対側脊髄に入るために，本経路は錐体路とよばれる．一方，錐体路以外の下行性の運動伝達路の総称である錐体外路は，随意運動を無意識的（反射的）に調節する役割があり，その始点は大脳皮質，線条体，小脳，脳幹や脊髄と多岐に渡る．

継機能を担っている．

　一方，末梢神経系は脳に入出力する12対の脳神経と，脊髄に入出力する31対の脊髄神経より構成される．これらの末梢神経は求心性知覚神経や遠心性運動神経が構成する体性神経系と，消化や循環機能などの自動的制御にかかわる自律神経系とに大別される．

　中枢神経系は電気的な情報伝達を担う神経細胞（ニューロン〈neuron〉）と，その活動を支援するグリア細胞により構築されるが，細胞数ではグリア細胞が圧倒的多数を占める．グリア細胞は，神経細胞の軸索に結合して髄鞘を形成するオリゴデンドロサイト（末梢神経のシュワン〈Schwann〉細胞に相当），神経細胞の代謝やイオン環境を整えるアストロサイト，食作用により脳内環境から不要物質を駆除するミクログリアの3種にも大別される（図1A）．たとえば，脳内部にも髄膜から毛細血管が走行するが，血管内皮細胞の直下にはアストロサイトが分布しており，そのイオン環境の整備機能により血液組成変動による神経活動への影響は最小限に抑えられている．また，障害細胞や感染病原体などを貪食するミクログ

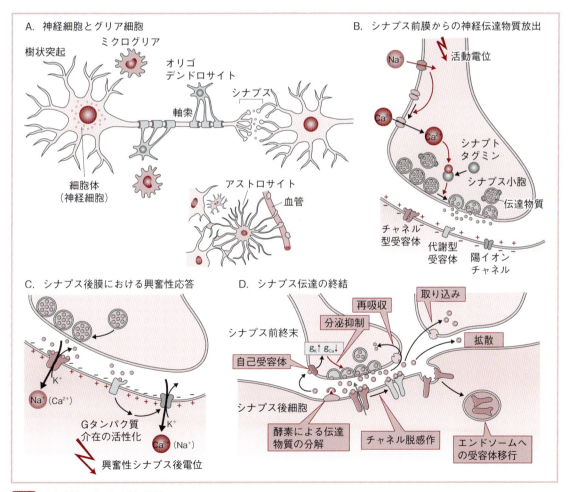

図1 中枢神経系の解剖生理学

リアは，液性因子を介して神経細胞と情報伝達しており，神経伝達を調節することも知られている．

中枢神経組織内の情報伝達を担う神経細胞は，大きさや形状は多種多様であるが，一般的には細胞体から形成された複数本の樹状突起と1本の軸索に構築されたシナプス*を介して多数の神経細胞と連絡する．軸索の終末には，神経伝達物質を蓄えたシナプス小胞が配置するシナプス前膜が構築される（図1B）．

電位依存性 Na^+ チャネルにより活動電位が軸索終末に伝わると，シナプス前膜近傍の電位依存性 Ca^{2+} チャネルが開口して細胞内 Ca^{2+} 濃度が上昇する．シナプス小胞に接合するシナプトタグミンは Ca^{2+} 上昇を感知し，SNARE タンパク質（⇒ Column 参照）によるシナプス小胞とシナプス前膜の膜融合を誘発して，神経伝達物質の開口放出を引き起こす．一方，興奮を細胞体へ伝える樹状突起には，神経伝達物質受容体が集積したシナプス後膜が形成され，神経伝達物質により興奮性が制御される（図1C）．

グルタミン酸やアセチルコリンなどの興奮性神経伝達物質は，陽イオンチャネル型受容体に結合して Na^+ や Ca^{2+} の細胞内流入を誘発することで，潜時数十ミリ秒以内に興奮性シナプス後電位（脱分極）を引き起こす．また，グリシンやγ-

語句 シナプス*

神経情報伝達の基本構造で，神経細胞の軸索の末端（シナプス前膜）と，それに接する他の細胞（シナプス後膜：神経細胞の樹状突起や筋線維）との隙間をもつ．

豆知識 グルタミン酸とアセチルコリンによる抑制性伝達

グルタミン酸とアセチルコリンは主にチャネル型受容体に結合し，細胞内への陽イオン流入を活性化させるため，一般的には興奮性伝達物質として分類される．しかしながら，両物質に対しては数種の三量体 G タンパク質共役型（代謝型）受容体も神経系に分布している．その中には Gi タンパク質と共役するサブタイプもあり，その活性化により K^+ チャネルが開口し，細胞外への K^+ 流出が誘導される事例も知られている．この場合にはシナプス後膜では過分極が誘発されるため，両物質は抑制性伝達物質として機能していることになる．

語句 オルガネラ*

細胞内で一定の機能をもつように分化した構造の総称．細胞内小器官．

Column

SNARE タンパク質

SNARE タンパク質は，オルガネラ*間の小胞輸送や細胞膜での開口分泌における生体膜融合反応に寄与する膜タンパク質群である．シナプス伝達においては，シナプス小胞膜の v-SNARE と標的細胞膜の t-SNARE 複合体が，各分子内の SNARE モチーフの相互作用により会合して，両膜の融合を誘導する．さらに，細胞質の Ca^{2+} 濃度上昇を感知するシナプトタグミンは，SNARE モチーフ相互作用を強力に促進することで，Ca^{2+} 依存的開口放出機構を形成する（図）．

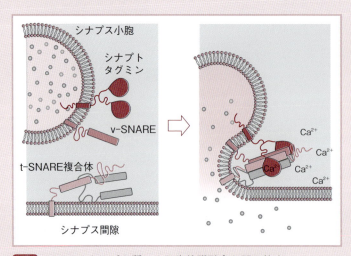

 図　SNARE タンパク質による生体膜融合と開口放出

アミノ酪酸（γ-aminobutyric acid：GABA）などの抑制性伝達物質は，Cl^-チャネル型受容体を活性化することで抑制性シナプス後電位（過分極）を引き起こす．さらに，これらを含めた多彩な神経伝達物質に対しては代謝型受容体（主にGタンパク質共役型受容体〈G protein-coupled receptor：GPCR〉でシナプス後膜と前膜に分布する）が，Gタンパク質の活性化を介して間接的にK^+，Na^+やCa^{2+}透過性チャネルを活性化することで，潜時100ミリ秒以上の遅延性の抑制性または興奮性シナプス後電位を誘発する．シナプス間隙に放出された神経伝達物質は分解酵素による不活性化，シナプス前膜への再吸収，アストロサイトへの取り込みや間隙からの拡散により，そのシナプス後膜への特異的作用は消失する（図1D）．また，シナプス前膜の自己受容体を介した開口放出のフィードバック阻害や，受容体の脱感作やエンドサイトーシス（⇒ Column 参照）による機能抑制もシナプス伝達の終結に寄与する．

2 主な神経疾患と治療の概要

2.1 てんかん

てんかん（epilepsy）は，「全般てんかん」と「部分てんかん」に大きく分類される．両者と，「特発性」と「症候性・潜因性」を組み合わせた4分類が，一般臨床では広く用いられている．グルタミン酸による興奮性神経活動の亢進またはGABAによる抑制性活動の低下がてんかんの原因として有力視されている．主な治療薬は電位依存性Na^+チャネル阻害作用，電位依存性Ca^{2+}チャネル阻害作

AMPA*
α-amino-3-hydroxy-5-methyl-4-isoxazole-propionic acid：α-アミノ-3-ヒドロキシ-5-メチル-4-オキサゾールプロピオン酸．

GTP*
guanosine 5'-triphosphate：グアノシン5'-三リン酸．

Glu*
glutamic acid, glutamate：グルタミン酸．

Column
エンドサイトーシス

神経伝達物質受容体のエンドサイトーシスによるシナプス伝達効率の調節は，近年さまざまなシナプスにおいて観察されている．たとえば，マウス海馬シナプスにおいては，低頻度の興奮性入力がシナプス後膜のAMPA*型グルタミン酸受容体を減少させる（図）．この現象の機序としては，低頻度刺激によりAMPA受容体がリン酸化され，その構造変化をアダプタータンパク質AP2が認識し，さらに被覆タンパク質のクラスリンが集積してクラスリン被覆ピットが形成され，GTP*分解活性を有するダイナミンの膜切断作用により被覆小胞が生成して，AMPA受容体がシナプス後膜より隔離されることが想定されている．

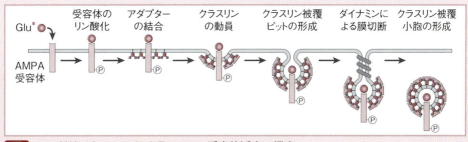

図 エンドサイトーシスによるAMPA受容体減少の機序

用，グルタミン酸受容体阻害作用や GABA 受容体機能亢進作用を有しており，興奮抑制効果あるいは抑制系の賦活効果を主な作用機序とする．

2.2 脳血管障害

脳血管障害（cerebrovascular disease）は出血性脳血管障害（脳出血）と虚血性脳血管障害（脳梗塞）に大別され，さらに前者は脳内出血とくも膜下出血，後者は脳血栓および脳塞栓に分類される．脳血管障害の危険因子としては高血圧症，高脂血症，糖尿病や心房細動などがあり，これらの管理が発症・再発予防では重要となる．脳出血急性期の血圧制御には降圧薬（硝酸薬やCa拮抗薬など）が，脳梗塞において発作直後には血栓溶解薬，それ以降は血栓形成抑制作用を有する抗凝固薬と抗血小板薬，梗塞部の浮腫を改善する利尿薬などの抗浮腫薬が治療に用いられる．

2.3 パーキンソン病

中脳黒質ドパミン神経細胞がレヴィ（Lewy）小体とよばれる細胞内封入体を伴い，変性脱落するパーキンソン（Parkinson）病では，ドパミン欠乏により振戦，筋固縮，動作緩慢や姿勢反射障害などの特有の錐体外路症状が現れる．ドパミン生合成前駆体であるレボドパ，各種のドパミン受容体作動薬やドパミン分解酵素モノアミンオキシダーゼの阻害薬などが治療に用いられる．

2.4 認知症

不可逆的な記憶，見当識および認知機能の障害を中核症状とする認知症（dementia）は，血管性認知症（梗塞や出血に起因）と変性認知症（アルツハイマー〈Alzheimer〉病やレヴィ小体型認知症など）に大別される．中枢性アセチルコリンエステラーゼ阻害効果を有するドネペジルは，アルツハイマー病患者において大脳皮質や海馬に投射するコリン作動性神経が減衰しているとの観察結果に基づき開発され，認知症治療薬として適用されている．

2.5 頭痛

原因となるほかの疾患がなく発症する慢性頭痛（一次性頭痛）は，反復する片側性頭痛を特徴とする片頭痛，両側性の中程度の頭痛である緊張型頭痛，流涙や鼻閉を伴う前頭〜側頭部の激しい頭痛である群発頭痛に分類される．片頭痛は三叉血管拡張と付随する炎症に，緊張型頭痛は頭部や頸部周囲筋の過緊張に，群発頭痛は内頸動脈拡張に起因すると考えられている．頭痛症状や原因に応じて治療薬は異なるが，急性期にはセロトニン（5-HT）受容体作動薬のトリプタミン製剤，血管収縮薬のエルゴタミン製剤や非ステロイド性抗炎症薬（NSAIDs*）が処方される．

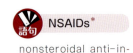

NSAIDs*
nonsteroidal anti-inflammatory drugs.

（竹島　浩，人見健文）

A 総論

3 骨格筋の解剖生理学と疾患の概要

Point
- 神経筋接合部では，運動神経終末よりAChが遊離され，筋終板のN$_M$受容体チャネルが開口するシナプス伝達機構が構築されている．
- 神経筋接合部の間隙には，AChEが分布しており，神経終末より遊離されたAChはすみやかに分解される．
- 骨格筋の興奮収縮連関では，DHPRの脱分極活性化が筋小胞体のRyRチャネルの開口と共役して，細胞質Ca^{2+}濃度上昇による筋収縮を引き起こす．
- ALSやギラン・バレー症候群は運動神経の障害をきたす疾患であり，筋ジストロフィーは骨格筋機能障害を，重症筋無力症は神経筋接合部障害をきたす疾患である．

Keywords ▶ 神経筋接合部，ニコチン性アセチルコリン受容体（N$_M$受容体），アセチルコリンエステラーゼ（AChE），興奮収縮連関，ジヒドロピリジン受容体（DHPR），リアノジン受容体（RyR）

1 骨格筋の解剖生理学

　骨格筋組織は主に筋細胞（筋線維）により構成されるが，その組織内には筋細胞間を走行する毛細血管，神経線維，筋細胞に付着する衛星細胞や結合組織も観察される．骨格筋細胞は直径10～100μm，長さ数mm～数十cmの円柱状であり，一般的には腱を介して骨に付着している．衛星細胞は筋組織損傷時には活発に分裂して筋芽細胞となり，その細胞融合により筋細胞を再生する．多核細胞の筋細胞の内部はアクチンとミオシンが構成する筋原線維で満たされており，その規則的な配置により形成される明帯と暗帯の横紋構造が顕微鏡下で観察される（図1A）．

　筋細胞は機能的にⅠ型遅筋線維（高ミトコンドリア・低ミオグロビン含有型）とⅡ型速筋線維（低ミトコンドリア・低ミオグロビン含有型）に大別され，後者での代謝は主に解糖に依存している．骨格筋は運動機能を担う組織であるが，全身の代謝調節や体温維持などへも多大に寄与している．

　運動神経による骨格筋細胞への指令は，神経筋接合部（neuromuscular junction）における化学シナプスを仲介して伝達される．脱分極が運動神経の軸索から終末部へ到達すると，電位依存性Ca^{2+}チャネルの活性化に伴い，シナプス小胞内のアセチルコリン（acetylcholine：ACh）がシナプス間隙に放出される（図1B）．シナプスの筋細胞膜側に局在する骨格筋型ニコチン性ACh受容体（N$_M$受容体）*が活性化すると，内在する陽イオンチャネルが開口して，主に細胞外

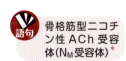

語句 骨格筋型ニコチン性ACh受容体（N$_M$受容体）*
⇒本章A-4-1の表2（p.23）参照．

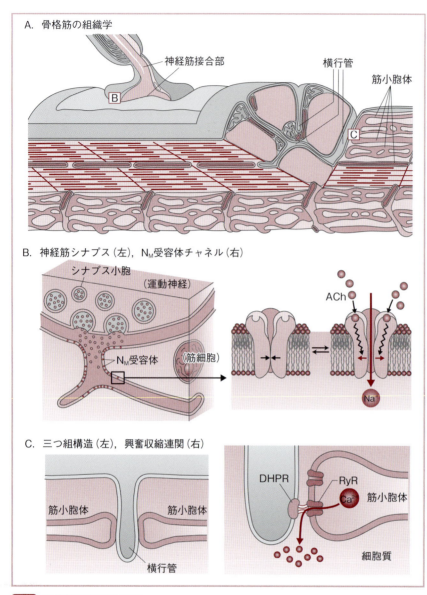

図1 骨格筋の解剖生理学
ACh：アセチルコリン，DHPR：ジヒドロピリジン受容体，RyR：リアノジン受容体.

Na^+ が筋細胞質へ流入することにより局所的に膜電位が上昇する．この電位上昇は筋細胞膜に普遍的に分布する電位依存性 Na^+ チャネルの開口を誘発し，神経筋接合部で発生した脱分極は瞬時に筋細胞全体に伝達されて収縮反応を誘発する．一方，シナプス間隙にはアセチルコリンエステラーゼ*（acetylcholinesterase：AChE）も分布しており，神経終末より分泌されたAChの分解による不活性化も，N_M 受容体によるシナプス伝達と並行してすみやかに進行する．

　筋細胞において脱分極シグナルから収縮反応に至るメカニズムを興奮収縮連関（excitation-contraction coupling）という．骨格筋細胞では細胞膜が細胞内部に

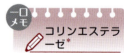

コリンエステラーゼ*

体内組織に分布するAChの分解酵素は2種類に大別される．神経組織や赤血球膜に分布する真性コリンエステラーゼ（またはアセチルコリンエステラーゼ）は，ACh特異的に作用する．一方，肝臓から分泌されて血清や膵臓に広く分布する偽性コリンエステラーゼ（またはブチリルコリンエステラーゼ）は，多様なコリンエステルを水解する．血液検査における偽性コリンエステラーゼ活性異常では，肝および腎機能障害が疑われる．

陥入する横行管（transverse tubule）が発達しており，脱分極は細胞深部に至るまで迅速に到達する（図1C）．筋原線維間に構成される筋小胞体は，細胞内 Ca^{2+} ストア機能に特化したオルガネラ*であり，横行管を両側から挟み込むように近接した終末部を形成している．この横行管と両側の筋小胞体終末部による骨格筋特有の結合膜構造は三つ組とよばれる．三つ組において横行管にはL型電位依存性 Ca^{2+} チャネルであるジヒドロピリジン受容体（dihydropyridine receptor：DHPR*）が，筋小胞体には Ca^{2+} 放出チャネルであるリアノジン受容体（ryanodine receptor：RyR*）が発現しており，両者は直接相互作用するように配置されている．横行管の脱分極によりDHPRが活性化すると，その立体構造変化が直接刺激となりRyRが開口することにより，筋小胞体に貯蔵されていた Ca^{2+} が細胞質に大量に放出される．細胞質 Ca^{2+} 濃度上昇はアクチン線維上でのトロポニン-トロポミオシンによる収縮抑制を解除し，筋収縮反応を引き起こす．このように，骨格筋の興奮収縮連関は細胞外 Ca^{2+} の流入なしに起動することが可能であり，心筋における細胞外 Ca^{2+} 依存的なメカニズムとは細部で異なっている．一方，細胞質に放出された Ca^{2+} は筋小胞体 Ca^{2+} ポンプによる再取り込み機能により除去されて，筋細胞はやがて弛緩する．

2 主な筋関連疾患と治療の概要

2.1 筋萎縮性側索硬化症（ALS）

筋萎縮性側索硬化症（amyotrophic lateral sclerosis：ALS）は，運動神経が選択的に変性することで，全身性筋萎縮と筋力低下を呈する神経変性疾患であり，発症後数年間で呼吸筋麻痺による呼吸不全死に至る症例も多い．大半は原因不明の孤発性症例であるが，家族性ALSの解析から活性酸素の無毒化酵素SOD*1の遺伝子変異による発症例などが明らかにされた．機能障害に応じた対症療法が中心となるが，神経保護による障害進行の抑制作用のあるリルゾールとエダラボンが与薬される．

2.2 筋ジストロフィー

筋ジストロフィー（muscular dystrophy）は，筋細胞の壊死と再生を伴う筋萎縮を特徴とする遺伝性筋疾患であり，症状，発症年齢や遺伝子変異により多数の臨床病型に分類される．たとえば，代表的な原因遺伝子であるジストロフィン遺伝子は細胞骨格関連タンパク質をコードしており，筋細胞の細胞外マトリックスへの結合に間接的に関与する．ジストロフィン変異により筋細胞膜が脆弱化すると，重篤なデュシェンヌ（Duchenne）型または比較的軽症なベッカー（Becker）型の進行性筋ジストロフィーを発症する．本疾患の治療法は確立しておらず，リハビリテーションや副腎皮質ステロイドによる障害進行の抑制が主体となる．

オルガネラ*
⇒本章A-2の語句（p.6）参照．

DHPR*
ジヒドロピリジン系Ca拮抗薬は血管平滑筋や心筋などに分布する電位依存性L型 Ca^{2+} チャネルを阻害して，細胞内への Ca^{2+} 流入を抑制する．骨格筋横行管のL型 Ca^{2+} チャネルはCa透過活性に乏しく，生理的にはジヒドロピリジン系薬物感受性の電位センサーとして膜興奮を感知してRyRを開口させる役割があるため，ジヒドロピリジン受容体とよばれる．

RyR*
植物アルカロイド由来の殺虫成分として同定されたリアノジンは，興奮性細胞小胞体の Ca^{2+} 放出チャネルに高親和性で結合し，そのチャネルを開口状態に固定して持続的な Ca^{2+} 放出を誘発する．そのため，リアノジン感受性 Ca^{2+} 放出チャネルはリアノジン受容体とよばれる．

SOD*
superoxide dismutase：スーパーオキシドジスムターゼ．

2.3 重症筋無力症

重症筋無力症（myasthenia gravis）は，眼瞼下垂（まぶたの垂れ下がり）や眼球運動不良による複視に限定される眼筋型と，肢体筋の易疲労性を呈する全身型に大別され，重症化により横隔膜障害の呼吸不全を起こすこともある．両型とも日内変動を伴い，朝方は軽く，夕方に重症化するのが特徴である．日本の症例では約80%がN_M受容体に対する抗体陽性であり，この自己抗体による神経筋接合部シナプス伝達の効率低下が重症筋無力症の原因である．コリンエステラーゼ阻害薬によるシナプス伝達効率の改善，副腎皮質ステロイドや免疫抑制薬による自己抗体の産生抑制に向けた治療が行われる．

2.4 ギラン・バレー症候群

ギラン・バレー（Guillain–Barré）症候群は，筋力低下による運動障害やしびれなどの感覚障害を特徴とする急性・多発性の末梢神経障害であり，重症化すると自律神経障害や呼吸障害に至る．電気生理学所見から，髄鞘が一次的に障害される脱髄型と，軸索が一次的に障害される軸索障害型に大別される．病因は不明であるが，先行感染の罹患歴を有する症例が多いことから，感染症に起因する自己免疫反応による発症機序が有力視されている．重症度に応じた血漿交換，免疫吸着，免疫グロブリン大量療法などの免疫調整療法により治療される．

2.5 悪性高熱症

悪性高熱症（malignant hyperpyrexia）は，通常時には異常はないが，吸入麻酔時に全身の筋細胞が拘縮することにより高熱となる遺伝子疾患であり，適切な処置が行われない場合には死亡する．骨格筋RyRは吸入麻酔薬により開口傾向を示すが，本疾患では骨格筋RyRのアミノ酸変異により麻酔薬感受性が亢進するために，筋小胞体Ca^{2+}放出が著しく活性化される．手術中の体温モニターで発症が疑われる場合には，全身冷却とRyR抑制作用を有するダントロレンの点滴が行われる．

また，悪性高熱症と類似した症状を示す悪性症候群は，主に抗精神病薬や抗パーキンソン病薬の継続使用時において，減量や中止により発症する疾患である．

（竹島　浩，人見健文）

A 総論 ④ 神経・筋疾患の治療薬の概要

1) 自律神経系に作用する薬

- 自律神経系は，内臓求心神経と遠心性の交感神経および副交感神経より構成され，多彩な器官の機能を調節して恒常性に寄与する．
- 交感神経はコリン作動性節前神経とアドレナリン作動性節後神経より成るが，副交感神経では節前・節後神経ともにコリン作動性である．
- 自律神経系に作用する薬物は交感神経興奮薬・遮断薬，副交感神経興奮薬・遮断薬，神経節遮断薬などに大別され，多様な疾患の治療に用いられる．

Keywords ▶ 自律神経，交感神経興奮薬と交感神経遮断薬，副交感神経興奮薬と副交感神経遮断薬

　自律神経系の遠心路は交感神経系と副交感神経系より構成され，両系ともに中枢神経系より出た神経細胞は多様な効果器に至るあいだにシナプスを構築する．このシナプスは自律神経節に存在し，中枢神経系内に細胞体をもつ有髄の節前神経（節前線維）と神経節内に細胞体をもつ無髄の節後神経（節後線維）の接合により形成される．

　交感・副交感神経節前神経はともにコリン作動性であり，その終末から遊離されるアセチルコリン*（ACh）はシナプス後膜の神経型のニコチン性Ach受容体（N_N受容体）を活性化して，節後線維を興奮させる．交感神経節後神経はアドレナリン*作動性であり，終末から遊離されるノルアドレナリン*（noradrenaline：NA）は効果器のアドレナリンα/β受容体に結合して，"逃避または闘争の準備"と形容される交感神経刺激作用を発揮する（図1）．ただし例外事例として，汗腺と骨格筋血管に分布する交感神経節後線維はコリン作動性であり，節前線維が直接支配する副腎髄質は神経節様に機能する．遊離されたノルアドレナリンはカテコール-O-メチルトランスフェラーゼ（COMT）とモノアミンオキシダーゼ（MAO）による分解，ノルアドレナリントランスポーター（NAT）による神経終末の再取り込みにより駆除される．一方，副交感神経節後神経はコリン作動性であり，終末から遊離されるAChは効果器のムスカリン性ACh受容体（M_1~M_3受容体）に結合して，主に外分泌・消化吸収などの同化作用を亢進させる（図2）．遊離されたAChは分解酵素アセチルコリンエステラーゼ（AChE）により脱アセチル化され，分解産物のコリンはコリントランスポーター（CHT）の働きで神経終末に再取り込みされる．

　自律神経系の求心路は内臓求心神経とよばれ，交感および副交感神経と並列に

アセチルコリン*

交感神経・副交感神経の節前線維の終末，副交感神経の節後線維の終末，運動神経の神経筋接合部などで働く神経伝達物質．

アドレナリン*

副腎髄質ホルモンの一種で心拍数や血圧，血糖値を上昇させる．別名エピネフリン（epinephrine）．

ノルアドレナリン*

交感神経の節後線維の終末から分泌される神経伝達物質．別名ノルエピネフリン（norepinephrine）．

13

第1章 神経・筋疾患

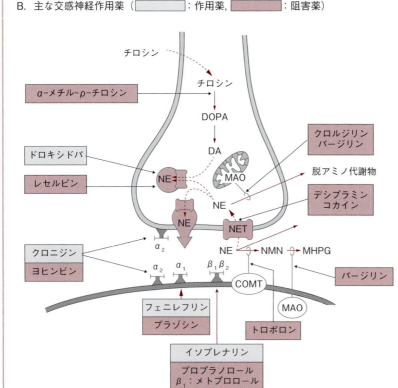

図1 交感神経系と薬物
（田中千賀子ほか編．NEW 薬理学．改訂第7版．南江堂；2017 より）

A 総論／4 神経・筋疾患の治療薬の概要 1) 自律神経系に作用する薬

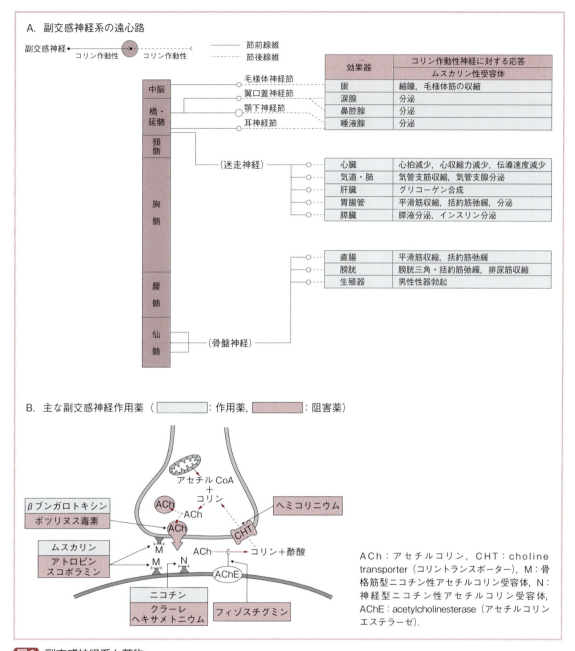

図2 副交感神経系と薬物
(田中千賀子ほか編. NEW 薬理学. 改訂第7版. 南江堂；2017 より)

走行しており，内臓の情報を中枢に伝達する．内臓の受容器は圧力，pHや電解質濃度などを感知しており，内臓求心線維により中枢にもたらされる信号は空腹，疼痛，悪心や便意などの意識される情報，または血圧変動や肺胞拡張などの無意識の情報となる．これらの中枢情報の大半は，恒常性維持に向けて自律神経系を介した反射性反応を引き起こす（自律神経反射）．たとえば，頸部動脈に分布する圧受容器は血圧をモニターし，その情報を求心性自律神経を介して延髄の循環

第1章 神経・筋疾患

中枢に常に伝えている．伝達された情報に基づいて，延髄では交感神経と副交感神経の活動頻度を変動させて血圧を調節している．しかしながら，自律神経求心路の伝達物質や機能の詳細については，今なお不明な点が多く残されている．

さまざまに分類される自律神経調節薬ではあるが，体内作用と作用機構に基づき分類し，各カテゴリーの代表薬（作用機序，医療適用における主要な効果）を以下に解説する．

1 交感神経興奮薬（アドレナリン作動薬）

アドレナリン受容体の刺激効果または類似効果を発揮する薬物は，以下に示す直接型，間接型および混合型作動薬に大別される．アドレナリン受容体にはα受容体とβ受容体に大別される9種のサブタイプが確認されており，すべて三量体GTP（guanosine 5'-triphosphate；グアノシン5'-三リン酸）結合タンパク質共役型受容体として多彩な生理機能を制御する（表1）．

1.1 直接型アドレナリン作動薬

アドレナリンα/β受容体作動薬

●アドレナリン

内因性カテコールアミンとしてα/β作用を示すが，血液脳関門の透過性はないので中枢作用はない．主な作用としては心機能亢進（β_1作用），血圧上昇（一般抵抗血管：α_1作用による収縮，内臓血管：$\alpha_1 > \beta_2$作用による収縮，および冠血管：β_2作用による拡張），気管支拡張（β_2作用），散瞳（α_1作用），腸管運動抑制（β_2作用），子宮弛緩（β_2作用），血糖上昇（β_2作用による肝グリコーゲン分解），血中遊離脂肪酸濃度上昇（β_1/β_3作用による脂肪細胞の中性脂肪分解）がある．臨床適用としては気管支喘息の治療，局所麻酔薬の作用延長（血管収縮

◆アドレナリン

表1 アドレナリン受容体

サブタイプ		主な分布	機能	作動薬（阻害薬）
α_1受容体	α_{1A}	心臓，前立腺，脳	Gq共役（PI代謝亢進）	フェニレフリン（プラゾシン）
	α_{1B}	血管，肺，脳		
	α_{1D}	心臓，膀胱，脳		
α_2受容体	α_{2A}	血管，脳	Gi/Go共役（アデニル酸シクラーゼ抑制，K^+チャネル活性化）	クロニジン（ヨヒンビン）
	α_{2B}	肝臓，腎臓		
	α_{2C}	脳		
β受容体	β_1	心臓，子宮，脂肪組織，脳	Gs共役（アデニル酸シクラーゼ活性化，Ca^{2+}チャネル活性化）	イソプレナリン（プロプラノロール）
	β_2	肺，血管，前立腺，肝臓		
	β_3	脂肪組織，骨格筋，膀胱		

PI：phosphatidylinositol（ホスファチジルイノシトール）．

による血流抑制），ショック症状の補助治療（血圧と心機能の維持）などがある．

●ノルアドレナリン

内因性カテコールアミンとしてα/β作用を示すが，β作用は弱く，血液脳関門の透過性はないので中枢作用はない．主な作用としては血圧上昇と散瞳などであるが，臨床適用はショック症状の補助治療などに限定される．

●エチレフリン

COMT抵抗性により長時間α/β作用を持続するため，経口投与可能な薬物として開発された．中枢作用はなく，本態性または起立性低血圧に用いられる．

アドレナリンα_1受容体作動薬

●フェニレフリン

神経終末への取り込みもなく，COMT抵抗性のため持続性のα_1作用薬として，ショック症状時の血圧維持，局所麻酔薬の作用延長，検査・治療時の散瞳に適用される．

●ナファゾリン

局所適用によるα_1作用薬として，表在性充血（点眼）や上気道うっ血（点鼻）の治療に適用される．ただし，受容体結合実験の結果ではα_1受容体への選択性はさほど高くない．

●ミドドリン

中枢作用のない経口α_1作用薬として本態性および起立性低血圧に適用される．

アドレナリンβ_1/β_2受容体作動薬

●イソプレナリン（イソプロテレノール）

非選択的β作用薬（β_1とβ_2作用）として心機能亢進（β_1作用），気管支拡張（β_2作用），血管拡張（β_2作用）などの薬理作用を示す．高度徐脈，アダムス・ストークス（Adams-Stokes）症候群，心不全，気管支喘息，内耳性障害（めまい）の治療に適用される．

●イソクスプリン

非選択的β作用薬に分類されるが，β_2作用がやや優勢であり，血管拡張（β_2作用）と子宮弛緩（β_2作用）の薬理作用を示す．頭部外傷後遺症，末梢循環障害（バージャー〈Buerger〉病），切迫流産・早産（子宮収縮抑制）に適用される．

アドレナリンβ_1受容体作動薬

●ドブタミン

β_1受容体に作用して心機能亢進作用を有する．心臓手術やショック症状時の急性循環不全に適用される．

◆ノルアドレナリン

◆エチレフリン

◆フェニレフリン

◆ナファゾリン

◆ミドドリン

◆イソプレナリン

◆イソクスプリン

第1章 神経・筋疾患

●デノパミン

経口β_1作用薬として，慢性心不全に適用される．

◆ドブタミン

◆デノパミン

アドレナリンβ_2受容体作動薬

心臓β_1受容体刺激作用のないβ_2作用薬は，非選択的β作用薬イソプレナリンの合成展開により多彩に開発され，主に気管支拡張薬として用いられる．

●サルブタモール，ツロブテロール，フェノテロール，プロカテロール，サルメテロール

気管支喘息や慢性閉塞性肺疾患に，経口・吸入・噴霧薬として用いられる．

●クレンブテロール

排尿筋弛緩作用もあり，気管支喘息と腹圧性尿失禁に適用される．

●リトドリン

子宮平滑筋弛緩の作用が強く，切迫流産・早産予防に適用される．

◆サルブタモール

◆ツロブテロール

◆フェノテノール

◆プロカテロール

◆サルメテロール

◆クレンブテロール

◆リトドリン

アドレナリンβ_3受容体作動薬

●ミラベグロン

膀胱平滑筋β_3受容体に作用して弛緩させるため，尿意切迫感を伴う過活動膀胱の治療に適用される．

◆ミラベグロン

1.2 間接型アドレナリン作動薬

シナプス前膜側に作用してノルアドレナリン遊離を増強する薬物である．

●アンフェタミン，メタンフェタミン

ノルアドレナリンおよびドパミンの放出促進と再取り込み阻害により，強力な交感神経および中枢神経興奮作用を示す（覚醒剤）．連続投与時にはシナプス小胞における再充填不足となり，遊離され

◆アンフェタミン　◆メタンフェタミン

18

る伝達物質の減少により作用効果が減弱する（タキフィラキシー）．

● ドロキシドパ

　中枢移行性に優れ，神経細胞内で脱炭酸酵素によりノルアドレナリンに変換され，シナプス小胞ノルアドレナリンを補充することで，シナプス伝達を増強する．パーキンソン病のすくみ足に適用される．

● アメジニウム

　ノルアドレナリンの神経末端への再取り込みとMAOによる分解を阻害することで，交感神経機能を亢進する．低血圧に適用される．

1.3 混合型アドレナリン作動薬

　上記の直接型と間接型作用を併せもつ薬物である．

● エフェドリン，メチルエフェドリン

　麻黄のアルカロイド成分であり，直接作用によるβ_2受容体刺激，間接作用（ノルアドレナリンとドパミン遊離促進）によるα作用と中枢興奮作用などを示す．気管支喘息やうっ血性鼻炎などに適用される．

● ドパミン

　アドレナリン受容体とドパミン受容体サブタイプの作動薬であり，ノルアドレナリン遊離促進も併せもつ．ドパミン受容体刺激による腎血管拡張（少量投与時），心臓β_1受容体刺激による心機能亢進（中程度投与時），α_1受容体刺激による血圧上昇（大量投与時）などが現れる．ショック時の循環機能の維持に用いられる．

◆ ドロキシドパ

◆ アメジニウム

◆ エフェドリン

◆ メチルエフェドリン

◆ ドパミン

2 交感神経遮断薬

2.1 アドレナリン受容体遮断薬

非選択的アドレナリンα受容体遮断薬

● フェントラミン

　α_1受容体遮断効果による血管拡張，シナプス前膜α_2受容体遮断によるノルアドレナリン遊離促進効果による心機能亢進と冠血管拡張に引き続き，反射性頻脈や副交感神経様作用などの広汎な薬理作用を示す．褐色細胞腫（術前・術中の血圧管理）に用いられる．

◆ フェントラミン

選択的アドレナリンα_1受容体遮断薬

　アドレナリンα_1受容体には3種のサブタイプがあり，α_{1A}は前立腺（尿路収縮），α_{1B}は血管（昇圧），α_{1D}は膀胱（収縮）などに分布している（**表1**）．サブタイプに対する阻害特異性に基づき，各α_1遮断薬の血圧低下や尿路拡張などの作用効果に相違がみられる．

- プラゾシン，テラゾシン，ウラピジル，ドキサゾシン

  高血圧と前立腺肥大による排尿障害の治療に用いられる．

- タムスロシン，シロドシン，ナフトピジル

  前立腺肥大による排尿障害に適用される．

- ブナゾシン

  緑内障の治療に用いられる．

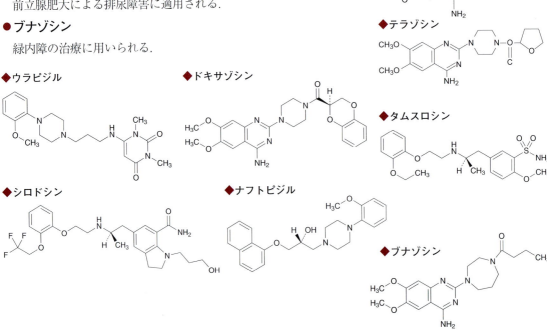

非選択的アドレナリンβ受容体遮断薬

　アドレナリンβ受容体には3種のサブタイプがあり，$β_1$は心臓（心機能亢進），$β_2$は肺と血管（平滑筋弛緩），$β_3$は脂肪組織（脂肪分解）などに分布している（**表1**）．したがって，非選択的β受容体遮断薬は心機能抑制効果による抗不整脈・狭心症予防作用，心拍出量低下と連続投与時の血管馴化による降圧作用，眼房水産生抑制による抗緑内障作用を共有するが，気管支喘息患者では気道狭窄を引き起こすため禁忌である．また，各遮断薬には内因性交感神経刺激作用（intrinsic sympathomimetic activity：ISA）と膜安定化作用（membrane stabilizing activity：MSA）の有無も知られており，ISA（＋）薬は過度な心抑制や血管収縮の発生が少なく，MSA作用は抗不整脈効果に寄与している．

- アルプレノロール

  ISA（＋）MSA（＋）薬．不整脈，狭心症に適用．

- プロプラノロール

  ISA（－）MSA（＋）薬．不整脈，狭心症，高血圧に適用．

- ピンドロール，カルテオロール

  ISA（＋）MSA（－）薬．不整脈，狭心症，高血圧に適用．

- ニプラジロール，ナドロール

  ISA（－）MSA（－）薬．狭心症，高血圧などに適用．

● チモロール

ISA（−）MSA（−）薬．緑内障に適用．

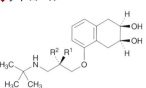

選択的アドレナリンβ₁受容体遮断薬

気道狭窄作用がないため，比較的安全に不整脈，狭心症，高血圧の治療に用いられる．

● アテノロール，メトプロロール，ビソプロロール

ISA（−）MSA（−）薬．

● アセブトロール

ISA（＋）MSA（＋）薬．

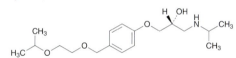

アドレナリンα/β受容体遮断薬

主にβ₁受容体遮断による心機能抑制と腎臓レニン分泌抑制，α₁受容体遮断による血管拡張（β₁受容体遮断による血圧降下による反射性頻脈がない）を示す．

● ラベタロール，アモスラロール

高血圧に適用される．

● アロチノロール，カルベジロール

高血圧，不整脈，狭心症に適用される．

アドレナリン作動性神経遮断薬

交感神経節後神経終末においてアドレナリン作用のない偽伝達物質を産生させる．シナプス小胞のノルアドレナリンを枯渇させる．さらにはノルアドレナリン遊離を阻害するなどの作用により，交感神経を抑制する．

第1章 神経・筋疾患

●レセルピン

　中枢神経系や自律神経系のシナプス小胞モノアミントランスポーターを阻害し，ノルアドレナリン，アドレナリン，ドパミンおよびセロトニンを枯渇させて，降圧作用や鎮静作用を示す．高血圧に適用されるが，副作用として錐体外路障害・抑うつ（中枢カテコールアミン枯渇）や下痢・消化性潰瘍（ノルアドレナリン枯渇により副交感神経優位な状況）がある．

◆レセルピン

●（α-）メチルドパ

　メチルドパはドパ脱炭酸酵素とドパミン水酸化酵素により偽伝達物質のメチルノルアドレナリンに変換され，延髄血管運動中枢のα_2受容体を刺激して交感神経活動を抑制し，交感神経シナプス前膜のα_2受容体を刺激してノルアドレナリン遊離も抑制するとともに，アドレナリン作動性神経終末に取り込まれた際にはノルアドレナリン合成を阻害することにより，降圧作用を示す．高血圧に適用されるが，副作用として眠気，徐脈，抑うつや錐体外路障害がある．

◆メチルドバ

●クロニジン

　中枢神経系のα_2受容体を刺激して交感神経活動を抑制し，交感神経シナプス前膜のα_2受容体を刺激して，ノルアドレナリン遊離も抑制する．高血圧に適用されるが，副作用として幻覚や錯乱がある．

◆クロニジン

3 副交感神経興奮薬（コリン作動薬）

　アセチルコリンは自律神経節前神経と節後神経（N_N受容体による伝達），副交感神経節後神経と効果器（M_2・M_3受容体），運動神経と骨格筋（N_M受容体）および中枢コリン作動性神経（N_N受容体）のシナプスにおける伝達物質である．したがって，末梢適用においてアセチルコリン様に作用する薬物はM_2とM_3受容体刺激によるムスカリン様作用とN_NとN_M受容体刺激によるニコチン様作用を示し（**表2, 3**），作用機序の違いにより以下の直接型と間接型コリン作動薬に大別される．

3.1 直接型コリン作動薬

　血液脳関門の透過性がないアセチルコリンは，末梢においてムスカリン様作用とニコチン様作用を示すが，血漿や組織中のAChEによりすみやかに分解される．アセチルコリンの欠点を解消するために開発された合成コリンエステル類と称される薬物やコリン作動性天然化合物（ムスカリン，ピロカルピン）では，ムスカリン受容体への選択性とエステラーゼに対する抵抗性で優れている．それら薬物の構造活性相関（**表4**）においては，アセチルコリン分子内のエーテル酸素と第四級オニウム基の重要性が注目される．すなわち，ムスカリン様作用にはエーテ

表2 ニコチン性アセチルコリン受容体（nAChR）

サブタイプ	分布	機能	阻害薬物
骨格筋型（N_M）受容体（C_{10} 受容体）	神経筋接合部	陽イオンチャネル（$Na^+>K^+\gg Ca^{2+}$）	α-ブンガロトキシン，α-ツボクラリン，デカメトニウム（C_{10}）
末梢神経型（N_N）受容体（C_6 受容体）	自律神経節，副腎髄質	陽イオンチャネル（$Na^+>K^+\gg Ca^{2+}$）	ヘキサメトニウム（C_6）
中枢神経型（CSN）受容体（多種の受容体が混在）	中枢シナプス	陽イオンチャネル（$Na^+>K^+\gg Ca^{2+}$）	α-ブンガロトキシン感受性と非感受性受容体が混在

表3 ムスカリン性アセチルコリン受容体（mAChR）

サブタイプ	分布	機能	阻害薬物
M_1 受容体	脳	Gq 共役（PI 代謝亢進）	ピレンゼピン，テレンゼピン
M_2 受容体	心臓，脳	Gi/Go 共役（K^+チャネル活性化とアデニル酸シクラーゼ抑制）	メトクトラミン
M_3 受容体	末梢器官（心臓以外），脳	Gq 共役（PI 代謝亢進）	ヘキサヒドロシラジフェニドール
M_4 受容体	脳	Gi/Go 共役（K^+チャネル活性化とアデニル酸シクラーゼ抑制）	トロピカミド
M_5 受容体	脳	Gq 共役（PI 代謝亢進）	

表4 コリン作動薬の構造活性相関

		コリンエステラーゼによる分解	ムスカリン様作用				ニコチン様作用
			心臓	消化管	膀胱	瞳孔	
アセチルコリン	$(CH_3)_3N^+CH_2CH_2OCOCH_3$	+++	++	++	++	+	++
メタコリン	$(CH_3)_3N^+CH_2CHOCOCH_3$ 　　　　　　　CH_3	+	+++	++	++	+	+
カルバコール	$(CH_3)_3N^+CH_2CH_2OCONH_2$	−	+	+++	+++	++	+++
ベタネコール	$(CH_3)_3N^+CH_2CHOCONH_2$ 　　　　　　　CH_3	−	±	+++	+++	++	−
ムスカリン	$(CH_3)_3N^+CH_2$—〔OH, CH₃構造〕	−	++	+++	+++	++	−
ピロカルピン	(H_3C)—N〔イミダゾール環〕CH_2〔ラクトン環〕C_2H_5	−	+	+++	+++	++	−

ル酸素と第四級オニウム基の両者が必要であり，β炭素へのメチル基の導入はニコチン様作用を減弱させ（ベタネコールやメタコリン），アセチル基のカルバモイル基への置換によりエステラーゼ抵抗性が付与される（ベタネコールやカルバコール）ことなどが示されている．

● **アセチルコリン**

アセチルコリンの全身投与ではニコチン様作用はほとんど現れず，血圧低下，心機能抑制，消化管運動や外分泌の亢進などの一過性ムスカリン様作用が出現す

◆アセチルコリン

る．血圧低下はアセチルコリンの血管平滑筋への直接作用ではなく，血管内皮細胞 M_3 受容体刺激により産生される一酸化窒素（NO）が平滑筋弛緩を誘導するためである．投与後すみやかに分解されるアセチルコリンの医療応用は，手術後の腸管麻痺（皮下または筋肉注射）などに限定的である．

●ベタネコール

合成コリンエステル薬であるベタネコールは，ムスカリン様作用選択性とエステラーゼ抵抗性に優れており，腸管麻痺や腸閉塞（経口）に適用される．

●ピロカルピン

植物アルカロイドのピロカルピンは，点眼薬として検査時の縮瞳や緑内障治療（眼圧低下作用）に用いられる．

3.2 間接型コリン作動薬（コリンエステラーゼ阻害薬）

間接型コリン作動薬はシナプス間隙に遊離された ACh の分解を抑制することで，間接的にシナプス後膜の受容体を活性化する．AChE は第四級オニウム構造を認識する陰性部とエステル結合を加水分解するエステル部より構成されている（図3）．エステル部の活性中心に配置されたヒスチジン残基のイミンとセリン残基の水酸基の作用により，ACh 分解反応における中間体としてアセチル化酵素が，ネオスチグミンの場合にはカルバモイル化酵素が生成する．アセチル化酵素に比較して，カルバモイル化酵素の加水分解反応はきわめて遅いために，ネオスチグミンはエステラーゼによる分解反応を阻害する．サリンなどの有機リン薬物が作用した場合にはきわめて安定な中間体を生成し，そのキナーゼ（リン酸化酵素）は非可逆的に失活することになる．この失活状態のリン酸化酵素は，プラリドキシム（PAM）*による求核攻撃にて強制的に加水分解されることで，再賦活化する．

●ネオスチグミン，ジスチグミン

ムスカリン様作用とニコチン様作用の増強効果を示し，血液脳関門は通過しないので中枢作用はない．手術後の腸管麻痺や排尿障害，重症筋無力症や緑内障などに適用される．

●ピリドスチグミン，アンベノニウム

重症筋無力症に適用される．

●エドロホニウム

上記の薬物と比較して，コリンエステラーゼ阻害作用は弱く，作用時間も短い．重症筋無力症の診断に適用される（テンシロンテスト：一過性症状改善による陽性判断）．

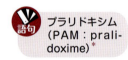

プラリドキシム
(PAM：pralidoxime)*

サリンなどによる有機リン化合物中毒の特異的解毒薬．

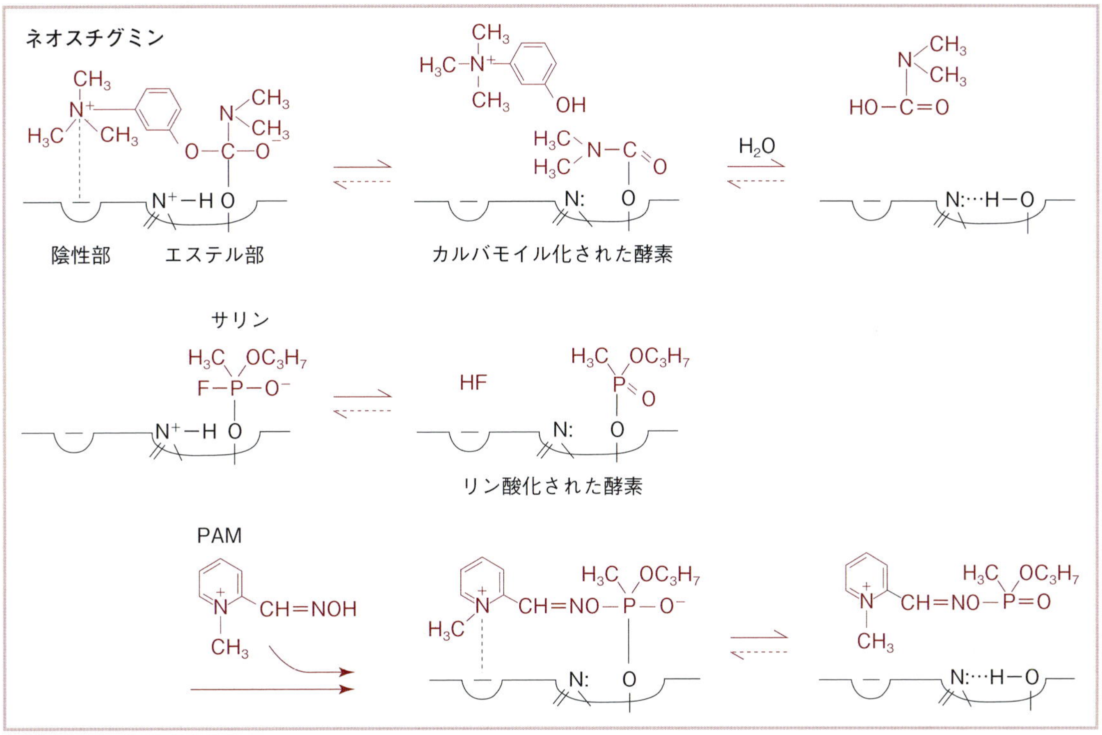

図3 間接型コリン作動薬の作用機序

●ドネペジル

血液脳関門を通過して中枢系コリンエステラーゼを阻害する．アルツハイマー（Alzheimer）型認知症ではコリン作動性神経の障害が認められ，ドネペジルは認知症症状の進行抑制に用いられる．ただし，ドネペジルは認知症の病態そのものの進行を抑制するわけではない．

●有機リン薬物

サリン（神経毒），パラチオン（殺虫農薬）．

◆エドロホニウム

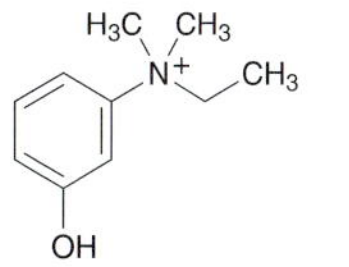

◆ドネペジル

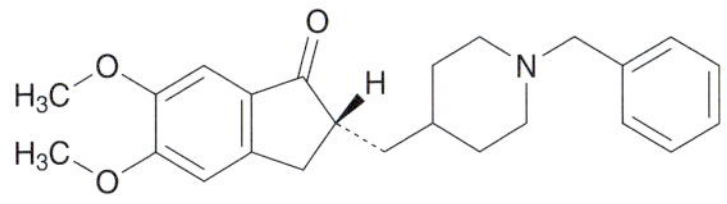

4 副交感神経遮断薬（抗コリン薬）

抗コリン薬は抗ムスカリン様作用または抗ニコチン様作用を有する薬物の総称であるが，一般的にはムスカリン受容体を阻害する副交感神経遮断薬を示す．一方，後述するように，抗ニコチン様作用薬は神経節遮断薬と筋弛緩薬（⇒本章「A-4-2　体性神経系に作用する薬」〈p.28〉参照）に分類される．植物に由来するベラドンナアルカロイドとよばれるアトロピン（中枢移行性なし）とスコポラミン（中枢移行性あり）は非特異的に内因性のムスカリン様作用を遮断するため，散瞳，眼圧上昇，外分泌抑制，消化管運動抑制，膀胱弛緩，頻脈や興奮・鎮静（中

枢作用）などの多様な作用を示す．そのため，臓器選択性や受容体サブタイプ特異性に優れたアトロピン代用薬が開発された．

- **アトロピン，スコポラミン**

　非選択的ムスカリン受容体遮断薬であり，麻酔前投薬（気道の分泌抑制と拡張）や消化管のけいれん性疼痛・便秘の治療に用いられる．

- **トロピカミド，シクロペントラート**

　アトロピンの散瞳効果は数日間に及ぶため，短時間作用型のアトロピン代用薬として開発された．検査目的の散瞳薬として用いられる．

- **プロパンテリン，ブチルスコポラミン，メペンゾラート**

　中枢に作用せず，消化管の鎮痙作用に優れたアトロピン代用薬である．消化管のけいれん疼痛・運動亢進，過敏性大腸症の治療に適用される．

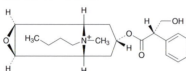

- **ピレンゼピン**

　選択的ムスカリン M_1 受容体遮断薬であり，副交感神経節やヒスタミン産生細胞に作用して胃壁細胞の胃酸分泌を抑制する．消化性潰瘍に適用される．

- **イプラトロピウム，オキシトロピウム，チオトロピウム**

　吸入薬として気管支喘息や慢性気管支炎に適用される．

- **ピペリドレート**

　M_3 受容体に選択性があり，切迫流産・早産，消化管のけいれん性疼痛に適用される．

- **プロピベリン，オキシブチニン**

　M_3 受容体遮断により膀胱平滑筋を弛緩させる．神経因性膀胱・過活動膀胱における頻尿・尿失禁に適用される．

●トリヘキシフェニジル，ビペリデン

　中枢移行性に優れた抗コリン薬であり，パーキンソン病や薬剤性パーキンソン症候群の筋強剛や振戦などの症状を改善する．パーキンソン病では，中脳黒質におけるドパミンの減少によりアセチルコリンの相対量が上昇するが，このアンバランスを抗コリン薬は改善すると考えられている．

◆プロピベリン

◆オキシブチニン

◆トリヘキシフェニジル

◆ビペリデン

5 神経型ニコチン性アセチルコリン受容体に作用する薬物

●自律神経節遮断薬

　中枢移行性がなく，自律神経節における末梢神経型ニコチン性アセチルコリン（N_N）受容体を遮断する．神経節遮断薬は交感および副交感神経節後神経をともに抑制するため，各臓器では自律神経支配の優位性*に依存した作用が現れる．たとえば，交感神経支配優位な血管平滑筋においては，通常時には収縮状態にあるものの，神経節遮断により弛緩する．逆に，副交感神経支配優位な膀胱平滑筋においては，通常時には弛緩状態にあり，神経節遮断により収縮する．代表的な自律神経節遮断薬であるヘキサメトニウムは降圧薬として適用されたが，現在では用いられていない．

●自律神経節刺激薬

　ニコチン，アセチルコリンやカルバコールは，末梢組織の受容体に対する直接作用に加えて，自律神経節刺激により上記の自律神経節遮断薬と相反する効果も示す．ニコチンは低濃度で N_N 受容体を刺激（高濃度では抑制）し，貼付剤による禁煙補助薬としての応用がある．

●バレニクリン

　脳内ドパミン作動性神経のニコチン性アセチルコリン受容体の部分作動薬として機能する．非喫煙時に少量のドパミンを遊離させることによりタバコに対する切望感を軽減するため，禁煙補助薬として用いられる．

（竹島　浩，人見健文）

豆知識
自律神経支配の優位性*

各臓器（器官）は交感神経と副交感神経の二重支配を受けるが，血管や汗腺では交感神経が優位で，心臓，瞳孔，消化管，膀胱では副交感神経が優位である．

◆ニコチン

◆カルバコール

◆バレニクリン

A 総論 ④ 神経・筋疾患の治療薬の概要

2）体性神経系に作用する薬

Point
- 体性神経系に作用する薬物としては，局所麻酔薬，神経筋接合部興奮薬（筋収縮薬），各種の筋弛緩薬がある．

Keywords ▶ 体性神経，局所麻酔薬，神経筋接合部興奮薬（筋収縮薬），筋弛緩薬

軸索径の異なるさまざまな末梢神経線維より構成される体性神経系は，機能的には求心性の知覚神経と遠心性の運動神経に分類される（表1）．本項では知覚神経に作用する薬物，運動神経または神経筋シナプスに作用する薬物を中心に解説する．

1 知覚神経に作用する薬物：局所麻酔薬

知覚神経を麻痺させて無痛状態とする局所麻酔薬は，脱分極による神経伝達に必須な電位依存性 Na^+ チャネルを阻害する．したがって，局所麻酔薬はすべて興奮性細胞の電気的活動を抑制しうるが（実際にリドカインは心臓を標的とした抗不整脈薬としても利用される），神経活動頻度・脱分極時間に依存した作用様式を示すため，有髄よりも無髄神経，長径よりも短径線維が優先的に阻害されるため，低用量ではC線維による温痛覚の伝達を選択的に遮断する（表1）．局所麻酔薬は芳香環部と三級アミン含有部位が，エステル結合またはアミド結合により連結した化学構造を共有する（図1A）．エステル型薬物は体内のエステラーゼ

表1 末梢神経系を構成する神経線維

線維タイプ		種類	線維径（μm）	伝導速度（m/秒）	機能
A	α	有髄	12～22	70～120	筋（遠心），筋紡錘・腱（求心）
	β	有髄	5～12	30～70	触圧覚（求心），筋紡錘（求心）
	γ	有髄	3～8	15～40	筋紡錘（遠心）
	δ	有髄	1～4	10～30	温痛覚（求心）
B		有髄	1～3	3～15	自律神経節前線維
C	脊髄後角	無髄	<1	0.5～2	温痛覚（求心）
	自律性	無髄	<1	0.5～2	自律神経節後線維

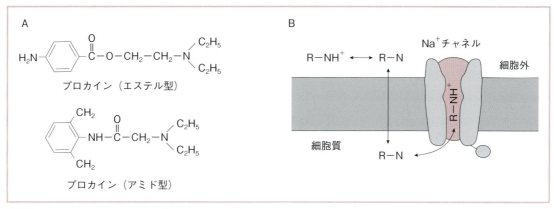

図1 局所麻酔薬の化学構造（A）と作用機序（B）

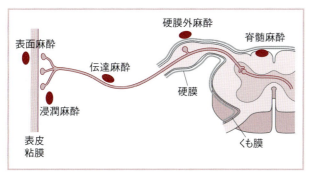

図2 局所麻酔の種類

により加水分解されるために作用時間が短く，加水分解抵抗性のアミド型薬物は作用時間が長い．三級アミン部位は酸性条件下でH^+と結合して，遊離型からイオン型に転換する（**図1B**）．イオン型として細胞質側から作用することによりNa^+チャネルを阻害する局所麻酔薬であるが，遊離型としてのみ細胞膜を透過するために，薬理作用は適用組織pHに強く影響される．一般に炎症部位ではpHが低下するため，局所麻酔薬の作用が減弱する．

　局所麻酔には薬物の塗布による表面麻酔，知覚神経先端部への局所注射による浸潤麻酔，神経幹や神経節近傍への注入による伝達麻酔，椎管の骨膜外腔（骨膜と硬膜の隙間）への注入による硬膜外麻酔，くも膜下腔（くも膜と軟膜の隙間）への注入による脊髄麻酔がある（**図2**）．注射前処置，気道・胃食道の検査などでは表面麻酔が，歯科・眼科などの小手術では浸潤・伝達麻酔が，主に下半身の手術では硬膜外・脊髄麻酔が適用される．麻酔血流拡散の抑制による薬物作用時間の延長と手術部位における止血効果を期待して，浸潤麻酔や伝達麻酔の際には血管収縮薬としてアドレナリンやノルアドレナリンが併用されることも多い．一方，エステル型およびアミド型薬物共通に，血中濃度上昇に伴い頭痛，眠気，興奮や悪寒，さらには振戦，けいれんや意識消失へ移行する中毒症状が現れる．ま

た，即時型副作用として過敏症（アレルギー，ショック症状）も知られている．

● コカイン

植物アルカロイド由来のエステル型薬物であるコカイン*は，Na⁺チャネルを阻害するとともに，モノアミントランスポーター阻害により交感神経末端へのカテコールアミン再吸収を抑制し（血管収縮），表面麻酔にのみ適用される．中枢作用として精神的発揚作用，連用による精神的依存の形成がある（麻薬）．

● プロカイン，テトラカイン

エステル型薬物として各種の局所麻酔に適用されるが，組織浸透性の低いプロカインは表面麻酔には用いられない．

● リドカイン，ジブカイン，メピバカイン

アミド型・長時間作用性の薬物として各種の麻酔に適用される．

● オキセサゼイン

耐酸性のアミノ型薬物であり，胃腸鎮痛鎮痙薬（経口）として用いられる．胃粘膜において局所麻酔薬として作用することに加えて，その二次的効果によるガストリン分泌抑制を介した胃酸分泌阻害効果もある．

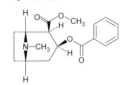

語句 コカイン*

南米原産植物のコカの葉より抽出される．コカの葉によるコカ茶は伝統的に嗜好品や薬用として南米諸国で飲まれており，発売当初のコカ・コーラにはコカ葉エキスが含まれていた．

◆ コカイン

◆ プロカイン

◆ リドカイン

2 運動神経に作用する薬物

2.1 神経筋接合部興奮薬

神経筋接合部において神経終末から遊離される ACh は骨格筋型のアセチルコリン受容体（N_M 受容体）を活性化して骨格筋収縮を引き起こした後，すみやかにアセチルコリンエステラーゼ（AChE）の作用により分解される（図 3A）．血液脳関門を通過しない AChE 阻害薬はシナプス内 ACh 濃度を高めて，その作用を増強して筋収縮を亢進するため，重症筋無力症に適用される（図 3B）．その診断には短時間作用型のエドロホニウムが，治療には低ムスカリン様作用で長時間作用型のネオスチグミンなどが用いられる（⇒本章「A-4-1　自律神経系に作用する薬」⟨p.13⟩参照）．

2.2 神経筋接合部遮断薬（筋弛緩薬）

神経筋接合部のシナプス伝達を遮断する薬物は骨格筋を弛緩させるため，外科手術の補助薬として汎用され（切開や挿管の操作を容易にする），N_M 受容体を標的とする競合性遮断薬と脱分極性遮断薬に分類される．競合性遮断薬は，運動神経終末より遊離される ACh と拮抗する N_M 受容体アンタゴニストとして作用する（図 3C）．一方，両遮断薬ともに静脈注射によって投与され，外眼筋や嚥下筋などの小筋（小型で頻発刺激される筋）から弛緩効果を示し，体幹筋や四肢筋の弛緩へと移行し，過剰投与時には横隔膜の神経筋シナプス抑制による呼吸麻痺が現れる．

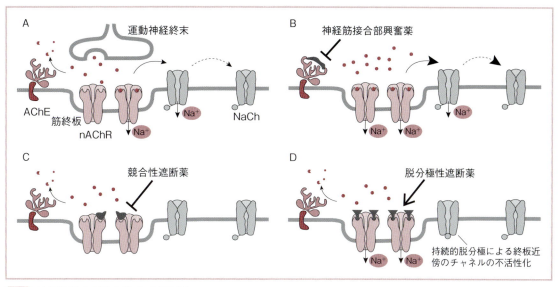

図3 神経筋接合部を標的とする薬物
筋終板ではニコチン性アセチルコリン受容体（nAChR，N_M受容体），アセチルコリンエステラーゼ（AChE），および電位依存性 Na^+ チャネル（NaCh）がシナプス伝達に寄与する（A）．AChE を阻害する神経筋接合部興奮薬はシナプス間隙のアセチルコリン（ACh）濃度を高める（B）．N_M 受容体に作用する神経筋接合部遮断薬には，アンタゴニストの競合性遮断薬（C）とアゴニストの脱分極性遮断薬（D）がある．

● ツボクラリン，ベクロニウム

　競合的遮断薬として，運動神経終末より遊離される ACh と拮抗する N_M 受容体アンタゴニストとして作用する（図 3C）．ツボクラリンは現在，使用されていない．

● スキサメトニウム（サクシニルコリン）

　脱分極性遮断薬として，AChE 抵抗性の N_M 受容体アゴニストとして作用する（図 3D）．投薬により筋終板に一過性脱分極を伴う持続的な膜電位上昇を誘導するが（脱分極期，2分程度），その後も N_M 受容体と周囲の電位依存性 Na^+ チャネルが脱感作することでシナプス伝達が遮断される（非脱分極期，5〜10分間）．脱分極により脱感作された Na^+ チャネルが開口するためには，過分極による脱感作状態の解除が必要となる．したがって，スキサメトニウムによる持続的な N_M 受容体のチャネル開口は，筋終板の脱分極状態を継続し，その近傍に分布する Na^+ チャネルの脱感作状態の解除を阻害する結果，筋細胞全体への活動電位の伝達を遮断する．

◆ ツボクラリン

◆ ベクロニウム

◆ スキサメトニウム

3 神経筋接合部以外を標的とする筋弛緩薬

3.1 中枢性筋弛緩薬

特殊化した筋細胞である筋紡錘は，通常の筋細胞に紛れ込むように骨格筋組織内に点在している．筋紡錘は主にAγ線維により収縮制御されるとともに，筋組織の収縮比率と速度を感知して，その情報をAαとAβ線維を介して脊髄に伝達する（図4A）．一般に筋組織は緊張度を一定に維持する性質があり，その機構には単シナプス反射である伸張反射が密接に関与する．筋伸張の情報は，筋紡錘に由来するAα求心線維の興奮を介して脊髄に至り，起始筋と協力筋を支配するAα運動神経を直接刺激して，両者を収縮させる（図4B）．また，Aα求心線維の興奮は脊髄抑制性介在神経を経由して，拮抗筋を支配する運動神経を間接的に抑制することで，その弛緩を誘導する拮抗抑制反射も知られている．このような反応は中枢からの指令により出現しないように調節することも可能であるが，膝の腱を叩くなどの鋭い刺激に対しては抑制することはできない（膝蓋腱反射）．一方，痛みや熱刺激により手足を引っこめる，または腹部を折り曲げるなどの応答は多シナプス反

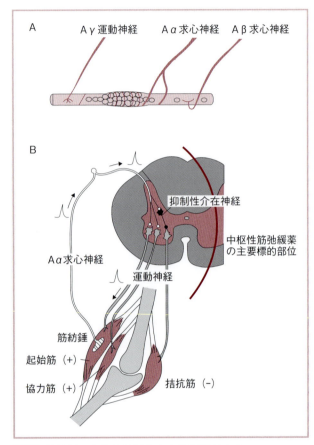

図4 筋紡錘と出入力神経（A）と伸張反射（B）

射である屈曲反射に起因する．たとえば，釘を踏んだ際のような足表皮の痛覚情報は皮膚の求心線維により脊髄に伝達され，多段階のシナプス伝達を介して発痛部位近傍の筋組織全般を支配する運動神経を興奮させて，体幹中心部に向けた屈曲運動を誘導するとともに，逆側を支配する運動神経にも作用して反対側の足を伸展させる．これらの反射に関与する求心神経や運動神経，さらには筋紡錘の収縮を制御する神経などの機能障害は，反射の異常亢進や減弱を伴う筋萎縮や痙縮を引き起こす．

中枢性筋弛緩薬は運動上位中枢や神経筋接合部には作用せず，脊髄において筋紡錘の求心・遠心性神経と筋細胞への遠心性運動神経が形成する反射弓機能を抑制することにより，筋弛緩作用を現す薬物の総称である．以下にリストする主要な中枢性筋弛緩薬は，筋けいれんや過緊張（痙性）の緩和に用いられる．

●バクロフェン

GABA$_B$受容体刺激作用により，単および多シナプス反射を抑制し，筋弛緩様作用を示す．脳性麻痺，多発性硬化症や脊髄損傷に伴う筋痙縮を改善する．

●トルペリゾン，エペリゾン

神経型電位依存性 Na^+ および Ca^{2+} チャネル阻害により，単および多シナプス反射を抑制する．痙性麻痺，腰痛症や頸肩腕症などに適用される．

●チザニジン

中枢性アドレナリン α_2 受容体刺激作用があり，多シナプス反射を抑制する．痙性麻痺などに適用され，疼痛緩和作用を有し有痛性痙縮や頸肩腕症などに有効である．

●クロルフェネシン

作用点は不明であるが，用量依存的に多シナプス反射を抑制する．有痛性痙縮に適用される．

●アフロクアロン

GABA$_A$ 受容体刺激作用により，単および多シナプス反射を抑制する．中枢抑制作用は弱く，腰痛症や頸肩腕症などに適用される．

◆バクロフェン

◆トルペリゾン

◆エペリゾン

◆チザニジン

◆クロルフェネシン

◆アフロクアロン

3.2 その他の筋弛緩薬

●ダントロレン

骨格筋リアノジン受容体チャネルに作用し小胞体 Ca^{2+} 放出を直接抑制し，筋弛緩作用を現す．悪性高熱症，悪性症候群や痙性麻痺に適用される．

◆ダントロレン

● A型ボツリヌス毒素

運動神経終末に作用して ACh 遊離を遮断する毒性タンパク質である．持続的な筋弛緩作用を有し，顔面のけいれんや痙性斜頸の治療などに用いられる．

（竹島　浩，人見健文）

B 疾患各論

① てんかん

Point
- てんかんは，脳の過剰興奮による反復性の発作を呈する慢性疾患である．
- 発症原因から「症候性」と「特発性」に大別され，「全般発作」が出現する全般てんかんと「部分発作」が出現する局在関連（部分）てんかんに分類される．
- 治療薬はてんかんの発作型によって選択されるため，原因疾患の鑑別診断とともに，発作型の正確な診断が重要である．
- 多くの抗てんかん薬は，イオンチャネル（Na^+ チャネル，Ca^{2+} チャネルなど），GABA神経系，グルタミン酸神経系に作用し，過剰な神経活動を抑制する．
- 第1世代抗てんかん薬には，バルプロ酸ナトリウム（全般発作の第一選択薬），カルバマゼピン（部分発作の第一選択薬），フェニトイン，フェノバルビタール，エトスクシミド，ゾニサミド，ベンゾジアゼピン系薬物などがある．
- 第2世代抗てんかん薬には，ガバペンチン，トピラマート，ラモトリギン（部分発作の第一選択薬），レベチラセタム（部分発作の第一選択薬），ペランパネル，ラコサミドなどがある．
- 難治性小児てんかん治療薬としては，スチリペントール，ルフィナミド，ビガバトリンがある．

Keywords ▶ 症候性てんかん，特発性てんかん，全般発作，部分発作，第1世代抗てんかん薬，第2世代抗てんかん薬，難治性小児てんかん治療薬

1 てんかんとは

てんかん（epilepsy）は，脳の過剰な興奮による反復性の発作を呈する慢性的な神経疾患であり，主に小児科，脳神経内科，精神科，脳神経外科などの診療科で治療がなされる．てんかんの発症は小児期と高齢期に多く，発作時には意識障害やけいれんを伴う場合が多いが，非けいれん性の発作もある．

てんかんの治療は抗てんかん薬による薬物療法が中心であり，約7割の患者は薬物療法によって発作寛解状態となる[1]．薬物療法を行うにあたっては，てんかん患者の発作型に応じて抗てんかん薬を正しく選択すること，また，投与する治療薬の特性を十分に理解することが重要である．

2 疫学

てんかんは頻度の高い神経疾患の一つであり，患者の割合は人口1,000人あた

り5～10人（0.5～1%）といわれている．発症率・罹患率は小児～若年層と高齢者層で高く，とくに特発性全般てんかんの発症が小児～若年層で多い．一方，症候性てんかんは高齢者層に多く，65歳以上の高齢者におけるてんかんの有病率は1～2%と推定されている．さらに，高齢でてんかんを発症する患者では，てんかん重積状態*もしばしば経験される[2]．日本は超高齢社会に突入し，さらにてんかんの有病率が高くなることが見込まれ，治療可能な病態を的確に診断し治療することが重要となってきている．

3 分類

てんかんは「症候性」と「特発性」，そして「局在関連＝部分」と「全般」の2軸の組み合わせから，「症候性局在関連てんかん」，「症候性全般てんかん」，「特発性局在関連てんかん」，「特発性全般てんかん」の4つの群に分類される．

「症候性」は発作の原因となるなんらかの障害や疾患が脳にあり，これによって二次的に起こるてんかんである．「特発性」は，画像での異常はないが，チャネル異常など，大脳神経細胞が過興奮する素因すなわち遺伝的要因を有するてんかんである．一部の特発性てんかんではすでに原因遺伝子*が特定されている．「全般」てんかんでは，脳全体が（もしくは両側同時に）過剰興奮する全般発作が出現し，「局在関連＝部分」てんかんでは，脳の一部から発作が始まる部分発作（含む，二次性全般化発作）が出現する．

症候性てんかんの原因としては，周産期障害，脳腫瘍，脳外傷，脳血管奇形，皮質形成異常などの発生異常，中枢神経感染症などがあげられる．超高齢社会の到来で，高齢で新たに発症する高齢者てんかんが増えてきている．ほとんどが「症候性局在関連てんかん」で，原因としては，脳梗塞，脳出血，アルツハイマー病などの認知症が多い．小児期や思春期で発症するてんかんでは，若年ミオクロニーてんかんをはじめとする「特発性全般てんかん」が多い．

てんかんを4群に分けることで，抗てんかん薬による治療効果が推定できる．発作寛解率は高い順から，特発性部分てんかん（ほぼ100%），特発性全般てんかん（約80%），症候性部分てんかん（50～60%），症候性全般てんかん（10～20%）である．

一方で，てんかん発作は，その発症様式からⅠ.部分発作，Ⅱ.全般発作，Ⅲ.分類不能に分類される（表1）．「部分発作」はさらに，A.単純部分発作（意識減損なし），B.複雑部分発作（意識減損あり），C.二次性全般化発作（部分発作から全般発作へ移行したもの）に分類される．「全般発作」は主にA.欠神発作（小発作），B.ミオクロニー発作，C.強直間代発作（大発作），強直発作，間代発作，D.脱力発作に分類される．典型的な発作の症状を，以下に記す．

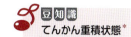

豆知識
てんかん重積状態*

てんかん発作は通常数分で終了するが，自然にてんかん発作が終止せずに持続する状態をさす．全身ないし身体の一部にけいれんが出現するけいれん性重積状態と，けいれんはみられないが，意識変容ないし障害が遷延する非けいれん性重積状態に大別される．後者は全般てんかんの欠神発作の重積と部分てんかんの複雑部分発作の重積に分けられる．けいれんでは5分，意識減損を伴う部分発作では10分以上続けば重積状態と診断され，神経救急症状としてすみやかな治療が必要となる．

一口メモ
特発性てんかんの原因遺伝子*

遺伝子変異による神経細胞膜のナトリウムなどのチャネル異常が主要な原因である．同じチャネル異常でも，遺伝子変異部位により，異なるてんかん症候群を呈しうる（*SCN1A*遺伝子変異では乳児重症ミオクロニーてんかんや素因性てんかん熱性けいれんプラスなど）．近年，チャネル異常でない遺伝子異常（例：*LGI1*遺伝子）でも特発性，すなわち家族性てんかん（常染色体優性遺伝性外側側頭葉てんかん）が出現することが明らかになった．

第1章 神経・筋疾患

表1 てんかん発作の分類（1989年国際抗てんかん連盟〈ILAE〉の分類による）

I. 部分発作

A. 単純部分発作
意識減損のない部分発作であり，限局した脳部位（焦点）が異常興奮して発作を誘発する．てんかん焦点の部位によって，運動症状（手足や顔のつっぱり，けいれん，身体の片方への回転など），知覚症状（小さな虫がみえる，人が話す声が聞こえる，特定のにおいがするなど），自律神経症状（頭痛，吐き気など）などがみられる

B. 複雑部分発作
意識減損を伴う部分発作で，てんかん焦点が側頭葉にある側頭葉てんかん，前頭葉にある前頭葉てんかん，精神運動発作などがある．側頭葉てんかんでは意識減損中に自動症（手を叩く，口をモグモグさせるといった動作を繰り返す）や徘徊などが現れる場合がある．前頭葉てんかんでは全身をクネクネ曲げたり，自転車漕ぎのような運動症状がみられたりすることがある

C. 二次性全般化発作
単純部分発作または複雑部分発作の症状から始まり，二次的に強直間代発作などの全般発作に進展したもの

II. 全般発作

A. 欠神発作（小発作）
突然意識がなくなる非けいれん性の発作であり，急に話が途切れたり，動作が止まったりする5〜10秒間の意識減損発作である．発作時の脳波は特徴的な約3 Hzの棘徐波複合（3 Hz spike and wave complex）を示す

B. ミオクロニー発作
全身あるいは手足の筋肉などが一瞬強く収縮する発作で，繰り返して起こる場合もある．早朝，寝起きに起きやすく，持っている物を落とす場合がある．脳波は全般性の多棘波（polyspike）を示す

C. 強直間代発作（大発作），強直発作，間代発作
突然発症して，四肢の硬直を呈する強直発作と，屈伸を繰り返す間代発作を起こす．けいれん発作後には，意識減損が続いたり（発作後もうろう状態），一時的に睡眠状態に移行することもあるが，その後は普段の状態に戻る．脳波は高電位の棘波が発作中連続して出現する

D. 脱力発作
意識消失とともに全身の筋緊張が消失し，崩れるように倒れてしまう．通常，発作の持続時間は数秒と短い

ILAE (International League Against Epilepsy).

3.1 複雑部分発作

頻度の高い側頭葉てんかんでは，前兆（患者のみが自覚する症状）として，心窩部からのこみ上げ感，既視感，未視感，恐怖感などから始まり，その後意識が減損し，動作停止，凝視，無反応や一見，合目的にみえる口（口をペチャクチャ，モグモグ，舌なめずりなど）や手（周りのものをまさぐる）の自動症などが出現する．発作が大きいと発作発射が側頭葉から全脳へ広がり，二次性の強直間代発作（全身けいれん発作）に移行する．

3.2 欠神発作

動作が突然停止し，意識減損が10秒前後出現する．時に目（パチパチする）や口（モゴモゴする）の自動症を伴う．約3 Hzの棘徐波複合が遷延して出現したときに生じる（**図2B**を参照）．3 Hz棘徐波複合の終止後，発作後もうろう状態なしにそれまでの動作を再開することが多い．

3.3 ミオクロニー発作

四肢に一瞬の筋収縮（ぴくつき＝ミオクロニー発作）が生じる．発作中意識は清明である．特発性全般てんかんの一型である若年ミオクロニーてんかんでしばしばみられる．早朝起床後に多く，ぴくつきで歯ブラシ，お箸やお椀などを落とす病歴がしばしば聴取される．

3.4 強直間代発作

いわゆる全身けいれん発作である．四肢が伸展して，全身性に骨格筋の持続収縮を示す強直相から始まり，その後，筋の収縮と弛緩を律動的に繰り返す間代相に移行する．通常1〜2分で終始することが多い．

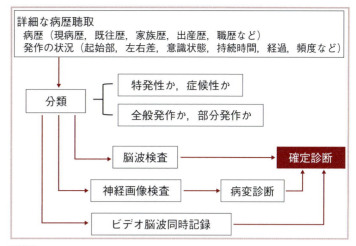

図1 てんかん診断の手順
（飯沼一宇，日本てんかん学会ガイドライン作成委員会．日本てんかん学会ガイドライン作成委員会報告　てんかんの診断ガイドライン[3] より）

4 検査・診断

てんかんの診断では情報の収集が不可欠であり，まず病歴（現病歴，既往歴，家族歴，出産歴，職歴など）および発作時の状況（起始部，左右差，意識状態，持続時間，経過など）を詳しく聴取する（図1）．次いで，脳波，神経画像（MRI*，CT* など），ビデオ脳波同時記録の検査を行い，てんかんではない発作性疾患を除外し，真にてんかんに起因する発作かどうかを見極める．脳波検査はてんかんの診断に最も有用である．全般てんかんでは全般性棘波がみられる．なかでも欠神発作では特異的な約3 Hzの棘徐波複合放電（spike and wave complex）が認められる（図2）．一方，部分てんかんでは一部の脳領域に限局した棘波や鋭波が出現する．てんかんの原因精査にはMRIやCTなどの神経画像検査が重要である．とくに薬剤抵抗性の部分てんかん患者では，外科治療の可能性を探るためにMRI検査でてんかんの原因となる病変の精査が望まれる．

てんかん発作の診断にあたっては，全般発作と部分発作の鑑別が重要であり，この鑑別が治療薬の選択，原因検索，予後に大きく影響する．

語句 MRI*

magnetic resonance imaging：磁気共鳴画像法．

CT*

computed tomography：コンピュータ断層撮影．

5 治療方針

てんかんの臨床症状としては，身体のけいれん，強直，脱力，異常感覚，記憶障害などが発作的に現れ，意識減損を伴う場合が多い．発作はおおむね数秒〜数

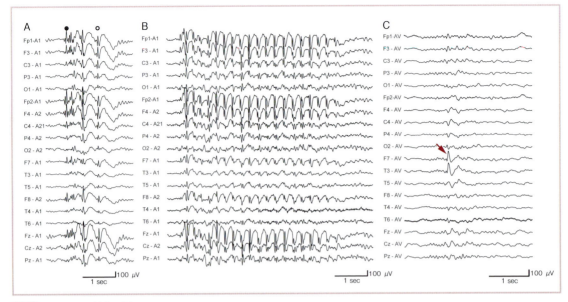

図2 てんかん脳波の例
(A) 特発性全般てんかん患者の全般性多棘波：●と全般性棘波：○，(B) 欠神てんかんにみられる 3 Hz 棘徐波複合，(C) 側頭葉てんかんの棘波：左側頭部（矢印）．
（松本理器，池田昭夫．脳波検査．辻　省次編，宇川義一専門編．アクチュアル脳・神経疾患の臨床．てんかんテキスト New Version．中山書店；2012．p.106 より一部改変）

分続き，発作が終わりしばらくすると，もとの状態に戻る．しかし，てんかんの重積状態（重積発作）では発作が連続するため，強直間代発作では低酸素状態による後遺症が現れたり，生命に危険が及んだりする場合もある．また，てんかん発作が慢性化すると，脳機能は大きく障害されるため，早期に手厚く治療することが重要である．

　初回のてんかん発作では，てんかん発作の誘因となる原因疾患がなく，発作再発の可能性が高くない場合には，すぐには薬物治療を開始せず，通常，2回目の発作が出現すれば治療を始める．薬物の効果と発作型には密接な関係があるため，まず発作型を正確に診断し，治療薬を選択する必要がある．初期治療では単剤治療を基本として，1種類の薬剤を十分量投与して治療する．有効血中濃度に達しても十分な効果が得られない場合や重篤な副作用が現れた場合には，第二選択薬に変更する．2～3種類の抗てんかん薬を試みて，それでも奏効しない場合には，複数薬の併用治療が行われる．

　全般発作に対してはバルプロ酸ナトリウムが第一選択薬として用いられる（**表2**）．次いで，強直間代発作にはラモトリギン，レベチラセタム，ゾニサミド，クロバザム，フェノバルビタール，フェニトイン，ペランパネルが第二選択薬として投与される．また欠神発作に対しては，エトスクシミドも第一選択薬として用いられる場合があり，第二選択薬としてラモトリギンが用いられる．ミオクロニー発作に対しては，バルプロ酸ナトリウムとともにクロナゼパムが第一選択薬

表2 てんかんの発作型と選択薬

発作型		第一選択薬	第二選択薬
全般発作	強直間代発作	バルプロ酸ナトリウム （妊娠の可能性のある女性を除く）	ラモトリギン* レベチラセタム ゾニサミド クロバザム フェノバルビタール フェニトイン ペランパネル
	欠神発作	バルプロ酸ナトリウム エトスクシミド	ラモトリギン*
	ミオクロニー発作	バルプロ酸ナトリウム クロナゼパム	フェノバルビタール クロバザム ピラセタム
部分発作 （二次性全般化発作を含む）		カルバマゼピン ラモトリギン* レベチラセタム* ＞　ゾニサミド 　　トピラマート	フェニトイン バルプロ酸ナトリウム クロバザム クロナゼパム フェノバルビタール ガバペンチン ラコサミド* ペランパネル
てんかん重積状態		ジアゼパム ロラゼパム	ホスフェニトイン フェニトイン フェノバルビタール

赤字は第2世代抗てんかん薬として併用使用（*：単剤使用承認）.
（日本神経学会監. てんかん診療ガイドライン2018[4] をもとに作成）

として用いられる．また，フェノバルビタール，クロバザム，ピラセタムが第二選択薬として用いられる．

　部分発作に対してはカルバマゼピンが第一選択薬として用いられる（**表2**）．また，ラモトリギン，レベチラセタム，ゾニサミド，トピラマートが使用される場合がある．第二選択薬としては，フェニトイン，バルプロ酸ナトリウム，クロバザム，クロナゼパム，フェノバルビタールなどが用いられる場合が多い．一方，重積発作に対しては，ジアゼパム（注射）やロラゼパム（注射）が第一選択薬として，ホスフェニトイン（注射）やフェニトイン（注射），フェノバルビタール（注射）が第二選択薬として使用される（**表2**）．薬物の選択にあたっては，患者の年齢，薬物相互作用，過敏性，代謝の個人差，合併症状なども考慮する必要がある．

　多剤併用療法においても発作が続き「難治性てんかん」と診断された場合，外科治療の可能性を検討する．手術法としては，根治療法としててんかん焦点を取り去ってしまう「切除手術」，緩和療法として神経線維を切って神経興奮の伝播を防ぐ「遮断手術」などがある．また最近では，迷走神経を電気刺激する治療法

（迷走神経刺激療法：VNS*）が開発され，刺激装置を胸部に慢性留置しての迷走神経刺激術が行われるようになってきた．

なお，小児では予後良好なてんかん症候群（特発性部分てんかん）が存在するが，抗てんかん薬治療を中止する場合には，発作が2年以上寛解してから中止するほうが，再燃の危険が少ない．

6 治療薬

6.1 第1世代抗てんかん薬

バルプロ酸ナトリウム

全般発作の第一選択薬として使用される．強直間代発作や欠神発作などの全般発作のみでなく，部分発作にも有効である（表3）．また，気分障害治療薬として双極性障害にも用いられる．

バルプロ酸ナトリウムは抑制性伝達物質γ-アミノ酪酸（GABA）の代謝酵素であるGABAトランスアミナーゼを阻害することにより，シナプスにおけるGABA濃度を上昇させ，神経の過剰興奮を抑制する（図3，表3）．さらに，電位依存性Na⁺チャネル，電位依存性T型（低閾値）Ca²⁺チャネル*に対しても阻害作用を有する．第1世代抗てんかん薬のなかでは副作用は比較的少ないが，血液障害（血小板減少，顆粒球減少など），スティーブンス・ジョンソン（Stevens-Johnson）症候群，中毒性表皮壊死症などの重篤な副作用に注意を要する．また，催奇形性を有するため，妊娠の可能性のある女性への投与は避ける必要がある．

カルバマゼピン

部分発作の第一選択薬として使用される．強直間代発作にも有効であるが，欠神発作には用いられない（表3）．てんかんに伴う気分障害や双極性障害にも有効性を示すほか，三叉神経痛に対しても鎮痛補助薬として用いられることがある．

カルバマゼピンは電位依存性Na⁺チャネル阻害作用を有し，神経細胞の異常興奮やグルタミン酸（Glu）の遊離を抑制して抗てんかん作用を示す（図3，表3）．重大な副作用として，肝障害，膵炎，血液障害，心臓障害（うっ血性心不全，不整脈など），スティーブンス・ジョンソン症候群，中毒性表皮壊死症，全身性エリテマトーデス，出生児の奇形や発達障害などに注意を要する．また，連用によってCYP（cytochrome P450；シトクロムP450）3A4など代謝酵素を誘導するので，薬物相互作用に注意する必要がある．

フェニトイン，ホスフェニトイン

欠神発作を除く全般発作および部分発作に有効である（表3）．欠神発作に対してはむしろ悪化する場合が多く，強直間代発作と欠神発作を混合するタイプ

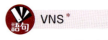

VNS*

vagus nerve stimulation.

◆バルプロ酸ナトリウム

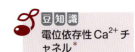

豆知識
電位依存性Ca²⁺チャネル*

細胞膜の脱分極に応じてCa²⁺を選択的に流入させるイオンチャネルであり，α₁，α₂，β，γ，δなどのサブユニットから構成される．最も重要なイオンチャネルを形成するα₁サブユニットは，6回膜貫通部をもつドメインが4個連結した構造をとる．電位依存性Ca²⁺チャネルにはL型，P/Q型，N型，R型，T型のサブタイプが存在するが，T型のみが低閾値Ca²⁺チャネルであり，低い膜電位変化で開口する．
⇒本章「A-2 神経の解剖生理学と疾患の概要」（p.6），第3章Bの豆知識（p.307）参照．

◆カルバマゼピン

◆フェニトイン

表3 第1世代抗てんかん薬の有効性と主な作用機序

抗てんかん薬	有効性 強直間代発作	有効性 欠神発作	有効性 部分発作	主な作用機序
バルプロ酸ナトリウム	有効	有効	有効	GABAトランスアミナーゼ阻害，電位依存性Na^+チャネル阻害，電位依存性T型Ca^{2+}チャネル阻害
カルバマゼピン	有効	−	有効	電位依存性Na^+チャネル阻害
フェニトイン	有効	−	有効	電位依存性Na^+チャネル阻害
エトスクシミド	−	有効	−	電位依存性T型Ca^{2+}チャネル阻害
フェノバルビタール	有効	−	有効	$GABA_A$受容体活性化（バルビツール酸結合部位）
ジアゼパム	有効	有効	有効	$GABA_A$受容体活性化（ベンゾジアゼピン結合部位）

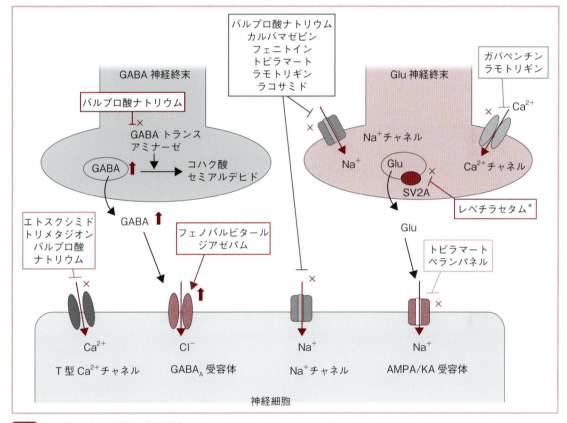

図3 主な抗てんかん薬の作用機序（*レベチラセタムの明確な作用機序は不明）
Glu：glutamic acid（グルタミン酸），SV2A：synaptic vesicle protein 2A（シナプス小胞タンパク質），GABA：γ-アミノ酪酸，AMPA：α-アミノ-3-ヒドロキシ-5-メチル-4-イソオキサゾールプロピオン酸，KA：カイニン酸．

（混合型発作）の患者では注意を要する．
　カルバマゼピンに類似し，電位依存性Na^+チャネルを阻害して神経活動を抑制する（図3，表3）．副作用の初期症状として悪心・嘔吐，眼振，振戦などがみられ，連用により歯肉増殖や異所性発毛症が現れる場合がある．フェニトインは催奇形性（胎児性ヒダントイン症候群）を有し，妊娠の可能性のある場合には

◆ホスフェニトインナトリウム水和物

投与を避けるべきである．また，スティーブンス・ジョンソン症候群，中毒性表皮壊死症，全身性エリテマトーデス，過敏性症候群，肝障害，血液障害，間質性肺炎，悪性症候群，小脳萎縮などの発現に注意を要する．連用によってCYP3A4をはじめとする代謝酵素を誘導する．

フェノバルビタール，プリミドン

バルビツール酸誘導体であり，欠神発作を除く全般発作および部分発作に有効である（**表3**）．また，てんかん重積状態において発作中断の目的に注射剤が使用される．

フェノバルビタールは抑制性 $GABA_A$ 受容体／Cl^- チャネル複合体上のバルビツール酸結合部位に作用し，$GABA_A$ 受容体の Cl^- チャネル機能を活性化することにより，神経の過剰興奮を抑制する（**図3**，**表3**）．プリミドンは生体内で酸化されてフェノバルビタールになる．中枢抑制作用を有し，眠気，精神機能低下，運動失調，呼吸抑制を起こすことがあり，ほかの中枢抑制薬やアルコールとの相互作用にも注意を要する．また，依存形成作用を有しており，連用によって精神依存，身体依存，耐性を形成したり，休薬によって発作が悪化・再発する場合がある．重篤な副作用として，スティーブンス・ジョンソン症候群，中毒性表皮壊死症，過敏性症候群，血液障害（血小板減少，顆粒球減少など）などに注意を要する．連用により，CYP3A4をはじめとする代謝酵素を誘導する．

◆フェノバルビタール

◆プリミドン

エトスクシミド，トリメタジオン

選択的な欠神発作治療薬である（**表3**）．強直間代発作に対しては時に悪化する場合がある．

電位依存性T型（低閾値）Ca^{2+} チャネルを遮断することにより視床の神経活動を抑制し，棘徐波複合放電の形成と欠神発作を改善すると考えられている（**図3**，**表3**）．副作用として，悪心・嘔吐，腹痛，眠気，頭痛，抑うつなどの症状が現れる場合がある．重篤な副作用としてスティーブンス・ジョンソン症候群，中毒性表皮壊死症，過敏性症候群，血液障害に注意を要する．催奇形性を有し，とくにトリメタジオン*の作用は強いため，妊婦への使用は禁忌である．

◆エトスクシミド

◆トリメタジオン

豆知識
トリメタジオン*
「てんかん診療ガイドライン2018」では取り上げられていない．

ベンゾジアゼピン系薬物（ジアゼパム，クロナゼパム，クロバザムなど）

強直間代発作，欠神発作，ミオクロニー発作をはじめ，幅広い有効性を示す（**表3**）．ジアゼパムはてんかん重積状態の第一選択薬として用いられ，静脈内注射することにより，重積するけいれん発作を中断することができる（**図3**，**表3**）．

ベンゾジアゼピン系薬物は，抑制性 $GABA_A$ 受容体/Cl^- チャネル複合体上に存在するベンゾジアゼピン結合部位に作用し，GABAによる $GABA_A$ 受容体/Cl^- チャネル複合体の活性化反応を増強することにより，神経の過剰興奮を抑制

◆ジアゼパム

する（**図3**，**表3**）．比較的安全な薬物であるが，眠気，ふらつき，筋力低下，運動失調，緑内障の悪化，前向性健忘などを起こすことがある．ほかの中枢抑制薬，抗ヒスタミン薬，アルコールとの併用によって中枢抑制作用が増強されるので，注意を要する．また，依存形成作用を有するため，連用による習慣性に注意を要する．

ゾニサミド

欠神発作，ミオクロニー発作以外の全般発作および部分発作に有効である．作用機序は不明であるが，電位依存性 Na^+ チャネル阻害作用を有するとの報告がある[5]．ほかの抗てんかん薬と同様に，スティーブンス・ジョンソン症候群，中毒性表皮壊死症，過敏性症候群，血液障害（再生不良性貧血，血小板減少，顆粒球減少など），肝機能障害，催奇形性などに注意を要する．

アセタゾラミド

炭酸脱水酵素阻害作用を有する利尿薬であり，複雑部分発作および欠神発作に有効性を示す．脳内の CO_2 濃度を局所的に高め，神経の過剰興奮を抑えると考えられている．ほかの抗てんかん薬で効果が不十分な場合に補助的に使用される場合が多い．

6.2 第2世代抗てんかん薬

ガバペンチン

ほかの抗てんかん薬で効果が不十分な部分発作の治療に，他剤と併用して使用する（**表4**）．

ガバペンチンは電位依存性 Ca^{2+} チャネルの $\alpha_2\delta$ サブユニットに作用して神経終末への Ca^{2+} 流入を抑制し，グルタミン酸のシナプス遊離を抑制することにより，神経細胞の興奮を抑える（**図3**，**表4**）．副作用として悪心・嘔吐，腹痛，めまい，頭痛，振戦などがみられる場合がある．第1世代抗てんかん薬に比べ重篤な副作用は少ないが，スティーブンス・ジョンソン症候群，過敏性症候群，肝障害などには注意を要する．CYP に対する誘導作用がほとんどないので，他剤と併用しやすい．

トピラマート

ほかの抗てんかん薬で効果が不十分な部分発作の治療に，他剤と併用して使用する（**表4**）．

トピラマートは，電位依存性 Na^+ チャネルを遮断して神経活動を抑制するとともに，グルタミン酸 AMPA 受容体およびカイニン酸（KA）受容体の機能を抑制して神経興奮を抑える（**図3**，**表4**）．また，電位依存性 L 型 Ca^{2+} チャネルに対しても抑制作用を示す．副作用として悪心・嘔吐，腹痛，めまい，頭痛，振戦，

◆クロナゼパム

◆クロバザム

◆ゾニサミド

◆アセタゾラミド

◆ガバペンチン

◆トピラマート

第1章　神経・筋疾患

表4 第2世代抗てんかん薬の有効性と主な作用機序

抗てんかん薬	有効性			主な作用機序
	強直・間代発作	欠神発作	部分発作	
ガバペンチン（併用）	−	−	有効	電位依存性 Ca^{2+} チャネル阻害（$\alpha_2\delta$ サブユニット）によるグルタミン酸の遊離抑制
トピラマート（併用）	−	−	有効	電位依存性 Na^+ チャネル阻害，グルタミン酸 AMPA/KA 受容体機能の抑制
ラモトリギン	有効	有効 （小児の定型 欠神発作）	有効	電位依存性 Na^+ チャネル阻害，電位依存性 Ca^{2+} チャネル阻害によるグルタミン酸の遊離抑制
レベチラセタム（強直間代発作には併用）	−	−	有効	シナプス小胞タンパク質 SV2A の機能制御（？）*
ペランパネル（併用）	有効	−	有効	グルタミン酸 AMPA 受容体機能の非競合的抑制
ラコサミド（併用）	−	−	有効	電位依存性 Na^+ チャネルの不活性化促進

＊：明確な作用機序は不明.

易刺激性などがみられる場合がある．また，続発性閉塞隅角緑内障，腎・尿路結石などを誘発することがあるので注意を要する．主として CYP3A4 により代謝されるので，CYP3A4 を誘導あるいは阻害する薬物と併用する際には，相互作用に注意する必要がある．

ラモトリギン

◆ラモトリギン

　部分発作のみでなく，成人の強直間代発作，小児の定型欠神発作にも有効であり，単剤療法が承認されている（**表4**）．また，双極性障害にも有効である．

　ラモトリギンは電位依存性 Na^+ チャネルを遮断して神経活動を抑制するとともに，電位依存性 Ca^{2+} チャネルを阻害してグルタミン酸の遊離を抑制し，てんかん症状を改善する（**図3**，**表4**）．副作用としては，悪心・嘔吐，めまい，傾眠，発疹などがみられる場合がある．また，スティーブンス・ジョンソン症候群，過敏性症候群，血液障害（再生不良性貧血，血小板減少，顆粒球減少など），肝障害などには注意を要する．

レベチラセタム

◆レベチラセタム

　部分発作と全般性強直間代発作に有効性を示す．部分発作に対しては単剤療法が承認されているが，強直間代発作に対しては，ほかの抗てんかん薬の効果が不十分な場合のみ，他剤と併用使用される（**表2**，**表4**）．レベチラセタムは神経終末のシナプス小胞タンパク質 SV2A と特異的に相互作用することにより，てんかん発作を抑制するとされるが，明確な作用機序は不明である（**図3**，**表4**）．副作用は比較的弱いが，スティーブンス・ジョンソン症候群，中毒性表皮壊死症，過敏性症候群，血液障害，易刺激性などには注意を要する．CYP に対する阻害，

B　疾患各論／1　てんかん　●

誘導作用がほとんどないので，他剤と併用しやすい．

ペランパネル

◆ペランパネル

ほかの抗てんかん薬で効果が不十分な部分発作および強直間代発作の治療に，他剤と併用使用する（**表4**）．ペランパネルはグルタミン酸 AMPA 受容体の非競合的な拮抗薬であり，神経興奮を抑制する（**図3**，**表4**）．副作用として易刺激性，攻撃性などの精神症状が発現する場合がある．主として CYP3A4 により代謝されるため，CYP3A4 を誘導したり，CYP3A4 を阻害する薬物と併用する際には，相互作用に注意を有する．

ラコサミド

◆ラコサミド

ほかの抗てんかん薬で効果が不十分な部分発作に対して，ほかの抗てんかん薬と併用使用する（**表4**）．電位依存性 Na^+ チャネルの不活性化には急速な不活性化と緩徐な不活性化の2種のメカニズムが存在するが，後者を選択的に促進することによって，神経興奮を抑制する（**図3**，**表4**）．スティーブンス・ジョンソン症候群，中毒性表皮壊死症，過敏性症候群などには注意を要する．

6.3 小児てんかんに対する最近の抗てんかん薬

小児てんかん症候群のドラベ（Dravet）症候群，レノックス・ガストー（Lennox-Gastaut）症候群，ウェスト（West）症候群に対する抗てんかん薬である．

スチリペントール

◆スチリペントール

バルプロ酸ナトリウムなどで十分な効果が認められないドラベ症候群に対して，併用療法薬として2012年に承認された．ドラベ症候群は乳児期に発症し，体温上昇で誘発される強直間代発作，ミオクロニー発作，欠神発作などの多彩なてんかん発作を起こす難治性てんかんである．

スチリペントールは GABA の再取り込み阻害作用，GABA トランスアミナーゼの阻害作用，$GABA_A$ 受容体に対する促進的アロステリック作用などを有し，抑制性の GABA 神経伝達を増強する．過敏性症候群，血液障害（血小板減少，無顆粒球など）には注意を要する．

ルフィナミド

◆ルフィナミド

ほかの抗てんかん薬で十分な効果が認められないレノックス・ガストー症候群における強直発作および脱力発作に対する併用療法薬として2013年に承認された．レノックス・ガストー症候群は強直発作をはじめとする，さまざまなてんかん発作を起こす難治性てんかんの一つである．

ルフィナミドの作用機序は確定していないが，電位依存性 Na^+ チャネルの不活性状態を延長し，Na^+ 依存性活動電位の持続性高頻度発火を抑制することが知

45

られている．スティーブンス・ジョンソン症候群や過敏性症候群などの発症に注意を要する．

ビガバトリン

　ウェスト症候群（点頭てんかん）の治療薬として2016年に承認された．ウェスト症候群はてんかん性スパズムや精神運動発達遅延を特徴とする難治性てんかんであり，主な治療薬として副腎皮質刺激ホルモンACTH*が用いられている．

　ビガバトリンは欧米の治療ガイドラインではウェスト症候群の第一選択薬に位置づけられているが，重篤な副作用として不可逆的な視野狭窄を高頻度に起こす危険性があるため，使用にあたっては眼科専門医と連携して投与することが義務づけられている．ビガバトリンの正確な作用機序は不明であるが，GABAトランスアミナーゼを不可逆的に阻害し，脳内GABA濃度を増加させると考えられている．網膜視覚障害，急性脳症，運動障害（ジストニア*，ジスキネジア*，筋緊張亢進，協調運動障害など）に注意を要する．

（大野行弘，松本理器）

◆ビガバトリン

ACTH*

adrenocorticotropic hormone.

ジストニア*，ジスキネジア*

⇒本章B-3の語句（p.74）参照．

引用文献

1) 日本神経学会監．「てんかん治療ガイドライン」作成委員会編．てんかん治療ガイドライン2010．医学書院；2010．
2) Yoshimura H, et al. Status epilepticus in the elderly: Prognostic implications of rhythmic and periodic patterns in electroencephalography and hyperintensities on diffusion-weighted imaging. J Neurol Sci 2016；370：284-289．
3) 飯沼一宇．日本てんかん学会ガイドライン作成委員会．日本てんかん学会ガイドライン作成委員会報告　てんかんの診断ガイドライン．http://square.umin.ac.jp/jes/pdf/guideline0704.pdf
4) 日本神経学会監．「てんかん診療ガイドライン」作成委員会編．てんかん診療ガイドライン2018．医学書院；2018．
5) Holder JL Jr, Wilfong AA. Zonisamide in the treatment of epilepsy. Expert Opin Pharmacother 2011；12（16）：2573-2581．

参考文献

1. 井上有史．日本てんかん学会ガイドライン作成委員会．日本てんかん学会ガイドライン作成委員会報告　成人てんかんにおける薬物治療ガイドライン．http://square.umin.ac.jp/jes/pdf/SEIJIN.pdf

B 疾患各論 ② 脳血管障害

1) 脳出血

Point

脳出血とは
- 脳実質内に血腫を形成する病態をさす．
- 血腫による脳実質の破壊（一次損傷）とそれに続発する頭蓋内圧の亢進，脳循環代謝障害，脳浮腫による二次損傷に基づく症状を示す．

症状・分類など
- 症状は出血部位により多彩である．神経症状に加え，頭蓋内圧亢進による症状などを伴う．
- 予後には出血部位，発症時の意識障害の強さや血腫体積の大きさが深く関連する．
- 出血部位により，皮質下出血，被殻出血，視床出血，小脳出血，脳幹出血などに分類される．

治療
- 『脳卒中治療ガイドライン2015』［追補2017対応］では，急性期の治療（手術適応を除く）として，①止血薬の投与，②血圧の管理，③呼吸の管理，④脳浮腫・頭蓋内圧亢進の管理，の4項目について言及されている．
- 薬物療法として，一次性脳出血の場合は出血の持続や再出血に伴う一次損傷の悪化を抑えることを目的として，血管強化薬や抗プラスミン薬の投与も行われている．

Keywords▶ 一次性脳出血，高血圧性脳出血，二次性脳出血，血圧の管理，脳浮腫・頭蓋内圧亢進の管理，カルシウム拮抗薬，降圧療法

1 脳出血*とは

脳血管障害は血管の閉塞や狭窄のために血流が停止または低下することにより生じる虚血性脳血管障害（脳梗塞，一過性脳虚血発作）と，血管が破綻することにより生じる出血性脳血管障害に分けられる．さらに，脳梗塞は，その病型によりアテローム血栓性脳梗塞，ラクナ梗塞，心原性脳塞栓症，そのほかに，出血性脳血管障害は，脳出血とくも膜下出血に分類される（**図1**）．本項では脳出血について概説する．

脳出血（cerebral hemorrhage, brain hemorrhage）とは，脳実質内に血腫を形成する病態をさす．また脳出血では，血腫による脳実質の破壊（一次損傷）とそれに続発する頭蓋内圧の亢進，脳循環代謝障害，脳浮腫による二次損傷に基づく症状を示す．

脳出血の原因となる血管は，多くが脳底部の太い動脈から直接分岐する穿通枝*である．したがって，穿通枝の多く分布する被殻や視床が，脳出血の好発部

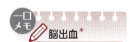

脳出血*
薬学教育モデル・コアカリキュラム（平成25年度改訂版）では「脳内出血」の用語が使われている．

穿通枝*
⇒本章B-2-2の語句（p.52）参照．

```
                          脳血管障害
                 ┌───────────┴───────────┐
              血管が詰まる              血管が破れる
        ┌────────┴────────┐        ┌────────┴────────┐
   一過性脳虚血発作      脳梗塞        脳出血         くも膜下出血
              ┌──────┬──┴───┬──────┐
       アテローム血栓性脳梗塞 ラクナ梗塞 心原性脳塞栓症 その他
```

図1 脳血管障害の分類

位となる．穿通枝は，太い脳動脈から直接分岐して脳に入り込む最小の動脈で，薄く弱い動脈壁に高い圧が直接伝わるため，ほかの血管よりも高血圧による障害を受けやすい．障害が進行すると微小動脈瘤を形成し，これが破れれば脳出血となる．微小動脈瘤は40歳を超えたほとんどの人に現れ，加齢とともに増加する．

　高血圧などにより障害を受けた小血管が破綻したことによる脳出血を一次性脳出血といい，80%程度を占める．この一次性脳出血，とくに高血圧性脳出血を単に脳出血ということが多く，高血圧による穿通枝の類線維素性壊死とその結果生じた微小動脈瘤の破綻が原因とされている．これに対し，奇形や動脈瘤など血管病変，腫瘍，血液凝固異常などにより生じたものを二次性脳出血という．このほかに外傷によっても生じることがある．

2 疫学

　日本において，脳出血を含めた脳卒中の死亡率は，1965年ごろをピークとして，その後は低下している．1965年ごろの日本における特徴は，脳出血死亡率が非常に高いことであったが，その後，劇的に減少し，1975年には脳梗塞よりも低くなっている．死亡率の低下は1980年まで続いたが，その後は大きな変化はなく，横ばい状態である．

　2015年改訂の『脳卒中治療ガイドライン2015』（以下，ガイドライン）では，INTERACT2*試験やSAMURAI-ICH*試験の結果を受けて，脳出血の急性期の血圧管理に関して，カルシウム拮抗薬の微量点滴静注が推奨された．

3 検査・診断

　CT（急性期に脳実質内に高吸収域を証明），またはMRIを行う．MRIは，亜急性期や慢性期に発症時期の推定や二次性脳出血の原因診断に有用である．

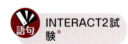

INTERACT2試験*
The Second Intensive Blood Pressure Reduction in Acute Cerebral Hemorrhage Trial.

SAMURAI-ICH*
Storke Acute Management with Urgent Risk-Factor Assessment and Improvement-Intracerebral Hemorrhage.

4 臨床症状

血腫により脳実質が破壊された結果，神経症状がもたらされるが，症状は出血部位により多彩である．神経症状に加え，頭蓋内圧亢進による症状などを伴う．

出血部位ごとの主な症状および特徴を以下に示す．予後には出血部位，発症時の意識障害の強さや血腫体積の大きさが深く関連する．

皮質下出血

脳葉出血ともいわれる．大脳の表面近くに出血するもので，出血量が30 mL以上であれば手術で血腫除去したほうが予後がよいとされている．神経症状は出血部位によって異なるが，高血圧が少ない，頭痛の頻度が高い，けいれんを伴いやすい，高度の意識障害は少ない，などの特徴がある．

被殻*出血

対側の片麻痺および感覚障害，同名半盲*などを起こす．優位半球（通常は左側）の出血では時に非流暢性の失語がみられ，非優位半球の出血では半側空間無視*や病態失認*などの失認症状がみられることもある．

視床出血

対側の感覚障害と不全麻痺，縮瞳，対光反射消失，視床性失語などを起こす．

小脳出血

頭痛，眩暈（めまい），嘔吐，起立・歩行障害などを起こす．眼振，顔面神経麻痺を合併することもある．

脳幹出血

脳幹部に発生する脳出血は，ほとんどが橋に発生する．意識障害（昏睡），呼吸障害，高体温，縮瞳，四肢麻痺などを起こす．橋出血は，高度な意識障害で発症し，そのまま回復せず不幸な転帰となることがほとんどである．

5 治療方針

ガイドラインでは，急性期の治療（手術適応を除く）として，①止血薬の投与，②血圧の管理，③呼吸の管理，④脳浮腫・頭蓋内圧亢進の管理の4項目について言及されているが，行うことが強く勧められる項目（グレードA）および勧められる項目（グレードB）はそれぞれ1項目のみである．グレードAは呼吸管理の「急性期で意識障害が進行し，呼吸障害のある場合には気道確保や人工呼吸管理を行うよう強く勧められる」，グレードBは血圧管理の「脳出血急性期に用いる降圧薬としては，カルシウム拮抗薬あるいは硝酸薬の微量点滴静注が勧められる」である．また，カルシウム拮抗薬のうち，ニカルジピンを適切に用いた降圧療法を考慮してもよいこと，および可能であれば早期にカルシウム拮抗薬，アンジオテンシン変換酵素阻害薬，アンジオテンシンII受容体拮抗薬，利尿薬を用いた経口治療へ切り替えることを考慮してもよいことも記されている．このほか

被殻*

大脳基底核の一部で，尾状核とともに線条体を，淡蒼球とともにレンズ核を形成する．
⇒本章 B-3 の語句「線条体」(p.63) 参照．

同名半盲*

両眼の同じ側の視野が半分欠けて見えなくなること．視交叉より後方の半球の視路の障害では両眼の同側が見えなくなる．脳梗塞のほか，脳腫瘍などで起こる．

半側空間無視*

脳梗塞などで脳の片側半球がダメージを受けるとそれに対応した側からの情報・感覚を認識できなくなってしまう症状で，右脳損傷による左側空間無視がよくみられる．食事を片側半分しか食べなかったり，絵を描いても片側半分をまったく描かなかったりする．

病態失認*

自己の障害を認知しない，あるいは否認する状態．狭義には，片麻痺があるのにそれを認めないことを示す．（右大脳）劣位半球の頭頂葉後下部の障害が多いが，優位半球障害でも起こる．患者に麻痺の話をしても「どこも悪くない」と答えたりする．病態失認は，認知症とは異なるものである．

には高いエビデンスレベルの治療法は存在しないのが現状であるが，薬物治療として，一次性脳出血の場合は，出血の持続や再出血に伴う一次損傷の悪化を抑えることを目的として，血管強化薬や抗プラスミン薬の投与も行われている．

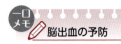

一口メモ　脳出血の予防
ガイドラインでは，脳出血の予防のために，高血圧症に対する降圧療法が勧められており，エビデンスレベルも高い（グレードA）．

6 治療薬

カルバゾクロム
細血管に作用して血管透過性亢進を抑制し，血管抵抗値を増強する．血液凝固・線溶系に影響を与えることなく出血時間を短縮し，止血作用を示す[1]．

主な副作用は，食欲不振・胃部不快感である．

◆カルバゾクロム
スルホン酸ナトリウム水和物

トラネキサム酸
プラスミンやプラスミノゲンのフィブリンアフィニティー部位であるリジン結合部位（lysine binding site：LBS）と強く結合し，プラスミンやプラスミノゲンがフィブリンに結合するのを阻止する．このため，プラスミンによるフィブリン分解は強く抑制され，抗出血効果を示す[2]．

◆トラネキサム酸

主な副作用としては，食欲不振，悪心・嘔吐，胸やけ，瘙痒感，発疹などがあげられる．重大な副作用として，人工透析患者においてけいれんが現れることがあるとの報告[2]がある．

ニカルジピン
膜電位依存性L型 Ca^{2+} チャネルを遮断し，血管平滑筋細胞中への Ca^{2+} の取り込みを抑制することにより，血管拡張作用を発揮する．血管平滑筋において心筋の3万倍の強いカルシウム拮抗作用を示し，血管選択性はほかのカルシウム拮抗薬（ニフェジピン，ベラパミル，ジルチアゼム）より高い[3]．

◆ニカルジピン

主な副作用は，熱感，のぼせ，顔面潮紅，動悸などの循環器系症状である．重大な副作用として，血小板減少，肝機能障害，黄疸があげられる．

（石毛久美子，伊藤芳久，眞木崇州）

● 引用文献
1) ニプロESファーマ．アドナ®錠10 mg，アドナ®錠30 mg，アドナ®散10%（一般名：カルバゾクロム）添付文書．2017年10月改訂（第10版）．p.2.
2) ニプロファーマ，第一三共．トランサミン®シロップ5%（一般名：トラネキサム酸）添付文書．2017年4月改訂（第9版）．p.1-2.
3) アステラス製薬．ペルジピン®注射液2 mg，ペルジピン®注射液10 mg，ペルジピン®注射液25 mg（一般名：ニカルジピン）添付文書．2015年4月改訂（第16版）．p.5.

● 参考文献
1. 日本脳卒中学会 脳卒中ガイドライン委員会編．脳卒中治療ガイドライン2015［追補2017対応］．協和企画；2017.
2. 「わかりやすい疾患と処方薬の解説」編集企画委員会編．わかりやすい疾患と処方薬の解説 2017年小改訂版 病態・薬物治療編．アークメディア；2017.

B 疾患各論 ② 脳血管障害

2) 脳梗塞

脳梗塞とは
- 脳血管の局所的な循環障害により，永続する脳機能障害をきたした状態と定義される．
- 脳血管の閉塞・狭窄などによる脳血流の遮断または低下のために脳組織がエネルギー不全に陥り，不可逆的な壊死をきたす病態である．

分類・症状
- 発症機序からは血栓性，塞栓性，血行力学性に，臨床的にはアテローム血栓性脳梗塞，脳塞栓症，ラクナ梗塞に分類される．
- 片麻痺，構音障害，意識障害，知覚障害，その他（視野や視覚の障害，失語など）が代表的な症状としてあげられる．

治療
- 『脳卒中治療ガイドライン 2015』［追補 2017 対応］では，脳梗塞急性期の治療として，①脳浮腫管理，②抗凝固療法，③血栓溶解療法，④急性期抗血小板療法，⑤開頭外減圧療法，⑥頸動脈内膜剥離術，⑦頸部頸動脈血行再建術（血管形成術／ステント留置術），⑧血管内再開通療法（局所線溶療法，その他），⑨外科的治療（バイパス，その他），⑩脳保護療法，⑪血液希釈療法，⑫フィブリノゲン低下療法，⑬ステロイド療法，⑭低体温療法，⑮高圧酸素療法，⑯深部静脈血栓症および肺塞栓症への対策の 16 項目について記載されている．
- まず，rt-PA（アルテプラーゼ）の適応を判断する．

Keywords アテローム血栓性脳梗塞，脳塞栓症，ラクナ梗塞，血栓溶解療法，遺伝子組み換え組織プラスミノゲン・アクティベータ（rt-PA，アルテプラーゼ）

1 脳梗塞とは

　脳梗塞（cerebral infarction）は，脳血管の局所的な循環障害により，永続する脳機能障害をきたした状態である．言い換えると，脳梗塞は，脳血管の閉塞・狭窄などによる脳血流の遮断または低下のために脳組織がエネルギー不全に陥り，不可逆的な壊死をきたす病態である．臨床症状は梗塞部位によって異なるが，代表的なものとしては表1に示すような神経症状があげられる．

2 疫学

　脳梗塞の患者数は，130 万人以上と推定されている．脳梗塞は，女性より男性

表1 脳梗塞の主な臨床症状

片麻痺	右または左半身の運動麻痺
構音障害	ろれつが回らない
意識障害	言動がおかしい　ボーッとしている　返答がない
知覚障害	右または左半身のしびれ
その他	視野や視覚の障害，失語など

51

に多く発症するが，50歳代から発症頻度が増加し，70歳代にピークがある．脳梗塞は，血栓溶解療法をはじめとする急性期の治療の進歩により，以前より死亡率は減少しているものの，発症により命を落とす危険性は依然として高い．脳梗塞を含む脳血管障害は，日本の死亡原因の第4位で，このうちの約60％を脳梗塞が占めている．また脳梗塞は，急性期の治療が効を奏し生命が助かった場合でも後遺症による寝たきり，認知障害，四肢の機能不全などにより要介護者となることが多く，日本においては要介護者となる原因疾患の第1位で，全体の20％以上を占めており，社会的にも大きな問題である．

3 診断・分類

CTA[*]

computed tomography angiography：CT血管撮影法．

MRA[*]

magnetic resonance angiography：磁気共鳴血管造影，MRアンギオグラフィー．
⇒本章B-2-3の語句（p.59）参照．

脳梗塞の確定診断は，X線CT/CTA[*]およびMRI/MRA[*]により行う．梗塞部位は，X線CTでは黒く，MRI T2画像では白く描出される．血管の狭窄はCTA/MRAによる血管撮影により評価を行う．

脳梗塞は以下のように，発症機序からは血栓性，塞栓性，血行力学性に，臨床的にはアテローム血栓性脳梗塞（atherothrombotic brain infarction），脳塞栓症（intracranial embolism, cerebral embolism），ラクナ梗塞（lacunar infarction）に分類される．

3.1 発症機序による分類

血栓性

脳血管のある部位で形成された血栓によって循環障害を起こしたもの．

塞栓性

別の部位で形成された血栓（栓子）が血流に乗って運ばれ，脳血管の循環障害を起こしたもの．

血行力学性

血圧低下などのために脳血流の低下により循環障害を起こしたもの．

3.2 臨床的分類（図1）

アテローム血栓性脳梗塞[*]

前大脳動脈，中大脳動脈，後大脳動脈などの主幹動脈の粥状硬化により形成された血小板血栓による梗塞．

脳塞栓症

栓子による梗塞．心臓で形成されたフィブリン血栓が栓子となる心原性脳塞栓症が多く，心房細動が最も重要な原疾患となる．近年は，頸動脈の粥状硬化により生じたプラークの一部がはがれて栓子となる脳塞栓症も重要視されている．

ラクナ梗塞

穿通枝[*]の閉塞によるもので梗塞巣がX線CTやMRIの画像上，1.5 cm以下

アテローム血栓性脳梗塞[*]

頭蓋内・外の主幹動脈のアテローム硬化（粥状動脈硬化）が原因となる脳梗塞．粥腫の表面に血栓が形成される血栓性，粥腫の表面に付着した血栓が飛んで細い血管を閉塞する塞栓性，粥腫により主幹動脈が狭窄し，境界領域に血液が行き届かないことによる血行力学性に分けられる．

穿通枝[*]

脳底部の主幹動脈から直接分岐している細い動脈．直径が0.5 mmに満たないものも多い．分岐せずに比較的長い距離を走行して脳の深部まで達する．多くの穿通枝は，終動脈の性質を有し，ほかの動脈との吻合やバイパスがないので，虚血耐性時間は一般的に短い．

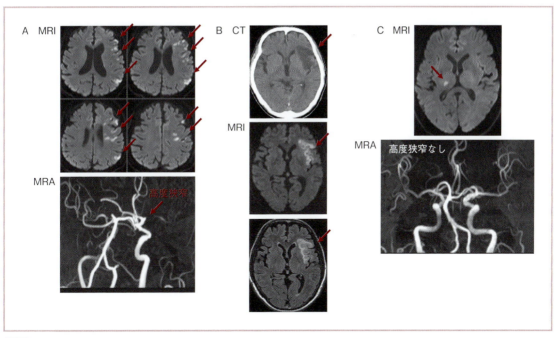

図1 脳梗塞の代表的な病型の典型的画像所見
アテローム血栓性脳梗塞の症例．左中大脳動脈の高度狭窄（MRA）とその遠位部の急性期脳梗塞（MRI，➡）を認める（A）．
心原性脳塞栓症の症例．左前頭葉の急性期脳梗塞（CT/MRI，➡）を認める（B）．
ラクナ梗塞の症例．右視床の急性期脳梗塞（MRI，➡）を認める．MRAにて主幹動脈の有意な狭窄を認めない（C）．
CT：computed tomography（コンピュータ断層撮影），MRI：magnetic resonance imaging（磁気共鳴画像法），MRA：magnetic resonance angiography：磁気共鳴血管造影．

の小さな梗塞．高血圧により動脈硬化が発生することが最大の原因となる．大きな発作は起こらず，運動麻痺やしびれなどの感覚障害が主に起こり，徐々に進行する．症状が出ないこともある．

4 治療方針

脳組織は，虚血状態になると数時間後には壊死（不可逆的変化）に至る．したがって，治療は可能な限り早く開始し，可逆的な変化を起こしている部位（ペナンブラ）が壊死に陥るのを防ぐことが重要である．梗塞部位とペナンブラの血流は，全身血圧に依存するので，ペナンブラへの血流を増加させるべく，脳梗塞急性期には，通常，高血圧を呈する．

『脳卒中治療ガイドライン2015』では，脳梗塞急性期の治療として，①脳浮腫管理，②抗凝固療法，③血栓溶解療法，④急性期抗血小板療法，⑤開頭外減圧療法，⑥頸動脈内膜剥離術，⑦頸部頸動脈血行再建術（血管形成術／ステント留置術），⑧血管内再開通療法（局所線溶療法，その他），⑨外科的治療（バイパス，その他），⑩脳保護療法，⑪血液希釈療法，⑫フィブリノゲン低下療法，⑬ステロイド療法，⑭低体温療法，⑮高圧酸素療法，⑯深部静脈血栓症および肺塞栓症

への対策の 16 項目について記載がある．なお，ガイドラインでは，一過性脳虚血発作（⇒ Column〈p.55〉参照）に関しては，別に，急性期治療と再発予防として記載されている．①〜⑯の中で，行うように強く勧められる（グレード A）と行うように勧められる（グレード B）項目が含まれるのは，以下の 7 項目である．

● 「抗凝固療法」に関して

発症 48 時間以内で病変最大径が 1.5 cm を超すような脳梗塞（心原性脳塞栓症を除く）の場合には，選択的トロンビン阻害薬のアルガトロバンが勧められる．

● 「血栓溶解療法」に関して

遺伝子組み換え組織プラスミノゲン・アクティベータ（recombinant tissue plasminogen activator：rt-PA，アルテプラーゼ）の静脈内投与は，発症から 4.5 時間以内に治療可能な虚血性脳血管障害で慎重に適応判断された患者に対して強く勧められる．日本では，アルテプラーゼ 0.6 mg/kg の静注療法が保険適用となっている．また，発症後 4.5 時間以内でも，治療開始が早いほど良好な転帰が期待できるため，患者来院後少しでも早くアルテプラーゼの投与を開始することが強く勧められている．

さらに従来の血栓溶解療法に加えて，2015 年に血管内治療による機械的血栓回収療法の有用性が高いエビデンスレベルで証明された．内頸動脈閉塞や中大脳動脈近位部閉塞などの症例では発症後 6 時間以内で機械的血栓回収療法が有効である症例が存在する．この機械的血栓回収療法は血栓溶解療法と同様に，発症からの時間が優位に治療予後に影響することが証明されており適応がある症例では一刻も早く対応することが推奨されている．

● 「急性期抗血小板療法」に関して

アスピリン 160〜300 mg/日の経口投与が発症早期（48 時間以内に開始）の治療法として強く勧められている．また，抗血小板薬 2 剤併用（例：アスピリンとクロピドグレル）は，発症早期の心原性脳塞栓症を除く脳梗塞もしくは，一過性脳虚血発作の亜急性期までの治療法として勧められる．さらにオザグレルナトリウム（160 mg/日）の点滴投与は急性期（5 日以内に開始）の脳血栓症（心原性脳塞栓症を除く）の治療法として勧められる．

● 「開頭外減圧療法」に関して

中大脳動脈灌流域を含む一側大脳半球梗塞において，一定の適応条件を満たした場合に，発症 48 時間以内に硬膜形成を伴う外減圧術が強く勧められる．

● 「血管内再開通療法」に関して

神経脱落症候を有する中大脳動脈塞栓性閉塞において，来院時の症候が中等度以下で，CT 上，梗塞巣を認めないか軽微な梗塞で発症から 6 時間以内の症例に関して経動脈的な選択的局所血栓溶解療法が勧められる．ただし，血栓溶解療法が可能な患者にはそちらを優先する．

● 「脳保護療法」に関して

エダラボンの投与が勧められている．

●「深部静脈血栓症，肺塞栓症への対策」に関して

深部静脈血栓症の予防法として，間歇的空気圧迫法*が勧められている．

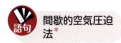

間歇的空気圧迫法*

主にポンプとカフで構成されている装置を用い，下肢に巻いたカフにポンプから間歇的に空気を送り込んで静脈還流を促進させる方法で，理学的予防法の一つ．

これらのなかで，行うように強く勧められる治療と，行うように勧められる治療について，薬物治療を中心に記す．治療はまず，rt-PA（アルテプラーゼ）の適応を判断する．適応がない場合には，アルガトロバンやオザグレルナトリウムの使用を考慮する．

Column
一過性脳虚血発作（TIA）

　一過性脳虚血発作（transient ischemic attack：TIA）は，脳の一部の血流が一時的に悪くなることにより，運動麻痺やしびれなどの感覚障害などの症状が現れるが，24時間以内（多くは数分～数十分）にそれらの症状が完全に消える発作のことである．TIAを放置すると，90日以内に15～20％が脳梗塞を発症し，そのうち半数はTIAを起こしてから数日以内（とくに48時間以内が危ない）に脳梗塞になることや，TIA発症早期に治療を受けると脳梗塞発症リスクが軽減することが明らかにされ，現在では，脳梗塞の重要な「前触れ発作」「警告発作」であると考えられている．脳梗塞発症者がすべてTIAを発症するわけではないが，TIAを発症した場合には，ABCD^{2}スコア（表）などにより危険度を予測し，適切な処置をすることが重要となる．

　『脳卒中治療ガイドライン2015』において，TIAの急性期治療と再発予防に関して，グレードAまたはグレードBとして推奨されているのは，以下の項目である．

- TIAと診断した場合は，可及的すみやかに発症機序を評価し，脳梗塞発症予防のために治療を直ちに開始するよう強く勧められる．TIA後の脳梗塞発症の危険度予測と治療方針の決定にはABCD^{2}スコアをはじめとした予測スコアの使用が勧められる．
- TIAの急性期（発症48時間以内）の再発防止には，アスピリン160～300 mg/日の投与が強く勧められる．急性期に限定した抗血小板薬2剤併用療法（アスピリン＋クロピドグレル）も勧められる．

表 ABCD^2，ABCD^3，ABCD^3-I スコアによる脳梗塞リスクの評価

		ABCD^2	ABCD^3	ABCD^3-I
年齢（Age）	60歳以上=1点	○	○	○
血圧（Blood Pressure）	収縮期血圧140 mm以上または拡張期血圧90 mm以上=1点	○	○	○
臨床症状（Clinical features）	片側の運動麻痺=2点，麻痺を伴わない言語障害=1点	○	○	○
持続時間（Duration）	60分以上=2点，10～59分=1点	○	○	○
糖尿病（Diabetes）	糖尿病=1点	○	○	○
再発性TIA（Dual-TIA）	7日以内のTIA既往=2点		○	○
画像所見（Imaging）	同側内頸動脈の50％以上の狭窄=2点			○
	DWIでの急性期病変=2点			○
合計スコア		7	9	13

（日本脳卒中学会 脳卒中ガイドライン委員会編．脳卒中治療ガイドライン2015［追補2017対応］．協和企画；2017．p.82 より）

DWI：diffusion-weighted imaging（拡散強調画像）．

以下に治療薬について示す．これらはいずれも『脳卒中治療ガイドライン2015』に収載されている治療薬である．なお，ガイドラインには，開頭外減圧療法など，非薬物療法も収載されている．

5 治療薬

●遺伝子組み換え組織プラスミノゲン・アクティベータ（rt-PA，アルテプラーゼ）

チソキナーゼ*のN末端の5個のアミノ酸残基を置換した糖タンパク質で，天然型より活性が高く，生体内での安定性も高くなっている．

脳梗塞では，0.6 mg/kgを発症から4.5時間以内に適応が可能と判断された患者に静脈内注射する．発症後，4.5時間以内であっても治療開始が早いほど，良好な転帰が期待できるため，患者来院後，少しでも早く（遅くとも1時間以内に）投与を開始する．急性期血栓溶解療法である．

> **語句** チソキナーゼ*
> ヒト肺に由来する二倍体線維芽細胞で産生される527個のアミノ酸残基から成る糖タンパク質．

●アスピリン

血小板および骨髄巨核球のシクロオキシゲナーゼをアセチル化（530番目のセリン）して，酵素活性を不可逆的に阻害するので，血小板の寿命（7〜10日）のあいだ，作用が持続する．その結果，血小板凝集作用などをもつトロンボキサンA_2（thromboxane A_2：TXA_2）の合成が低下する．大量に使用すると血管内皮細胞においてプロスタサイクリン（prostacyclin：PGI_2）の合成も抑制されて，血栓形成抑制が不十分となる（アスピリンジレンマ）ので，1日の用量が重要（1日急性期160〜300 mg/日）となる．

◆アスピリン

●クロピドグレル

ADP*受容体阻害薬で，クロピドグレルの活性代謝物が血小板のADP受容体を不可逆的に阻害する．経口投与後，肝で代謝を受けて活性代謝物となり受容体阻害作用を示すので，*in vitro* では作用がない．虚血性脳血管障害（心原性脳塞栓症を除く）後の再発抑制が適応となる．

副作用は，出血（頭蓋内出血，胃腸出血などの出血），肝機能障害，黄疸，血栓性血小板減少性紫斑病，無顆粒球症，再生不良性貧血を含む汎血球減少症，皮膚粘膜眼症候群（スティーブンス・ジョンソン〈Stevens-Johnson〉症候群），多形滲出性紅斑，中毒性表皮壊死融解症などがある．

◆クロピドグレル

ADP*
adenosine 5'-diphos-phate：アデノシン5'-二リン酸．

●オザグレルナトリウム

TXA_2 合成酵素（血小板凝集作用など）を選択的に阻害する．シクロオキシゲナーゼ，PGI_2 合成酵素，プロスタグランジン E_2（prostaglandin E_2：PGE_2）イソメラーゼおよび12-リポキシゲナーゼには影響しない．

副作用は，出血，ショック，アナフィラキシー様症状，肝機能障害，黄疸，血小板減少，白血球減少，顆粒球減少，腎機能障害などがある．脳塞栓の患者（出血性脳梗塞が起きやすい）には禁忌である．

◆オザグレルナトリウム

●アルガトロバン

選択的抗トロンビン作用によりフィブリンの生成，血小板凝集および血管収縮を強く阻害する．トロンビン阻害作用はアンチトロンビンを介さずに発現する．

副作用は，出血性脳梗塞，脳出血，消化管出血，アナフィラキシーショックなどがある．

●エダラボン

フリーラジカルスカベンジャーである．ハイドロキシラジカル（・OH）などのフリーラジカルが虚血に伴う脳血管障害の主要な一因子で，細胞膜脂質の不飽和脂肪酸を過酸化することにより，細胞膜傷害ひいては脳機能障害を引き起こす．エダラボンは，フリーラジカルを消去し脂質過酸化を抑制する作用により，脳細胞（血管内皮細胞，神経細胞）の酸化的障害を抑制する．

副作用には，急性腎不全，劇症肝炎，肝機能障害，黄疸などがある．

（石毛久美子，伊藤芳久，眞木崇州）

◉参考文献

1. 日本脳卒中学会 脳卒中ガイドライン委員会編．脳卒中治療ガイドライン2015［追補2017対応］．協和企画；2017.
2. 「わかりやすい疾患と処方薬の解説」編集企画委員会編．わかりやすい疾患と処方薬の解説 2017年小改訂版 病態・薬物治療編．アークメディア；2017.

B 疾患各論 ② 脳血管障害

3) くも膜下出血

くも膜下出血とは
- 脳血管の破綻による出血がくも膜下腔に及ぶ場合をくも膜下出血という．

症状など
- 突然発症する激しい頭痛が特徴となる．
- 破裂前には動脈瘤による脳神経の圧迫，とくに動眼神経麻痺を呈し，複視や眼瞼下垂を生じることがある．
- 脳出血を伴うと，傷害部位により運動麻痺や失語症などの局所神経症状を生じる．
- 脳室内に穿破すると急性閉塞性水頭症を生じ，重篤な意識障害を認めることが多い．
- 出血が多量の場合，急激な頭蓋内圧亢進により即死となる場合がある．
- 遅発性脳血管攣縮を起こす．動脈瘤の近・遠位部動脈が血管狭窄を起こす．

治療
- 脳動脈瘤破裂によるくも膜下出血は，診断の遅れが転帰の悪化につながるため，迅速で的確な診断と専門医による治療を行うことが強く勧められている．
- 治療方針決定にあたっては，重症度の判別が重要である．
- 死亡の主要原因が初回出血および再出血に起因していることから，発症早期の根治手術が推奨されている．

Keywords ▶ 破裂動脈瘤，Hunt and Hess 分類，脳動脈瘤コイル塞栓術，脳血管攣縮の予防

1 くも膜下出血とは

　脳血管の破綻による出血がくも膜下腔に及ぶ場合をくも膜下出血（subarachnoid hemorrhage）という．原因はさまざまであるが，脳動脈瘤や脳動脈・静脈の破綻によることが多い．

2 疫学

　くも膜下出血の年齢標準化した発生頻度には，明確な国別地域格差が存在することが明らかとされている．日本の発症頻度は，人口10万人あたり約20人である．男女比については，報告がさまざまであるが，日本では女性に多い傾向を認める．

3 原因

くも膜下出血の原因は，90％以上が破裂動脈瘤である．脳動脈瘤は大部分がくも膜下腔の主幹動脈に発生し，破裂すればくも膜下出血となる．治療しないで放置すると，再出血で死亡する場合が多い．

4 臨床症状

以下のような症状がみられるが，出血の程度により，臨床症状の重症度は決まってくる．

① 突然発症する激しい頭痛が特徴となる．通常，嘔吐，一過性の意識消失，後頭部痛を伴う．
② 破裂前に動脈瘤による脳神経の圧迫，とくに動眼神経麻痺を呈し，複視や眼瞼下垂を生じることがある．
③ 脳出血を伴うと，傷害された部位により運動麻痺や失語症などの局所神経症状を生じる．血腫量によって，頭蓋内圧亢進による意識障害が生じる．
④ 脳室内に穿破すると急性閉塞性水頭症を生じ，重篤な意識障害を認めることが多い．
⑤ 出血が多量の場合は，急激な頭蓋内圧亢進により，即死となる場合がある．
⑥ 遅発性脳血管攣縮を起こす．動脈瘤の近・遠位部動脈が血管狭窄を起こす．くも膜下出血発症後，4～15日のあいだに多く，7日目くらいにピークがみられる．

5 診断（図1）

CT

発症48時間以内に95％以上で，出血をくも膜下腔における高吸収域として描出可能である[1]．ヘリカルCT*によって，造影剤を静脈内に急速注入することで，動脈瘤と頭蓋底部との位置関係を三次元的に描出することが可能となった．

腰椎穿刺

発症から数日経過した症例やCTスキャンで確定できない症例でも，血性髄液またはキサントクロミー*として検出できる．

MRI

発症急性期の検出力はCTより低いが，亜急性期には良好な検出力をもつ．また，MRアンギオグラフィー（MRA）*によって動脈瘤の検出も可能となる．

血管撮影

両側内頸動脈および椎骨動脈の4本の動脈の撮影により，多くの症例で出血源の特定が可能である．動脈瘤の大きさ・向き・形状などを描出できる．

語句

ヘリカルCT*
患者の周囲を1回転して1枚画像を撮影するごとにベッドをずらしていく従来型CTに対して，患者をらせん状に走査することで，1回転で複数の画像を撮影しながら連続撮影できるCT．三次元画像が短時間で得られる．スパイラルCTともよばれる．

キサントクロミー*
黄色味がかった色調であることを意味する．脳内にくも膜下出血などの出血が起こった後，時間の経過とともに，赤血球の破壊が起こり，黄色の髄液がみられる状態で，過去に出血があったことを示している．

MRアンギオグラフィー（MRA）*
MRIを用いて血管像を描出する方法で，MRI用のガドリニウム造影剤を併用する場合としない場合がある．カテーテル法に比べ，侵襲性が低い，視点を自由に変えられる，周囲との関係がわかる，血管壁の診断ができる，などの特徴がある．

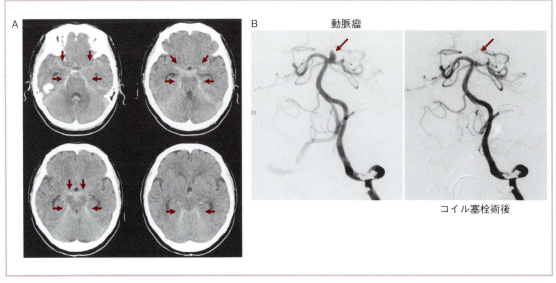

図1 くも膜下出血の典型的症例
CTにて脳槽に沿って広がる出血（高吸収域，➡）を認める（A）．
血管造影検査にて脳底動脈頂部に動脈瘤（➡）を認め（左側），コイル塞栓術が施行された（右側）（B）．

6 治療方針

　くも膜下出血の初期治療の目的は，再出血の予防と頭蓋内圧の管理，および全身状態の改善である．脳動脈瘤破裂によるくも膜下出血は，診断の遅れが転帰の悪化につながるため，迅速で的確な診断と専門医による治療を行うことが強く勧められている．また，くも膜下出血患者の治療方針決定にあたっては，その重症度の判別が重要である．重症度分類にあたっては，Hunt and Hess分類（**表1**）や世界脳神経外科連合による分類などがあり，いずれも国際的に活用されている．各分類間で重症度が一致しないこともあるが，一般に重症度が高いほど，予後不良である．

　死亡の主要原因が初回出血および再出血に起因していることから，発症早期の根治手術が推奨されている．しかし，意識障害を伴う重症例，全身麻酔のリスクが高いと判断される合併症がある場合，高齢者などは，すぐに手術をしない場合も多い．また，血管内手術による脳動脈瘤コイル塞栓術が行われるようになってきている．

　発症早期の治療目的は，再出血予防となる．根治手術までは，十分な鎮痛・鎮静のために，ペンタゾシン，ミダゾラム，ジアゼパムなどを投与する．また，収縮期圧120 mmHg以下を目標に，主にカルシウム拮抗薬で降圧治療を行う．止血薬は，血管攣縮を誘発するため，原則として使用しない．そのほかに，頭蓋内圧亢進に対して，D-マンニトールまたは濃グリセリン，けいれんに対してバルプロ酸やフェニトインを使用する．

表1 Hunt and Hess 分類

Grade I	無症状か，最小限の頭痛および軽度の項部硬直をみる
Grade II	中等度から強度の頭痛，項部硬直をみるが，脳神経麻痺以外の神経学的失調はみられない
Grade III	傾眠状態，錯乱状態，または軽度の巣症状を示すもの
Grade IV	昏迷状態で中等度から重篤な片麻痺があり，早期除脳硬直，および自律神経障害を伴うこともある
Grade V	深昏睡状態で除脳硬直を示し，瀕死の様相を呈するもの

(Hunt WE, Hess RM. Surgical risk as related to time of intervention in the repair of intracranial aneurysms. J Neurosurg 1968 ; 28〈1〉: 14-20)

　術後は，脳血管攣縮の予防と発症した際の治療が中心となる．攣縮の予防および治療には，オザグレルナトリウム，ファスジルが使用される．

7 治療薬

●ファスジル

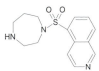
◆ファスジル

　タンパク質リン酸化酵素（プロテインキナーゼ）である Rho キナーゼを阻害し，脳血管攣縮の予防および緩解作用，脳循環改善作用，好中球浸潤抑制作用，脳梗塞巣発生抑制作用を示す．Rho キナーゼは，ミオシンホスファターゼを阻害しリン酸化したミオシン軽鎖の脱リン酸化を阻害する．Rho キナーゼは，血管の収縮，炎症性細胞の活性化，血管内皮細胞の損傷など，くも膜下出血に伴う脳血管攣縮および脳虚血障害発生の原因となっている生体内での諸反応に関与している[2]．

　副作用として，頭蓋内出血，消化管出血，肺出血，鼻出血，皮下出血，ショック，麻痺性イレウスなどを起こす．

（石毛久美子，伊藤芳久，眞木崇州）

●引用文献
1) 「わかりやすい疾患と処方薬の解説」編集企画委員会編．わかりやすい疾患と処方薬の解説 2017年小改訂版 病態・薬物治療編．アークメディア；2017．
2) 旭化成ファーマ．エリル®点滴静注液30 mg（一般名：ファスジル）添付文書．2010年3月改訂（第11版 再審査結果に基づく改訂）．p.2.

●参考文献
1. 日本脳卒中学会 脳卒中ガイドライン委員会編．脳卒中治療ガイドライン 2015［追補 2017対応］．協和企画；2017．
2. 「わかりやすい疾患と処方薬の解説」編集企画委員会編．わかりやすい疾患と処方薬の解説2017年小改訂版 病態・薬物治療編．アークメディア；2017．

B 疾患各論

③ パーキンソン病

パーキンソン病とは
- 錐体外路系の黒質-線条体ドパミン神経経路が著しく変性あるいは脱落することにより発症する．特徴的な脳病理像として，残存する黒質ドパミン神経の細胞体内にリン酸化α-シヌクレインが変性凝集し，レヴィ小体が形成される．

症状・分類
- 典型的な症状として，①静止時振戦，②筋強剛，③無動，④姿勢反射障害の運動症状（四大徴候）を呈する．
- 高齢者に自然発症する場合が多い（孤発性パーキンソン病）一方，約5〜10％に遺伝性にも発症する（家族性パーキンソン病）．
- パーキンソン病と似た症状を示すが，発症原因がパーキンソン病と異なる場合は，パーキンソニズム（パーキンソン症候群）という．パーキンソニズムには，薬剤性パーキンソニズム，脳血管性パーキンソニズムなどがある．
- 遺伝性，薬剤性および脳血管性パーキンソニズムの場合，レヴィ小体の形成およびレボドパの治療効果が異なることが多い．

治療
- 治療の基本は運動療法や薬物療法である．代表的な治療薬を下記する．
  ① ドパミン補充薬：レボドパ単剤，DCI配合剤（レボドパ・カルビドパおよびレボドパ・ベンセラジド），さらにDCI・COMT阻害薬配合剤（レボドパ・カルビドパまたはベンセラジド・エンタカポン）
  ② ドパミンアゴニスト：麦角アルカロイド誘導体（ブロモクリプチン，カベルゴリン，ペルゴリド）および非麦角系化合物（プラミペキソール，ロピニロール，ロチゴチン，アポモルヒネ，タリペキソール）
  ③ ドパミン放出促進薬：アマンタジン（A型インフルエンザ予防薬）
  ④ MAO-B阻害薬：セレギリン，ラサギリン
  ⑤ 抗コリン薬：トリヘキシフェニジル，ビペリデン，プロフェナミン，ピロヘプチン，マザチコール
  ⑥ ノルアドレナリン補充薬：ドロキシドパ
  ⑦ レボドパ賦活薬：ゾニサミド（抗てんかん薬）
- ⑧ アデノシンA_{2A}受容体アンタゴニスト：イストラデフィリン
- 薬物療法が無効の場合，脳外科手術により破壊術・脳深部刺激療法が行われる．

Keywords▶ 黒質，線条体（尾状核，被殻），錐体外路系，ドパミン神経，ドパミン受容体，薬剤性パーキンソニズム，GABA神経

1 運動機能調節の概要[1]

ヒトの運動の詳細な制御メカニズムはいまだに不明であるが，3つの大きな調節系，すなわち①大脳皮質の運動野から錐体交叉を経て脊髄側索を下行し，前角細胞から骨格筋へ至る錐体路（筋を直接制御する系），②大脳皮質から小脳を経由する経路（運動を記憶して正確な動作を可能にする系），③黒質-線条体系ドパミン神経により調節を受ける経路，が想定されている．

黒質*（substantia nigra）ドパミン神経は線条体*（striatum）（尾状核，被殻）に投射しており，ドパミン D_1 および D_2/D_3 受容体を介して，直接経路および間接経路の線条体神経系を，それぞれ促進的および抑制的に調節している．この二重調節は同側性の筋の緊張を制御し，滑らかな運動を可能としている．

2 パーキンソン病とは

錐体外路系の黒質-線条体ドパミン神経経路が著しく変性あるいは脱落し，線条体のドパミン量が約20%以下になると，パーキンソン病（Parkinson's disease）が発症すると考えられている．これにより引き起こされる運動障害を錐体外路症状という．

このパーキンソン病における黒質ドパミン神経の著しい脱落は，直接経路および間接経路のいずれを経由しても，結果として淡蒼球内節の神経活動を亢進させる方向に作用し，最終的には視床および運動野の活動を抑制することになる[1]．このため，黒質ドパミン神経が脱落した同側の手足に無動・寡動および筋強剛の症状が出てくる．初めは左右同時ではなく，左右どちらかから振戦*（tremor）が出現することが多い．その後，病状は徐々に進行していく（**表1**）．

最近，黒質ドパミン神経の脱落が顕著になる前に，レム睡眠行動異常症（rapid eye movement sleep behavior disorder：RBD），嗅覚低下，うつ，便秘，心臓交感神経の脱落など，特徴的な兆候が起こることが報告されている[2]（**図1**）．

3 疫学[3]

パーキンソン病は，日本では人口10万人あたり100〜180人，40〜80歳での有病率が高く，50〜70歳で好発する．つまり，高齢化に伴い有病率が増加するため，最大の危険因子（リスク因子）は加齢である．そのほかの危険因子として，農薬（除草剤，殺虫剤）や金属（マンガンなど）の曝露，居住場所などの環境因子が考えられている（**表2**）．

パーキンソン病患者が呈する行動異常をパーキンソニズム（parkinsonism）といい，パーキンソニズムをきたす疾患のうちパーキンソン病以外をパーキンソン症候群という．しかし近年，パーキンソン症候群についてもパーキンソニズムと

語句

黒質*

中脳の腹側にある神経核で，緻密部と網様部から成る．ヒトの黒質緻密部には色素のニューロメラニンを含有したドパミン神経が多く存在しているため，視覚的には黒色の帯状に見える．パーキンソン病ではドパミン神経が脱落するため，黒色が薄くなる．

線条体*

大脳基底核の一部で，尾状核と被殻を合わせて線条体という．一方，被殻と淡蒼球を合わせてレンズ核といい，線条体と区別される．線条体には黒質緻密部のドパミン神経および大脳皮質からグルタミン酸神経が入力し，運動機能を調節していると考えられている．

パーキンソン病における振戦*

発症により認められる毎秒4〜6回の不随意なふるえ（規則的でリズミカルな動き）のことをいう．手指に現れると母指と示指・中指をすり合わせ，丸薬を丸めるような動きとなる．典型例では，動作を行うときに軽減・消失する．症状は左右どちらかの（一側）上肢に始まり，同側下肢→反側上肢→反側下肢へと広がっていくことが多い．

表1 ホーン&ヤール重症度分類と生活機能障害度

ホーン&ヤール（Hoehn & Yahr）の重症度分類			生活機能障害度（厚生労働省）	
評価	判定基準		評価	判定基準
ステージⅠ	一側性の症状がみられる．日常生活にほとんど影響なし		Ⅰ度	日常生活，通院にほとんど介助を要さない
ステージⅡ	両側性の症状がみられる．日常生活にほとんど影響なし			
ステージⅢ	軽度〜中等度の症状がみられ，活動が制限される．姿勢反射障害はあるが，自力での生活がなんとか可能		Ⅱ度	日常生活，通院に介助を要する
ステージⅣ	高度障害を示すが，歩行はかろうじて可能．生活に一部介助が必要			
ステージⅤ	自力で立つことが不可能．ベッド，車いす生活で介助を要する		Ⅲ度	日常生活に全面的な介助を要し，歩行，起立不能

パーキンソン病における Hoehn & Yahr の重症度分類と厚生労働省の特定疾患神経変性疾患調査研究班による生活機能障害度の比較．
（辻　省次総編，髙橋良輔専門編．アクチュアル脳・神経疾患の臨床．パーキンソン病と運動異常．中山書店；2013．p.303[3]）を参考に作成）

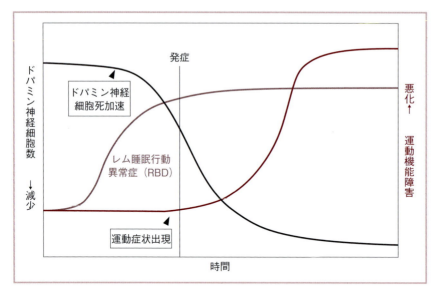

図1 パーキンソン病とレム睡眠行動異常症（RBD）

（村田美穂．パーキンソン病の発症前研究．脳21 2016；19〈4〉：358[2]）を参考に作成）

よばれることが多い．

　パーキンソン病およびパーキンソニズムの多くは孤発性（自然発症）であるが，約5〜10％に家族性が存在する．家族性パーキンソン病の遺伝子座として現在 *PARK1〜PARK23* などが報告されている[3]（表3）．

　最近の遺伝子解析技術の進歩により，家族性パーキンソン病の原因遺伝子やパーキンソニズム発症リスクのある遺伝子（感受性遺伝子）も明らかにされつつある（表3）．これらの発症メカニズムなどは不明の点が多く，現在研究中である．

表2 パーキンソン病およびパーキンソニズムの分類

パーキンソン病
（1）パーキンソン病（孤発性パーキンソン病）：多くは50歳以上で発症 （2）家族性パーキンソン病（若年性パーキンソン病など）：表3参照
2次性パーキンソニズム
（1）薬剤性パーキンソニズム：表4参照 （2）脳血管性パーキンソニズム：脳卒中（脳梗塞および脳出血） （3）中毒性パーキンソニズム：農薬（ロテノン，パラコート）など （4）その他のパーキンソニズム：正常圧水頭症，本態性振戦（老人性振戦），頭部外傷など
神経変性疾患に伴うパーキンソニズム（変性性パーキンソニズム）
進行性核上性麻痺，大脳皮質基底核変性症，多系統萎縮症，レヴィ小体病* など

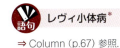

語句 レヴィ小体病*

⇒ Column (p.67) 参照.

表3 家族性パーキンソン病の原因遺伝子および関連遺伝子

遺伝子記号	発症時期	臨床的特徴	レヴィ小体	遺伝形式	原因遺伝子	正常タンパク質の機能
PARK1	早期（40歳ごろ）	症状は急性に進行，患者は比較的少数	+	常優	α-シヌクレイン	神経シナプス小胞の輸送調節に関与
PARK2	若年（20～30歳代）	40歳以前の発症が多い，7～76歳の報告，下肢ジストニア	±	常劣	parkin	ユビキチンリガーゼ，タンパク質分解に関与
PARK3	早期（35～80歳代）		+	常優	未同定2p13	
PARK4	早期（40歳ごろ）	原因遺伝子のトリプリケーション，レヴィ小体型認知症を発症	+	常優	α-シヌクレイン	神経シナプス小胞の輸送調節に関与
PARK5	早期（50歳以下）	典型的なパーキンソニズム，1家系のみ	?	常優	UCH-L1	ユビキチンの代謝およびタンパク質分解に関与
PARK6	若年・早期（18～50歳代）	パーキンソニズム，ジストニア，症状は緩徐に進行	+	常劣	PINK1	ミトコンドリア局在キナーゼ，ミトコンドリアの機能調節に関与
PARK7	若年・早期（17～40歳代）	パーキンソニズム	?	常劣	DJ-1	抗酸化ストレス機能に関与
PARK8	早期（60歳代）	典型的なパーキンソニズム，相模家系，比較的多い	±	常優	LRRK2	GTPase活性をもつキナーゼ，エンドソームの機能調節に関与
PARK9	若年（10歳代）	非典型的なパーキンソニズム，核上性上方注視麻痺	?	常劣	ATP13A2	リソソームの機能調節に関与
PARK10	早期	パーキンソニズム	?	感受性遺伝子	未同定（1p32）	
PARK11	早期	パーキンソニズム	?	常優／感受性遺伝子	GIGYF2	IGFシグナル伝達に関与
PARK12	早期		?	感受性遺伝子	未同定（Xp21-q25）	

第1章 神経・筋疾患

表3 家族性パーキンソン病の原因遺伝子および関連遺伝子（つづき）

遺伝子記号	発症時期	臨床的特徴	レヴィ小体	遺伝形式	原因遺伝子	正常タンパク質の機能
PARK13	早期	パーキンソニズム	?	常優／感受性遺伝子	*HtrA2*	ミトコンドリア局在セリンプロテアーゼ，ミトコンドリアの機能調節に関与
PARK14	若年（20〜30歳代）	非典型的なパーキンソニズム，認知症，ジストニア	+	常劣	*PLA2G6*	ホスホリパーゼ，リン脂質の代謝調節に関与
PARK15	若年（10〜19歳）	非典型的なパーキンソニズム	?	常劣	*FBOX7*	ユビキチンリガーゼ，タンパク質分解に関与
PARK16	早期		?	感受性遺伝子	*RAB7L1*	細胞内輸送の調節に関与
PARK17	早期（50歳代）	非典型的なパーキンソニズム	−	常優	*VPS35*	エンドソーム，レトロマーの機能調節に関与
PARK18	早期（60歳代）	パーキンソニズム，認知症を発症	+	常優	*EIF4G1*	タンパク質の翻訳開始に関与
PARK19	若年（10〜20歳）	非典型てんかん	?	常劣	*DNAJC6*（*HSP40*）	シナプス，エンドソームの機能調節に関与
PARK20	若年（20〜30歳）	非典型てんかん	?	常劣	*SYNJ1*	シナプス，エンドソームの機能調節に関与
PARK21	早期		?	常優	*DNAJC13*	エンドソーム，レトロマーの機能調節に関与
PARK22	早期（50歳代）	典型的なパーキンソニズム	?	常優	*CHCHD2*	ミトコンドリアの機能調節に関与
PARK23	早期		?	常劣	*VPS13C*	エンドソーム，ミトコンドリアの機能調節に関与
GBA	早期（50歳代）	常染色体劣性遺伝性疾患のゴーシェ病の原因遺伝子	+	感受性遺伝子	グルコセレブロシダーゼ	リソソームの機能調節に関与

常優：常染色体優性遺伝，常劣：常染色体劣性遺伝，感受性遺伝子：発症リスクのある遺伝子.
（辻　省次総編，髙橋良輔専門編. アクチュアル脳・神経疾患の臨床. パーキンソン病と運動異常. 中山書店；2013. p.287, 395, 401[3]；村田美穂. パーキンソン病の発症前研究. 脳21 2016；19〈4〉：357-360[2] を参考に作成）
GTPase：GTPアーゼ，IGF：insulin-like growth factor（インスリン様増殖因子）.

4 パーキンソン病・パーキンソニズムの分類

　パーキンソン病の運動症状は，①静止時振戦（resting tremor），②筋強剛（rigidity），③無動（akinesia），④姿勢反射障害（postural instability）の四大徴候である．また，パーキンソン病患者の黒質では，残存する黒質ドパミン神経の細胞体内にレヴィ小体（Lewy body）という特徴的な構造物が病理学的に認められる（**図2**）．レヴィ小体は変性タンパク質がβ-シート構造をとって凝集し線維化して封入体を形成している．主要な構成タンパク質として，リン酸化α-シヌクレインや過剰にユビキチン化されたタンパク質などが知られている．

また，臨床症状としてはパーキンソン病様症候（振戦，筋強剛，無動，姿勢反射障害）をきたすがパーキンソン病ではない疾患を，2次性パーキンソニズムという．パーキンソン病の第一次障害部位は黒質であり，線条体（尾状核，被殻）は原則的に侵されない．それに対し2次性パーキンソニズムでは，黒質以外の線条体を含む大脳基底核運動回路も障害される．2次性パーキンソニズムは，脳血管障害，薬剤，毒物，他の神経変性疾患などによって引き起こされ（表2），パーキンソン病治療薬は一般に無効か，きわめて低い効果しか示さない．

4.1 薬剤性パーキンソニズムの原因となる薬物（表4）

統合失調症の治療に使われる抗精神病薬は，線条体におけるγ-アミノ酪酸（GABA*）作動性神経のドパミン D_2 受容体も阻害するため，錐体外路症状が出現する．一般的に，服用開始後数か月で発症する例が多いが，数週間以内あるいは1～2年服用後に発症することもある．一般的に，孤発性パーキンソン病は徐々に症状が進行するのに対し（年単位），薬剤性パーキンソニズムは週および月単位で悪化することを特徴とする．複数の科を受診している患者については，内服している薬物をすべてチェックする必要がある．原因と考えられる薬物の服用を中止すると，通常数週間～数か月で症状は消失する．原因薬物の中止が治療に大きく影響する場合はパーキンソン病治療薬が併用されるが，レボドパ製剤よりも抗コリン薬のほうが有効である

4.2 脳血管性パーキンソニズムの治療薬

脳血管性パーキンソニズムは，大脳基底核（尾状核，被殻，淡蒼球など）や白質などの血行障害により引き起こされることが多い．このため，血管性認知症と

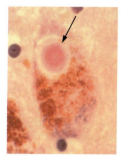

図2 レヴィ小体
パーキンソン病でみられる神経細胞の中のかたまり．α-シヌクレインが主要構成成分．
⇒本章B-5-3の図1（p.99）参照．

GABA*
γ-aminobutyric acid.

Column

レヴィ小体病（LBD）

パーキンソン病（Parkinson's disease：PD），認知症を伴うパーキンソン病（Parkinson's disease with dementia：PDD），レヴィ小体型認知症（dementia with Lewy bodies：DLB），純粋自律神経不全症（pure autonomic failure）をまとめて，レヴィ小体病（Lewy body disease：LBD）と総称する．いずれも脳病理像として，レヴィ小体（図2）の形成が認められるが，その形成領域が異なる．パーキンソン病は黒質ドパミン神経の細胞体内での形成がよく認められる．一方，レヴィ小体型認知症では，アルツハイマー病の老人斑と類似の脳領域（大脳皮質）の神経細胞体内で認められる．正常なα-シヌクレインはプレシナプスに多く局在しており，神経伝達物質の放出調節に関与していると考えられる．また，α-シヌクレインはドパミン神経に特異的に発現しているわけではなく，脳の各種神経細胞に広範囲に発現している．このため，レヴィ小体が形成された神経の種類および脳領域の機能障害に依存して，神経症状が発現すると推定される．

第1章 神経・筋疾患

表4 薬剤性パーキンソニズムの原因となりうる薬物

A：ドパミン受容体遮断作用をもつ薬物

抗精神病薬（統合失調症治療薬）
(1) フェノチアジン誘導体：クロルプロマジン，レボメプロマジン，ペルフェナジンなど
(2) ブチロフェノン誘導体：ハロペリドールなど
(3) ベンザミド誘導体：スルピリド，チアプリドなど
(4) 非定型抗精神病薬（セロトニン・ドパミン遮断薬）：リスペリドン，ペロスピロン，オランザピン，クエチアピンなど

ドパミン D_2 受容体遮断薬系制吐薬および胃腸機能調整薬
　ベンザミド誘導体：スルピリド，ドンペリドン，メトクロプラミド

B：ドパミン受容体に対し直接遮断作用が知られていない薬物

認知症薬
　アセチルコリンエステラーゼ阻害薬：ドネペジルなど
抗躁うつ薬
(1) 三環系抗うつ薬：イミプラミンなど
(2) 四環系抗うつ薬：マプロチリンなど
(3) SSRI：パロキセチン，セルトラリン，フルボキサミン，エスシタロプラム
(4) 抗躁薬：炭酸リチウム
抗てんかん薬
　分枝脂肪酸誘導体：バルプロ酸ナトリウム
局所麻酔薬：プロカイン
アルコール依存症治療薬：ジスルフィラム
脳循環改善作用をもつカルシウム拮抗薬：フルナリジン，シンナリジン

C：降圧薬，循環器用薬

(1) ラウオルフィアアルカロイド：レセルピン
(2) カルシウム拮抗薬：ベラパミル，ジルチアゼム，ニフェジピン，アムロジピン，マニジピンなど
(3) 抗不整脈薬（ナトリウム・カリウムチャネル遮断薬）：アプリンジン，アミオダロン
(4) 中枢性交感神経阻害薬：メチルドパ
消化性潰瘍治療薬
　H_2 受容体拮抗薬：シメチジン，ファモチジン
そのほか（広範な脳症を生じるもの）
(1) 抗がん薬：フルオロウラシル誘導体（テガフール，カルモフール），メトトレキサート，シタラビン
(2) 抗真菌薬：アムホテリシン B
(3) 栄養添加物：マンガン中毒

（辻　省次総編，髙橋良輔専門編．アクチュアル脳・神経疾患の臨床．パーキンソン病と運動異常．中山書店；2013．p.418[3]）を参考に作成）

同様に脳血管の血液循環の改善および保持を目的とした治療を行う（⇒本章「B-2-2　脳梗塞」〈p.51〉，「B-5-2　血管性認知症」〈p.88〉参照）．

5 検査

　典型的なパーキンソン病では，早期から脳内ドパミン神経，ノルアドレナリン神経，セロトニン神経が変性するが，合わせて末梢神経の交感神経節後線維も変性することが知られるようになってきた．このため，RBD，嗅覚低下，心臓交

感神経の脱落など特徴的な兆候が起こると考えられる（**図1**）．レヴィ小体の有無にかかわらず，すべてのパーキンソン病患者では黒質ドパミン神経の変性が生じるが，心臓交感神経の変性が生じるのは，レヴィ小体を伴う場合のみである．このため，^{123}I-MIBG 心筋シンチグラフィー*およびドパミントランスポーターシンチグラフィーの併用は有効と思われる．一方，頭部 CT や MRI*では，明らかな異常は認められない．

また，高齢者になると複数の疾患を罹患する人が多い．このため，服用する薬剤の影響でパーキンソニズムが引き起こされることがある（**表4**）．脳卒中によって引き起こされるパーキンソニズムの場合，頭部 CT や MRI で著しい脳病変が観察される．つまり，発症原因によって治療法が異なるので，パーキンソン病の鑑別およびパーキンソニズムの原因探索が重要である（**図3**）．

5.1 MIBG 心筋シンチグラフィー（図4）

MIBG はノルアドレナリンの類似化合物で，ノルアドレナリントランスポーターによって交感神経終末部（プレシナプス）に取り込まれ，シナプス小胞に蓄積する．ドパミンはノルアドレナリンの前駆体でもある．パーキンソン病は黒質-線条体系のドパミン神経が著しく脱落するが，早期から全身の交感神経も減少し，そのうち心臓交感神経が著しく減少することが最近明らかになった．そのため，^{123}I-MIBG を用いた SPECT*による心筋シンチグラフィーがパーキンソン病の診断法の一つとして行われる．

語句 心筋シンチグラフィー*

⇒本章B-5-3の語句(p.101)参照．

MRI*

⇒本章B-5-3の語句(p.100)参照．

SPECT*

⇒本章B-5-3の語句(p.101)参照．

◆ ^{123}I-MIBG

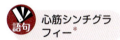

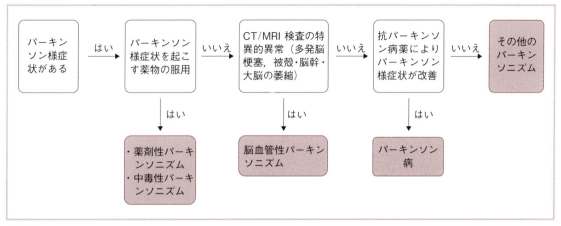

図3 パーキンソン病およびパーキンソニズム鑑別の概略
（服部光男監．全部見える　脳・神経疾患．成美堂出版；2014．p.205；医療情報科学研究所編．病気がみえる vol.7．脳・神経．メディックメディア；2012．p.287 を参考に作成）

5.2 ドパミントランスポーターシンチグラフィー（DAT スキャン）（図5）

^{123}I-イオフルパンはドパミントランスポーター（dopamine transporter：DAT）に対し高親和性に結合する．また，血液脳関門を容易に透過できるため，脳内ドパミン神経終末部（プレシナプス）に存在する DAT の発現を検出できる．パーキンソン病やレヴィ小体型認知症では線条体の DAT が減少していることが多いので，^{123}I-イオフルパンの SPECT 画像がパーキンソン病の診断法の一つとして行われる．

◆ ^{123}I-イオフルパン

5.3 CT および MRI 検査

CT や MRI で脳実質や脳血管を撮像することにより，脳血管性パーキンソニズムやそのほかの神経変性疾患との鑑別が可能となる（図3）．パーキンソン病では，原則的に著しい変化は認められない．

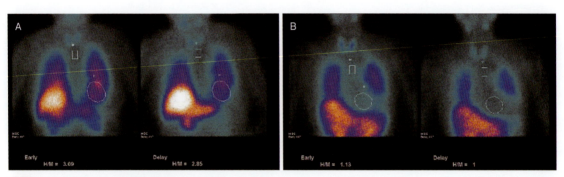

図4 MIBG 心筋シンチグラフィー
正常（A）に比べて，パーキンソン病患者（B）では Delay H/M 比 =1.0（Prism H/M 比 =1.15）と取り込み低下を認める．
H/M 比がカットオフ値以下であるのはパーキンソン病またはびまん性レヴィ小体病のみで，他のパーキンソン症候群とは鑑別される（一般的な基準値は H/M 比 2.0 以上）．
パーキンソン病患者の年齢により H/M 比の差はないが，病期の進行度（Hoehn & Yahr stage）には相関がある．

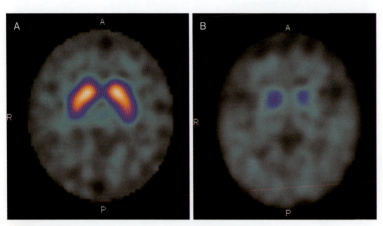

図5 健康な人（A）とパーキンソン病患者（B）の DAT スキャン像

5.4 嗅覚障害および睡眠障害の検査

多くの患者で嗅覚障害，睡眠障害，とくに RBD の検査も参考にされている．RBD は REM 睡眠時でのポリグラフ検査で確定されるが，全例に実施することは困難である．このため，RBD 疑似患者に対して日本語版 RBD スクリーニング問診票（RBDSQ-J）が有効である．嗅覚障害については，スティックを用いた簡易嗅覚検査が普及している．

6 治療方針

2018 年に日本神経学会により「パーキンソン病診療ガイドライン 2018」が作成されている．このガイドラインは標準的なパーキンソン病治療の普及に大きな役割を果たしている．

現在使用されているパーキンソン病治療薬をもとに，自発運動の調節系における各種受容体機能の相対的なバランスおよび治療薬の作用機序の概略を図6，7に示す．現在使用されている治療薬は，パーキンソン病症状の進行を遅らせるものもあるが，根本的な治療とはならない．このように，薬物療法が基本で（図8），症状により併用療法が行われる．このため長期服用となり，副作用に注意する必要がある．一方，薬物療法が無効の場合，脳の外科的手術により視床腹中間核・淡蒼球内節・視床下核における破壊術や脳深部刺激療法（deep brain stimulation：DBS）が行われる．

パーキンソン病治療の中心は薬物療法である（図8）．抗パーキンソン病薬は一般的に眠気や注意力の低下を引き起こす．このため，車の運転および危険な作業に従事しないよう，患者の事情を勘案したうえで服薬指導にあたる．また，パーキンソン病治療薬の長期服用により，副作用として運動症状の日内変動（wearing off 現象）が生じる（図9）．パーキンソン病患者に対しては，過去の薬剤の服薬歴と副作用歴を調べ，必要な際には薬剤の選択について医師に助言することをためらってはいけない．

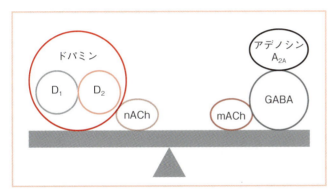

図6 受容体と自発運動量のバランス調節
（辻 省次総編，髙橋良輔専門編．アクチュアル脳・神経疾患の臨床．パーキンソン病と運動異常．中山書店；2013．p.321[3]）を参考に作成）．
nACh：ニコチン性アセチルコリン受容体，mACh：ムスカリン性アセチルコリン受容体，GABA：γ-アミノ酪酸．

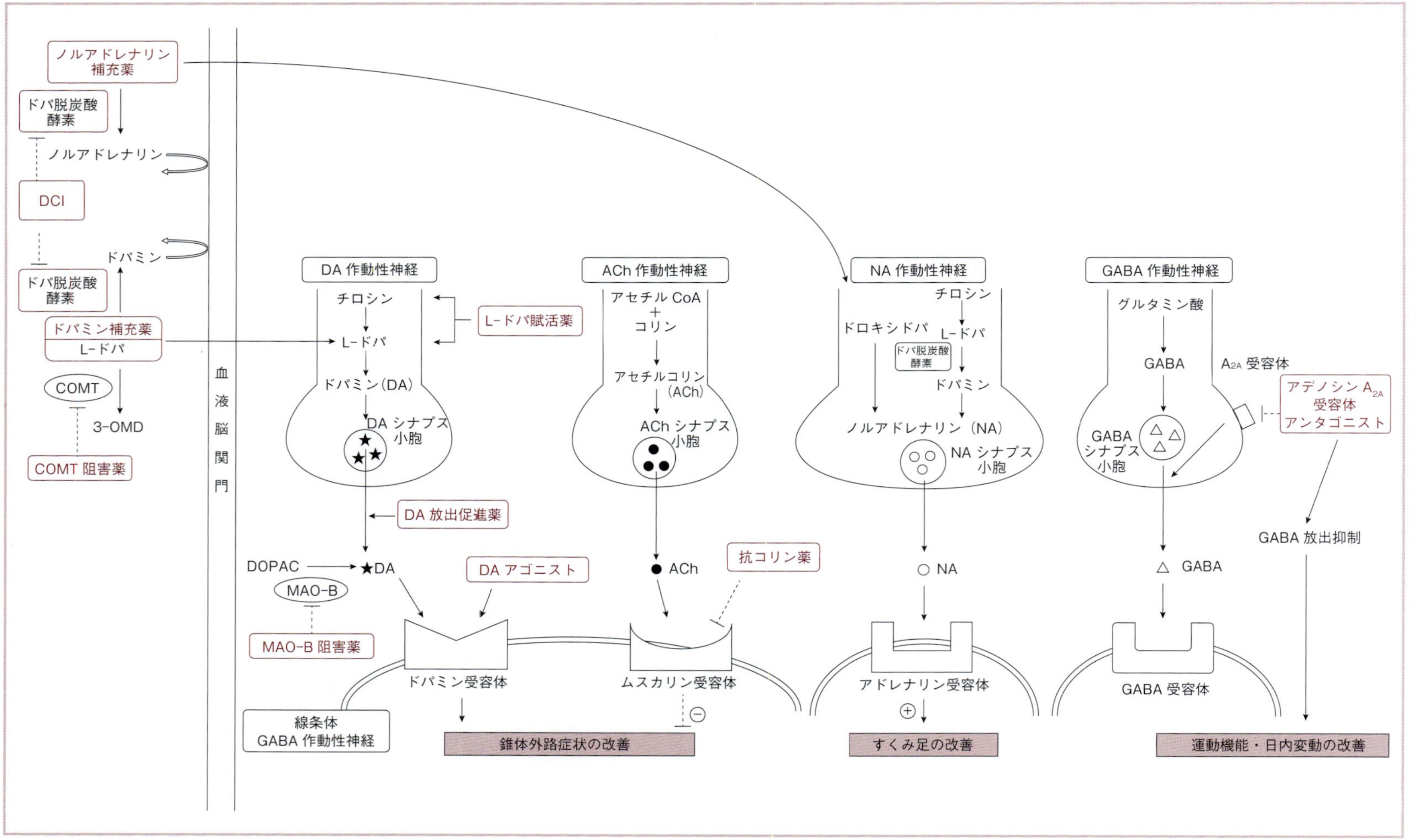

第1章 神経・筋疾患

図7 パーキンソン病治療薬の作用機序

DCI：ドパ脱炭酸酵素抑制薬，COMT：カテコール-O-メチル基転移酵素，3-OMD：3-O-methyldopa（3-O-メチルドパ），DA：ドパミン，DOPAC：3,4-dihydroxyphenylacetic acid（3,4-ジヒドロキシフェニル酢酸），MAO：モノアミン酸化酵素，GABA：γ-アミノ酪酸.

72

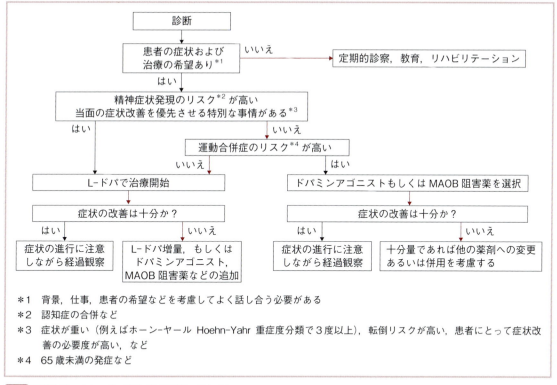

図8 早期パーキンソン病治療のアルゴリズム
(日本神経学会監,「パーキンソン病診療ガイドライン」作成委員会編. パーキンソン病診療ガイドライン 2018. 医学書院；2018. p.107 より)

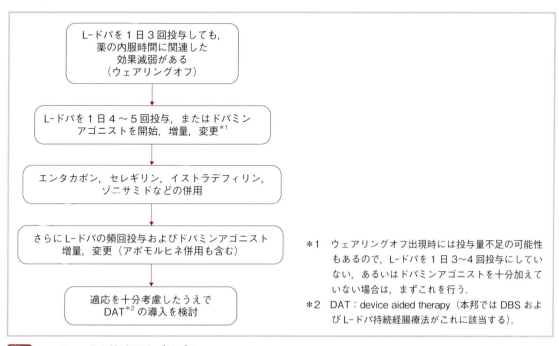

図9 wearing off の治療アルゴリズム
(日本神経学会監,「パーキンソン病診療ガイドライン」作成委員会編. パーキンソン病診療ガイドライン 2018. 医学書院；2018. p.125 より)

7 治療薬

7.1 ドパミン補充薬

●レボドパ単剤

レボドパはパーキンソン病において主要な，そして最も有効な薬物である．ただし，2次性パーキンソニズムに対しては，その有効性は限定的である（図3）．パーキンソン病患者の脳ではドパミンが著しく欠乏しているので，脳内ドパミンを補充する目的でレボドパを投与する．ドパミンは血液脳関門（blood-brain barrier）を通過しないが，レボドパは通過するためである．

長期服用による有害事象として悪性症候群*（neuroleptic malignant syndrome），悪心・嘔吐，不随意運動（ジスキネジア*〈dyskinesia〉），日内変動（wearing off現象〈図9〉，on-off現象〈⇒Column参照〉）などがあり，注意を要する．

◆ドパミン　　　　◆レボドパ

●ドパ脱炭酸酵素阻害薬（DCI）配合剤

レボドパとドパ脱炭酸酵素阻害薬（DCI*）であるカルビドパあるいはベンセラジドとの配合剤などがある．カルビドパとベンセラジドは末梢組織におけるドパ脱炭酸酵素を阻害することによって，末梢でのレボドパからドパミンへの変換を防ぎ，脳内へ移行するレボドパ量を増加させる．DCI非存在下ではレボドパが脳内に達する量は1〜3%とされ，DCI併用によりレボドパの脳内移行性を10%くらいまで高めることができる．

悪性症候群*

急激に38℃以上の高熱，意識障害，錐体外路症状（振戦，著しい筋強剛，無動，ジストニア*など），自律神経障害（頻脈，血圧変動，発汗促進，尿閉）などが起きる．

ジストニア*

症候・症候群・疾患の名称に用いられる．もとは「筋緊張の亢進と低下との併存」を意味する用語であったが，定義のあいまいさから後年混乱が生じた．臨床的特徴として定型性，動作特異性，感覚トリック，オーバーフロー現象，早朝効果，フリップフロップ現象などがあり，中枢性の不随意な持続性筋収縮による異常姿勢または不随意運動をさすことが多い．

ジスキネジア*

不随意運動の一つ．舌，四肢，体幹にみられる不規則な運動で，薬剤が原因であることが多い．現在，①舌や口唇で起こる口部ジスキネジア，②向精神薬の服用で起こる遅発性ジスキネジア，③レボドパ治療で起こるジスキネジア，などが知られている．

DCI*

decarboxylase inhibitor.

Column

運動症状の日内変動（motor fluctuation）

wearing offのほか，on-off，no on，delayed onなどが含まれる．wearing offとはパーキンソン病治療薬の効果持続時間が短縮し，次の服薬時間までに効果が切れる（wear off）現象のことで，予測可能である．一方，on-offはスイッチを入れたり切ったりするように急激に症状が改善・悪化する現象のことで，予測不可能である．また，no onはレボドパを服用しても効果が発現しない現象，delayed onは効果が発現するまでに時間がかかる現象をさす．

◆カルビドパ　　　◆ベンセラジド

● DCI・COMT 阻害薬配合剤

　レボドパ，カルビドパ，さらにカテコール-*O*-メチル基転移酵素（catechol-*O*-methyltransferase：COMT）阻害薬エンタカポンを配合したレボドパ配合剤である．末梢組織における DC および COMT を同時に抑制することによって，脳内に移行するレボドパ量をさらに増加させることを目的として配合されている．

7.2 ドパミンアゴニスト

麦角アルカロイド誘導体：ブロモクリプチン（D_2 アゴニスト），カベルゴリン（D_1/D_2 アゴニスト），ペルゴリド（D_1/D_2 アゴニスト）

非麦角系化合物：プラミペキソール（D_2/D_3 アゴニスト），ロピニロール（D_2 アゴニスト），ロチゴチン（D_1/D_2 アゴニスト），アポモルヒネ（D_1/D_2 アゴニスト），タリペキソール（D_2 アゴニスト）

　麦角アルカロイド類はアドレナリン α 受容体，ドパミン受容体およびセロトニン受容体に対し刺激薬あるいは遮断薬として結合するものが多い．このため，麦角アルカロイドの長期間服用では，これらの受容体に関連した副作用をもたらすリスクがある．副作用としては心臓弁膜症，悪心・嘔吐などがあり，注意が必要である．

　プラミペキソールおよびロチゴチンは，下肢などの身体末端部の不快感や痛みを伴うむずむず脚症候群（レストレスレッグス症候群，下肢静止不能症候群）の治療にも用いられる．

　副作用として突発性睡眠，傾眠などがあり，服用時において車の運転，機械の操作，高所作業など危険を伴う作業に従事させないよう指導する．

◆エンタカポン

◆ブロモクリプチン

◆カベルゴリン

◆ペルゴリド

◆プラミペキソール　◆ロピニロール　◆ロチゴチン

◆アポモルヒネ　
◆タリペキソール

7.3 ドパミン放出促進薬

●アマンタジン

A 型インフルエンザに対して予防効果がある抗ウイルス薬としても知られている．線条体におけるドパミン作動性神経終末からのドパミン放出の増強，再取り込み抑制，ドパミン合成促進および NMDA*型グルタミン酸受容体の阻害作用などが報告されているが，その作用機序の詳細は明らかではない．

7.4 MAO-B 阻害薬

●セレギリン，ラサギリン

ドパミン代謝酵素の一つであるモノアミン酸化酵素（monoamine oxidase：MAO）には A 型と B 型があり，B 型は中枢神経系に多く，ヒトでは約 90% が B 型である．このため，パーキンソン病の治療としては，MAO-B の阻害が重要となる．セレギリンおよびラサギリンを服用することにより脳内のドパミン代謝が阻害され，レボドパ含有製剤との併用での治療効果が期待される．セレギリンは覚醒剤原料であり，服用すると体内で覚醒剤のメタンフェタミンやアンフェタミンに変換される．このため，取り扱いには十分注意しながら服薬指導する必要がある．一方，ラサギリンはアンフェタミン骨格構造をもたない非可逆的特異的MAO-B 阻害薬で，セレギリンの 5～10 倍の MAO-B 阻害作用があるという．日本でも 2018 年 6 月に販売が開始された．

7.5 抗コリン薬

●トリヘキシフェニジル，ビペリデン，プロフェナミン，ピロヘプチン，マザチコール

パーキンソン病症状は線条体におけるドパミンとアセチルコリンのアンバランスにより生じると考えられており，この不均衡の改善にトリヘキシフェニジル，ビペリデン，プロフェナミン，ピロヘプチン，マザチコールといった中枢移行性のよい第三級アミンの抗コリン薬が用いられる．進行したパーキンソン病では，認知症の症状を呈する患者も少なくない．抗コリン薬は記憶障害・実行機能障害を惹起することがある（投薬の中止により改善する）．このため，認知症のある患者および高齢者では使用を控えたほうがよい．

副作用として口渇，便秘，排尿困難，幻覚，錯乱などがあり注意が必要である．

◆アマンタジン

語句 NMDA*

N-methyl-D-aspartate：N-メチル-D-アスパラギン酸.

◆セレギリン

◆ラサギリン

◆トリヘキシフェニジル

◆ビペリデン ◆プロフェナミン ◆ピロヘプチン ◆マザチコール

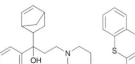
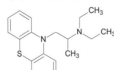
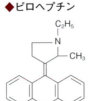

7.6 ノルアドレナリン補充薬

●ドロキシドパ

パーキンソン病が進行すると，自律神経症状として起立性低血圧を生じるようになる．その改善に，ノルアドレナリン前駆物質のドロキシドパが有効である．また，運動症状であるすくみ足にも有効とされているが，十分なエビデンスは乏しい．レボドパやドパミンアゴニストの併用維持療法時に加えて使用する．

◆ノルアドレナリン

◆ドロキシドパ

7.7 レボドパ賦活薬

●ゾニサミド

電位依存性カルシウムチャネルを阻害するため，抗てんかん薬として処方されている．その後，偶発的にパーキンソン病にも有効であることが見いだされた．パーキンソン病における作用機序は不明だが，ドパミン合成の促進が考えられている．レボドパ含有製剤にほかのパーキンソン病治療薬を併用しても効果が十分でない場合のみ，さらに追加して使用される．

◆ゾニサミド

7.8 アデノシン A$_{2A}$ 受容体アンタゴニスト

●イストラデフィリン

アデノシン A$_{2A}$ 受容体アンタゴニスト（遮断薬）である．パーキンソン病では，線条体ドパミン D$_2$ 受容体機能低下により間接経路の淡蒼球 GABA 作動性神経が過剰興奮状態になる．アデノシン A$_{2A}$ 受容体は線条体および淡蒼球のプレシナプス（GABA 神経終末）に存在し，GABA 放出を促進的に調節している．イストラデフィリンにより A$_{2A}$ 受容体を遮断すると GABA 放出が抑制され，運動機能および日内変動（wearing off 現象）が改善される．

◆イストラデフィリン

（北村佳久，肱岡雅宣，髙橋良輔）

◉引用文献
1) 北村佳久．ドパミン神経保護及び神経ネットワークの再構築．YAKUGAKU ZASSHI 2010；130（10）：1263-1272.
2) 村田美穂．パーキンソン病の発症前研究．脳21 2016；19（4）：357 360.
3) 辻　省次総編，髙橋良輔専門編．アクチュアル脳・神経疾患の臨床．パーキンソン病と運動異常．中山書店：2013．p.273, 287, 303, 321, 395, 401, 418.

◉参考文献
1. 日本神経学会監，「パーキンソン病診療ガイドライン」作成委員会編．パーキンソン病診療ガイドライン2018. 医学書院；2018.
2. 髙橋良輔監．エキスパートに学ぶパーキンソン病・パーキンソニズムQ&A. 南山堂：2017.

4 ハンチントン病

1 ハンチントン病とは

ハンチントン（Huntington disease）病とは，トリプレットリピート（triplet repeat）病*のうちのポリグルタミン（polyglutamine）病*の一つで，常染色体優性遺伝する神経変性疾患である．

2 疫学

日本では，男女差はなく，30〜40歳代で発症することが多い．10万人あたり約0.7人の有病率で，欧米の約1/10と推定されている．また，約10%において20歳以下でハンチントン病を発症する場合があり，若年型ハンチントン病とよばれる．

3 症状

舞踏運動*を主症状とする不随意運動と精神症状がある．舞踏運動は早期には四肢遠位部にみられることが多いが，次第に全身性となり，ジストニア*などほかの不随意運動が加わってくる．精神症状には人格障害と易刺激性，うつなどの感情障害と認知機能低下を認める．進行期になると立位保持が不能となり，臥床状態となる．進行期にはてんかん発作を合併することもある．

慢性進行性に増悪し，罹病期間は10〜20年である．

4 病態生理

線条体のGABA*作動性神経細胞において，変異したハンチンチン（huntingtin）遺伝子の翻訳産物（タンパク質）が変性蓄積することが病因の一つと考えられている．健常者の遺伝子ではCAG繰り返し回数は12〜30回であるが，ハンチントン病発症者では36〜121回に伸長している．臨床症状とCAGリピート数とのあいだには関連があり，多いほうが若年齢において発症し，かつ重篤となる．また，世代を経るごとに繰り返し数は増加する傾向があり（表現促進現象〈anticipation〉），病因遺伝子が父親由来の際に著しい．

遺伝子内でのCAGの繰り返し構造は，連続したグルタミン鎖（ポリグルタミ

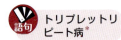

語句

トリプレットリピート病*

ポリグルタミン病のCAG以外に3塩基CGG，CTG，GAAのリピート伸長が原因遺伝子に同定される別の疾患群が同定されている．これらを合わせてトリプレットリピート病と総称する．しかしCAGリピートとは異なり，これらの伸長したトリプレットはノンコーディング領域やイントロン内にあり，タンパク質に翻訳されることはない．このため，疾患群での発症の分子メカニズムについては不明な点が多い．

ポリグルタミン病*

分子遺伝学的な解析によって，原因遺伝子内のCAGリピートの異常な伸長（ポリグルタミンに翻訳される）によって引き起こされる疾患の総称．健常者では通常40リピートを超えないのに対し，それ以上のリピート数（長くても130くらいまで）により疾患が発症する．

舞踏運動*

顔面，四肢，手先，首，口唇，舌などに意識せずに起こる必要のない動きのこと．不随意運動の一つで，精神的な緊張や随意運動によって誘発されたり強まったりする．

ン）が挿入されたハンチンチンが翻訳される．ポリグルタミン鎖の伸長はタンパク質の変性凝集を起こしやすくなり，神経細胞死が著しく引き起こされる．

大脳基底核の尾状核が萎縮することで舞踏運動が出現し，前頭葉の萎縮によって認知症やてんかん症状を呈すると考えられている．

5 検査

家族歴，臨床像により臨床診断は可能であるが，確定診断は遺伝子診断による．未発症者では，十分な説明と同意およびカウンセリングの体制がある場合に遺伝子診断を行う．

画像所見では，CT や MRI などで尾状核の萎縮，側脳室の拡大がみられ，病気の進行とともに脳萎縮が高度となる．脳血流シンチグラムでは前頭–側頭葉の血流低下がみられる．

6 治療

現時点では根治療法はない．

舞踏運動などの不随意運動および精神症状に対して対症療法を行う．主としてドパミン受容体遮断作用を示す抗精神病薬を使用する．

舞踏運動にはテトラベナジンが有用である．テトラベナジンを使用する場合にはうつ状態の発現，自殺企図の発現に留意する．

テトラベナジンは中枢神経系のプレシナプスにおいて，モノアミン小胞トランスポーター2（vesicular monoamine transporter：VMAT2）を阻害する．これにより，モノアミン系神経伝達物質（ドパミン，ノルアドレナリン，セロトニン）を涸渇させる．テトラベナジンの抗舞踏運動作用は，主として尾状核のドパミンを枯渇させることによると考えられている．

不随意運動にはハロペリドール，チアプリドが用いられる．また，精神症状にはハロペリドール，クロルプロマジンなどが処方されることがある．しかし，レボドパやドパミンアゴニストで増悪するので，禁忌である（パーキンソン病とは逆である）．

（北村佳久，肱岡雅宣，髙橋良輔）

ジストニア*
⇒本章 B-3の語句（p.74）参照．

GABA*
γ-aminobutyric acid：γ-アミノ酪酸．

◆テトラベナジン

●参考資料
1. 辻　省次総編，髙橋良輔専門編．アクチュアル脳・神経疾患の臨床．パーキンソン病と運動異常．中山書店；2013. p.91, 469.
2. 難病情報センター．ハンチントン病（指定難病8）．http://www.nanbyou.or.jp/entry/318

B 疾患各論　⑤　認知症

1) アルツハイマー型認知症

Point

アルツハイマー病（AD）とは
- 認知症の約68％はアルツハイマー型，約20％が血管性である．ADでは脳内にアミロイドβタンパク質（Aβ）や過剰にリン酸化されたタウタンパク質が凝集・蓄積し，それぞれ老人斑と神経原線維変化というADに特有の病理的変化を起こす．

症状・診断
- 病初期は近時記憶（数分～数日）の障害を高率に認め，進行とともに見当識障害，遂行機能障害，言語障害，視空間認知障害などの認知機能障害が明らかとなる．一方，認知機能障害の進行とともに，易刺激性，焦燥・興奮，脱抑制，妄想，幻覚，せん妄，うつ，不安，アパシー（関心・自発性の低下），睡眠障害，食行動異常，徘徊など，認知症に伴う行動・心理症状（BPSD）が出現する．
- 認知症の診断基準に基づき，問診・診察（とくに神経学的診察），血液検査，脳画像検査（CT，MRI，SPECTなど），脳波検査，脳脊髄液検査などが行われる．
- 神経細胞が変性脱落し脳が萎縮する前の段階で，Aβの蓄積による老人斑やリン酸化タウタンパク質の蓄積による神経原線維変化が出現することから，ADの早期診断のバイオマーカーとして脳脊髄液中のAβとリン酸化タウタンパク質の有用性が示されている．

治療
- 認知症の薬としては2つのグループに分けられる．ドネペジル，ガランタミン，リバスチグミンはアセチルコリンエステラーゼ阻害薬に分類される．
- メマンチンはグルタミン酸NMDA受容体拮抗薬であり，アセチルコリンエステラーゼ阻害薬のうち1剤と併用する治療も可能である．
- 薬物治療とリハビリテーション（音楽療法，回想法，運動療法，作業療法など）の組み合わせによる治療が行われる．

Keywords▶ アルツハイマー病（AD），アミロイドβタンパク質（Aβ），老人斑，タウタンパク質，神経原線維変化，認知症に伴う行動・心理症状（BPSD）

1 アルツハイマー病（AD）とは

アルツハイマー病*（Alzheimer's disease：AD）は，ドイツのアロイス・アルツハイマー博士の名前から命名された．1907年，アルツハイマー博士は，進行性の認知症で死亡した50歳代の女性の剖検脳において，現在では老人斑*（senile plaque）と神経原線維変化*（neurofibrillary tangle）として知られる特徴のある構造物を発見した．

ADは，老人斑や神経原線維変化という脳の病理学的変化で特徴づけられる疾

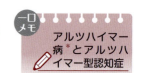

一口メモ
アルツハイマー病*とアルツハイマー型認知症

アルツハイマー病を原因疾患とする認知症が，アルツハイマー型認知症（dementia of Alzheimer's type：DAT）．臨床的にはほとんど同義として用いられている．

患である．老人斑の原因となるアミロイドβタンパク質（amyloid β protein：Aβ）の前駆体であるアミロイドβ前駆体タンパク質（amyloid β precursor protein：APP）の生理機能は，シナプスでの接着分子としての機能以外不明である．正常なヒトの脳ではAPPは主に細胞外がαセクレターゼにより切断され，続いて膜内でγセクレターゼによる切断を受けてp3ペプチドが産生される．p3ペプチドは容易に脳から消失するために，凝集・蓄積することはない（図1）．一方，AD脳ではAPPがβセクレターゼ，γセクレターゼによる連続切断を受けやすくなることが，細胞外Aβ量の増加の一因と考えられ，老人斑の形成に発展する．

　ADは全体の95％以上が孤発性であり，残りが家族性アルツハイマー病（familial AD：FAD）とされる．FADの原因遺伝子として，APPの遺伝子（*APP*：染色体21番）やAPPの切断に関与するγセクレターゼ活性を有するプレセニリン1/2の遺伝子（*PSEN1*：染色体14番，*PSEN2*：染色体1番）に変異があると，Aβの産生やAβ42/40比を亢進させる．その結果，早期発症型FADが起こる．これらの変異があると，APPは細胞外でのβセクレターゼによる分解に続いてγセクレターゼにより分解され，凝集性の強いAβ（1-42）とAβ（1-43）が産生される．Aβ（1-42）とAβ（1-43）はオリゴマーを形成して凝集体をつくると，強い神経毒性を示す．

　リスク遺伝子（感受性遺伝子）としては，動脈硬化の発症にもかかわるアポリポタンパク質E（ApoE）遺伝子多型（ε2，ε3，ε4）のうちε4遺伝子型が，晩

語句 老人斑＊

神経細胞毒性の強いAβ（主に42アミノ酸から成るAβ42）が凝集して，神経細胞外に蓄積したもの．ADの病初期から脳にみられる凝集体であり，神経毒性に加えて，脳内で炎症を惹起することからも病因と考えられる．

神経原線維変化＊

過剰にリン酸化されたタウタンパク質が神経細胞内に蓄積したもの．タウタンパク質は神経細胞内の軸索輸送を担う微小管タンパク質（チューブリン）の構成成分であることから，神経原線維変化は直接神経細胞死と関係すると考えられる．

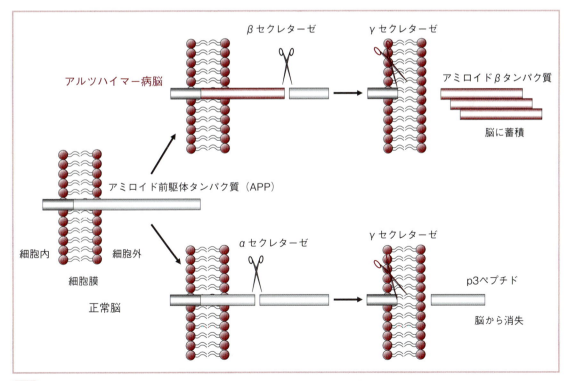

図1 脳内におけるセクレターゼによるアミロイド前駆体タンパク質（APP）の切断

期発症型ADの発症と関連している．しかし，ε4遺伝子がコードするApoE4はADの原因ではなく，AD発症の危険因子の一つである．

AD脳の病理では，老人斑と神経原線維変化の沈着が特徴である．この老人斑と神経原線維変化が脳内炎症，さらに大脳皮質における神経細胞死の引き金となる．孤発性ADの原因は不明であるが，Aβの蓄積を病気の本体とする「Aβ仮説」が有力である．

2 疫学

厚生労働省によると，日本の65歳以上の高齢者において，認知症有病率は約15%，有病者数*は約462万人（2012年）と推定されている．このうち約68%がAD，約20%が血管性である．さらに，正常と認知症の中間である軽度認知障害（mild cognitive impairment：MCI）の有病者数は約400万人と推定されている．65歳以上の高齢者人口は3,079万人（2012年）であり，認知症およびMCI患者を合わせると高齢者の約1/3がなんらかの治療が必要である．

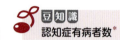

認知症有病者数*

日本では65歳以上の高齢者人口の増加とともに認知症患者数が増加し，2025年には700万人になると見込まれている．血管性認知症に比べADが顕著に増加している．
なお，ADは女性に多く，血管性は男性に多い傾向がある．

3 診断

ADの臨床診断には米国精神医学会による精神疾患の診断・統計マニュアル，第5版（DSM-5*）あるいはアメリカ国立老化研究所/Alzheimer病協会ワークグループ（National Institute on Aging-Alzheimer's Association workgroup：

DSM-5*

Diagnostic and Statistical Manual of Mental Disorders, Fifth Edition.
⇒第2章「A-2 精神の疾患と治療の概要」（p.182）参照．

Column

アルツハイマー病（AD）のリスク遺伝子

ADの95%以上が孤発性であり，これまでADのリスク遺伝子を同定するために多くの遺伝子多型解析が行われ，最強のリスク遺伝子としてアポリポタンパク質E（ApoE）の遺伝子多型である*ApoE4*（ε4アリル）が同定された．その後，ゲノム解析技術（DNAマイクロアレイ，次世代DNAシーケンサー）やゲノムワイド関連解析などの解析手法の進歩により，多くのリスク遺伝子が同定されたが，そのほとんどが発症リスクを1.1〜1.4倍程度にしか上昇させなかった．そのなかでも，*TREM2**遺伝子のヘテロ接合体変異がAD発症リスクを*ApoE4*と同等レベルに上昇させることが報告され，注目されている．もともと*TREM2*のホモ接合体変異は多発性の骨嚢胞と大脳白質脳症による若年性認知症を呈する常染色体劣性遺伝の希少疾患である那須・ハコラ（Hakola）病の原因として知られていた．TREM2は単球，樹状細胞，破骨細胞などの免疫細胞や骨髄性細胞に加え，中枢神経系ではミクログリアの細胞表面に発現している．ミクログリア細胞を用いた*in vitro*の実験では，TREM2がミクログリアのAβ貪食作用を促進する機能があり，変異型TREM2では機能喪失によりAβの貪食作用が低下し，ADの発症を促進することが推測されている．

TREM2*

triggering receptor expressed on myeloid cells 2.

NIA-AA）基準が推奨される[1]．これらの診断基準に基づき，一般的身体検査，神経学的診察，脳の一般検査（脳波検査，脳脊髄液検査），脳画像検査（CT，MRI，脳血流SPECT*など）が行われる．

ADでは海馬領域（記憶の中枢）の萎縮から始まり，進行すると明確な萎縮がみられるのでCT，MRIなどの画像診断が用いられる．しかし，脳の萎縮がみられない初期では，脳血流を測定するSPECTや糖代謝PET*が診断に支持的に使われる．ADに特徴的な脳病変のマーカーであるAβやタウタンパク質の異常をPET画像や脳脊髄液検査で検出する手法が開発されている．これらの手法が保険適用になれば，発症前診断が可能になる．

4 治療

認知症の治療目的は，①記憶，言語，注意，見当識などの認知障害（中核症状）の改善，②認知症に伴う行動・心理症状（behavioral and psychological symptoms of dementia：BPSD）の改善，③進行阻止，クオリティ・オブ・ライフ（QOL；日常生活の質）の改善，④自立生活の維持，である．認知症の中で患者の多いADの治療薬には「コリン仮説」に基づいたコリンエステラーゼ阻害薬と，「グルタミン酸仮説」に基づいた グルタミン酸NMDA*受容体（以下，NMDA受容体）拮抗薬が使用されている．

4.1 認知症治療薬の分類と種類

コリンエステラーゼ阻害薬

AD患者の大脳皮質では正常対照群と比較して，アセチルコリン（ACh）合成酵素のコリンアセチルトランスフェラーゼの低下や，前脳基底部でのマイネルト（Meynert）核でACh作動性神経細胞の著明な脱落が認められる．生理学的にACh系神経伝達は記憶，学習において重要な役割を果たすことが知られている．実際，薬理学的研究において，アトロピンやスコポラミンによる脳内ACh系神経伝達の遮断が記憶や学習を阻害することが示されている．これらのことからACh作動性神経系の障害をADの主要病態とするコリン仮説が提唱された．

現在臨床で使われている認知機能改善薬はACh分解酵素（アセチルコリンエステラーゼ：AChE）の阻害薬である．すなわち，神経伝達物質の分解を抑制してAChの量を増やす．コリンエステラーゼには2種類あり，中枢神経系の神経細胞に主に発現するAChEと，末梢神経や中枢神経系のグリア細胞にも多く発現するブチリルコリンエステラーゼ（BuChE）が存在する．AChEに選択性が高く，脳内への移行性が高い薬剤の使用は，末梢神経系の副作用を軽減することができる．

中枢型のAChEに選択性の高い薬剤として，ドネペジルが日本で誕生した．日本ではドネペジルが最初のAD治療薬として認可され，現在，広く使用され

SPECT*

single photon emission computed tomography：単一光子放射型コンピュータ断層撮影．
⇒本章B-5-3の語句(p.101)参照．

PET*

positron emission tomography：ポジトロン断層撮影法．
⇒本章B-5-3の語句(p.100)参照．

NMDA*

N-methyl-D-aspartate：N-メチル-D-アスパラギン酸．

ている．消化器症状（悪心・嘔吐，腹痛，下痢など）や循環器障害（徐脈，心ブロック，心筋梗塞）などの副作用が出ることがあるため，注意深く使用する．2011年からはガランタミン，リバスチグミンが使われるようになったが，それぞれ**表1**にあげた特徴と副作用を理解して使用すべきである．主な特徴として，小分子のリバスチグミンは皮膚吸収型の貼付剤として使用され，血中濃度の急激な上昇が抑えられることから悪心・嘔吐などの消化器症状の副作用が軽減される．またADの進行に伴いAChEを発現する神経細胞が脱落，BuChEを発現するグリア細胞が増殖することから，AChEとBuChEの両方を阻害するリバスチグミンの効果が期待される．ガランタミンはAChE阻害作用以外に，ニコチン性ACh受容体の感受性を増強する作用（アロステリックモジュレーター*）があり，ACh神経伝達を直接促進する作用が期待される．

しかし，コリンエステラーゼ阻害薬は分解を抑えることで枯渇しているACh量を増やす補充療法であり，アルツハイマー型認知症の原因を取り除く根本治療薬ではないため，症状の進行を完全に止めることはできない．

◆ドネペジル

◆ガランタミン

◆リバスチグミン

表1 アルツハイマー型認知症中核症状の治療薬

	薬物	特徴	注意	副作用
コリンエステラーゼ阻害薬	ドネペジル（アリセプト®）	・軽度および中等度のAD患者 ・1日1回服用 ・横紋筋融解症に注意 ・肝臓（CYP3A4，CYP2D6）で代謝，半減期は70〜80時間	1. 洞不全症候群など心疾患のある患者 2. 消化性潰瘍の既往歴のある患者，非ステロイド性消炎鎮痛薬投与中の患者 3. 気管支喘息の患者	・循環器：徐脈，心ブロック ・消化器：食欲不振，下痢，嘔気・嘔吐
	ガランタミン（レミニール®）	・軽度および中等度のAD患者 ・1日2回服用 ・nACh受容体アロステリック増強作用あり ・肝臓（CYP2D6，CYP3A4）で代謝，半減期は5〜7時間	同上 他のChE阻害薬との併用禁止	同上
	リバスチグミン（イクセロン®，リバスタッチ®）	・軽度および中等度のAD患者 ・1日1回パッチ剤 ・BuChE阻害作用もある ・非肝臓（腎排泄），半減期は3.4時間	同上 他のChE阻害薬との併用禁止	同上 貼付部位の皮膚反応 食欲不振，下痢，嘔吐などの副作用が少ない
NMDA受容体非競合的拮抗薬	メマンチン（メマリー®）	・中等度および高度のAD患者 ・1日1回服用 ・腎排泄，半減期は60〜80時間	ChE阻害薬と併用できる	めまい，傾眠，便秘

nACh：ニコチン性アセチルコリン，ChE：コリンエステラーゼ，BuChE：ブチリルコリンエステラーゼ，NMDA：*N*-メチル-D-アスパラギン酸．

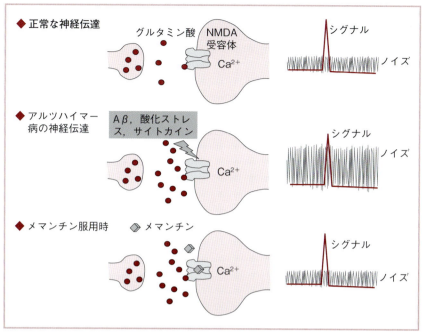

図2 NMDA受容体を介する神経シグナルに対するメマンチンの作用

NMDA受容体非競合的拮抗薬

　神経変性疾患において細胞外グルタミン酸が上昇すると，NMDA受容体が持続的に活性化され，神経伝達において神経活動のノイズが高くなる．ADでは細胞外グルタミン酸濃度が上昇し，さらにAβや酸化ストレス，サイトカインによるNMDA受容体の活性化もノイズ発生に関与する（図2）．AD患者では記憶の形成と想起に必要な神経伝達が，高いノイズにより障害されると推測されている．
　メマンチンはNMDA受容体に対する低親和性の非競合的拮抗薬であり，NMDA受容体イオンチャネルを閉じることによってノイズを低下させる．しかし，親和性が低いために，記憶の形成と想起に関与するNMDA受容体が活性化するような強いシグナルは阻害しない．すなわち，シグナル/ノイズ比は改善される．ADではNMDA受容体の活性も低下していることが考えられるが，このノイズの低下がメマンチンの認知機能改善にかかわると考えられる．メマンチンは中等度～高度のAD患者に適用がある．

4.2 認知症に伴う行動・心理症状（BPSD）の治療薬

　認知症患者の約70%において，妄想，焦燥，易怒性，関心の低下，抑うつ，徘徊といったBPSDが生じる．

抗精神病薬

　不安，幻覚，焦燥といった症状には，抗精神病薬がある程度有効である．抗精

語句 アロステリックモジュレーター*

受容体の内在性リガンド（ここではACh）が結合する部位とは異なる部位に作用して，受容体による細胞へのシグナルを強めたり，弱めたりすることができる．

◆メマンチン

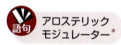

神病薬には鎮静作用があり，これらのBPSDを抑える．定型抗精神病薬（クロルプロマジンなど）は抗コリン作用を有しており，認知障害を悪化させる．また副作用である尿閉，便秘も患者のQOLを悪化させる．半減期が短く，抗コリン作用が少ないハロペリドールを用いるが，錐体外路症状*の副作用の頻度も高いので，注意が必要である．非定型抗精神病薬（リスペリドン，クエチアピン，オランザピンなど）は，定型抗精神病薬よりは錐体外路症状が出現しにくく，幻覚，うつ症状，不安症などのBPSDに推奨される．

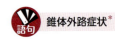

錐体外路症状*
⇒第2章「A-2 精神疾患の治療薬の概要」(p.189) 参照．

抗不安薬

不安，不眠，恐れといった症状を改善する．ベンゾジアゼピン系薬剤（ロラゼパム，オキサゼパム）などが使われる．副作用としては，認知機能の低下，鎮静作用，転倒する頻度が高くなる．また，長期に使用すると薬物依存の問題もあり，高齢者においては適正使用が求められている．

抗うつ薬

認知症患者に抑うつ症状が出た場合に用いる．抑うつでは脳内セロトニン神経に異常があり，選択的セロトニン再取り込み阻害薬（SSRI*）（シタロプラムなど）が用いられる．トラゾドンは不穏や不眠のコントロールに使われる．

SSRI*

selective serotonin reuptake inhibitor.

その他の薬剤

抗精神病薬が無効である不穏の強い患者に対して，抗けいれん薬であるカルバマゼピンが使用される．しかし，肝機能障害，皮膚疹などの副作用に注意する必要がある．

ADにみられる妄想，幻覚，易刺激性（興奮しやすい，怒りっぽい）などのBPSDに対して，抑肝散，抑肝散加陳皮半夏などの漢方薬が使われる．抑肝散は子どもの夜泣き，疳症（疳の虫）に使われる漢方薬である．抑肝散加陳皮半夏は成人用につくられた．抑肝散によって改善が期待される症状として，せん妄，徘徊，不安，焦燥，うつ，妄想，幻覚などがある．抑肝散，抑肝散加陳皮半夏の一成分である甘草に含まれるグリチルリチン酸の作用により，偽性アルドステロン症による低カリウム血症が生じることがあり，長期投与例では定期的に血液検査でカリウム値を測定する必要がある．

4.3 脳循環改善薬と脳代謝改善薬

脳梗塞の後遺症の改善には，脳血流改善を目的に使用される脳循環改善薬と神経伝達物質の調節とエネルギー代謝改善を目的に使用される脳代謝改善薬が用いられる．認知症の場合はこれらの薬剤を用いることにより，意欲の低下やうつ状態，不安やいらだちなどの周辺症状を改善することがある．

イフェンプロジルはアドレナリンα受容体遮断作用があり，脳動脈血流量を増

加させる．さらに，NMDA 受容体遮断作用もある．副作用としては口渇，吐き気，めまい，発疹などがある．

気管支喘息治療薬であるイプジラストは，脳梗塞後遺症に伴う慢性脳循環障害によるめまいや頭痛に用いる．副作用として吐き気，下痢などの胃腸障害，動悸，発疹，血小板減少や肝機能障害を起こすことがある．

ニセルゴリンは，神経伝達機能改善作用，脳エネルギー代謝改善作用があり，意欲低下を改善する．副作用として，食欲不振，下痢，便秘などの胃腸障害やめまい，発疹などがある．

4.4 認知症の進行を抑える薬

原因を取り除く治療法の開発は精力的に行われており，近い将来臨床で有効な薬剤が開発されている．なかでも期待される薬剤としては，AD の原因物質である Aβ の産生を抑制する薬剤がある．APP を切断する酵素 β および γ セクレターゼ阻害薬は，Aβ の産生を抑える．しかし，γ セクレターゼは発生・分化に関与する 1 回膜貫通型受容体である Notch 受容体機能にも必要であり，阻害薬の臨床開発は難しい．

Aβ の脳内蓄積を防ぐ「ワクチン療法」や Aβ 抗体療法も開発中であり，腸内免疫を利用したワクチン療法が期待される．この方法は Aβ をワクチン（免疫源）として患者に投与し，体内で Aβ に対する抗体をつくり，免疫の働きを利用して Aβ を脳から除去する治療法である．現状ではすべて第 III 相試験で失敗しており，開発が難しい．

また，Aβ の凝集を促進する銅・亜鉛イオンの除去薬（キレーター）も有効な治療薬になる可能性がある．さらに，AD の予防医学として，生活習慣と食生活の改善が認知症の予防に有効であることは証明されており，糖尿病，高脂血症などの生活習慣病の治療は認知症予防にきわめて重要である．

（福永浩司，葛谷　聡）

● 引用文献
1）日本神経学会監，「認知症疾患診療ガイドライン」作成委員会編．認知症疾患診療ガイドライン 2017. 医学書院；2017. p.36.

● 参考資料
1. 厚生労働省．認知症施策の現状について．2014. https://www.mhlw.go.jp/file/05-Shingikai-12601000-Seisakutoukatsukan-Sanjikanshitsu_Shakaihoshoutantou/0000065682.pdf
2. 日本神経学会監，「認知症疾患診療ガイドライン」作成委員会編．認知症疾患診療ガイドライン 2017. 医学書院；2017.
3. 浦部明夫ほか編．今日の治療薬 2017. 南江堂；2017.
4. Parsons CG, et al. Memantine : A NMDA receptor antagonist that improves memory by restration of homeostasis in the glutamatergic system ––too little activation is bad, too much is even worse. Neuropharmacology 2007；53（6）：699-723.

B 疾患各論 ⑤ 認知症

2）血管性認知症

血管性認知症（VaD）とは
- 脳内の血管性病変（脳梗塞，脳出血，くも膜下出血，低灌流，白質病変など）によって認知症を発症する状態をいう．

症状・分類
- 記憶障害，注意障害，遂行機能障害，言語障害，見当識障害などの中核症状に加えて，抑うつや夜間せん妄，自発性低下，意欲低下，周囲環境や自己に対する無関心などの行動・心理症状（BPSD）がみられる．
- 脳血管障害（CVD）の生じた部位に応じて，障害された認知機能と保たれた認知機能が混在し，「まだら認知症」ともよばれる．
- 感情的に敏感になり些細なことで泣いたり，笑ったりする情動失禁や片麻痺，構音障害，歩行障害，感覚障害などの神経症候を伴いやすい．
- 大脳皮質全般にみられる血管閉塞による①多発梗塞性認知症，皮質下の広範囲な小血管閉塞による②小血管病性認知症，低灌流に起因する③低灌流性血管性認知症，脳出血に伴う④出血性血管性認知症，および認知症の発症に重要な意味をもつ領域の単発的梗塞による⑤戦略的な部位の単一病変による認知症（strategic single infarct dementia）に分類される．

診断
- アルツハイマー型認知症（DAT）を高頻度に合併しやすく，正確な診断が難しい．
- 臨床診断基準としては，①認知症があり，②脳血管障害があり，③認知症と脳血管障害に因果関係があることで診断される．

治療
- 主にその原因である脳血管障害（CVD：脳梗塞や脳出血など）の再発予防（血管因子の管理，抗血栓薬など）により，その後に生じてくる認知症を予防することが重要である．
- 中核症状の治療には，DATで使用されるコリンエステラーゼ阻害薬（ドネペジル，ガランタミン，リバスチグミン）やグルタミン酸NMDA受容体拮抗薬（メマンチン）の投与が勧められる（適応外）．
- 攻撃性，焦燥性興奮や精神症状の緩和には，低用量のリスペリドンの有効性が報告されている．意欲・自発性低下には，保険適用が認められているニセルゴリン，アマンタジンの使用を考慮する．

Keywords▶ 血管性病変，多発梗塞性認知症，ラクナ梗塞，ビンスワンガー病，まだら認知症

1 血管性認知症（VaD）とは

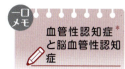

血管性認知症*（vascular dementia：VaD）は，脳血管障害（cerebrovascular disease：CVD）すなわち脳内の血管性病変（脳梗塞，脳出血，くも膜下出血に加えて脳循環不全，低灌流，白質病変など）によって発症する認知症をいい，アルツハイマー型認知症（dementia of Alzheimer's type：DAT）やレヴィ小体型認知症（dementia with Lewy bodies：DLB）と区別される（表1）．最近では，認知症に至らない比較的軽症の認知機能障害を含む血管性認知障害（vascular cognitive impairment：VCI）も広義のVaDに含めるという概念が提唱されるようになり，CVD，VCIを含めて早期からの病変発見と治療が重要であると考えられるようになった．

脳の神経細胞は血流によって供給される酸素の不足状態に脆弱であり，脳卒中などのCVDにより血流障害が生じると，当該血管の支配領域は神経細胞死を誘発する．神経細胞死が前頭前野や海馬などの感情や記憶に深くかかわる脳部位で発症すると認知症を呈するようになる．VaDの主な症状は，日常生活に支障をきたすような記憶障害，注意障害，遂行機能障害，言語障害などの中核症状と，攻撃性，焦燥，興奮，妄想，徘徊，意欲・自発性の低下，不安，不眠などのBPSD*である．VaDでは，動揺性，階段状の進行がみられることも特徴である．

VaDの症状は，多発性梗塞巣の大きさと数が増加しながら階段状に増悪することが多い．また，脳循環障害の変動に伴い，症状が一過性に改善・増悪するなどの「まだら認知症」がみられるのが特徴である．健忘症状など軽度の記憶障害を中核とし，意欲・自発性低下，周囲環境や自己に対する無関心などの症状がみられる．さらに重症では見当識障害などの記憶障害がみられるが，判断力や抽象的思考力などの高次精神機能の障害は少なく，人格がよく保たれることが特徴である．VaDではDATと比べて感情が不安定であったり，感情的に敏感になり些細なことでも泣いたり，笑ったりする「情動失禁（感情失禁）」とよばれる状態

薬学教育モデル・コアカリキュラム（平成25年度改訂版）では「脳血管性認知症」の用語が使われているが，日本神経学会のガイドライン（2017）では「血管性認知症」の用語が使われている．

behavioral and psychological symptoms of dementia：認知症に伴う行動・心理症状．

表1 血管性認知症の特徴

	血管性認知症（VaD）	アルツハイマー型認知症（DAT）	レヴィ小体型認知症（DLB）
病理組織変化	脳梗塞，脳出血に基づく血管支配領域の血流不足による神経細胞死	1. 老人斑 2. 神経原線維変化 3. 神経細胞脱落	レヴィ小体の形成と神経細胞死
画像診断での特徴	神経細胞死が確認できる	海馬を中心に脳の萎縮がみられる	脳の萎縮は軽度みられない
麻痺の有無	片麻痺が多い	麻痺はない	麻痺はない
性差・年齢差	男性＞女性	女性＞男性	男性≧女性
特徴的な症状	認知機能障害（まだら認知症），片麻痺や手足のしびれ，感情失禁	認知機能障害（見当識障害など），BPSD（不安，不眠，物盗られ妄想，夜間徘徊，攻撃性増）	認知機能障害（とくに注意力減退，幻視，妄想，抑うつ，パーキンソン病様症状）

もしばしばみられる．さらに，錐体外路系神経に細胞死の影響が及ぶことが多く，歩行障害，転びやすい，パーキンソン病様症状などの運動機能障害，また手足の麻痺，呂律が回らない，頻尿や失禁などの排尿障害などの症状が生じやすい．また，抑うつや夜間せん妄などの症状が早期からみられることが多い．

2 疫学[1,2]

　福岡県久山町は，福岡市の東に隣接する人口約 8,400 人の比較的小さな町で，九州大学によって生活習慣病の実態調査が 50 年あまりにわたり続けられてきた．この久山町研究では，1960〜2000 年代のあいだに行われた循環器健診を受診した 40 歳以上の住民を追跡した結果，CVD に直接関係するいわゆる脳卒中の発症率（対 1,000 人/年）は，男女ともに年代ごとに減少し，2000 年代では男性 4.22，女性 2.12 まで緩やかに低下してきている．脳卒中の最大の危険因子と考えられる高血圧は，年齢ならびに時代別ともに顕著な差はなかった．これには時代の流れに沿って降圧薬の服用状況が増加し，薬物治療による危険因子の解除がある程度は進んだことがうかがえる．しかし糖尿病などの糖代謝異常がさまざまな機序によって認知症の発症リスクを上昇させていることは事実であり，高血糖/糖尿病は動脈硬化を進展して脳梗塞を発症させ，微小血管病変による潜在的脳虚血状態を引き起こし，VaD の重大な発症原因になることが知られている．

3 分類

　VaD は，大脳皮質全般にみられる血管閉塞による①多発梗塞性認知症，皮質下の広範囲な小血管閉塞による②小血管病性認知症，低灌流に起因する③低灌流性血管性認知症，④脳出血に伴う出血性血管性認知症，および認知症の発症に重要な意味をもつ領域の単発的梗塞による⑤戦略的な部位の単一病変による認知症（strategic single infarct dementia）に分類される．単一病変はさらに，視床，前大脳動脈領域，後大脳動脈領域，および角回に代表される中大脳動脈領域の限局性病変などに分類される（図 1）．

　多発梗塞性認知症は，太い主幹動脈のアテローム性血栓性閉塞*，または狭窄，心原性塞栓症*による閉塞などにより血流が障害されて生じる大脳の皮質や白質を含む比較的大きい多発性梗塞が原因である．急性発症または階段状悪化が主たる経過で，失語*，失認*，失行*，視空間障害*，構成障害*や遂行機能障害*などがみられる．錐体路や錐体外路系の神経線維や神経核の血流障害をきたすと運動麻痺などがみられる．

　小血管病性認知症は，日本の VaD の約半数を占める重要な病型である．小血管病性認知症は，さらに多発ラクナ梗塞性認知症とビンスワンガー（Binswanger）病に分けられる．ラクナ梗塞とは，高血圧や加齢によって血管壁

アテローム性血栓性閉塞*

脳血管壁に粥状コレステロール（アテローム）が沈着硬化し，プラークとよばれる塊を形成する．これが破綻すると急速に血小板や凝固因子が活性化され，血栓ができる．この血栓が狭窄部分で詰まって脳血流が停止した場合をいう．

心原性塞栓症*

心腔内で形成された血栓が血流とともに心臓から末梢血管に流れ出し，血栓径より細い脳血管で詰まって支配領域の血流が停止した場合をいう．脳血管系で生じると心原性脳塞栓症となるが，大きく溶解しにくい血栓による場合が多く，重症化しやすいのが特徴である．

失語*

脳卒中，脳外傷，脳腫瘍，神経変性などにより，脳の言語中枢が損傷されることにより，読む，書く，話すなどの会話の基本的機能が損なわれた状態をいう．

失認*

体の感覚器官に障害がないにもかかわらず，感覚（視覚，聴覚，触覚，嗅覚，味覚など）を認知し，正常に判断することができなくなった状態をいう．感覚の情報処理ができなくなった場合にみられる症状である．

失行*

手足などの運動器官に運動麻痺や知覚麻痺などの異常がないにもかかわらず，これまでできていた一連の動作などができなくなる状態をいう．

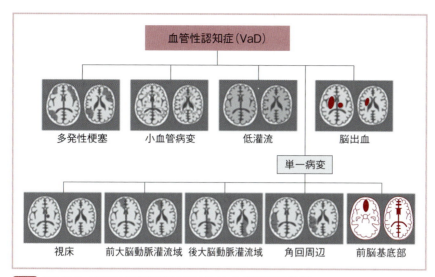

図1 NINDS-AIREN 診断基準における VaD 画像所見分類
（Román GC, et al. Vascular dementia：Diagnostic criteria for research studies. Report of the NINDS-AIREN International Workshop. Neurology 1993；43〈2〉：250-260 より）

に強い圧力が持続して、次第に血管壁が厚くなり動脈硬化が進み内腔部分が狭窄して血流が停止あるいは狭窄した血管に小血栓が詰まることによる梗塞をいう。多発性ラクナ梗塞は橋、大脳基底核、視床、深部白質などの穿通枝領域に直径 15 mm 以下の小さな梗塞巣が多発する[4]場合をいい、白質病変が高度であると認知症を呈しやすい。ビンスワンガー病は、多発性ラクナ梗塞に加え、大脳白質に広範でびまん性の脱髄を生じ、進行性で高度の認知症を呈する病態である。ビンスワンガー型の白質病変は、程度・広がりとも多発性ラクナ梗塞より高度で、脳梁萎縮、脳室拡大、海馬萎縮などを伴うことが多い。多くは緩徐に進行し、遂行機能障害、思考緩慢、抑うつ、感情失禁などがみられるが、記銘力は比較的保たれている。神経症状としては、運動麻痺やパーキンソン病様症状がみられることが多い。

　低灌流性血管性認知症は、心停止や、高度の血圧低下、あるいは主幹動脈病変による血流障害が原因であることが多い。また、脳動静脈奇形、塞栓、血管炎および脳アミロイド血管症*などでも起こることがある。

　出血性血管性認知症は、高血圧やアミロイド血管症などによる血管病変が、脳出血、くも膜下出血、慢性硬膜下血腫を生じた後に、支配領域の神経細胞への血流障害に基づく神経細胞死が原因となる。

　単一病変による認知症は、病変が生じる脳部位の機能的役割から、記憶障害、意欲低下、無為、せん妄、認知症などが出現する。症状は急性的に生じるが時間とともに軽快する。NINDS*-AIREN*の分類では、皮質性として角回症候群*、後大脳動脈領域梗塞、中大脳動脈領域梗塞群が、皮質下性として視床性認知症、前脳基底部梗塞がある。病変をきたす脳部位としては、海馬、帯状回、脳弓、尾

視空間障害*

視覚情報のうち物体の位置や向きを認識する機能の障害をいう。距離感や物体の位置関係の認識が減弱したり、地図に従って歩行することができなくなる。

構成障害*

まとまりのある形態を形成する能力に障害をきたし、空間的に配置する行為が困難になった状態をいう[3]。図形の模写、自発描画、積み木構成などの構成的課題をうまく達成できない症状である。

遂行機能障害*

論理的に考え、計画し、問題を解決し、推察し、そして行動するといったことができない。また、自分のした行動を評価したり、分析したりすることができない状態をいう。

脳アミロイド血管症*

脳の髄膜や毛細血管、大脳皮質の小動脈の内壁にアミロイドが沈着して血管壁が弱くなった状態をいう。高齢者に多く非高血圧性脳出血を起こすことが多い。出血部位は、大脳皮質、前頭葉、頭頂葉、後頭葉が多い。

NINDS*

National Institute of Neurological Disorders and Stroke：米国国立神経疾患・脳卒中研究所。

AIREN*

Association Internationale pour la Recherché et l'Enseignement en Neurosciences.

> **Column**
>
> **アミロイドβペプチドのクリアランスと脳血管**
>
> アルツハイマー病や脳アミロイド血管症の脳実質や脳血管壁に沈着するアミロイドβタンパク質（Aβ）は，元来細胞外に分泌される生理的ペプチドであり，産生とクリアランスの均衡のもと，正常に代謝されている．Aβの産生亢進やクリアランス低下により均衡の破綻が生じると，間質液中の可溶性Aβ量が持続的に増加し，Aβのオリゴマー化・凝集・線維化が促進され，脳実質や脳血管壁へ沈着する．主要なAβのクリアランス機構として，①トランスサイトーシスによる血管内腔への排出，②血管周囲リンパ排液路を介した排出，③Aβ分解酵素やグリアによる分解，があげられる．興味深いことに，動脈拍動が血管周囲リンパ排液路の駆動力となることが報告され，加齢や細動脈硬化により本排液路の駆動力が低下するとAβの髄腔内への排泄が減少，血管壁や脳実質内にAβが凝集，沈着する．

角回症候群*

中大脳動脈の支配領域である頭頂葉角回領域の損傷によって，計算，書字，見当識の障害などが現れ，アルツハイマー型認知症に類似する．

状核，淡蒼球，内包膝部・前脚などがある．

VaDの原因のすべては，支配下神経組織が血流不足により神経細胞死をきたすことによる機能障害である．したがって，血管病変の原因別の分類も多用されるようになった．この分類は，VaDが，小動脈や細動静脈，毛細血管に影響を及ぼす病理所見を包括した脳小血管病であるという概念でつくられたものである．

最近の疫学研究では，アルツハイマー病（AD）とCVDは臨床的にも病理学的にも密接に関連した病態であるとの考えが優勢になっている．CVDは，アミロイドβタンパク質の蓄積の促進（⇒Column参照），AD患者の認知症の顕在化，AD患者のBPSDの悪化など，さまざまなレベルでADに影響する可能性が示されており，単にCVDが原因の認知症という概念以外に，CVDを合併した他の認知症との連鎖も考慮する必要がある．

ICD-10*

WHOが作成した「国際疾病分類」の第10版で，病因・死因を分類し，その分類をもとに統計データを体系的に記録したもの．
⇒第2章「A-2 精神の疾患と治療の概要」（p.182）参照．

4 診断・検査

VaDの臨床診断基準は，WHOの国際疾病分類第10版（ICD-10*）（**表2**），米国精神医学会によるDSM-5*（**表3**），NINDS-AIRENによる診断基準（**表4**）や虚血性血管性認知症の診断基準（ADDTC*）などがある．

DSM-5*

米国精神医学会が作成した精神疾患の診断・統計マニュアルで2013年に第5版として改訂された．
⇒第2章「A-2 精神の疾患と治療の概要」（p.182）参照．

5 治療

5.1 脳血管障害（CVD）の再発予防

CVDの危険因子である高血圧，糖尿病，高脂血症などに対する非薬物療法ならびに薬物療法を行う．中高年の生活習慣病予防が血管性認知症の予防に密接に

ADDTC*

Alzheimer's Disease Diagnostic and Treatment Centers.

表2 ICD-10によるVaD（コードF01）の診断基準の要約

A．認知症がある
　認知機能障害は不均一あるいはまだら状で記憶力や知的能力の低下があるが，病識や判断力は比較的よく保たれる
B．突然発症，階段的な増悪，局所神経徴候等
C．CTあるいは最終的に病理によって確認
D．特徴的な症候
　高血圧，頸動脈雑音，一過性のうつ気分，情動不安定，再発する梗塞により生じる一過性の意識混濁やせん妄
　人格は比較的よく保たれているが，無感情，抑制欠如，自己中心性，妄想的態度，易刺激性，病前性格先鋭化等の人格変化が認められることもある

（日本神経学会監，「認知症疾患治療ガイドライン」作成合同委員会編．認知症疾患治療ガイドライン2010．医学書院；2010．p.252より）

表3 major vascular neurocognitive disorder*

A．その基準が major neurocognitive disorder に合致すること
B．臨床像は次のいずれかで示唆される血管性の特徴を有すること
　1．認知機能障害の発症が，1つ以上の脳卒中発作に時間的に関連する
　2．障害が情報処理速度を含む複合的な注意力，前頭葉性の遂行機能に顕著である
C．病歴，理学所見，神経画像所見から，認知機能障害を十分に説明しうる程度の脳血管障害が存在する
D．症状は他の脳疾患や全身疾患で説明されないこと

probable vascular neurocognitive disorder
以下の項目の少なくとも1つを満たす．それ以外は possible vascular neurocognitive disorder とする
　1．臨床基準が脳血管障害に起因する神経画像の異常で説明可能である
　2．認知機能障害の発症が，1つ以上の文書記載のある脳卒中発作に時間的に関連する
　3．臨床的および遺伝学的な脳血管障害の証拠がある（例えば CADASIL）

possible vascular neurocognitive disorder
臨床像が一致しても，神経画像が得られない場合や，認知機能障害の発症が1つ以上の脳卒中発作に時間的に関連することが確認できない場合

（日本神経学会監，「認知症疾患診療ガイドライン」作成委員会編．認知症疾患診療ガイドライン2017．医学書院；2017．p.307より）

*：DSM-5では，認知症は major neurocognitive disorder，VaDは major vascular neurocognitive disorder として扱われている．
CADASIL：cerebral autosomal dominant arteriopathy with subcortical infarct and leukoencephalopathy（皮質下梗塞と白質脳症を伴う常染色体優性脳動脈症）．

かかわる．

薬物療法

　降圧薬（ARB*，ACE*阻害薬），カルシウム拮抗薬，糖尿病治療薬，脂質異常症治療薬を用いる．
　疫学研究から，高齢者収縮期高血圧患者に降圧薬であるニトレンジピンを投与すると血管性認知症の発症率が低減すること，ARBのカンデサルタンやACE阻害薬であるペリンドプリルおよび利尿薬のインダパミドの投与でも血管性認知症の発症が低減することが知られている．このように降圧薬による危険因子の制御は有効な予防手段である．

ARB*
angiotensin receptor blocker：アンジオテンシン受容体拮抗薬．

ACE*
angiotensin converting enzyme：アンジオテンシン変換酵素．

第1章 神経・筋疾患

表4 NINDS-AIREN による probable VaD の診断基準の要約

A．認知症がある
　a）記憶障害と，次の認知機能のうち2つ以上の障害がある．見当識，注意力，言語，視覚空間機能，行動機能，運動統御，行為
　b）臨床的診察と神経心理学的検査の両方で確認することが望ましい
　c）機能障害は，日常生活に支障をきたすほど重症である．しかし，これは脳卒中に基づく身体障害によるものを除く
　【除外基準】
　a）神経心理検査を妨げる意識障害，せん妄，精神病，重症失語，著明な感覚運動障害がない
　b）記憶や認知機能を障害する全身性疾患や他の脳疾患がない
B．脳血管障害（CVD）がある
　a）神経学的診察で，脳卒中の際にみられる局所神経症候（片麻痺・下部顔面神経麻痺・Babinski 徴候・感覚障害・半盲・構音障害）がみられる
　b）脳画像（CT・MRI）で明らかな多発性の大梗塞，重要な領域の単発梗塞，多発性の基底核ないし白質の小梗塞あるいは広範な脳室周囲白質の病変を認める
C．上記の両者に関連がみられる．下記a）ないしb）の両者，またはいずれかを満足する
　a）明らかな脳血管障害3か月以内に認知症が起こる
　b）認知機能が急激に低下するか，認知機能障害が動揺性ないし段階的に進行する

（日本神経学会監，「認知症疾患治療ガイドライン」作成合同委員会編．認知症疾患治療ガイドライン 2010．医学書院；2010．p.253 より）

非薬物療法

　食事療法（カロリー制限，塩分制限），運動療法，禁煙，飲酒制限など．これらは，血管性認知症に対する予防効果の保険適用はないが，その原因となる血管障害の予防対策に用いる．

5.2 認知症に対する対症療法

　アルツハイマー型認知症（DAT）に対して用いられる薬物のほとんどは，VaD にも有効である．

中核症状の治療薬

　記憶障害を代表として，失認，失行，失語，遂行機能障害，理解・判断力の低下，見当識障害*などの症状を認知症の中核症状という．中核症状に対しては確実な改善作用を有する薬物は少なく，認知症の進行抑制を主作用とするものが大半である．日本では血管性認知症に対しては保険適用が認められている薬物はなく，DAT に対して承認されている薬物を使用することが多い．
使用される DAT 治療薬：ドネペジル，ガランタミン，リバスチグミン，メマンチン（⇒本章「B-5-1　アルツハイマー型認知症」〈p.84〉参照）．

語句　見当識障害*

今日は何月何日か，今何時かといった時間感覚や，ここはどこかという場所の認識，目の前の人物は誰かという人物の認識ができなくなることをいう．

BPSD の治療薬（表5）

　認知症の中核症状によって引き起こされる症状を BPSD という．暴力的行為，夜間徘徊，不安感，無気力，幻覚，妄想，不眠などが含まれる．また DAT によ

表5 BPSD に用いられる薬物

BPSD の症状	分類	薬物名
幻覚・妄想，焦燥性興奮	定型抗精神病薬	ハロペリドール
	非定型抗精神病薬	リスペリドン，オランザピン，クエチアピン，ペロスピロン
	漢方薬	抑肝散，抑肝散加陳皮半夏
不眠	ベンゾジアゼピン系睡眠薬	クアゼパム，エスタゾラム，ロラゼパム，ニトラゼパム
	非ベンゾジアゼピン系睡眠薬	ゾピクロン，ゾルピデム，リルマザホン，エスゾピクロン
	漢方薬	抑肝散，抑肝散加陳皮半夏，酸棗仁湯
	メラトニン受容体作動薬	ラメルテオン
	オレキシン受容体拮抗薬	スボレキサント
不安症状	ベンゾジアゼピン系睡眠薬	ジアゼパム，ロラゼパム，エチゾラム
	非ベンゾジアゼピン系睡眠薬	タンドスピロン
	漢方薬	抑肝散，抑肝散加陳皮半夏
抑うつ症状	SSRI	パロキセチン，セルトラリン，フルボキサミン，エスシタロプラム
	SNRI	デュロキセチン，ミルナシプラン，ベンラファキシン
	NaSSA	ミルタザピン

SSRI：selective serotonin reuptake inhibitor（選択的セロトニン再取り込み阻害薬），SNRI：serotonin-noradrenaline reuptake inhibitor（セロトニン・ノルアドレナリン再取り込み阻害薬），NaSSA：noradrenergic and specific serotonergic antidepressant（ノルアドレナリン作動性・特異的セロトニン作動性抗うつ薬）.

くみられる物盗られ妄想もこれに含まれ，血管性認知症でもみられる．BPSD は，患者個人の性格や生活環境，人間関係などが複雑に絡み合って起こるので，症状には個人差が大きいのが特徴である．BPSD の治療は，その症状に対する対症療法が主である．

●幻覚・妄想，焦燥性興奮

BPSD には，それぞれの症状に対する対症療法として抗精神病薬，抗うつ薬，睡眠誘発薬などが用いられる．暴力的行為やせん妄などには症状に合わせて定型あるいは非定型抗精神病薬が用いられる．抗精神病薬のほとんどは BPSD に保険適用がない．抗コリン作用やその他の副作用の出現を考慮したうえで，主作用がこれを上回る場合にのみ，医師の判断で用いられる．漢方薬の抑肝散や抑肝散加陳皮半夏が用いられることもある．焦燥感，感情の起伏，暴力的行為を伴う場合には，一部の抗てんかん薬が用いられる．

使用される抗精神病薬：ハロペリドール，リスペリドン，オランザピン，クエチアピン，ペロスピロン．

●不眠，不安症状

従来，不眠，不安症状にはベンゾジアゼピン受容体作動薬の睡眠薬や抗不安薬が用いられてきたが，依存性の問題に加え，認知症患者では過鎮静，運動障害，認知機能障害，せん妄，逆説性興奮，転倒などの副作用が高率に起こるため，漫

然とした長期処方については強い注意喚起がなされている．代わりに非ベンゾジアゼピン系睡眠薬，メラトニン受容体作動薬，オレキシン受容体拮抗薬の使用が推奨されている．不眠・不安症状に対し漢方薬が用いられることもある（**表5**参照）．

使用される睡眠薬・抗不安薬：クアゼパム，エスタゾラム，ロラゼパム，ニトラゼパム，ゾピクロン，ゾルピデム，リルマザホン，エスゾピクロン，ジアゼパム，エチゾラム，タンドスピロン，ラメルテオン，スボレキサント．

●抑うつ

認知症に伴う抑うつに対しては，選択的セロトニン再取り込み阻害薬（SSRI），セロトニン・ノルアドレナリン再取り込み阻害薬（SNRI），ノルアドレナリン作動性・特異的セロトニン作動性抗うつ薬（NaSSA）が用いられる．

使用される抗うつ薬（SSRI，SNRI，NaSSA）：パロキセチン，セルトラリン，フルボキサミン，エスシタロプラム，デュロキセチン，ミルナシプラン，ベンラファキシン，ミルタザピン．

●その他

ニセルゴリン：脳梗塞治療薬で脳神経伝達物質機能の改善や脳エネルギー代謝改善作用が知られるが，VaD に対する有効性も示された．

抑肝散：認知症の不眠，不安，せん妄などの BPSD の改善に有効であることが示された[5]．

抑肝散加陳皮半夏⇒本章「B-5-1　アルツハイマー型認知症」（p.86）参照．

◆ニセルゴリン

6 予防

脳内の血管性病変は，脂質代謝異常や動脈硬化などの生活習慣病に由来することが多い．血管性病変が当該血管の支配領域の血流停止による酸素不足をきたすと，脳の神経細胞は容易に細胞死に至る．このことから VaD を発症する．したがって，VaD を予防するには血管性病変を阻止することが第一である．

6.1 発症抑制のための予防対策

脳の血管性病変を発症しないためには，脳の血流に障害を与える生活習慣病を予防することが重要である．久山町研究からも高血圧，糖尿病は VaD の発症リスクを上昇させることが疫学的に証明されている[6]．生活習慣病の予防あるいは治療の成否が，脳の血管性病変や VaD の発症ならびに進行に大きくかかわる．

6.2 急性期での処置の重要性

脳の血管性病変を発症してしまったら迅速な処置が必須である．脳の神経細胞は血流停止によるグルコースおよび酸素の供給停止にきわめて弱く，神経細胞死を誘発する．したがって，発症後 4.5 時間以内の超急性期，その後 24 時間以内

の急性期にいかにして神経細胞死の進行を止めるかが治療の中心となる．超急性期であれば血栓溶解薬の組織プラスミノーゲンアクチベーター（t-PA*）の投与，急性期であれば抗血栓薬（アルガトロバン，ヘパリン，アスピリン，クロピドグレルなど），ラジカル消去薬のエダラボンなどの投与が検討される（⇒第1章「B-2-2 脳梗塞」〈p.56〉参照）．脳浮腫の抑制のために高張グリセロールの投与も有効な手段である．早期の神経細胞死の抑制は，後に発症するVaDの予防に有効である．

t-PA*
tissue plasminogen activator.

6.3 慢性期での処置の重要性

脳の血管性病変を発症して数か月を経過した場合には，再発予防が治療の第一となる．脳梗塞などの再発はVaDの発症につながる場合が多いので，注意を要する．COX*-1阻害薬のアスピリンを抗血栓薬として脳梗塞の予防に用いることで，VaDへの進行を抑制することができる[7]．そのほか，高血圧治療薬や脂質降下薬による脳梗塞の再発抑制も，VaDの発症予防に有効である．

（岩崎克典，葛谷 聡）

COX*
cyclooxygenase：シクロオキシゲナーゼ．

● 引用文献
1) 清原 裕．急増する認知症の予防―食事の重要性とミルクの効用．メディアミルクセミナーニュースレター 2012；(34)：1-4.
2) 小原知之, 清原 裕．血管性認知症の疫学．老年精神医学雑誌 2015；26(1)：11-18.
3) 山鳥 重．神経心理学入門．医学書院；1985．p.129-156.
4) 長田 乾．血管性認知症の脳循環代謝病態．老年期認知症研究会誌 2011；18：1-6.
5) Iwasaki K, et al. A randomized, observer-blind, controlled trial of the traditional Chinese medicine Yi-Gan San for improvement of behavioral and psychological symptoms and activities of daily living in dementia patients. J Clin Psychiatry 2005；66(2)：248-252.
6) 清原 裕．久山町研究から．日本内科学会雑誌 2013；102(2)：274-281.
7) Antithrombotic Trialists' (ATT) Collaboration, et al. Aspirin in the primary and secondary prevention of vascular disease：Collaborative meta-analysis of individual participant data from randomised trials. Lancet 2009；373(9678)：1849-1860.

● 参考文献
1. 日本神経学会監，「認知症疾患診療ガイドライン」作成委員会編．認知症疾患診療ガイドライン2017．医学書院；2017.
2. 日本脳卒中学会脳卒中ガイドライン委員会編．脳卒中治療ガイドライン2015［追補2017対応］．協和企画；2017.

B 疾患各論 ⑤ 認知症

3）レヴィ小体型認知症

Point

レヴィ小体型認知症（DLB）とは
- 老年期に発症し，アルツハイマー病や血管性認知症と並んで頻度の高い認知症であり，進行性の認知機能障害のほかにパーキンソン症状や幻視などの多彩な臨床症状を呈する．
- レヴィ小体とよばれる異常タンパク質の封入体の形成と，それに伴う神経細胞の変性・脱落が脳幹や大脳皮質においてみられる．

症状・分類
- 認知症から発症することが多く，ほとんどが60歳以降に発症する．
- パーキンソン病として発症し，その確固とした経過の最中に認知症症状が現れた場合には，認知症を伴うパーキンソン病（PDD）とよばれることもあるが，DLBとPDDは，同一の疾患スペクトラムに属すると理解されている．

治療
- 発症メカニズムは未解明であり，病態の進行を抑える根本的治療法は存在しない．
- 対症療法として，認知機能障害に対してはアルツハイマー病と同様にドネペジルなどのコリンエステラーゼ阻害薬が用いられ，パーキンソン症状に対してはレボドパが用いられる．

Keywords ▶ 認知症，パーキンソン症状，レヴィ小体，ドネペジル

1 レヴィ小体型認知症（DLB）とは

　レヴィ小体型認知症（dementia with Lewy bodies：DLB）は，アルツハイマー（Alzheimer）病や血管性認知症と並んで，頻度の高い認知症である（認知症の5%程度）．DLBの臨床症状は，進行性の認知機能障害のほかに，幻視やパーキンソニズム（振戦，筋強剛，無動など）を呈するのが特徴である．それらに加え，起立性低血圧などの自律神経症状や，REM（rapid eye movement；急速眼球運動）睡眠時に夢内容と一致する異常行動（REM sleep behaviour disorder：RBD）を呈することもある．

　病理学的には，その名前の由来となったレヴィ小体とよばれる細胞内封入体が，大脳皮質をはじめとする中枢神経系全体に多数出現し，それに伴う神経細胞脱落がみられることが特徴である（**図1**）．肉眼的には，大脳皮質や海馬に軽度の萎縮がみられることが多く，黒質や青斑核を含む脳幹では，メラニン色素含有神経細胞の脱落による色素脱落がみられる．

レヴィ小体は，パーキンソン病患者脳の病理学的研究から発見された．パーキンソン病においては脳幹の神経細胞に限局して出現するが，DLBでは，それが大脳皮質や扁桃体などでもみられることが特徴である．レヴィ小体は，異常に線維化し凝集したα-シヌクレインというタンパク質を主成分とすることから，DLBはパーキンソン病などとともにシヌクレイノパチーに分類される．

2 疫学

　DLB発症の最大の危険因子は加齢である．フランスINSERM*の研究グループが2009年に報告したフランス南西部ジロンド県およびドルドーニュ県における疫学調査[1]や，アメリカ・メイヨークリニックの研究グループが2013年に報告したミネソタ州オルムステッド郡での疫学調査[2]では，DLBの発症は60歳以降で急激に増加し，平均発症年齢はそれぞれ83.8歳，76.3歳だった．男女の比較では，わずかに男性に多いとされる．

　また，家族性にDLBを発症するケースも知られており，遺伝学的な危険因子の存在が示唆されている．そのような家系の遺伝学的解析から，DLB患者脳内にレヴィ小体として蓄積しているα-シヌクレインをコードする*SNCA*遺伝子の変異が同定されている．日本では，順天堂大学の服部らや新潟大学の池内らにより，DLB家系の解析から，*SNCA*遺伝子を含む染色体領域の二重化（duplication）が報告された[3,4]．一部の患者では，duplicationがホモ接合で生じており，*SNCA*遺伝子の量が4倍に増加していた．また，スペイン・バスク州立大学のZarranzらは，DLB家系の解析から，*SNCA*遺伝子内に疾患と連鎖したE46K変異を報告した[5]．*SNCA*遺伝子には，パーキンソン病と連鎖したアミノ酸置換も複数報告されており，DLBとパーキンソン病のあいだには共通の遺伝学的基盤があることを示唆している．

3 分類

　DLBの臨床診断は，2005年の第3回国際DLBワークショップで策定された，改訂臨床診断基準に基づいて行われる[6]．この中で，DLBはprobable DLB（ほぼ確実）とpossible DLB（疑い）に分類され，進行性の認知症を呈することが診断の要件である「中心的特徴」とされた．また「中核的特徴」として，①動揺性の認知機能障害（fluctuation），②幻視（visual hallucination），③パーキンソン症状があげられ，これらのうち2つを満たせばprobable DLB，1つではpossible DLBと診断される．さらに「示唆的特徴」として，①REM睡眠時異常行動（RBD），②抗精神病薬に対する顕著な感受性，③線条体ドパミントランスポーター取り込み低下，の3つがあげられ，「中核的特徴」1つ以上に加え，「示唆的特徴」1つ以上が存在する場合probable DLB，「中核的特徴」を欠くが「示唆的特徴」が1

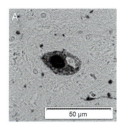
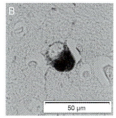

図1　レヴィ小体の電子顕微鏡像

レヴィ小体は神経細胞の胞体内または突起内に認められ，HE染色では好酸性のコア（芯）と周囲の明瞭なハローから成る封入体である．レヴィ小体の主要構成成分として同定されたのが，α-シヌクレインであり，病変部位に蓄積しているα-シヌクレインはリン酸化を受けており，抗リン酸化α-シヌクレイン抗体で染色される．中脳黒質（A），前頭葉皮質（B）．
⇒第1章B-3の図2（p.67）参照．

INSERM*

Institut National de la Santé et de la Recherche Médicale：国立保健医学研究所．

つ以上あれば possible DLB とする．「否定的特徴」として，①脳血管障害の存在，②臨床像の一部あるいは全体を説明できるほかの身体的あるいは脳疾患の存在，③高度の認知症の段階になって初めてパーキンソニズムを呈した場合があり，これらに当てはまる場合には DLB とは診断されない．

なお，2017 年 6 月に新たな DLB 診断基準が発表された[7]．この診断基準では，2 つ以上の中核的特徴が存在するか，1 つの中核的特徴が存在し，1 つ以上の指標的バイオマーカーが存在する場合 probable DLB と診断される．2005 年の DLB 診断基準において RBD は示唆的特徴とされていたが，今回の診断基準では中核的特徴に格上げされている．

主症状である認知機能障害とパーキンソン症状のうち，認知機能障害が先行する，もしくは両者が同時期に発症する場合を DLB とよび，パーキンソン症状が先行する場合を「認知症を伴うパーキンソン病（Parkinson's disease with dementia：PDD）」とよんで区別することもあるが，両者は共通の特徴をもち，同一の疾患スペクトラムに属すると理解されている[8]．

4 検査

4.1 生化学検査

DLB を鑑別診断するのに有用な生化学マーカーは確立されておらず，もっぱらほかの疾患を除外するのに用いられる．

4.2 神経心理学的検査

認知症の検査に一般的に用いられる改訂長谷川式簡易知能評価スケール（HDS-R）や Mini-Mental State Examination（MMSE）などが用いられる．これらの検査において，DLB ではほかの認知症に比べて視覚認知障害が強い一方で，再生障害*は軽いことが多い．

4.3 画像検査

MRI*（磁気共鳴画像法）

脳腫瘍などの除外に加え，ほかのパーキンソニズムと認知症をきたす疾患との鑑別に用いられる．DLB ではアルツハイマー病と比較して，海馬を含む内側側頭葉の萎縮が軽いことが知られている．

PET*（ポジトロン断層撮影法）

^{18}F-フルオロデオキシグルコース（fluorodeoxyglucose：FDG）を用いた FDG-PET がアルツハイマー病との鑑別に用いられる．DLB では後頭葉，とくに一次視覚野での糖代謝低下が特異的にみられる．また，^{18}F-フルオロドーパを

再生障害*

記憶は記銘，保持，想起の 3 段階に分けられる．新しい物事や出来事を覚える（記銘），記銘した事柄を定着させる（保持），保持した事柄を思い出す（想起）という 3 段階のうち，想起が障害されることを再生障害または想起障害という．

MRI*

magnetic resonance imaging.
人体に高周波の磁場をかけ，体内の水素原子の共鳴現象を検出し，その分布を断層画像化する方法．体内の水や脂肪を画像化できるため，出血や腫瘍，萎縮などを鋭敏に検出できる．電離性放射線を使用しないため，放射線被曝の心配がない．

PET*

positron emission tomography.
^{18}F や ^{11}C などで標識された化合物（放射性トレーサー）を人体に投与し，核種の崩壊により互いに反対方向に放出される 2 個の光子を検出する方法．コンピュータ画像処理によりトレーサーの分布を断層画像化する．これらの核種は半減期が数分～100 分程度であり，検査施設でトレーサーを合成する必要があることから，実施できる施設が限られる．

用いた PET による，ドパミン神経終末の数とそのドパミン貯蔵能力の画像化も有用であるが，日本では実施例は少ない．

SPECT*（単一光子放射型コンピュータ断層撮影）

DLB では前項で述べた後頭葉での糖代謝の低下に加え，血流の低下もみられる．脳血流 SPECT は日本では認知症への保険適用があることから，実施例が多い．また，ドパミントランスポーターシンチグラフィー（イオフルパン SPECT）によるドパミン神経終末の数の画像化も有用で，DLB ではシナプス前障害を反映して，取り込みの低下を認める．日本では 2014 年から DLB 診断のための保険適用検査となり，実施例が多い．

123I-MIBG 心筋シンチグラフィー*

DLB では，^{123}I-メタヨードベンジルグアニジン（meta-iodobenzylguanidine：MIBG）を用いた心筋シンチグラフィーにより画像化される心臓交感神経機能が，ほかの認知症をきたす疾患に比べて低下している．MIBG 心筋シンチグラフィーによる DLB の鑑別診断法は日本で独自に開発されたもので，2005 年の国際的な改訂臨床診断基準に「支持的特徴」として記載され，さらに 2017 年の新たな診断基準では指標的バイオマーカーに格上げされ，国際的にも認知されてきている．

5 治療方針[8]

DLB の根本的治療法は現時点では存在しない．それゆえ，その多彩な臨床症状に対して適切な対症的治療を行うことが重要である．治療の標的となる臨床症状には，認知機能障害，認知症に伴う行動・心理症状（BPSD*），錐体外路症状，自律神経症状が含まれる．

DLB に対する治療は，非薬物療法と薬物療法に大別される．非薬物療法は，ケアや環境整備などから成り，多彩な臨床症状を呈する DLB においては，薬物療法と同時に，あるいは薬物療法に先行して実施されるべきものである．

DLB に対する薬物療法は，①認知機能障害に対する薬物療法，② BPSD や睡眠異常に対する薬物療法，③パーキンソニズムなどのほかの神経症状に対する薬物療法，に大別される．

6 治療薬

6.1 認知機能障害に対する薬物療法

基本的にはアルツハイマー病における認知機能障害に対する薬物療法と同様の薬物療法が行われており，コリンエステラーゼ阻害薬であるドネペジル，ガラン

SPECT*

single photon emission computed tomography. 人体に投与された放射性トレーサーの核種崩壊時に生じるガンマ線を検出して断層画像化する方法．^{18}F などより長寿命（数時間）の核種 ^{123}I などを用いるため，PET と比較して実施できる施設は多いが，分解能は劣る．

123I-MIBG 心筋シンチグラフィー*

^{123}I-MIBG myocardial scintigraphy. 交感神経終末に取り込まれる性質を有する ^{123}I-MIBG を患者に静注し，^{123}I から放出されるガンマ線を検出することで，その体内分布を画像化する方法．SPECT と異なり，正面からの平面画像として出力される．心臓と上縦隔の ^{123}I カウント比を計算することで，心臓交感神経機能を評価できる．

BPSD*

behavioural and psychological symptoms of dementia. 幻覚，うつ症状，アパシー，睡眠障害，それらに関連する行動症状など．

タミン，リバスチグミン，およびNMDA*受容体アンタゴニストであるメマンチンなどが用いられる（⇒本章「B-5-1　アルツハイマー型認知症」〈p.84〉参照）．

ドネペジルはピペリジン系のコリンエステラーゼ阻害薬であり，アルツハイマー病治療薬として開発されたが，その後の臨床試験によりDLBへの有効性が示され，日本においても2014年に，DLBに対する効能追加が厚生労働省により承認された．

リバスチグミン，ガランタミンについても，海外の小規模臨床試験においてDLBに対する有効性が示されているが，日本ではDLBへの効能は未承認である．メマンチンについては症例報告が複数あり，幻視や妄想の増悪などBPSDを悪化させる可能性があるとされていることから，使用には注意が必要である．

語句 NMDA*
N-methyl-D-aspartate：
N-メチル-D-アスパラギン酸．

6.2　BPSDや睡眠異常に対する薬物療法

コリンエステラーゼ阻害薬

海外の小規模臨床試験において，前述したコリンエステラーゼ阻害薬が，DLBにおけるBPSDに対しても有効であることが報告されている[9]．

抗精神病薬

海外や日本における小規模臨床試験において，非定型抗精神病薬のクエチアピン，オランザピン，リスペリドンなどの投与例が報告されている．それらの臨床試験においては，幻覚や妄想などBPSDの改善が認められたケースもある．一方で，パーキンソニズムや錐体外路症状の増悪を認めたケースもあるため，このような非定型抗精神病薬は原則的に少量投与とし，有害事象の発現に留意しながら注意深い観察を行うべきとされている[8]．また，DLBでは，ハロペリドールやクロルプロマジンなどの定型抗精神病薬に対する過敏性が高頻度にみられることから，原則としてこれらの医薬品の使用は避けるべきとされる．

抑肝散

日本における小規模臨床試験で，抑肝散の投与により幻覚などの有意な改善がみられたと報告されている[10]．

メラトニン

海外における小規模臨床試験で，DLB患者を含む睡眠障害患者に対して投与した結果，14例中12例で改善を認めたと報告されている[11]．

◆メラトニン

6.3　パーキンソニズムなどの他の神経症状に対する薬物療法

DLBでみられるパーキンソニズムに対しては，パーキンソン病治療薬であるレボドパが推奨されている．

（伊藤弦太，富田泰輔，葛谷　聡）

●引用文献

1) Perez F, et al. A 15-year population-based cohort study of the incidence of Parkinson's disease and dementia with Lewy bodies in an elderly French cohort. J Neurol Neurosurg Psychiatry 2010；81 (7)：742-746.

2) Savica R, et al. Incidence of dementia with Lewy bodies and Parkinson disease dementia. JAMA Neurol 2013；70 (11)：1396-1402.

3) Nishioka K, et al. Clinical heterogeneity of alpha-synuclein gene duplication in Parkinson's disease. Ann Neurol 2006；59 (2)：298-309.

4) Ikeuchi T, et al. Patients homozygous and heterozygous for SNCA duplication in a family with parkinsonism and dementia. Arch Neurol 2008；65 (4)：514-519.

5) Zarranz JJ, et al. The new mutation, E46K, of alpha-synuclein causes Parkinson and Lewy body dementia. Ann Neurol 2004；55 (2)：164-173.

6) McKeith IG, et al；Consortium on DLB. Diagnosis and management of dementia with Lewy bodies：Third report of the DLB Consortium. Neurology 2005；65 (12)：1863-1872.

7) McKeith IG, et al. Diagnosis and management of dementia with Lewy bodies：Fourth consensus report of the DLB Consortium. Neurology 2017；89 (1)：1-13.

8) 日本神経学会監,「認知症疾患診療ガイドライン」作成委員会編. 認知症疾患診療ガイドライン 2017. 医学書院；2017.

9) McKeith I, et al. Efficacy of rivastigmine in dementia with Lewy bodies：A randomised, double-blind, placebo-controlled international study. Lancet 2000；356 (9247)：2031-2036.

10) Iwasaki K, et al. Effects of the traditional Chinese herbal medicine Yi-Gan San for cholinesterase inhibitor-resistant visual hallucinations and neuropsychiatric symptoms in patients with dementia with Lewy bodies. J Clin Psychiatry 2005；66 (12)：1612-1613.

11) Boeve BF, et al. Melatonin for treatment of REM sleep behavior disorder in neurologic disorders：Results in 14 patients. Sleep Med 2003；4 (4)：281-284.

4）前頭側頭型認知症

1 前頭側頭型認知症（FTD）とは

　前頭側頭型認知症（frontotemporal dementia：FTD*）とは，主として若年期〜初老期（40〜64歳）に発症する認知症で，アルツハイマー型認知症，血管性認知症，レヴィ小体型認知症に次いで多い神経変性疾患である．前頭葉や側頭葉を中心に神経変性が生じるため，人格変化や行動障害，失語症，認知機能障害，運動障害などが緩徐に進行する．病理学的に神経細胞内にピック（Pick）球とよばれる封入体を形成し神経細胞が脱落するピック病として当初報告されてきたが，その後ピック球を呈さない症例も存在することが明らかとなり，行動異常や性格変化を主体とする臨床病像から行動障害型前頭側頭型認知症（behavioral variant frontotemporal dementia：bvFTD）ともよばれている．また同様に前頭・側頭葉に限局する萎縮を特徴とした進行性失語症（PPA）*である進行性非流暢性失語症（PNFA）*，意味性認知症（SD）*を合わせて前頭側頭葉変性症（frontotemporal lobar degeneration：FTLD*）とも呼称されている（図1）（⇒Column参照）．

　しかし，現段階で脳病変を修飾する根本的な治療法はなく，対症的治療およびケアが中心となる．またFTLDの認知障害を改善する薬剤として認可されているものはない．

　2015年7月1日から，FTLDの臨床サブタイプのうちbvFTDとSDが指定

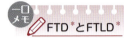

FTD*とFTLD*

日本では指定難病の病名としてFTLDが使用されているため，日本神経学会のガイドライン（2017）ではFTLDが採用された．臨床診断名としてはbvFTD，PNFA，SDを包括するものとして，FTDも用いられている．

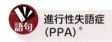

進行性失語症（PPA）*

primary progressive aphasia.

進行性非流暢性失語症（PNFA）*

progressive non-fluent aphasia. 別名nonfluent/agrammatic variant PPA：nfvPPA.

意味性認知症（SD）*

semantic dementia. 別名semantic variant PPA：svPPA.

Column

FTD/FTLDの定義

　FTD/FTLDの定義は年代および研究者によって異なっている．当初FTLDは前頭葉，側頭葉に病巣がある変性疾患として定義されたが，その後の分子病理学的研究により，FTLDは病理学的な単位を表すという認識が高まりつつある．加えて，FTDはFTLDの一型としてとらえる考え方と，脳の前方部に病巣の主座を有する非アルツハイマー型認知症性疾患の総称ととらえる立場もある．本項では1998年に定義されたFTLDの臨床診断基準に従い，FTLDを広義な単語として用いてFTD，PNFA，SDを含む臨床疾患群として解説を行った．加えて，PPAは失語症以外に顕著な認知機能障害を示さない症候群としてとらえられてきたが，診断基準が2011年に提唱され，これまでPNFA，SDとして扱われてきた疾患群がそれぞれnfvPPA，svPPAとしてPPAの下位項目とされたことから，これらも併記した．

```
┌─────────────────────────────────────────────────┐
│         前頭側頭葉変性症（FTLD）                │
│  共通概念：前頭葉・側頭葉に限局性萎縮を呈する神経変性疾患  │
│   ┌──────┐              ┌──────┐              │
│   │ 臨床類型 │              │ 病理類型 │              │
│   └──────┘              └──────┘              │
│  ・前頭側頭型認知症（FTD/bvFTD）  ・FTLD-tau      │
│  ・進行性非流暢性失語症（PNFA/nfvPPA） ・FTLD-TDP │
│  ・意味性認知症（SD/svPPA）       ・FTLD-FUS      │
│                                   ・FTLD-UPS      │
│                                   ・FTLD-ni       │
└─────────────────────────────────────────────────┘
```

図1 FTLDの定義

難病となり，医療費助成が得られるようになっている．

2 臨床類型と特徴

前頭葉はものを考えるうえで中枢的な役割をもち，感情のコントロールや理性的な行動ができるように計画を立てる機能や，状況を把握する機能をもっている．側頭葉は言葉を理解したり，記憶したりできる場所で，聴覚や嗅覚もつかさどっている．したがって，これらの機能異常がFTLDにおいて認められる．

2.1 行動障害型前頭側頭型認知症（bvFTD）

性格変化と行動異常を中心とする臨床症状が潜行性に現れ，緩やかに進行する．早期から社会的対人行動の障害（反社会的・脱抑制的言動など），自己行動の統制障害（自発性低下，周遊行動など），情意鈍麻（無関心，思いやりの欠如など），病識欠如（精神症状に対する自覚の欠如），食行動変化が認められる．記憶および視空間認知は比較的保たれる．これらの臨床症状からさらに，脱抑制型（disinhibited type），無欲型（apathetic type），常同型（stereotypic type）の3亜型に分類される．

2.2 進行性非流暢性失語症（PNFA/nfvPPA）

運動性の失語*を特徴とし，発語量が減少する，もしくは努力して発語する際の構音の歪み（失構音），発話時に文法的に正しく文をつくれない（失文法），名詞の想起が困難になる，などの症状が認められ，徐々に進行する．一方，単語や目の前にある対象の知識は保存され，行動にも大きな異常は認められず，失語症が生活上の困難の主因である．また病識は保たれていることが多い．

失語*

⇒本章B-5-2の語句（p.90）参照．

2.3 意味性認知症（SD/svPPA）

単語の意味（語義失語）や顔がわからなくなる（相貌失認）など，意味記憶の障

害を特徴とする．一方，発語は保存され，復唱能力は保たれる．進行に伴い意味記憶が選択的に障害され，目の前にある対象物の理解が困難となり，次第に社会との協調がとれなくなって日常生活に支障をきたす．

3 分子病理類型

このように FTLD は多様な疾患群を包括する概念であるが，いずれも凝集し不溶化したタンパク質が神経細胞やグリアに封入体を形成して異常蓄積するという共通の特色を有する．

1998 年に第 17 番染色体に連鎖する家族性 FTLD において，*MAPT** 遺伝子の変異が同定された．この発見を皮切りに，タンパク質封入体の生化学的解析と分子遺伝学的解析が精力的に進められ，蓄積しているタンパク質に基づいた分子病理分類が提唱された[1]．興味深いことに，原因遺伝子変異と蓄積病理には連関が認められる．しかし，病理型と臨床型の対応は必ずしも合致しない．

MAPT*

microtubule-associated protein tau：微小管関連タンパク質タウ．

3.1 FTLD-tau

FTLD-tau は過剰にリン酸化したタウタンパク質の細胞内蓄積と神経細胞脱落を特徴とした疾患群である．タウは微小管結合タンパク質であり，アルツハイマー病患者脳において特徴的に観察される神経原線維変化*の主要構成因子としても知られている．選択的スプライシングによって微小管結合ドメインが3つ（3R）もしくは4つ（4R）のアイソフォームが合成される．*MAPT* 遺伝子変異では変異部位の違いにより，3R のみ，4R のみ，3R と 4R いずれも蓄積が認められるサブタイプが知られているが，基本的に bvFTD を発症する．ピック病にみられるピック球は 3R タウから構成されている．PNFA 患者においても主にタウ蓄積が認められる．一方，運動障害を主体とする進行性核上性麻痺（progressive supranuclear palsy：PSP）や大脳皮質基底核変性症（corticobasal degeneration：CBD）においても 4R タウの蓄積が認められ，FTLD-tau に分類されている．

神経原線維変化*

⇒本章 B-5-1 の語句（p.81）参照．

3.2 FTLD-TDP

TDP-43 は，もともとエイズウイルス遺伝子に存在する TAR（trans activation responsive region）に結合するタンパク質として同定された[2]．hnRNP* などの RNA 結合タンパク質と複合体を形成し，さまざまな遺伝子のスプライシングを変化させる．一方，ユビキチン陽性だがタウ陰性の封入体形成を特徴とする FTLD 患者脳において異常リン酸化した TDP-43 の蓄積が同定され，FTLD-TDP と分類されるようになった．現在ではさらにその封入体の出現部位と蓄積様式から複数のサブタイプに分類されている．原因遺伝子として TDP-43 をコードする *TARDBP* のほか，*GRN**，*VCP**，*C9ORF72* 遺伝子が知られている．FTLD-TDP は FTLD の約半数を占めると考えられ，bvFTD 患者や SD 患者に

hnRNP*

heterogeneous nuclear ribonucleo-protein.

GRN*

granulin：グラニュリン．

VCP*

valosin-containing protein.

おいてTDP-43蓄積が認められる．また興味深いことに，家族性の筋萎縮性側索硬化症（amyotrophic lateral sclerosis：ALS）においても*TARDBP*遺伝子変異が同定され，運動ニューロンと大脳皮質ニューロンにユビキチン化したTDP-43陽性封入体の出現が認められる．

3.3 FTLD-FUS

ヒト粘液性脂肪肉腫において特徴的に観察される染色体転座t（12；16）（q13；p11）により，抑制性転写因子CHOP（CCAAT/enhancer binding protein homologous protein）と融合タンパク質を形成するRNA結合タンパク質としてFUS/TLS（fused in sarcoma/translocated in liposarcoma）が同定された[3,4]．一方，FTLDのなかでも好塩基性封入体や中間径フィラメント封入体を形成するサブタイプにおいて，これらの封入体の構成成分としてFUSが同定された．また*FUS*遺伝子変異を伴うFTLDも発見され，FTLD-FUSと命名された．FUSについても一部の家族性ALSにおいて下位運動ニューロンにFUS陽性封入体が観察される．

3.4 FTLD-UPS*

ユビキチン陽性だがTDP-43とFUSは陰性の封入体を有する亜型として分類される．その構成タンパク質は不明であるが，*CHMP2B*＊遺伝子変異が同定されている．

3.5 FTLD-ni*

ユビキチン陽性の封入体を認めないものであり，dementia lacking distinctive histology（DLDH）ともよばれている．

（富田泰輔，葛谷　聡）

UPS＊
ubiquitin proteasome system.

CHMP2B＊
charged multivesicular body protein 2B.

ni＊
no inclusions.

引用文献

1) Irwin DJ, et al. Frontotemporal lobar degeneration：Defining phenotypic diversity through personalized medicine. Acta Neuropathol 2015；129（4）：469-491.
2) Ou SH, et al. Cloning and characterization of a novel cellular protein, TDP-43, that binds to human immunodeficiency virus type 1 TAR DNA sequence motifs. J Virol 1995；69（6）：3584-3596.
3) Rabbitts TH, et al. Fusion of the dominant negative transcription regulator CHOP with a novel gene FUS by translocation t（12；16）in malignant liposarcoma. Nat Genet 1993；4（2）：175-180.
4) Crozat A, et al. Fusion of CHOP to a novel RNA-binding protein in human myxoid liposarcoma. Nature 1993；363（6430）：640-644.

B 疾患各論 ⑥ 頭痛

1) 片頭痛

Point

片頭痛とは
- 片頭痛は激しい頭痛発作に加え，随伴症状として悪心・嘔吐や，音・光・臭いに対する過敏症状を起こし，日常生活に支障をきたす反復発作性の疾患である．頭痛発作前に前兆症状が認められる患者が約30％いる．

分類
- 前兆のない片頭痛と前兆のある片頭痛に大別される．片頭痛発作が多く，慢性化したものを慢性片頭痛とよんでいる．

治療
- 急性期治療薬として，トリプタン製剤，エルゴタミン，NSAIDs などが用いられる．トリプタン製剤として，スマトリプタン，ゾルミトリプタン，エレトリプタン，リザトリプタン，ナラトリプタンがある．
- 予防薬として，ロメリジン，バルプロ酸，アミトリプチリン，プロプラノロールなどが用いられる．

Keywords ▶ セロトニン，5-HT$_{1B/1D}$，トリプタン製剤，前兆症状，随伴症状，拍動性頭痛

1 片頭痛とは

　片頭痛（migraine）は激しい頭痛発作に加え，自律神経症状である悪心・嘔吐や，音・光・臭いに対する過敏症状を起こし，日常生活に支障をきたす反復発作性の疾患である．患者によっては頭痛発作の数時間〜数日前に予兆期がある．予兆期の症状としては，活動性の亢進・低下，抑うつ気分，特定の食物への過剰な欲求，反復性のあくび，倦怠感，頸の凝り，または痛み（あるいはその両方）などがある．
　片頭痛は，閃輝暗点*に代表される視覚性前兆などを伴う，前兆のある片頭痛と，前兆症状のない片頭痛がある．片頭痛の病態はいまだに不明の点が多くあるが，血管説，神経説，三叉神経血管説などが提唱されている．

1.1 血管説（図1）

　なんらかの刺激により血中の血小板からセロトニン（serotonin）が放出され，脳血管が収縮することにより，前兆症状がもたらされると考えられている．その後，セロトニンが消失することにより，血管が拡張して頭痛が発症する．

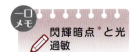

閃輝暗点*と光過敏

閃輝暗点は前兆症状の視覚症状で認められる陽性兆候である（ちなみに，陰性兆候は視野欠損）．目の前にチカチカと光るフラッシュのようなものが現れ，視野の中心が見えにくくなり，次第に視野全体に広がっていく．
光過敏は随伴症状の一つである．普段は気にならない光に敏感になり，カーテンなどを閉め部屋を暗くして対応することになる．

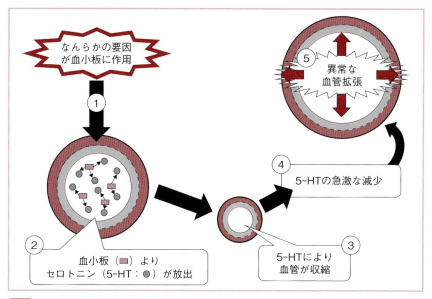

図1 血管説

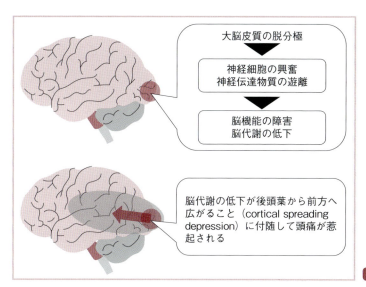

図2 神経説

1.2 神経説（図2）

なんらかの刺激により大脳皮質が脱分極し，後頭葉から前頭に向けてそれが広がっていく皮質性拡延性抑制（cortical spreading depression）が生じる．これにより前兆症状である閃輝暗点がもたらされると考えられている．

1.3 三叉神経血管説（図3）

なんらかの刺激により頭蓋内血管に分布する三叉神経終末が刺激され，血管作動性物質（CGRP*）が放出される．CGRPは脳血管を拡張し，無菌性の炎症が

 CGRP*

calcitonin gene-related peptide：カルシトニン関連遺伝子ペプチド．

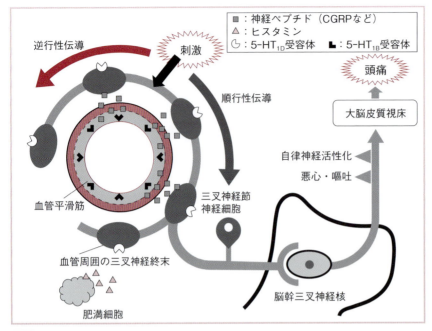

図3 三叉神経血管説

引き起こされる．このような反応が次々に血管周囲で生じ，この興奮が脳に伝えられて悪心・嘔吐などの反応や頭痛を起こすと考えられている．

2 疫学

日本の年間片頭痛有病率は 8.4% で，前兆のある片頭痛が 2.6%，前兆のない片頭痛が 5.8% である．片頭痛の有病率は 20〜40 歳代の女性で高い．未成年者における有病率は高校生 9.8%，中学生 4.8% である．

3 分類

前兆のない片頭痛と前兆のある片頭痛に大別される．前兆のない片頭痛と前兆のある片頭痛の基準を満たし，少なくとも 3 か月にわたり頭痛が月に 15 日以上あり，このうち 8 日以上が片頭痛である場合は，慢性片頭痛とよばれる．

3.1 前兆のない片頭痛

頭痛発作を繰り返す疾患で，発作は 4〜72 時間持続する．片側性の拍動性頭痛で，中等度〜重度の強さであり，日常的な動作により頭痛が増悪することが特徴的で，随伴症状として，悪心・嘔吐や光過敏，音過敏，臭過敏を伴う．片頭痛の約 70% は前兆のない片頭痛である．女性で，月経前や月経中に片頭痛が頻発する月経関連片頭痛は，大部分が前兆のない片頭痛に分類される．

3.2 前兆のある片頭痛

前兆症状には，視覚症状（陽性兆候：閃輝暗転，陰性兆候：視野欠損），感覚症状（陽性兆候：チクチク感，陰性兆候：感覚鈍麻），失語性言語症状などがある．これらを典型的前兆とする．このほか，運動障害（脱力），網膜性（単眼性視覚異常），脳幹性（複視や失調）などの前兆があり，大脳皮質，脳幹，網膜の一過性の神経障害による症状である．気分変調などの漠然とした症状は，前兆とは区別して，予兆とする．前兆のある片頭痛の多くの患者に視覚症状が認められる．前兆のない片頭痛の特徴を有する頭痛が，前兆後に生じることが多い．まれに前兆のみで，まったく頭痛がなかったりする例が中年以降に認められる．片頭痛のうちの約 30% を前兆のある片頭痛が占める．前兆のない片頭痛にも，予兆はしばしばみられる．

3.3 慢性片頭痛

緊張型頭痛様または片頭痛様の頭痛（あるいはその両方）が月に 15 日以上の頻度で 3 か月を超えて起こり，少なくとも月に 8 日の頭痛は片頭痛の特徴をもつものをいう．片頭痛患者と比較して，うつ病や不安症など精神疾患の合併率が高い．また皮膚アロディニア*を認める割合が増えることが知られている．

4 検査

画像検査，神経学的診察で問題がないことを確認する（二次性頭痛を否定する）．血液検査，尿検査で異常は認められない．診断は「国際頭痛分類第 3 版 beta 版」により行う．なお，Column「片頭痛スクリーナー」（p.112）も参照のこと．

5 治療方針

5.1 急性期治療

片頭痛急性期の治療は，安静臥床と薬物療法が中心である．治療薬として，①アセトアミノフェン，②NSAIDs*，③エルゴタミン，④トリプタン製剤，⑤制吐薬があり，片頭痛の重症度に応じた層別治療が推奨されている．軽度〜中等度の頭痛には，アスピリン，ナプロキセンなどの NSAIDs を使用する．次に中等度〜重度の頭痛，または軽度〜中等度の頭痛でも過去に NSAIDs の効果がなかった場合にはトリプタン製剤が推奨される．悪心・嘔吐の強い患者には，NSAIDs やトリプタン製剤と制吐薬（メトクロプラミド）を併用する．

一口メモ 片頭痛の前兆としての陽性症状・陰性症状

片頭痛の前兆として，実際に存在しない光などが見える場合を陽性症状，本来見えるはずのものが見えない視野の欠損を陰性症状とする．感覚性前兆も同様．運動機能は通常，陰性症状の脱力，麻痺のみで，陽性症状は出現しない．

語句 アロディニア*（異痛症）

片頭痛によって脳が過敏になり，本来は痛くない刺激を痛みと感じること．

NSAIDs*

non-steroidal anti-inflammatory drugs：非ステロイド性抗炎症薬．

Column

片頭痛スクリーナー[1,2]

4問の質問（日常動作での頭痛増悪，悪心，光過敏，臭過敏）にて片頭痛を鑑別できるツールである（表）．頭痛医療推進委員会の検討では，4問のうち2問以上陽性で片頭痛の疑いとすると，感度74.0%，特異度85.4%，陽性適中度91.2%であった．片頭痛を疑う頭痛患者への判別ツールとしては簡便であり，薬局でも使用可能である．

表　片頭痛スクリーナー

過去3か月間にあった頭痛について，下記の4項目をお聞かせください．

1	歩行や階段の昇降など日常的な動作によって頭痛がひどくなることや，あるいは動くよりじっとしているほうが楽だったことはどれくらいありましたか？ □なかった　　□まれ　　□ときどき　　□半分以上
2	頭痛に伴って吐き気がしたりまたは胃がムカムカすることがどれくらいありましたか？ □なかった　　□まれ　　□ときどき　　□半分以上
3	頭痛に伴ってふだんは気にならない程度の光がまぶしく感じることがどれくらいありましたか？ □なかった　　□まれ　　□ときどき　　□半分以上
4	頭痛に伴って臭いが嫌だと感じることが，どれくらいありましたか？ □なかった　　□まれ　　□ときどき　　□半分以上

(Takeshima T. A simple migraine screening instrument：The validation study in Japan. Cephalalgia 2005；25〈10〉：970[1]；Takeshima T, et al. A simple migraine screening instrument：Validation study in Japan. Japanese J Headache〈日本頭痛学会誌〉2015；42〈1〉：134-143[2] より)

5.2 予防療法

　片頭痛発作が月に2回以上あるいは6日以上ある患者では，予防療法の実施について検討してみることが勧められる．急性期治療のみでは片頭痛発作による日常生活の支障がある場合，急性期治療薬が使用できない場合などで，予防療法を行うように勧められている．

　予防薬の効果判定は少なくとも2か月，可能であれば3か月の時点で行う．予防薬投与前の頭痛頻度あるいは頭痛の強度が半分以下になれば有効と判定される．予防効果が認められなければ，予防薬を変更したり，追加することになる．

　非薬物療法としては，頭痛体操（腕を振ったり，肩を回す）などがある．片頭痛だけでなく緊張型頭痛の予防にもなる．ただし，片頭痛の場合は，頭痛発作時に行うと悪化するので注意する．

6 治療薬

6.1 急性期治療薬

アセトアミノフェン，非ステロイド性抗炎症薬（NSAIDs）

軽度～中等度の頭痛には，アセトアミノフェン，NSAIDs の単剤投与が第一選択薬となっている．アセトアミノフェンは1回 1,000 mg，1日 4,000 mg まで使用可能である．アセトアミノフェンや NSAIDs が効かなかった場合は，トリプタン製剤の使用を考える．アセトアミノフェンは妊婦や授乳婦に使用可能な鎮痛薬となっている．随伴症状の悪心・嘔吐が強い場合は，制吐薬を併用する．

トリプタン製剤

トリプタン製剤はセロトニン 5-$HT_{1B/1D}$ 受容体に作用し，血管壁の 5-HT_{1B} 受容体を刺激して拡張した硬膜血管を収縮させ，また，三叉神経の 5-HT_{1D} 受容体に作用して三叉神経の活動を鎮静し，正常化する．これにより，硬膜の三叉神経血管系の神経原性炎症を抑制し，片頭痛を改善する．

日本で使用可能なトリプタン製剤は，スマトリプタン，ゾルミトリプタン，エレトリプタン，リザトリプタン，ナラトリプタンの5種類がある（表1）．スマトリプタンは第1世代のトリプタン製剤であり，錠剤，点鼻液，皮下注射の剤形がある．即効性があり，有効性も高いが，時に喉や頸部の締めつけ感が強く出ることがある[3]．生物学的利用率の低さや中枢の受容体に作用できないといった短所を改善したものが，第2世代のトリプタン製剤である．ゾルミトリプタンは脂溶性が高いことから，中枢への移行に優れ，片頭痛患者が最も困る随伴症状に対する抑制作用が強い[4]．しかし，めまいや眠気といった中枢性の副作用の頻度がやや高くなっている[5]．エレトリプタンは副作用が少ない反面，2錠（40 mg）使用しないと効かない場合もあり，1錠では効果に乏しいことがある[6]．リザトリ

一口メモ

トリプタン製剤で効果不十分だったら，どうすればよいか

トリプタン単剤による治療効果が不十分な場合には，①剤形を変更する，②トリプタンと NSAIDs を併用する，などの方法がとられる．RCT* では，スマトリプタン 50 mg とナプロキセン 500 mg の併用の有効性が証明されて[7]おり，海外ではスマトリプタン 85 mg とナプロキセン 500 mg の合剤が販売されている．慢性化の指標となっているアロディニアが出現すると，トリプタン製剤が効きにくくなることが知られている．

語句 RCT*

randomized controlled trial：ランダム化比較試験．

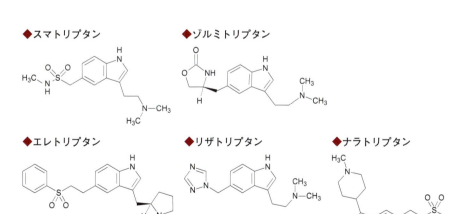

◆スマトリプタン　◆ゾルミトリプタン

◆エレトリプタン　◆リザトリプタン　◆ナラトリプタン

第1章 神経・筋疾患

表1 トリプタン製剤の特徴

一般名 （商品名）	スマトリプタン （イミグラン®）	ゾルミトリプタン （ゾーミッグ®）	エレトリプタン （レルパックス®）	リザトリプタン （マクサルト®）	ナラトリプタン （アマージ®）
剤形	皮下注射 点鼻 錠剤	錠剤 RM 錠	錠剤	錠剤 RPD 錠	錠剤
使用量（最大量）(mg)	3［皮下注射］ 20［点鼻］ 50（100）［錠剤］	2.5（5）	20（40）	10	2.5
追加使用間隔（時）	1.0［皮下注射］ 2.0［点鼻］ 2.0［錠剤］	2.0	2.0	2.0	4.0
1日最大投与量（mg）	6［皮下注射］ 40［点鼻］ 200［錠剤］	10	40	20	5
Tmax（時）	0.2［皮下注射］ 1.3［点鼻］ 1.8［錠剤］	3.0［錠剤］ 2.9［RM 錠］	1.0	0.8［錠剤］ 1.0［RPD 錠］	2.7
$t_{1/2}$（時）	1.5［皮下注射］ 1.9［点鼻］ 2.4［錠剤］	2.4［錠剤］ 2.9［RM 錠］	3.2	2.3［錠剤］ 1.6［RPD 錠］	5.1
生物学的利用率	14	39	36	48	70
BBB 通過性	-	+	+	+	+
代謝・排泄	MAO-A	MAO-A CYP1A2	CYP3A4	MAO-A	複数の CYP 分子種 腎 70%

RM：rapid melt（口腔内速溶），RPD：rapid disintegrating（口腔内崩壊），MAO：monoamine oxidase（モノアミン酸化酵素），CYP：cytochrome P450（シトクロム 450），Tmax：time-to-maximum blood concentration（最高血中濃度到達時間），$t_{1/2}$：biological half-life（生物学的半減期），BBB：blood-brain barrier（血液脳関門）．

プタンは，トリプタン製剤のなかで最も効果の発現が速く，他のトリプタン製剤では2錠必要な患者において1錠で治療できる場合が多く，有効率が高い．ナラトリプタンは，半減期が約5時間と長く，副作用が少ないという特徴がある[3]．

　悪心・嘔吐が強い場合は，制吐薬を併用する．内服が困難な場合や即効性を期待したい場合には，スマトリプタンの点鼻液や皮下注射剤が有用である．また，重症例にも皮下注射剤の選択を考慮する．ゾルミトリプタンとリザトリプタンの口腔内速溶（RM）錠，口腔内崩壊（RPD）錠は，水なしですぐに服用できるため，会議中や授業中などに片頭痛発作が始まり，すぐに服用できない患者には有用である．これらのことから，有効性や服薬感，効果発現のタイミングなどの違いによっていずれかのトリプタン製剤を好む患者も少なくない．したがって，患者に何種類かのトリプタン製剤を試させて，有効性や患者の嗜好にも配慮して薬剤を

Column
トリプタン製剤の服薬のタイミング

頭痛が軽度か，もしくは頭痛発作早期が効果的である．片頭痛前兆期や予兆期にトリプタン製剤を使用しても支障はないが，無効である可能性がある．トリプタン製剤の服用タイミングが遅れると，大きな改善効果は期待できない（図）．頭痛が始まったことがわからない患者に対しては，おじぎをしたり，首を振るなどして頭痛を感じたら，トリプタン製剤の服用タイミングであることを説明する必要がある．

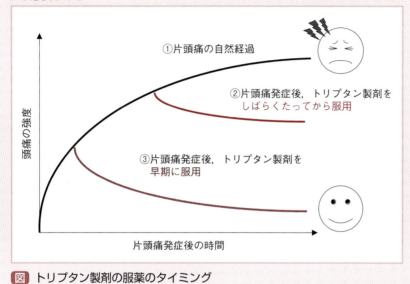

図 トリプタン製剤の服薬のタイミング

選択するのがよい．

エルゴタミン

◆エルゴタミン

トリプタン製剤よりも有効性が劣り，悪心・嘔吐などの副作用を起こすことが多い．トリプタンで頻回に頭痛再燃が認められる患者やトリプタン製剤が使用できない患者など，使用は限られている．服用タイミングは，前兆のある片頭痛であれば前兆期や頭痛発作の早期となる．頭痛の早期服用で効果が認められる患者もいるが，効果が認められなかった場合，24時間はトリプタン製剤をレスキューとして使用することはできない．妊娠中，授乳中の使用は禁忌である．

6.2 予防薬

表2に予防薬のグループ分類を示した．

● ロメリジン

◆ロメリジン

ジフェニルピペラジン系 Ca^{2+} チャネル遮断薬（カルシウム拮抗薬）

表2 頭痛予防薬のグループ分類

Group 1 (有効)	Group 2 (ある程度有効)	Group 3 (経験的に有効)	Group 4 (有効, 副作用に注意)	Group 5 (無効)
抗てんかん薬 バルプロ酸 トピラマート **β遮断薬** プロプラノロール timolol **抗うつ薬** アミトリプチリン	**抗てんかん薬** レベチラセタム ガバペンチン **β遮断薬** メトプロロール アテノロール ナドロール **抗うつ薬** fluoxetine **Ca拮抗薬** ロメリジン ベラパミル **ACE阻害薬／ARB** カンデサルタン リシノプリル **その他** feverfew マグネシウム製剤 ビタミンB_2 チザニジン A型ボツリヌス毒素	**抗うつ薬** フルボキサミン イミプラミン ノルトリプチリン パロキセチン スルピリド トラゾドン ミアンセリン デュロキセチン クロミプラミン **Ca拮抗薬** ジルチアゼム ニカルジピン **ACE阻害薬／ARB** エナラプリル オルメサルタン	**Ca拮抗薬** flunarizine **その他** methysergide ジヒドロエルゴタミン melatonin オランザピン	**抗てんかん薬** クロナゼパム ラモトリギン カルバマゼピン **Ca拮抗薬** ニフェジピン **β遮断薬** アセブトロール ピンドロール アルプレノロール オクスプレノロール **その他** クロニジン

(日本神経学会・日本頭痛学会監, 慢性頭痛の診療ガイドライン作成委員会編. 慢性頭痛の診療ガイドライン 2013. 医学書院; 2013. p.150 より)
欧スペルは日本未承認.
ACE: angiotensin-converting enzyme (アンジオテンシン変換酵素), ARB: angiotensin II receptor blocker (アンジオテンシン II 受容体拮抗薬).

である．脳血管選択性が高く，脳血管の収縮を抑制し，脳血流を増加させる．10 mg/日を経口投与する．有害事象はプラセボと同程度で安全な薬剤として使用されている．

販売されている国が少ないため，推奨グレードはBとなっているが，日本では片頭痛予防薬の第一選択薬の一つとして位置づけられている．妊婦または妊娠の可能性がある患者には禁忌となっている．添付文書上，小児への安全性は確立されていないが，小児片頭痛の予防薬の選択肢として広く用いられている．

●バルプロ酸

脳内でグルタミン酸脱炭酸酵素の活性化とGABA*アミノ基転移酵素阻害によりGABAレベルを増加させ，神経細胞の興奮性を抑制することで頭痛を予防すると考えられている．成人の場合は，バルプロ酸400〜600 mg/日の内服が勧められている．血中濃度はてんかんの治療とは異なり，21〜50 μg/mLが至適濃度とされている．血中濃度を50 μg/mL以上に上げると副作用が出現し，それ以上の予防効果は得られない．催奇形性があるため，妊娠中は禁忌，妊娠可能年

語句 GABA*

γ-aminobutyric acid:
γ-アミノ酪酸.

◆バルプロ酸ナトリウム

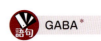

齢の女性患者に使用する場合は注意が必要である.

海外では抗てんかん薬のトピラマートも使用されているが，日本では適応外使用となっている.

●プロプラノロール

プロプラノロールはアドレナリンβ受容体遮断薬であり，片頭痛予防薬として20〜30 mg/日程度から開始して，30〜60 mg/日の用量が用いられる．妊娠中の片頭痛予防薬として適している．高血圧や冠動脈疾患合併例にも使用でき，かつこれら合併症もともに治療できるという利点を有している.

●アミトリプチリン

三環系抗うつ薬のうちアミトリプチリンが最も予防薬として使用されている．片頭痛予防作用の機序は不明である．低用量（5〜10 mg/日，就寝前）から開始して，効果を確認しながら漸増する．10〜60 mg/日の投与が推奨されている．片頭痛と緊張型頭痛を合併した患者やうつ病を合併した患者に適している.

◆プロプラノロール

◆アミトリプチリン

Column

薬剤の使用過多による頭痛

薬物乱用頭痛（medication-overuse headache：MOH）は，「薬剤の使用過多による頭痛」に病名が変更となった．診断基準を**表**に示した．薬剤の使用過多による頭痛は，頭痛薬の過剰使用により発現したか，著明に悪化しているものをいう.

片頭痛，緊張型頭痛，群発頭痛のうち，薬剤使用過多による頭痛を合併しやすい患者は，一次性頭痛として片頭痛を有していた患者または緊張型頭痛を有していた患者であり，とくに片頭痛を有していた患者が多い．原因薬物としては複合鎮痛薬が多いが，近年，トリプタン製剤乱用頭痛患者が増えてきている．片頭痛患者は一般的に拍動性の頭痛を訴えるが，薬物乱用頭痛を合併すると，頭痛の性状が変化し，圧迫感や頭重感を訴えることもある．なお，群発頭痛患者は薬剤の使用過多による頭痛を合併することはない.

表 薬剤の使用過多による頭痛の診断基準

A	頭痛は 1 か月に 15 日以上存在する
B	1 種類以上の急性期・対症的治療薬を 3 か月を超えて定期的に乱用している 1　3 か月以上の期間，定期的に 1 か月に 10 日以上エルゴタミン，トリプタン製剤，オピオイド製剤，または複合鎮痛薬を使用している 2　単一成分の鎮痛薬，あるいは，単一では乱用には該当しないエルゴタミン，トリプタン製剤，オピオイド製剤のいずれかの組み合わせで合計月に 15 日以上の頻度で 3 か月を超えて使用している
C	頭痛は薬物乱用により発現したか，著明に悪化している

（日本神経学会・日本頭痛学会監，慢性頭痛の診療ガイドライン作成委員会編．慢性頭痛の診療ガイドライン 2013．医学書院；2013．p.265 より）

第1章 神経・筋疾患

●ジメトチアジン

抗セロトニン作用を有していることから，セロトニンによる脳血管収縮を抑制することにより予防効果を示すと考えられている．ほかに抗ヒスタミン作用も有している．ロメリジンとほぼ同程度の予防効果がRCTで確認されている[8]．片頭痛だけでなく緊張型頭痛の予防効果も有している．

1972年から販売されているが，使用国が少ないためエビデンスレベルは低い．

（石井正和，竹島多賀夫）

◆ジメトチアジン

●引用文献

1) Takeshima T. A simple migraine screening instrument. The validation study in Japan. Cephalalgia 2005；25（10）：970.
2) Takeshima T, et al. A simple migraine screening instrument：Validation study in Japan. Japanese J Headache〈日本頭痛学会誌〉2015；42（1）：134-143.
3) Salonen R. The sumatriptan difference. Cephalalgia 2001；21 Suppl 1：18-20.
4) Johnston MM, Rapoport AM. Triptans for the management of migraine. Drugs 2010；70（12）：1505-1518.
5) Fox AW. Comparative tolerability of oral 5-HT$_{1B/1D}$ agonists. Headache 2000；40（7）：521-527.
6) Mathew NT, et al. Comparative efficacy of eletriptan 40 mg versus sumatriptan 100 mg. Headache 2003；43（3）：214-222.
7) Smith TR, et al. Sumatriptan and naproxen sodium for the acute treatment of migraine. Headache 2005；45（8）：983-991.
8) 後藤文男ほか．塩酸ロメリジンの片頭痛に対する臨床評価—メシル酸ジメトチアジンを対照とした二重盲検比較試験．臨床評価 1995；23（2）：183-214.

●参考文献

1. 坂入由貴ほか．トリプタン製剤を用いた片頭痛治療における薬局薬剤師の役割．昭和大学薬学雑誌 2010；3（1）：35-44.
2. 日本頭痛学会・国際頭痛分類委員会訳．国際頭痛分類．第3版．医学書院；2018.
3. 日本神経学会・日本頭痛学会監，慢性頭痛の診療ガイドライン作成委員会編．慢性頭痛の診療ガイドライン 2013. 医学書院；2013.
4. 内藤結花ほか．頭痛医療における薬剤師の役割—セルフメディケーションのサポートと医療連携の必要性．昭和大学薬剤雑誌 2011；2（1）：31-38.

B 疾患各論 ⑥ 頭痛

2）緊張型頭痛

Point

緊張型頭痛とは
- 両側性で非拍動性（頭を締めつけるような頭痛，圧迫感，頭重感）が特徴である．さまざまな誘因によって，首〜後頭部の筋肉の緊張が生じ，頭痛となる．光過敏，音過敏や，悪心・嘔吐を伴うことはほとんどない．また，歩行や階段の昇降のような日常的な動作により増悪することはない．

分類
- 頭痛の頻度により，稀発反復性，頻発反復性，慢性に大別される．

治療
- 薬物療法として，頭痛発作時にNSAIDs，予防薬としてアミトリプチリンなどが用いられている．
- 非薬物療法として，入浴，運動，マッサージなどで血行を良くしたり，身体的ストレスや精神的ストレスを解消させる必要がある．

Keywords ▶ 非拍動性頭痛，非ステロイド性抗炎症薬（NSAIDs），抗うつ薬，非薬物療法

1 緊張型頭痛とは

　緊張型頭痛（tension-type headache）では，両側性で非拍動性の頭を締めつけるような頭痛，圧迫感，頭重感がある．精神的・身体的ストレス，不安，うつ状態，運動不足，うつむき姿勢，眼精疲労，顎関節症など，さまざまな誘因により首から後頭部の頭部を支える筋肉に緊張（凝り）が生じ，頭痛となる（**図1**）．光過敏，音過敏や，悪心・嘔吐を伴うことはほとんどない．また，歩行や階段の昇降のような日常的な動作により増悪することはない．

　血行動態を良くすること（入浴，運動，マッサージなど）で，頭痛が改善される場合が多い．

2 疫学[1]

　一次性頭痛の中で最も多い頭痛であり，日本の有病率は21.7％となっている．男性に比べて女性で有病率が高く，男女比は2：3となっている．

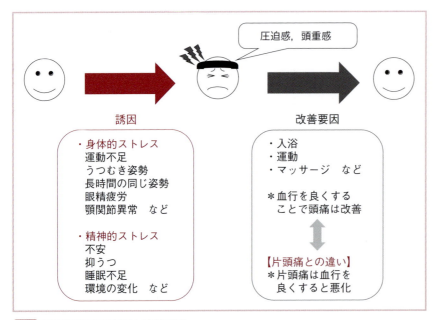

図1 緊張型頭痛の誘因と改善要因

3 分類

頭痛の頻度により，稀発反復性，頻発反復性，慢性に大別される．

●反復性緊張型頭痛（稀発反復性緊張型頭痛，頻発反復性緊張型頭痛）

稀発反復性緊張型頭痛は平均，1か月に1日未満（年間12日未満）の頻度で生じる頭痛，頻発反復性緊張型頭痛は1か月に1日以上，15日未満（年間12日以上180日未満）の頻度で生じる頭痛である．末梢性要素（頭頸部組織の疼痛への過敏性亢進）が痛みの発生に関与していると考えられている．

●慢性緊張型頭痛

1か月に15日以上（年間180日以上）の頻度で生じる頭痛である．中枢性要素（中枢の疼痛感受性の変化）が痛みの発生に関与していると考えられている．

4 治療方針

●薬物療法

頭痛の誘因となる精神的・身体的ストレスの除去を行うことが優先される．稀発反復性緊張型頭痛はアセトアミノフェンやNSAIDs*を用いて対応することになるが，過剰使用により薬剤の使用過多による頭痛（⇒本章B-6-1のColumn〈p.117〉参照）を合併することがあるので，連用は避けることが望ましい．

頻発反復性緊張型頭痛と慢性緊張型頭痛は日常生活への支障度が高く，急性期治療薬での治療だけでなく予防治療が必要である．中枢性の疼痛メカニズムが関

NSAIDs*

nonsteroidal anti-inflammatory drugs：非ステロイド性抗炎症薬．

与している場合には三環系抗うつ薬のアミトリプチリンを使った治療が必要である．

●非薬物療法

日本では非薬物療法として頭痛体操が推奨されている．そのほかに認知行動療法*も推奨されている．

頭痛が起こったときに体を動かして筋肉をほぐしたり，マッサージや入浴など血行を良くすることで頭痛が改善する．この点が片頭痛との大きな違いである．頭痛体操（腕を振ったり，肩を回す）は緊張型頭痛を改善するだけでなく，予防にもなる．

5 治療薬

●アセトアミノフェン，非ステロイド性抗炎症薬（NSAIDs）

急性期治療薬として，アセトアミノフェンやNSAIDs（アスピリン，イブプロフェン，ナプロキセン，ジクロフェナク，ロキソプロフェンなど）が用いられる．胃腸障害などの副作用に注意して使用する必要がある．

妊娠中の女性や授乳婦にはアセトアミノフェンが選択される．

●アミトリプチリン

5〜10 mg/日の少量から開始し，30 mg/日程度まで増量可能である．緊張型頭痛だけでなく片頭痛の予防薬としても使用されており，緊張型頭痛と片頭痛の合併例やうつ病の合併例に対してとくに有効である．口渇・便秘などの副作用に注意する必要がある．

（石井正和，竹島多賀夫）

●引用文献
1) Takeshima T, et al. Population-based door-to-door survey of migraine in Japan：The Daisen study. Headache 2004；44（1）：8-19.

●参考文献
1. 日本頭痛学会・国際頭痛分類委員会訳．国際頭痛分類．第3版．医学書院；2018.
2. 日本神経学会・日本頭痛学会監，慢性頭痛の診療ガイドライン作成委員会編．慢性頭痛の診療ガイドライン2013．医学書院；2013.

認知行動療法*

患者にストレスと頭痛の関連について認識させる治療法．⇒第2章 B-4の語句（p.239）参照．

頭痛ダイアリー

頭痛ダイアリーは，頭痛の起こった日に，頭痛の強さや性状，持続時間，随伴症状，支障度，治療薬での対応などを記録することができる．診察時に医師に提示すれば，診断や治療方針を決める際のサポートになる．また，患者も頭痛ダイアリーをつけることで，自身の頭痛をよく理解することができる．
片頭痛であれば強い頭痛が2〜3日間続くこと，緊張型頭痛であればひどくはないが持続的に頭痛が続くことを読み取ることができる．緊張型頭痛と片頭痛を合併している患者であれば，自分がどのようなときにどちらの頭痛に悩まされているのかを知ることができる．片頭痛の治療薬であるトリプタン製剤を使用するうえでも，患者が自身の頭痛を理解することは重要である．頭痛ダイアリーは日本頭痛学会のホームページからダウンロードして使用可能である．

B 疾患各論 ⑥ 頭痛

3) 群発頭痛

Point

群発頭痛とは
- 一側の眼窩部のえぐられるような激痛が生じる重度の頭痛である．頭痛に加えて，結膜充血，流涙，鼻閉，鼻漏，眼瞼浮腫などの自律神経症状を伴う．群発頭痛の多くは，群発期と寛解期を繰り返す．

分類
- 群発期と寛解期を繰り返す反復性群発頭痛と，1年を超えて慢性的に発作を繰り返す慢性群発頭痛に大別される．群発頭痛の約85%は反復性群発頭痛，残りの15%は慢性群発頭痛が占めている．

治療
- 急性期治療として，トリプタン製剤（スマトリプタン）の皮下注射や酸素吸入がある．
- 予防治療として，ベラパミルや副腎皮質ステロイド（プレドニゾロン）が用いられる．

Keywords▶ 群発期，寛解期，トリプタン，酸素吸入，カルシウムチャネル遮断薬

1 群発頭痛とは

群発頭痛（cluster headache）とは，一側の眼窩部のえぐられるような激痛が生じる重度の頭痛である．痛くてじっとしていられない耐え難い痛みがある．群発頭痛の多くは，群発期（cluster period）と寛解期（remission period）を繰り返す（図1）．結膜充血，流涙，鼻閉，鼻漏，眼瞼浮腫などの自律神経症状を伴う．群発期には，飲酒や喫煙により群発発作が発現する．夜間，早朝に発症することが多い．

発作期に上昇したCGRP*レベルが，スマトリプタンの皮下注射や酸素吸入で改善されることから，三叉神経や脳血管が病態に関与していると考えられている．そのほかに視床下部に頭痛の原因があるとする説や，内頸動脈の周囲に起源を求める説などがある．群発頭痛は類似の頭痛性疾患とともに，「三叉神経・自律神経性頭痛」としてまとめられている．

語句 **CGRP***

calcitonin gene-related peptide：カルシトニン関連遺伝子ペプチド．

2 疫学

有病率は10万人あたり56〜401人程度と報告されており，片頭痛や緊張型頭痛に比べその患者数は少ない．群発頭痛の発症年齢は通常20〜40歳代である．

122

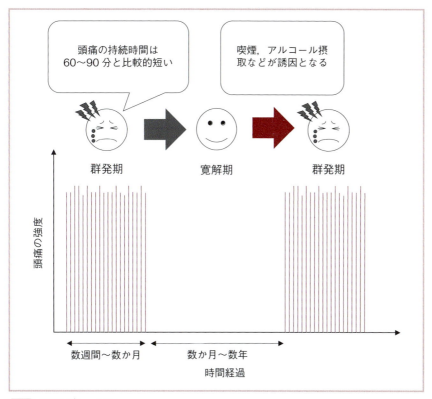

図1 群発頭痛の経過

男性における有病率は女性の3～7倍と報告されているが，近年の報告では，ここまでの大きな性差はなくなってきている．

3 分類

●反復性群発頭痛
　群発期と寛解期を繰り返す．群発期は春や秋などの季節の変わり目に始まることが多く，一度頭痛が始まると，数週～数か月間は少なくとも2日に1回は発作が出現する．その後，頭痛がない寛解期になり，数か月～数年後に同じような頭痛が起こる．群発頭痛の約85%を占める．

●慢性群発頭痛
　1年を超えて慢性的に発作を繰り返す．寛解期はあっても1か月未満である．群発頭痛の約15%を占める．

4 治療方針

　群発頭痛発作期の治療には，トリプタン製剤であるスマトリプタン3mgの皮下注射を行う（1日最大6mgまで）．そのほかに純酸素吸入法がある．これはフ

ェイスマスクを通して純度100%の酸素を毎分7Lで15分間吸入する治療法で，発作が起きたらできるだけ早期に行うと効果的である．

群発頭痛の予防療法には，ベラパミル（360 mg/日）やステロイド（プレドニゾロンであれば60 mg/日）が用いられる．

飲酒や喫煙が群発頭痛発現の誘因となるので，禁酒，禁煙（減煙）を指導する．

5 治療薬

●急性期治療薬

スマトリプタン

三叉神経終末に存在している5-HT$_{1D}$受容体や脳血管に存在している5-HT$_{1B}$受容体を刺激することで頭痛を改善させる．皮下注射によりほぼ全例で頭痛が消失し，約8割の患者では注射後15分以内に頭痛が消失する．スマトリプタン在宅自己注射剤が市場導入され，患者自身による自己注射が可能となっている．自己注射を安全にかつ適正に使用するためには，導入時に患者への指導・説明を正確にかつ十分に行うことが重要である．

●予防薬

予防薬は頭痛発現を抑制する目的で，群発期に使用される．寛解期に予防的に使用しても，次の群発期の発現を抑制することはできないと考えられており，寛解期には使用しない．

ベラパミル

ベラパミル（360 mg/日）を1日3回投与し，群発期が終わったら終了とする．ベラパミルは心臓選択性が高いカルシウムチャネル遮断薬である．そのため，心伝導作用抑制に伴って徐脈などの不整脈を生じる可能性があるため，注意が必要である．また，便秘，イレウスにも注意する．

◆ベラパミル

副腎皮質ステロイド

欧州神経学会のガイドラインによると，60〜100 mg/日のプレドニゾロンを少なくとも5日間連続投与して，その後10 mg/日漸減中止する．ベラパミルなどの維持的予防療法の効果発現までの一時的な使用にとどめる．

（石井正和，竹島多賀夫）

● 参考文献

1. 日本頭痛学会・国際頭痛分類委員会訳. 国際頭痛分類. 第3版. 医学書院；2018.
2. 日本神経学会・日本頭痛学会監, 慢性頭痛の診療ガイドライン作成委員会編. 慢性頭痛の診療ガイドライン2013. 医学書院；2013.

B 疾患各論

7 髄膜炎・脳炎

髄膜炎・脳炎とは
- 細菌，結核菌，真菌などの病原体が髄膜や脳実質に感染して，時に悪性腫瘍の浸潤や自己免疫介在性により，中枢神経系に炎症をきたした病態である．
- 髄膜炎は，軟膜，くも膜およびくも膜下腔の炎症であり，持続する頭痛と発熱を主徴とし，髄膜刺激徴候を認め，髄液細胞数の増加を示す．細菌性・結核性・真菌性髄膜炎は，緊急対応を要する疾患として位置づけられている．
- 脳炎は脳実質の炎症であり，早期から意識障害やけいれんを認めることが特徴である．

治療
- 細菌性・結核性髄膜炎が疑われる患者の初期治療は，直ちに経験的な抗菌薬あるいは抗結核薬を投与する．
- 脳炎が疑われる患者に対しても，髄膜炎と同様にバイタルサインを含む全身状態を迅速に把握し，必要に応じて呼吸・循環動態に対する初期対応を行う．
- 臨床的に単純ヘルペス脳炎が「疑われる」時点で，直ちにアシクロビルによる治療を開始する．
- 抗NMDA受容体脳炎では，卵巣奇形腫合併例には外科的に切除を行い，薬物の第一選択の初期治療として，副腎皮質ステロイドパルス療法，免疫グロブリン大量静注療法，血漿交換療法を施行する

Keywords ▶ 髄膜刺激徴候，細菌性髄膜炎，結核性髄膜炎，真菌性髄膜炎，単純ヘルペス脳炎，抗NMDA受容体脳炎

髄膜炎と脳炎は，細菌，結核菌，真菌などの病原体が髄膜や脳実質に感染して中枢神経系に炎症をきたした病態であり，発熱，頭痛や意識障害を呈し受診する患者に対して，常に鑑別を要する疾患群である．また，悪性腫瘍の浸潤や自己免疫が原因となることもある．炎症部位が髄膜に限局すれば髄膜炎，脳実質中心であれば脳炎となるが，両方が併発する場合もしばしば認める．

1 髄膜炎

1.1 髄膜炎とは

髄膜炎（meningitis）は，軟膜，くも膜およびくも膜下腔の炎症であり，細菌性，結核性，ウイルス性，真菌性などの感染性のほかに，膠原病を含めた自己免疫性

（髄膜脳炎）や悪性疾患などの全身性疾患を背景とするものまで，原因は多岐に及ぶ．本症は持続する頭痛と発熱を主徴とし，髄膜刺激徴候を認め，髄液細胞数の増加を示す．細菌性・結核性・真菌性髄膜炎は，緊急対応を要する疾患として位置づけられている．

1.2 疫学

髄膜炎全体の年間発症数は約3万人であるが，流行で変動する．病因が確定できない無菌性髄膜炎が最も多い．病因の確定したウイルス性髄膜炎は，年間6,000人程度で，エンテロウイルスが約80％，ムンプスウイルスが続くが，年次により発症数は前後する．一方，細菌性髄膜炎は1,500人程度，結核性髄膜炎は250人程度，真菌性髄膜炎は50人程度と推測されている．日本における真菌性髄膜炎の90％は，クリプトコッカスによるものである．なおクリプトコッカス髄膜炎は，健常者でも発症するので注意が必要である．

1.3 分類

血行性と直達性の感染経路がある．血行性の感染経路によるものは，肺結核からの結核性髄膜炎，細菌感染やウイルス血症からの細菌性やウイルス性髄膜炎などがある．直達性の感染経路によるものは，副鼻腔炎や頭・頸部の術後感染巣からの細菌性髄膜炎がある．

また，髄膜炎の病態は病原体の侵襲だけではなく，宿主免疫応答に基づくサイトカインやケモカインなども大きく作用し，浮腫・炎症の惹起，さらにそれに伴う脳血管障害の併発もみられる．

ウイルス性・細菌性髄膜炎は，数時間〜数日程度の経過で急性的に発症する．細菌性髄膜炎では数時間のうちに急速に進行する急性劇症型と，数日かけて進行性に悪化する場合がある．一方，結核性や真菌性は基本的に，1〜2週程度の経過で亜急性的に発症するが，結核性髄膜炎の3割程度は急性発症する[1]．

抗菌薬の進歩にもかかわらず，細菌性髄膜炎は死亡率15〜35％程度，後遺症10〜30％程度，結核性髄膜炎は死亡率20〜57％程度，後遺症20〜30％程度，真菌性髄膜炎の死亡率は6〜25％程度で，とくにアスペルギルスによる場合は90％以上死亡と報告されており，予後は決して満足すべき状況ではない．

1.4 検査

髄膜炎および脳炎は，神経系感染症ととらえて検査を行う必要がある．基本症状は，発熱と髄膜刺激症状（頭痛，悪心・嘔吐）である．

髄膜刺激徴候は，項部硬直*，ケルニッヒ（Kernig）徴候*，ブルジンスキー（Brudzinski）徴候（仰臥位の状態で，介助にて頭を前屈させる．股関節と膝関節に反射的に屈曲する），ネックフレクションテスト*陽性およびジョルトアクセンチュエイション*の有無を確認する．

項部硬直*

髄膜炎，くも膜下出血などで認められる髄膜刺激徴候で，髄膜が炎症や出血などにより被刺激性になった状態を示す身体所見である．患者を仰臥位にさせ，後頭部を両手で抱え，ゆっくりと頭部を前屈させ，そのとき手に受ける抵抗がある．頭部を前屈させると明らかな抵抗や疼痛がある場合は，項部硬直が「ある」と診断される．高齢者では偽陽性となることも多く，決して特異的な検査法とはならない．

ケルニッヒ徴候*

髄膜刺激徴候に対するスクリーニング検査の一つで，患者を仰臥位にさせ，片側の股関節と膝関節を90°に屈曲してもらい，その後徐々に膝関節を伸展させる．傷みや疼き，抵抗により膝関節を135°以上に伸展できない場合は，ケルニッヒ徴候が「陽性」と判定される．これは大腿屈筋が攣縮するために起こる現象であり，通常は両側性である．

ネックフレクションテスト*

neck flexion test：頸部前屈試験．
直立した状態で頭部を前屈する．屈曲時に抵抗や疼痛があり，下顎が前胸部につかない．

ジョルトアクセンチュエイション*

jolt accentuation.
水平方向に頭を振ると頭痛が増強する．

髄液検査では，髄液初圧，細胞数と分画，髄液糖，髄液タンパク質量，グラム染色と鏡検，細菌・抗酸菌培養を提出する．腰椎穿刺による髄液検査において髄液細胞増多が確認されれば髄膜炎の確定診断となる．髄液所見は，髄膜炎の原因の推定に有用であり，髄液細胞分画で多形核球優位の場合には細菌性が強く示唆される．

CT/MRI 検査は，細菌性髄膜炎では意識障害，神経巣症状，けいれん，免疫不全を合併する場合，また 60 歳以上の患者では異常所見を認める可能性が高くなるので行ったほうがよい．ただし，CT/MRI 検査により治療開始が 1 時間以上遅れる場合には，この限りではない．また，結核性では髄液循環障害による水頭症がみられやすく，軽度の場合には側脳室前角や第三脳室の拡大の有無が参考になる．頭部 CT/MRI で頭蓋内占拠性病変や脳ヘルニア徴候がなく，臨床的にも脳ヘルニア徴候がなければ，迅速に髄液検査を施行し，直ちに経験的な抗菌薬あるいは抗結核薬による治療を開始する．とくに細菌性髄膜炎では，治療開始の遅れにより不良な転帰をたどる主因として髄液検査前の神経放射線検査の実施があるため，頭部 CT/MRI が直ちに施行できない場合は，まず抗菌薬の投与を開始する[2]．

1.5 治療方針

細菌性や結核性では脳実質への炎症の波及から髄膜脳炎となり，覚醒度の低下，興奮・錯乱などの意識障害やけいれんなどの脳炎症状を呈しやすい．しかし，無菌性髄膜炎では意識障害は通常みられない．また，結核性では頭蓋底に沿って炎症が進展するため，眼球運動障害による複視などの脳神経症状が早期からみられることが多い．

細菌性・結核性髄膜炎が疑われる患者の初期治療は，直ちに経験的な抗菌薬あるいは抗結核薬を投与することである．とくに細菌性髄膜炎では，外来などからほかの医療機関に患者を転院させる場合にも，まず抗菌薬を投与しておく．同時にこれらの患者では，脱水，肺炎などの局所感染臓器の機能障害，さらに敗血症の合併など重篤な全身状態を呈している場合が多いため，バイタルサインを含む全身状態の迅速な把握に努める．診療中に意識障害の増悪やけいれんの出現を認めることもあるため，呼吸・循環動態管理の初期対応もおさえておく必要がある．

真菌性髄膜炎でも，アスペルギルスや接合菌が原因の場合，高頻度に脳血管障害を認める．真菌が血管に浸潤し，脳梗塞や動脈瘤によるくも膜下出血を起こす．脳血管障害の併発は転帰不良要因である[3]．

1.6 治療薬

細菌性髄膜炎は未治療では転帰不良で，致死的であるため，菌の培養結果を待たずに経験的治療を早急に開始する．細菌性髄膜炎の初期抗菌薬選択については，「細菌性髄膜炎診療ガイドライン」が示されており，これに準じた治療薬を選択

する．この初期の抗菌薬投与は，起炎菌が同定され抗菌薬の感受性結果が得られた場合，その結果に基づき変更する．

結核性髄膜炎の標準的治療は，肺結核と同様に多剤併用療法が基本である．イソニアジド，リファンピシン，ピラジナミド，エタンブトールなどを組み合わせ併用で治療される．抗結核薬の主な副作用として肝機能障害があり，ほかにイソニアジドでは末梢神経障害（治療開始とともにビタミンB_6を内服），ピラジナミドでは高尿酸血症，エタンブトールでは視力障害の出現に留意する．脳浮腫が強くなれば，グリセロールの点滴投与が行われる．また重症度にかかわらず，副腎皮質ステロイド薬が投与される（HIV*感染者は除く）．

真菌性髄膜炎では，アムホテリシンB静注とフルシトシン経口の併用療法が基本となる．維持療法や腎障害患者の場合はフルコナゾールが選択される．

無菌性髄膜炎では，ウイルス性が大半を占め，症状は細菌性よりも軽い場合が多く，一般に予後は良好である．単純ヘルペスウイルスや水痘・帯状疱疹ウイルスが原因の場合にはアシクロビルなどが投与される．

語句 HIV*

human immunodeficiency virus：ヒト免疫不全ウイルス．

◆アシクロビル

2 脳炎

2.1 脳炎とは

脳炎（encephalitis）は脳実質の炎症であり，早期から意識障害やけいれんを認めることが特徴である．また，これらの多くは感染性であり，さまざまな程度の髄膜炎を伴う髄膜脳炎の病態を呈するため，発熱，頭痛，悪心・嘔吐に加えて，項部硬直やケルニッヒ徴候などの髄膜刺激徴候が認められる．感染性以外に悪性腫瘍の直接浸潤，傍腫瘍性や，自己免疫疾患に伴う免疫介在性の脳炎も知られる．

さらに炎症の主座により，運動麻痺，言語障害，幻覚・人格の変化や異常言動を含む精神症状，不随意運動など，多彩な神経症候を呈する．

2.2 疫学

単純ヘルペスウイルス（herpes simplex virus：HSV）の感染による急性脳炎が，日本でみられる脳炎では最も頻度が高く，脳炎全体の約20％を占めるとされる．どの世代にもみられるが，成人では三叉神経節などに潜伏したHSV1型の再活性化により発症すると想定され，新生児ではHSV2型による産道感染もある．進行性の壊死性脳炎を呈し，未治療では60〜70％が死亡する．抗ウイルス薬が使用される現在でも致死率19〜28％，発症6か月後の日常生活への復帰は約50％にとどまり，さらなる予後の改善にはすみやかな抗ウイルス薬の開始が前提になる．

自己免疫介在性の脳炎として，非ヘルペス性辺縁系脳炎がある．そのなかでもまれな病態であるが，若年女性に好発し重篤で特徴的な臨床症状を呈する抗N-

メチル-D-アスパラギン酸（N-methyl-D-aspartate：NMDA）受容体脳炎*が近年知られるようになった．

2.3 分類

代表的なものとして早期診断・治療を要する単純ヘルペス脳炎，自己免疫（介在）性脳炎，その一つとして神経細胞表面に存在するグルタミン酸（NMDA）受容体への自己抗体が関与する抗NMDA受容体脳炎などがある．

2.4 検査・診断

脳炎が疑われる場合には，血液検査，髄液検査，CTやMRIなどの神経放射線学的検査に加え，脳波検査を行う．脳炎では一般血液検査に異常を認めない場合も多く，初診時の全身状態を把握することの意義にとどまる．

単純ヘルペス脳炎では，臨床所見として急性の発熱，頭痛で発症し，さまざまな程度の意識の混濁と変容，およびけいれんがみられる．加えて，側頭葉内側面，島回，前頭葉眼窩面などの大脳辺縁系が障害されやすいために，記憶障害，人格変化，精神症状などが認められる．大脳辺縁系の障害に由来する神経症状で初発する例もある．

抗NMDA受容体脳炎では，臨床所見として神経症状は卵巣奇形腫に先行することが多い．近時記憶障害から精神症状，意識混濁に進行する場合と，急性の人格変化，行動異常，易興奮などで発症する場合がある．重症けいれんのコントロールのために人工呼吸器管理を要することが多い．高体温，自律神経症状（散瞳，頻脈，頻呼吸など），不随意運動（舞踏アテトーシス，バリズムなど）を伴う．

単純ヘルペス脳炎や抗NMDA受容体脳炎では，髄液で単核球優位の細胞増多，タンパク濃度上昇を呈するが，これらは無菌性髄膜炎でも広く認められ，特異的な所見ではない．単純ヘルペス脳炎を含むウイルス性脳炎の確定診断には，経時的な髄液ウイルス抗体価の上昇のほか，PCR*法による髄液ウイルスDNAの検出があり，単純ヘルペス脳炎では病因診断の標準的検査法に位置づけられている．自己免疫性脳炎では，標的抗原として細胞内標的抗原，細胞表面・細胞外標的抗原が重要である．細胞表面標的の抗体としては，抗NMDA受容体抗体，抗VGKC*複合体抗体（LGI1，Caspr2），細胞内抗原に対する抗体はHuに代表される傍腫瘍性脳炎が知られる．抗NMDA受容体脳炎は，血液および髄液からの抗NMDA受容体抗体の検出により確定診断される．

CT，MRIなどの神経放射線検査は脳浮腫や病変の局在診断に有用であり，施行すべき検査である．単純ヘルペス脳炎では，発症1週間以内の頭部CTにおける病巣の検出感度は低く，MRIが早期病変の検出に優れる．自己免疫性脳炎の中で辺縁系脳炎を呈する場合は，頭部MRIにて側頭葉内側の海馬およびその周囲のT2強調像／FLAIR*像で高信号を認める．抗NMDA受容体脳炎ではCT・MRIで辺縁系に病変を認める頻度は約25％程度にとどまる．

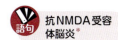

抗NMDA受容体脳炎*

感冒症状などの先行感染に引き続き，不安，抑うつなどの感情障害や幻覚・妄想・興奮などの統合失調症様（記銘力低下などの症状の頻度は多くない）の激しい精神病様症状を呈する．

PCR*

polymerase chain reaction：ポリメラーゼ連鎖反応．

VGKC*

voltage-gated potassium channel：電位依存性K$^+$チャネル．

FLAIR*

fluid-attenuated inversion recovery：流体減衰反転回復．

第1章 神経・筋疾患

Column

自己免疫性辺縁系脳炎

　辺縁系脳炎は、海馬・扁桃体などの辺縁系を主座とする脳炎で、意識障害、記銘力障害、けいれん、精神症状、自律神経症状が亜急性に出現する．ヘルペス脳炎が従来から知られるが、近年は非ヘルペス性辺縁系脳炎が注目されている．卵巣奇形腫に伴う抗 NMDA 受容体脳炎は、若年女性に急性で発症する非ヘルペス性辺縁系脳炎として従来知られているものの一部であると考えられる．非ヘルペス性辺縁系脳炎においては抗 NMDA 受容体抗体以外に、抗 VGKC 複合体抗体（LGI1, Caspr2）や抗 NAE（N-terminal of α-enolase：N 末端α-エノラーゼ）抗体が知られる．

　抗体検査の結果から免疫治療を考慮すると診断・治療が遅れる可能性があり、近年診断基準案が提唱された．①亜急性（通常 3 か月以内）に記銘力障害、てんかん発作、精神症状などの辺縁系の障害を示唆する症状を発症する、② MRI の T2 強調／FLAIR 画像で、両側の内側側頭葉に信号異常がみられる、⑤脳脊髄液の細胞数増多（5/μL 以上）、あるいは脳波で両側側頭部にてんかん性放電ないし徐波を認める、の 3 条件をすべて満たし、他疾患を除外できる、というもので、これに従い、抗神経抗体検査の結果を待たずに迅速に診断可能である[4]．

2.5 治療方針

　脳炎が疑われる患者に対しても髄膜炎と同様に、バイタルサインを含む全身状態を迅速に把握し、必要に応じて呼吸・循環動態に対する初期対応を行う．本症では軽度の意識変容や精神症状で受診した場合でも、診療中に意識障害の進行やけいれんなどを呈する可能性があるため、静脈路確保や酸素投与、マスクによる補助換気など救急処置が可能な場所で対応する．

●単純ヘルペス脳炎の初期治療

　臨床的に単純ヘルペス脳炎が「疑われる」時点で、PCR の結果などを待たずに、直ちにアシクロビルによる治療を開始する．ヘルペスウイルスのチミジンキナーゼを阻害する薬剤の開発により予後は改善されたが、死亡率は依然として 20～30％と高く、記憶障害や症候性てんかんなどの後遺症も高率に認められる．予後は、抗ウイルス薬による治療開始時の意識レベルに依存するという報告がある．

●抗 NMDA 受容体脳炎およびその他の自己免疫性脳炎の初期治療

　抗 NMDA 受容体脳炎では、卵巣奇形腫の早期発見と摘出手術が必要である．これにより、脳炎による神経症状は徐々に回復することが多いが、回復が年余にわたる場合もある．卵巣奇形腫は両側性の場合もあり、再発例も約 20％とする報告がある．

　卵巣奇形腫を伴う症例が大半を占めるが、最近では奇形腫以外の卵巣腫瘍を伴う例、腫瘍の合併を認めない例や男性例の報告もある．治療には奇形腫の摘除と、副腎皮質ステロイドパルス療法、免疫グロブリン療法、血漿交換療法が第一選択

B 疾患各論／7 髄膜炎・脳炎 ●

治療となる[5]．当初は治療反応性が乏しく難治性であっても，徐々に回復する症例も多いことから，積極的な治療を怠ってはならない．

本症は経過の極期には人工呼吸器管理や，治療抵抗性のけいれんや不随意運動に対して静脈麻酔薬の投与などの集中治療を要する疾患であるが，早期からの積極的な免疫療法および肺炎などの感染症，深部静脈血栓症などの予防・治療により緩徐に回復を認め，長期的には良好な転帰をたどることが多い．

抗 NMDA 受容体脳炎以外の自己免疫性脳炎においては，一般的には，副腎皮質ステロイドパルス療法，免疫グロブリン療法，血漿交換療法を，臨床症状に応じて複数回行う場合や組み合わせて行うことが多い．

2.6 治療薬

●単純ヘルペス脳炎

急性脳炎を疑った時点から，診断が確定していなくてもアシクロビルの点滴静注を開始する．治療開始の遅れは死亡や後遺症につながるため，早期治療が必須である．アシクロビルの投与量は 1 回あたり 10 mg/kg を 1 日 3 回で開始し，2〜3 週間の投与を行う．副腎皮質ステロイドについては併用を考慮してよい．

アシクロビル不応例に対しては，ビダラビンまたはホスカルネットを投与する．ほかに対症療法として，けいれん発作に対してはジアゼパム，フェノバルビタールやフェニトインなどの抗けいれん薬を投与し，脳浮腫に対してはグリセロール，マンニトールの点滴を行う．

●抗 NMDA 受容体脳炎

卵巣奇形腫合併例においては，まず早期の腫瘍切除が勧められる．併せて，第一選択の初期治療として，副腎皮質ステロイドパルス療法（例：メチルプレドニゾロン 1 g/日 5 日間），免疫グロブリン大量静注療法・血漿交換療法を施行するが，血漿交換療法は，循環動態が不安定な場合などでは実施することが困難であり，実際には前二者が選択されることが多い．さらに，初期治療で改善が乏しい場合には，早期（初期治療開始後 10 日以内で判断）に第二選択の免疫抑制薬による治療（シクロホスファミド大量静注療法，リツキシマブの投与など）を開始することが推奨される[6]．しかし，これらの早期の免疫抑制薬による治療を日本で施行するには，迅速に抗体を測定するための検査機関の整備や保険診療上の問題などの課題もある．

（後藤伸之，下竹昭寛）

◆ビダラビン

◆ホスカルネット

◆メチルプレドニゾロン

●引用文献
1) 鈴木　裕，亀井　聡. 髄膜炎・脳炎. 薬局 2012；63（4）：1643-1650.
2) 飯塚高浩. 抗NMDA受容体脳炎の臨床像と治療戦略. 脳と発達 2013；45（2）：115-120.
3) Dalmau J, et al. Clinical experience and laboratory investigations in patients with anti-NMDAR encephalitis. Lancet Neurol 2011；10（1）：63-74.
4) Graus F, et al. A clinical approach to diagnosis of autoimmune encephalitis. Lancet

Neurol 2016；15（4）：391-404.

5）原　誠，亀井　聡. 中枢神経系感染経路―髄膜炎と脳炎. 臨牀と研究 2015；92（6）：737-742.

6）高久史麿，和田　攻翻訳. ワシントンマニュアル 第12版（原著第33版）. メディカル・サイエンス・インターナショナル；2011. p.462-464.

◉参考文献

1. 飯森真喜雄，内山真一郎. 神経・精神疾患診療マニュアル. 日本医師会生涯教育シリーズ（142巻，特別号〈2〉）. 南山堂；2013. p.s166172.

2. 日本神経学会，日本神経治療学会，日本神経感染症学会監，「細菌性髄膜炎診療ガイドライン」作成委員会編. 細菌性髄膜炎診療ガイドライン2014. 南江堂；2015.

B 疾患各論

8 熱性けいれん

Point
- 熱性けいれんは生後6～60か月の乳幼児期に起こる，発熱に伴う発作性疾患（非けいれん性発作を含む）であり，中枢神経感染症，代謝異常，てんかんなどに起因する発作は除外される．
- 発作の状況から「単純型熱性けいれん」と「複雑型熱性けいれん」に分類され，発作が5分以上持続する場合には重積状態と診断される．
- 熱性けいれんの重積状態では，発作を止める目的で，ジアゼパムまたはミダゾラムの静脈内注射がなされる．
- 複雑型熱性けいれんで再発のおそれのある場合には，ジアゼパム坐薬などが投与される．

Keywords ▶ 単純型熱性けいれん，複雑型熱性けいれん，乳幼児けいれん，重積発作，ジアゼパム坐薬

1 熱性けいれんとは

熱性けいれん (febrile seizures) は，生後6か月～5歳までの乳幼児期に起こる，38℃以上の発熱に伴う発作性疾患であり，中枢神経感染症（髄膜炎など），代謝異常，てんかんの既往（無熱性の発作など），その他の明らかな原因疾患がないものと定義されている（表1）．熱性けいれんには，けいれん性の発作のみでなく，脱力，一点凝視，眼球上転などの非けいれん性発作も含まれる．

熱性けいれんは，発作の状況から「単純型熱性けいれん」と「複雑型熱性けいれん」に分類され，発作が長く持続する場合には「熱性けいれん重積状態」と診断される．熱性けいれんは基本的に良性疾患であるが，重積状態の治療にはジアゼパムやミダゾラムの静脈内注射が行われる．また，複雑型熱性けいれんで再発のおそれのある場合には，ジアゼパム坐薬などが投与される．

満5歳を超える年長児の有熱時発作についても熱性けいれんと同様に対応されるが，発作を繰り返す場合や無熱時発作を発症する場合には，「熱性けいれんプラス」などのてんかん性疾患を考慮する必要がある．

2 疫学

熱性けいれんの発症頻度は高く，諸外国における有病率は2～5%といわれている．日本における有病率に関しては3.4%との報告があり，約30人の乳幼児

表1 熱性けいれんの定義

主に生後6～60か月までの乳幼児期に起こる，通常は38℃以上の発熱に伴う発作性疾患（けいれん性，非けいれん性を含む）で，髄膜炎などの中枢神経感染症，代謝異常，その他の明らかな発作の原因がみられないもので，てんかんの既往のあるものは除外される

（日本小児神経学会監. 2015[1] より）

表2 熱性けいれんの再発予測因子
1）両親いずれかの熱性けいれん家族歴
2）1歳未満での発症
3）短時間の発熱–発作間隔（概ね1時間以内）
4）発作発現時の体温が39℃以下

（日本小児神経学会監．2015．p.10[1]より）

表3 熱性けいれん後のてんかん発症関連因子
1）熱性けいれん発症前の神経学的異常
2）両親・同胞におけるてんかん家族歴
3）複雑型熱性けいれん（i. 焦点性発作〈部分発作〉, ii. 発作持続が15分以上, iii. 一発熱機会内の再発, のいずれか一つ以上）
4）短時間の発熱–発作間隔（概ね1時間以内）

（日本小児神経学会監．2015．p.12[1]より）

期に1人の割合でみられる年齢依存的な疾患である．熱性けいれんは基本的には良性疾患であるが，発作の再発率は約25〜40％と高い．とくに，**表2**に示す因子に当てはまる場合には，再発しやすいことが知られている．また，熱性けいれんの既往がある小児が，その後にてんかんを発症する（無熱性発作を2回以上繰り返す）割合は2.0〜7.5％程度といわれており，一般人口におけるてんかんの発症率（0.5〜1.0％）に比べて高い．

熱性けいれん後のてんかん発症にかかわる因子を**表3**に示す．このうち1因子を認める場合には約2％に，2〜3因子を認める場合には10％にまで発症率は上昇する．

3 分類

一般に，熱性けいれんは単純型熱性けいれんと複雑型熱性けいれんに分類される．**表4**に示す3つの項目を1つ以上有する場合には複雑型熱性けいれん，いずれにも該当しない場合は単純型熱性けいれんと診断される．また，発作が長く持続する場合，または複数の発作を繰り返しその間に脳機能が回復しない場合には，熱性けいれん重積状態と診断される．通常30分以上の持続と定義されているが，実際の診療では，5分以上持続している場合には，重積発作として薬物治療が開始される．

4 検査

単純型熱性けいれんでは，通常，髄液検査，血液検査，脳波検査，頭部の画像検査（CT/MRI）などは行われない．ただし，①全身状態不良で重症感染症を疑う場合，②けいれん後の意識障害が遷延する場合，③脱水を疑う所見がある場合には，血清電解質，血糖値，白血球数，血液培養などの血液検査を考慮する必要がある．また，発達の遅れを認める場合，発作後麻痺や遷延性発作（重積状態）を認める場合には，脳波検査や頭部画像検査が行われる（**図1**）．とくに，熱性けいれん重積発作を起こした小児においては，細菌性髄膜炎などの中枢神経感染症との鑑別のため，髄液検査が行われる．意識の回復が悪い場合や発作の再発がみられる場合には，急性脳症との鑑別のために頭部MRIや脳波検査が行われる

表4 複雑型熱性けいれんの定義
熱性けいれんのうち，以下の3項目の一つ以上をもつもの
1）焦点性発作（部分発作）の要素
2）15分以上持続する発作
3）一発熱機会内の，通常は24時間以内に複数回反復する発作

（日本小児神経学会監．2015[1]より）

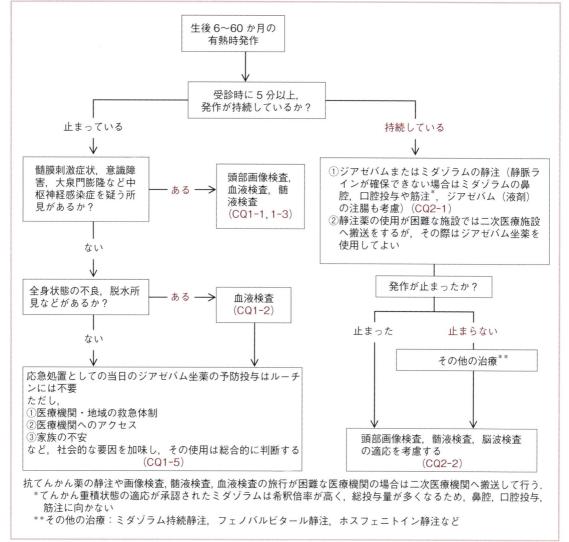

図1 有熱時発作の初期対応
(日本小児神経学会監. 2015. p.33[1] より)

場合がある.

5 治療方針

　熱性けいれんの初期対応は，発作の状態が重積状態（5分以上持続している）か否かで異なる（図1）．発作が5分以上持続する重積発作を呈する場合，まず発作を止める目的で，ジアゼパムまたはミダゾラムの静注がなされる．いずれの薬物も呼吸抑制作用を有しており，注意を要する．静脈ラインが確保できない場合には，ミダゾラムの鼻腔内投与，口腔投与，筋注やジアゼパムの注腸も考慮される．さらに，発作が止まらない場合には，ミダゾラム持続静注，フェノバルビ

第1章 神経・筋疾患

表5 発熱時におけるジアゼパム坐薬の使用

発熱時にジアゼパム坐薬を使用する基準
適応基準 1）遷延性発作（持続時間 15 分以上） 　　　　 2）次の i〜vi のうち二つ以上を満たした熱性けいれんが二回以上反復した場合 　　　　　　 i. 焦点性発作（部分発作）または 24 時間以内に発作が反復する 　　　　　　 ii. 熱性けいれん出現前より神経学的異常，発達遅滞がある 　　　　　　 iii. 熱性けいれんまたはてんかんの家族歴がある 　　　　　　 iv. 12 か月齢未満の発症 　　　　　　 v. 発熱後 1 時間未満での発作発現 　　　　　　 vi. 38 ℃ 未満での発作発現
ジアゼパムの投与量，投与方法，使用上の注意
1. 37.5 ℃ を目安として，1 回 0.4〜0.5 mg/kg（最大 10 mg）を挿肛し，発熱が持続していれば 8 時間後に同量を追加する 2. 鎮静・ふらつきなどの副作用の出現に留意し，これら副作用の発症既往がある場合は少量投与にするなど配慮し，注意深く観察する．鎮静作用のために，脳炎・脳症の鑑別が困難になる場合があるので，注意する

（日本小児神経学会監. 2015. p.50-54[1] より）

タール静注，ホスフェニトイン静注がなされる．静注薬の使用が困難な施設では二次医療施設へ搬送する必要があり，その際にはジアゼパム坐薬が使用される．

一方，来院時に発作がすでに止まっており，発作の再発や重積の懸念が少ない場合には，治療薬の予防投与や特別な検査（脳波検査，髄液検査，血液検査など）は通常行われない．ただし治療薬の使用は，患者をとりまく社会的な要因（医療機関・地域の救急体制，医療機関へのアクセス，家族の不安など）を加味して，総合的に判断される．

熱性けいれんの既往のある小児が再び発熱した場合，発作の再発を予防する目的で，ジアゼパム（坐薬）が投与される場合がある（**表5**）．ただし副作用発現の懸念から，**表5**に示す適応基準 1）または 2）を満たす複雑型熱性けいれんにのみ推奨されている．また，熱性けいれんに対して抗てんかん薬の内服投与は行われないが，ジアゼパム坐薬を使用したにもかかわらず，長時間のけいれん発作が持続する場合や反復して発作がみられる場合には，投与される場合がある．なお，解熱薬の投与は熱性けいれんの発作抑制に有効とは考えられていない．また，抗ヒスタミン薬（抗アレルギー薬）およびテオフィリンなどキサンチン製剤（気管支拡張薬）は熱性けいれんを悪化させることがあるので，注意を要する．

6 治療薬

●ジアゼパム

◆ジアゼパム

ベンゾジアゼピン系の抗不安薬，抗てんかん薬である．強直間代発作，欠神発作，ミオクロニー発作などに幅広い抗てんかん作用を有し，てんかん重積状態の第一選択薬として用いられる．熱性けいれんの治療では，重積発作の治療に静脈

表6 けいれん重積状態に対する治療選択肢

	適応症のある選択肢	推奨グレード	日本での適応外使用	推奨グレード	海外でのその他の選択肢
ステップ1 病院前治療	ジアゼパム（坐剤） 抱水クロラール（直腸内投与）	C1 C1			ミダゾラム（鼻腔内・頬粘膜） ジアゼパム（直腸内投与）
ステップ2 病院初期治療	ジアゼパム（静注） ミダゾラム（静注）	A A	ジアゼパム（直腸内投与） ミダゾラム（筋注） ミダゾラム（鼻腔内・頬粘膜）	B B B	ロラゼパム（静注） ミダゾラム（鼻腔内・頬粘膜）
ステップ3 BZD抵抗性	ホスフェニトイン（静注） フェニトイン（静注） フェノバルビタール（静注）	B B B	レベチラセタム（持続静注）	なし	バルプロ酸（静注）
ステップ4 難治性	バルビツレート（静注） ミダゾラム（持続静注）	A A	バルビツレート（持続静注）	A	プロポフォール
ステップ5 超難治性			吸入麻酔, 抗てんかん薬 ステロイド・免疫療法 外科治療, ケトン食 脳低温	C1 C1 C1 C1	ケタミン

（日本小児神経学会監. 2017[2]）より抜粋. 以下の投与量については当該ガイドラインを参考に作成）

投与量
- ジアゼパム（セルシン®, ホリゾン®）：0.3〜0.5 mg/kg を緩徐に静脈内投与（添付文書では小児用量の規定はない）.
- ミダゾラム（ミダフレッサ®）：0.15 mg/kg を 1 mg/分の投与速度で静脈内投与，追加投与は 0.1〜0.3 mg/kg の範囲内で，総量 0.6 mg/kg は超えない.
- ホスフェニトイン（ホストイン®）：22.5 mg/kg（2歳以上から成人）投与速度：3 mg/kg/分（150 mg/分を超えない）で静注.
- フェニトイン（アレビアチン®）：15〜20 mg/kg 投与速度：1 mg/kg/分（50 mg/分を超えない）で静注.
- フェノバルビタール（ノーベルバール®）：15〜20 mg/kg 投与速度：100 mg/分以下で 10 分以上かけて静注.

BZD：benzodiazepine（ベンゾジアゼピン）.

注射として, 発熱時の熱性けいれん治療に坐薬として用いられる（表5）.

ジアゼパムは抑制性 GABA*$_A$ 受容体／Cl^- チャネル複合体上に存在するベンゾジアゼピン結合部位に作用し, GABA$_A$ 受容体／Cl^- チャネル複合体の活性を間接的に増強する. 副作用として, 眠気, ふらつき, 筋力低下, 運動失調, 緑内障の悪化, 前向性健忘などが起こる. とくに小児では, 副作用が強く現れるので注意を要する（⇒本章「B-1 てんかん」〈p.42〉参照）.

語句 GABA*

γ-aminobutyric acid：
γ-アミノ酪酸.

●ミダゾラム

ベンゾジアゼピン系薬物であり, 薬理作用および作用機序はジアゼパムに類似する. ミダゾラム注射剤には麻酔導入薬, 鎮静薬として使用される 0.5％ 製剤と, 小児てんかんの重積状態に使用される 0.1％ 製剤の 2 種類があるので, 注意を要する.

小児のけいれん重積状態に対しては, 第一選択薬であるジアゼパムが効かない場合に, 表6 に示すような他の治療選択肢が考慮される. 小児では副作用が強く現れるので, 急速な注射は避け, 症状を注意深く観察する必要がある.

◆ミダゾラム

●ホスフェニトイン，フェニトイン

ヒダントイン系の抗てんかん薬であり，重積発作の中断を目的に，**表6**に示す要領で注射剤が用いられる．また，欠神発作を除く全般発作および部分発作に有効である．ホスフェニトインは水に溶けやすくしたフェニトインのプロドラッグであり，注射剤として重積発作の治療に用いられる．生体内で，アルカリホスファターゼによりフェニトインに変換される．

フェニトインは電位依存性Na^+チャネルを阻害して神経活動を抑制する．副作用の初期症状として悪心・嘔吐，眼振，振戦などがみられ，症状を注意深く観察する必要がある（⇒本章「B-1　てんかん」〈p.40〉参照）．

●フェノバルビタール

バルビツール酸系の抗てんかん薬であり，重積発作の中断を目的に，**表6**に示す要領で注射剤が使用される．また，欠神発作を除く全般発作，部分発作に有効であり，内服薬として用いられる．

フェノバルビタールは抑制性$GABA_A$受容体／Cl^-チャネル複合体上のバルビツール酸結合部位に作用し，$GABA_A$受容体のCl^-チャネル機能を活性化する．中枢抑制作用を有し，眠気，精神機能低下，運動失調を起こすことがある．とくに小児では，副作用が強く現れるので急速な注射は避け，呼吸抑制などに十分注意する必要がある（⇒本章「B-1　てんかん」〈p.42〉参照）．

（大野行弘，下竹昭寛）

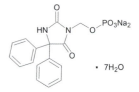

◆ホスフェニトイン
ナトリウム水和物

◆フェニトイン

◆フェノバルビタール

●引用文献

1) 日本小児神経学会監，熱性けいれん診療ガイドライン策定委員会編．熱性けいれん診療ガイドライン2015．診断と治療社：2015．
2) 日本小児神経学会監，小児けいれん重積治療ガイドライン策定ワーキンググループ編．小児けいれん重積治療ガイドライン2017．診断と治療社：2017．

B 疾患各論

9 プリオン病

1 プリオン病とは

　プリオン病（prion disease）は伝達性海綿状脳症として知られる致死性疾患であり，動物種を越えて伝播する人獣共通感染症に分類される．プリオン病の病原体は"プリオン"とよばれるタンパク質性の感染粒子であるため，細菌，ウイルスなど固有の核酸をもち，その遺伝情報に従って増殖し感染を引き起こすほかの病原体とは，一線を画す．また，近年アルツハイマー（Alzheimer）病，パーキンソン（Parkinson）病，筋萎縮性側索硬化症などの神経変性疾患の病態仮説の一つとして，「プリオノイド仮説」（⇒ Colum 参照）があり，共通の病態パラダイムとしても注目される．

2 発症機序

　プリオンの正体は，宿主の主に中枢神経系に発現している正常プリオンタンパク質（cellular prion protein : PrP^C）が，ミスフォールディング*により立体構造変化を起こした異常プリオンタンパク質（Scrapie PrP : PrP^{Sc}）であると考えられている．ヒトでは第20染色体上にPrP^CをつくるためのPRNP遺伝子が存在しており，253アミノ酸から構成されるPrP^Cはα-ヘリックスに富む構造をしている．プリオン病では，PrP^Cからβ-シート構造を多く含むPrP^{Sc}へと変わり，その構造変換によりPrP^{Sc}はプロテアーゼに対して抵抗性を示すようになる．変換されたPrP^{Sc}は自己触媒的に次々にPrP^CをPrP^{Sc}へ変換し，増幅したPrP^{Sc}が脳内に蓄積することで不可逆的な神経細胞の変性を引き起こし，発症する．

Column
プリオノイド仮説

　アルツハイマー病，パーキンソン病，筋萎縮性側索硬化症などの神経変性疾患は特定の神経細胞群が障害されるが，その理由は不明である．近年，アルツハイマー病であればアミロイドβやタウ，パーキンソン病であればα-シヌクレイン，筋萎縮性側索硬化症であればTDP-43*という，障害される細胞群に蓄積する疾患特異的タンパク質が，なんらかの機序で細胞間を伝播する可能性が示唆されている．これらの伝播機構は，プリオン病におけるPrP^{Sc}の伝播に類似しているため，プリオン様伝播（prion-like propagation）とよばれている．

語句　ミスフォールディング*

タンパク質はアミノ酸の側鎖間の相互作用やジスルフィド結合などによって特異的な立体構造に折りたたまれる．この天然立体構造への形成をフォールディングとよび，タンパク質の生理機能発現に必要不可欠な過程と考えられている．ミスフォールディングは誤ったフォールディング過程のことであり，タンパク質の異常な立体構造形成を誘発し，プリオン病をはじめとする神経変性疾患を引き起こす要因となる．

TDP-43*

TAR DNA-binding protein-43.

3 ヒトのプリオン病

ヒトのプリオン病は60歳代に好発し，発病率は年間100万人に1人程度の割合である．この疾患は，PrP^{Sc}の発生原因により特発性，遺伝性および獲得性の3種類に大別され，最も大きな割合を占めるのは特発性の孤発性クロイツフェルト・ヤコブ病（Creutzfeldt-Jakob disease：CJD）であり（76.6%），以下，遺伝性プリオン病（19.7%），獲得性プリオン病（3.5%）の順となっている[1]．**表1**にヒトのプリオン病の分類を示す．

表1 ヒトのプリオン病の分類

	疾患	原因
特発性	孤発性CJD	不明
遺伝性	家族性CJD	PRNP遺伝子変異
	Gerstmann-Sträussler-Scheinker（ゲルストマン・ストロイスラー・シャインカー）症候群（GSS）	
	致死性家族性不眠症（fatal familial insomnia：FFI）	
獲得性	クールー*	食人習慣
	医原性CJD（⇒ Column参照）	下垂体成長ホルモン製剤，硬膜移植，角膜移植，血液製剤などによる感染
	変異型CJD	牛海綿状脳症（bovine spongiform encephalopathy：BSE）罹患牛の摂食

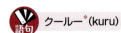

語句　クールー*（kuru）

1950年代にニューギニアの先住民フォレ（Fore）族の食人習慣により発生した致死性疾患である．その後の調査によりクールーがCJDと病理学的に類似しており，さらにクールー患者脳をチンパンジーに接種する実験により伝播することが判明し，プリオン病に分類されるようになった．

Column
医原性クロイツフェルト・ヤコブ病（CJD）

医原性CJDの発生原因として顕著に多いのが，下垂体成長ホルモン製剤と硬膜移植である．下垂体成長ホルモン製剤による発生はフランス，イギリス，アメリカにおいて多く，日本では現在のところ報告されていない．日本において圧倒的に多いのが硬膜移植による感染である．硬膜移植は硬膜欠損部を修復し脳を保護する際に行われ，医原性CJDが問題となる以前は，ヒトの屍体から採取された乾燥硬膜が使用されていた．そのなかにプリオン感染の硬膜が含まれていたために発生が拡大することとなった．発育不全の治療に使用される下垂体成長ホルモン製剤もまた，死後のヒト下垂体由来であったため，同様に発生拡大の原因となった．

現在では，人工硬膜や遺伝子組換えホルモン製剤が使用されるようになり，医原性CJDの発生数は非常に少なくなっている．一方で，現在でもヒト由来の材料が使用される角膜移植や輸血などの医療行為では，今後危惧される感染拡大に対して十分な注意が必要である．

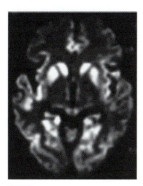

図1 孤発性 CJD 患者の MRI 拡散強調画像

大脳皮質，基底核に高信号を認める。
(プリオン病及び遅発性ウイルス感染症に関する調査研究班ほか，プリオン病とは. http://prion.umin.jp/prion/prion.html より)

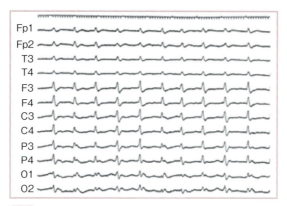

図2 CJD で認められる典型的な周期性同期性放電 (PSD)

(プリオン病及び遅発性ウイルス感染症に関する調査研究班ほか，プリオン病とは. http://prion.umin.jp/prion/prion.html より)

4 症状

典型的な経過では，初期に認知症，運動失調，視覚異常などを発症し，さらに錐体路・錐体外路症状やミオクローヌスなどが急速に進行し，数か月以内で無動性無言状態になり，死に至る．

5 病理

基本的な神経病理所見として，脳組織における海綿状変化，神経細胞の変性・脱落，グリオーシス（アストロサイトの増殖），プリオンの沈着などを特徴とする．

6 診断

臨床診断には，比較的急速に症状が進行する病歴に加えて，MRI*による画像検査，脳波検査，脳脊髄液検査が有用である．脳 MRI の拡散強調画像にて，大脳皮質や基底核の高信号が本疾患にきわめて特徴的である（図1）．脳波では，周期性同期性放電（periodic synchronous discharge：PSD）を認めることが多い（図2）．脳脊髄液検査では，脳脊髄液中の 14-3-3 タンパク質や総タウタンパク質などのバイオマーカーや，プリオン高感度増幅法（⇒ Topics〈p.142〉参照）によるプリオン検出に基づいて診断される．確定診断は，病理解剖後の病理診断によって行われる．

MRI*

magnetic resonance imaging：磁気共鳴画像法．

Topics

プリオン高感度増幅法

プリオン高感度増幅法（real-time quaking-induced conversion：RT-QUIC）は，組換えタンパク質であるリコンビナントプリオンタンパク質および蛍光色素であるチオフラビンTを含む反応液を用いたプリオンの検出法である．反応液に脳脊髄液を混和し連続的に撹拌を行うことで，脳脊髄液由来 PrP^{Sc} の自己触媒反応により，リコンビナントプリオンタンパク質がアミロイド線維に変換され，チオフラビンTがアミロイド線維と特異的に結合することにより蛍光を発する．プリオンの有無は，チオフラビンTの蛍光強度を経時的に測定することにより判定できる．

7 治療

現段階では有効な治療方法はない．症状が進行し経口摂取が困難となった場合は，経管栄養を実施するなど，対症療法を行うことがある．

8 感染予防・滅菌法

基本的にプリオン病は，空気感染，飛沫感染，接触感染はしないが，中枢神経系（脳，脊髄，硬膜，網膜など）組織の感染性は高いので，取り扱いに注意を要する．完全に感染性を消失させる方法は焼却のみであり，そのほかに消毒・滅菌の方法として，①3% SDS* 5分間，100℃，②132℃で1時間，オートクレーブにて高圧滅菌などがあげられる．

SDS*

sodium dodecyl sulfate：ドデシル硫酸ナトリウム．

（佐野和憲，山下博史）

● 引用文献

1) 厚生労働行政推進調査事業費補助金 難治性疾患等政策研究事業（難治性疾患研究事業）プリオン病のサーベイランスと感染予防に関する調査研究班．平成29年度 総括・分担研究報告書．2018．

● 参考文献

1. 厚生労働科学研究費補助金 難治性疾患等政策研究事業（難治性疾患研究事業）プリオン病及び遅発性ウイルス感染症に関する調査研究班，プリオン病のサーベイランスと感染予防に関する調査研究班．プリオン病診療ガイドライン2017．http://prion.umin.jp/guideline/guideline_2017.pdf
2. 厚生労働科学研究費補助金・難治性疾患克服研究事業 プリオン病及び遅発性ウイルス感染症に関する調査研究班．プリオン病感染予防ガイドライン（2008年版）．http://prion.umin.jp/guideline/cjd_2008all.pdf

B 疾患各論

⑩ 多発性硬化症

多発性硬化症（MS）とは
- 中枢神経系脱髄疾患で，厚生労働省により指定難病に認定されている．一般に寛解と再発を繰り返し，中枢神経組織に多巣性の病変が発生することを特徴とする．
- 発症の原因は不明であるが，免疫異常が有力説で，それにより髄鞘が破壊され，神経伝導に異常が生じ，病変部位に応じた症状が出現すると考えられている．

症状・分類
- 特有の初発症状はないが，主に視力障害，四肢の麻痺，感覚障害，歩行障害，排尿障害などが現れる．
- 多くは寛解と再発を繰り返しながら慢性に推移するが，進行性に悪化する症例もある．
- 症状の経過により，再発寛解型，一次性進行型および二次性進行型に分類される．

治療
- 急性増悪期には，副腎皮質ステロイドパルス療法を用いる．症状の改善が乏しい場合は，再度，ステロイドパルス療法の実施，あるいは血漿浄化療法の実施を考慮する．
- 再発予防および進行抑制を目的に日本で承認されている医薬品には，インターフェロンβ製剤，フィンゴリモド，ナタリズマブ，グラチラマーおよびフマル酸ジメチルがある（2019年3月現在）．
- 慢性期には，神経後遺症に対する対症療法を実施する．
- 回復期には，リハビリテーションが重要である．

Keywords▶ 中枢神経系脱髄疾患，時間的多発性，空間的多発性，MRI検査

1 多発性硬化症（MS）とは

多発性硬化症（multiple sclerosis：MS）は，中枢神経系脱髄疾患で，時間的多発性（再発が存在する）および空間的多発性（多巣性病変が存在する）を特徴とする．中枢神経系の脱髄疾患のなかでは，罹患者数が最も多い疾患である．多発性硬化症の発症原因は，いまだ詳細に解明されていないが，遺伝的素因，高緯度などの環境的要因，ウイルス感染などが引き金となり，自己反応性の1型ヘルパーT（Th1）細胞や17型ヘルパーT（Th17）細胞が活性化され，血液脳関門（blood-brain barrier：BBB）を通過して中枢神経系へ移行することによって，髄鞘（myelin sheath）が傷害されると考えられている（図1）．

McDonald 診断基準*が国際的に用いられ，他疾患の可能性が排除され，かつ，時間的・空間的多発性の病巣が証明された場合に診断される．初発神経症状とし

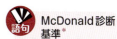

語句 McDonald 診断基準*

McDonaldらにより2001年に提唱された多発性硬化症の国際的診断基準で，2005年と2010年に改訂されている．時間的・空間的多発性の根拠となるMRI所見が重要視されている．本診断基準は，一般に他の疾患を完全に否定し，かつ多発性硬化症が疑われる症状を呈する患者に適応される．

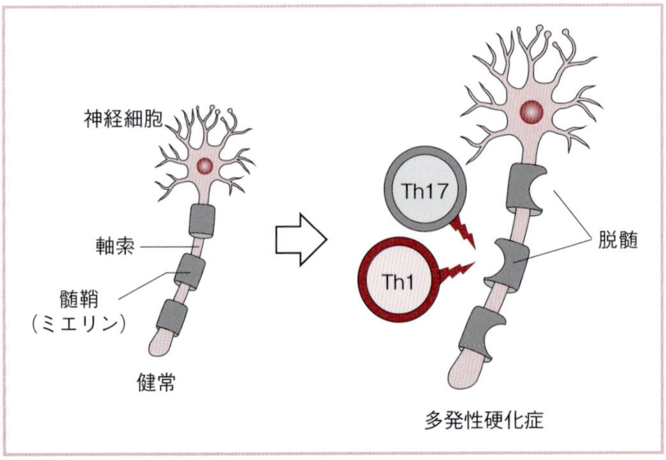

第1章 神経・筋疾患

図1 健常と多発性硬化症の神経細胞

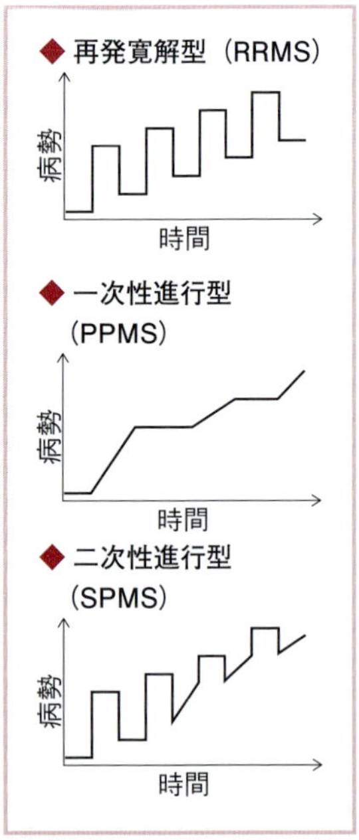

図2 多発性硬化症の病型

て視力障害，四肢の麻痺，感覚障害，歩行障害，排尿障害などが現れるが，病変箇所により多様である．

2 疫学[1]

有病率には人種差があり，欧米の白人で高く，人口 10 万人あたり 100 人以上の地域も存在する．その一方で，アジアやアフリカでは低い．また，環境差があることも知られており，緯度が高い地域ほど有病率が高い．日本の推定患者数は，ここ数十年間で著しく増加し，約 1 万 2,000 人で，人口 10 万人あたり 8〜9 人程度である．多くが 15〜50 歳で発症し，とくに 20〜30 歳代の若年成人に好発する．男女比は，約 1：2〜3 で女性に多い．

3 分類

多発性硬化症は，臨床経過の差異により，以下の病型に分類される（図2）．

①急性増悪後，寛解と再発を繰り返すことを特徴とする再発寛解型多発性硬化症（relapsing-remitting multiple sclerosis：RRMS）

②発症初期から病勢が進行的に経過することを特徴とする一次性進行型多発性硬化症（primary progressive multiple sclerosis：PPMS）

③RRMS が進行型に移行し，経過することを特徴とする二次性進行型多発性硬化症（secondary progressive multiple sclerosis：SPMS）

多発性硬化症の大部分は寛解と再発を示し，そのうち約半数が SPMS に移行する．

4 検査

多発性硬化症に特異的な異常所見はないが，診断上，MRI検査，脳脊髄液検査，誘発電位検査，抗体検査などが実施される．なお，生化学検査などの一般血液検査所見は，基本的に正常である．

MRI検査は，多発性硬化症を早期に診断するうえで最も重要な検査であり，脳，脊髄の病巣の検出感度が高く，空間的多発性の証明に優れている．また，ガドリニウム造影の有無によって新旧の病巣を識別できるため，単相性あるいは再発性の判断，すなわち，時間的多発性の証明にも活用される．

脳脊髄液検査も，病巣の炎症を反映した異常所見が得られる重要な検査である．急性増悪期に，リンパ球が主体の軽度な髄液中細胞数の増加がみられる．また，髄液中のIgGの上昇がみられることも多く，IgG* index (〈脳脊髄液IgG/血清IgG〉/〈脳脊髄液アルブミン/血清アルブミン〉) を用いると，中枢神経系内の異常として，よりとらえやすい（基準値＜0.7～0.8）．髄液を電気泳動すると，オリゴクローナルバンド*として検出される．また，多発性硬化症に特異的ではないが，急性増悪期に髄液中のミエリン塩基性タンパク（myelin basic protein：MBP）の増加が確認される場合もある．

誘発電位検査には，視覚誘発電位，体性感覚誘発電位，脳幹聴性誘発電位などがあり，病変箇所や障害の程度が把握できる．

抗体検査は，多発性硬化症と類似した症状を呈し，視神経と脊髄が選択的に障害される視神経脊髄炎（neuromyelitis optica：NMO）との鑑別に有用である．視神経脊髄炎患者の大部分は，血清中の抗アクアポリン*4（AQP4）抗体が陽性で，病態形成に関与することが明らかにされつつある．

5 治療方針

多発性硬化症の治療のポイントは，①急性増悪期からの早期離脱，②再発頻度の軽減，③身体的障害の進行抑制，④後遺症の軽減である．

急性増悪期には，早期にステロイドパルス療法を実施する．十分な改善効果が得られない場合は，再度，ステロイドパルス療法を実施するか，あるいは血漿浄化療法の施行を考慮する．再発の予防・病態の進行抑制には，インターフェロンβ製剤，フィンゴリモド，ナタリズマブ，グラチラマー，フマル酸ジメチルなどが用いられる．慢性期には，痙性麻痺，有痛性強直性攣縮，神経因性膀胱などに対する対症療法が必要となる．

また，回復期にかけてリハビリテーションが重要である．治療全般を通して，神経学的所見に基づき，治療効果を判定し，治療無反応例については，治療薬の変更など，適宜，治療方針の軌道修正を行う．

IgG*

immunoglobulin G：免疫グロブリンG．

オリゴクローナルバンド*

髄液を等電点電気泳動した場合，γグロブリン領域にみられる複数本のバンドのことをいう．血清の電気泳動上の同領域との比較が，中枢神経系内での免疫応答によるIgG産生亢進の判断を容易とする．多発性硬化症などの神経免疫疾患で多くみられる．

アクアポリン*
(aquaporin：AQP)

細胞膜に存在する水チャネルで，哺乳類では13種類（AQP0～12）のサブタイプが発見されている．中枢神経系のアストロサイトには，AQP4が多く発現している．
⇒本章B-11のColumn (p.149) 参照．

6 治療薬

●急性増悪期からの早期離脱に用いられる治療薬

副腎皮質ステロイド

副腎皮質ステロイドは，種々の免疫担当細胞の増殖，活性化を抑制し，抗炎症作用を示す．即効性が期待できるため，急性増悪期に用いられ，ステロイドパルス療法（メチルプレドニゾロン 500 mg/日以上を 3～5 日間連続して点滴静注）の実施が推奨されている．1 度のパルス療法で症状の改善が乏しい場合は，さらにパルス療法を追加する場合がある．経口副腎皮質ステロイドによる後療法が施行されることがある．

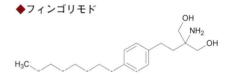

◆メチルプレドニゾロン

●再発予防および身体障害の進行抑制に用いられる治療薬（表1）

多発性硬化症治療薬として，2019 年 3 月時点，日本で承認されている治療薬は，6 種類存在する．海外で承認されている治療薬は，ほかにも多数存在し，今後，治療オプションの拡大が待たれる．

インターフェロンβ-1a・β-1b

インターフェロンβ製剤*の多発性硬化症に対する作用機序は明確ではない．T 細胞サプレッサー活性の上昇による病態形成に関与するリンパ球（病因リンパ球）の活性化・増殖の抑制ならびに細胞接着分子の発現抑制により病因リンパ球が BBB を通過するのを阻害する作用などが再発抑制に関与していると考えられている．

> **一口メモ**
> **インターフェロンβ製剤*の構造**
> インターフェロンβ-1a は 166 個のアミノ酸から成る糖タンパク質，β-1b は 165 個のアミノ酸から成るタンパク質である．

フィンゴリモド

生体内に吸収されると活性代謝物のリン酸化体に代謝される．リンパ球表面に存在し，二次リンパ組織から血液中への移出に関与するスフィンゴシン 1-リン酸受容体に結合し，その内在化および分解を誘導する．本作用により，病因リンパ球の二次リンパ組織からの移出を制御し，中枢神経系への浸潤を抑制する．また，フィンゴリモドは，中枢神経系への移行性を有し，アストログリオーシスや神経細胞の障害を直接的に抑制する効果も報告されている[2]．

◆フィンゴリモド

ナタリズマブ*

遺伝子組換えヒト化抗ヒトα4 インテグリンモノクローナル抗体である．炎症細胞表面に存在し，BBB を通過するために重要な接着因子のα4β1 インテグリンのα4 インテグリンサブユニットに結合し，血管内皮細胞上の血管細胞接着分子-1（VCAM-1*）との接着を抑制することにより，病因リンパ球が BBB を通過するのを阻害して，病巣形成を阻止すると考えられている．また，α4 インテグリンを発現する病因リンパ球を含む白血球と細胞外マトリックスなどとの相互作用を阻害し，病巣での炎症作用を抑制すると考えられている．

> **ナタリズマブ*の構造**
> 450 個のアミノ酸残基から成る H 鎖（γ4 鎖）2 分子および 213 個のアミノ酸残基から成る L 鎖（κ鎖）2 分子で構成される糖タンパク質である．

語句 VCAM-1*
vascular cell adhesion molecule-1.

グラチラマー

L-グルタミン酸，L-アラニン，L-チロシンおよび L-リシンの 4 種類のアミノ

表1 多発性硬化症治療薬

一般名	効能・効果	用法・用量
インターフェロンβ-1a	再発予防	30μg を週1回，筋肉内投与する
インターフェロンβ-1b	再発予防，進行抑制	800万国際単位を隔日，皮下投与する
フィンゴリモド塩酸塩	再発予防，身体的障害の進行抑制	0.5 mg を1日1回，経口投与する
ナタリズマブ	再発予防，身体的障害の進行抑制	300 mg を4週に1回，点滴静注（1回1時間かけて）する
グラチラマー酢酸塩	再発予防	20 mg を1日1回，皮下投与する
フマル酸ジメチル	再発予防，身体的障害の進行抑制	1回 120 mg を1日2回，経口投与から開始し，1週間後に1回 240 mg を1日2回に増量する

酸から構成される平均分子量 5,000〜9,000 のポリペプチド混合物である．グラチラマーは，抗原提示細胞の主要組織適合抗原（MHC*抗原）により提示され，ナイーブT細胞から制御性T細胞および2型ヘルパーT（Th2）細胞への分化を誘導し，抑制性サイトカインや脳由来神経栄養因子の分泌を促進する．また，ナイーブT細胞から病因リンパ球のTh1細胞およびTh17細胞への分化を抑制する．

フマル酸ジメチル

Nrf2*転写経路の活性化を介した，抗炎症作用および抗酸化作用により，炎症反応および酸化的傷害から中枢神経系細胞を保護すると考えられている．

（吉田侑矢，河野武幸，山下博史）

語句 MHC*

major histocompatibility complex.

◆フマル酸ジメチル

Nrf2*

nuclear factor (erythroid-derived 2) related factor 2.

● 引用文献

1) 難病情報センター，多発性硬化症／視神経脊髄炎（指定難病13）．http://www.nanbyou.or.jp/entry/3806
2) Choi JW, et al. FTY720 (fingolimod) efficacy in an animal model of multiple sclerosis requires astrocyte sphingosine 1-phosphate receptor 1 (S1P1) modulation. Proc Natl Acad Sci USA 2011；108（2）：751-756.

● 参考文献

1. 日本神経学会監，「多発性硬化症・視神経脊髄炎診療ガイドライン」作成委員会編．多発性硬化症・視神経脊髄炎診療ガイドライン2017. 医学書院；2017.

第1章 神経・筋疾患

B 疾患各論

⑪ 視神経脊髄炎

Point
- 以前は多発性硬化症（MS）に分類されてきた病態のなかに，抗AQP4抗体と関連するものがあり，視神経脊髄炎（NMO）とよばれる独立した疾患と考えられるようになった．
- 一側の長い視神経病変や視交叉病変，延髄背側病変，3椎体以上の長い脊髄病変が特徴である．
- 急性期には，ステロイドパルス療法や血漿交換療法が行われる．
- プレドニゾロンによる再発予防が推奨される．一方，MS治療薬のインターフェロンβやフィンゴリモド，ナタリツマブはNMOを悪化させるので使用しない．

Keywords▶ 抗アクアポリン4（AQP4）抗体，アストロサイト，視神経病変

1 視神経脊髄炎（NMO）とは

　視神経脊髄炎（neuromyelitis optica：NMO）は近年まで，視神経や脊髄に炎症を繰り返す疾患を多発性硬化症（MS）の亜型として考え，視神経脊髄型多発性硬化症と分類されてきた．2004年にそれらの症例のなかから特異的抗体が発見され，2005年にその特異抗原が水分子チャネルであるアクアポリン4（AQP4 ⇒ Column〈p.149〉参照）であることが判明し，多発性硬化症とは独立した疾患として認識されるようになった．2015年には，視神経脊髄炎スペクトラム疾患（NMO spectrum disorder：NMOSD）として新たな国際診断基準*が発表された．抗AQP4抗体が陽性であることは強い診断根拠となるが，抗AQP4抗体陰性例も含まれる．抗AQP4抗体陰性例のなかには，抗MOG抗体*が陽性になる症例があり，特徴的な臨床像を示す．中枢性炎症性疾患でMSとNMOを区別することは，とくに再発予防の治療方法が異なることから重要である．

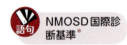

語句　NMOSD国際診断基準*

抗AQP4抗体が陽性であれば，①視神経炎，②急性脊髄炎，③最後野（延髄背側部分）の症状＝吃逆または嘔気・嘔吐，④急性脳幹症状などを含む6つのコア臨床症状のうち一つあれば診断できる．抗AQP4抗体が陰性または不明の場合は，コア臨床症状が少なくとも2つ必要となる．

2 疫学

　世界各地域の有病率は，0.5～5人/10万人である．日本では，2012年の調査で3.4人/10万人．抗AQP4抗体陽性例では，女性が90％以上で，発症年齢のピークは40歳前後であり，MSよりやや高齢発症である．一方，抗MOG抗体陽性例では，男女差はあまりなく，発症年齢は20～30歳に多い．

Column
アクアポリン 4 (aquaporin 4：AQP4)

アクアポリン（AQP）は水チャネルであり，哺乳類では 13 種類の AQP（AQP0〜AQP12）が知られている．1 秒間に $3×10^9$ 個の水分子が AQP で構成された 1 つのチャネルを通過すると考えられている．中枢神経系では，AQP4 がアストロサイトに強く発現している．NMO において，抗 AQP4 抗体が原因と考えられる証拠が蓄積しつつある一方，脳内に必ずしも AQP4 の高発現部位に一致しない病変部位をもつ症例もあり，抗 AQP4 抗体単独での直接的な病原性については議論のあるところである．

3 臨床症状

視神経炎では視力低下を認める．脊髄炎からは，病変部位レベルに相当する感覚障害や筋力低下，膀胱直腸障害を認めやすい．延髄背側病変は本疾患に特徴的であり，難治性吃逆（しゃっくり）・悪心・嘔吐が持続する．MS とは異なり，進行性の経過をとることはまれであるが，再発により障害が悪化する．

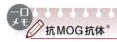

抗MOG抗体*

中枢神経系のオリゴデンドロサイトが構成する髄鞘（ミエリン）に多く発現するミエリンオリゴデンドロサイト糖タンパク（MOG：myelin oligodendrocyte glycoprotein）に対する抗体．
抗 MOG 抗体による NMO は，比較的若年に発症しやすく，顕著な球後性視神経炎と下部脊髄炎を特徴とし，プレドニゾロンに対する反応性は比較的良好である．NMO の診断基準の中心にある抗AQP4抗体の抗原は，アストロサイトに特異的であるが，抗 MOG 抗体の抗原はオリゴデンドロサイトに特異的であることから，主となる標的細胞種が異なるため，将来的には疾患の分類が変更となる可能性がある．

4 検査

血液検査では，抗 AQP4 抗体陽性例が多い．抗 AQP4 抗体陰性例のなかに，抗 MOG 抗体陽性例がある．既知の自己抗体が証明されない症例もある．髄液検査では，急性期に細胞数増多やタンパク上昇を認めることが多い．MS と異なり，IgG* index は正常のことが多い．オリゴクローナル IgG バンド（⇒本章 B-10 の語句（p.145）参照）も陰性のことが多く，陽性の場合でも，原則 MS とは対照的に寛解期には消失する．MRI では一側の長い視神経病変や視交叉病変，3 椎体以上の長大で脊髄中央部を占める T2 高信号病変がみられやすいことが特徴である．

5 治療方針・治療薬

●急性期

急性増悪期には，ステロイドパルス療法や血漿交換療法が行われる．初発時には，診断が NMO なのか MS なのか必ずしも明確でない症例もあるが，NMO と MS のどちらにも効果を認めるステロイドパルス療法や血漿交換療法を施行しながら，抗 AQP4 抗体（または抗 MOG 抗体）の検査結果を待つのが実践的である．

●慢性期再発予防

MS と比べて NMO のほうが再発率は高く，再発時の症状も重症であることが多いため，早期から再発予防を開始することが推奨されている．

IgG*

immunoglobulin G：免疫グロブリン G.

プレドニゾロン

急性期治療後に、プレドニゾロンを0.5～1 mg/kgで開始する．その後ゆっくり漸減して5～15 mg/日の維持量を目標とする．

プレドニゾロンの単独治療では再発抑制が困難な場合や，プレドニゾロンの副作用防止から以下の免疫抑制薬を併用することがある．

アザチオプリン

プリンヌクレオチド生合成阻害による代謝拮抗型免疫抑制薬で，NMOで再発抑制効果が示されている．50～150 mg/日で使用する．効果の発現までには3～6か月を要する．平均赤血球容積（MCV*）が投与前より5以上増加した症例で，より再発予防効果が強い．副作用としては肝機能障害，骨髄抑制，発がん性に注意する．

MCV*: mean corpuscular volume.

ミコフェノール酸モフェチル

TおよびBリンパ球の増殖を抑制することにより再発予防効果を示す．750～3,000 mg/日で使用する．

リツキシマブ

B細胞表面のCD20に対するモノクローナル抗体で，B細胞が除去される．375 mg/m²/週を4週連続して投与後，半年ごとに1回量375 mg/m²の投与を繰り返す．

上記以外の免疫抑制薬として、カルシニューリン阻害薬であるタクロリムスやシクロスポリンも使用されることがある．エビデンスは少ないが，免疫グロブリン大量静注療法（IVIg*）も場合により考慮される．一方，MS治療薬のインターフェロンβやフィンゴリモド，ナタリツマブはNMOを悪化させるので使用してはならない．

IVIg*: intravenous immunoglobulin.

（山下博史）

B 疾患各論

12 筋萎縮性側索硬化症

筋萎縮性側索硬化症（ALS）とは
- 大脳皮質運動野の上位運動ニューロンおよび脳幹と脊髄の下位運動ニューロンが選択的かつ系統的に障害される進行性の神経変性疾患である．

症状
- 中年期以降に発症し，四肢の筋力低下，動作困難，易疲労性，構音障害や嚥下困難などの自覚症状が現れ，随意運動機能が急速に障害される．疾患後期では呼吸機能が障害される．

治療
- 現時点では根治的治療法はない．治療薬としてはリルゾールとエダラボンが承認されている．

Keywords ▶ 運動ニューロン，随意運動，筋萎縮，球麻痺，人工呼吸

1 筋萎縮性側索硬化症（ALS）とは

　筋萎縮性側索硬化症（amyotrophic lateral sclerosis：ALS）は，大脳皮質運動野の上位運動ニューロン*および脳幹と脊髄の下位運動ニューロン*が選択的かつ系統的に障害される進行性の神経変性疾患である．運動ニューロン（motor neuron）の変性は主として細胞体から始まり，軸索変性や筋萎縮は二次的に発生すると考えられ，ほかの末梢神経疾患や筋疾患と区別される．

　多くの症例では，中年期以降に四肢の筋力低下，動作困難，易疲労性，構音障害や嚥下困難などの自覚症状が現れ，随意運動機能が急速に障害される．人工呼吸器を使用しない場合は，呼吸筋麻痺などにより平均して発症後3〜5年で死に至る場合が多い．運動機能の急速な低下に比べ，知能，感覚，自律神経機能などは正常に保たれる．また，運動機能のうち眼球運動と排便・排尿機能は比較的障害されにくい．

2 疫学

　患者の多くは40〜60歳代の中年期以降で発症する．男女比は約3：2でやや男性に多い．発症率は1年あたり約2人/10万人，有病率は7〜11人/10万人である．民族間での発症率に大きな差はないとされるが，世界的（グアム島など）

上位運動ニューロン*

運動野皮質第Ⅴ層の大型運動性錐体細胞（ベッツ〈Betz〉細胞）など，下位運動ニューロンに運動情報を伝える神経細胞の総称．伝達物質としてグルタミン酸を含む．このニューロンに障害があると錐体路徴候といわれる症状（腱反射の亢進や痙性麻痺など）が現れる．

下位運動ニューロン*

脊髄前角や脳幹に細胞体をもち，筋肉との接合部に軸索を伸ばす神経細胞．伝達物質としてアセチルコリンを含む．このニューロンに障害があると線維束性収縮，筋力低下や筋萎縮が現れる．

151

およひ国内的（紀伊半島など）に多発地域があることが報告されている．その原因は不明である．

ALS の臨床症状は個人差が大きく，進行速度や病状の多様性から複数の病因および環境因子の関与が示唆されている．

3 分類

臨床症状からは，古典型（上肢，下肢の筋力低下から始まる）と進行性球麻痺型（嚥下，構音障害から始まる）の 2 型に分類される．ALS の臨床症状は運動ニューロンの解剖学的な変性部位に対応する（**表1**）．ALS の病状評価には厚生労働省による重症度分類（**表2**）などが用いられる．

患者の 90～95% は孤発性であるが，5～10% は家族性（遺伝性）であり，その多くは常染色体優性の遺伝形式をとる．

1993 年，家族性 ALS の原因遺伝子として，初めて *SOD1*（⇒ Column 〈p.153〉参照）が同定された．現在では，日本の家族性 ALS の約 20% がこの遺伝子の変異により生じることがわかっている [1]．

2006 年に，運動ニューロンに出現するユビキチン陽性封入体の主要構成成分として TDP-43（⇒ Column 〈p.154〉参照）が同定された [2,3]．TDP-43 は，前頭

表1 ALS での運動ニューロン障害部位と症状

変性部位や経路	症状の分類	主な症状と診断所見
大脳皮質運動野 脊髄側索（錐体路）	上位運動ニューロン障害	腱反射亢進，痙性麻痺，眼輪筋反射・口輪筋反射亢進，ホフマン反射陽性，バビンスキ反射陽性
延髄運動神経核 IX：舌咽 X：迷走 XII：舌下	球麻痺	嚥下障害，構音障害，舌萎縮，線維束性収縮
脊髄前角	下位運動ニューロン障害	四肢・体幹の筋力低下，呼吸障害，筋萎縮，線維束性収縮

表2 厚生労働省 筋萎縮性側索硬化症の重症度分類

分類	状態
重症度 1 度	1 つの体肢の運動障害または球麻痺による構語障害，日常生活不自由なし
重症度 2 度	各体肢の筋肉，体幹の筋肉，舌，顔面，口蓋，咽頭部の 6 体節の筋肉のうち，いずれか 1 つまたは 2 つの部位の明らかな運動障害のため，日常生活上の不自由あるも，日常生活は独力で可能
重症度 3 度	上記 6 体節の筋肉のうち，3 体節以上の部分の筋力低下のために，家事や職業などの社会生活を継続できなく，日常生活に介護必要
重症度 4 度	呼吸，嚥下，または座位保持のうちいずれかが不可能となり，日常生活すべての面で常に介助必要
重症度 5 度	寝たきりで，全面的な生命維持装置操作が必要

（大橋康雄ほか. 筋萎縮性側索硬化症〈ALS〉患者の日常活動における機能評価尺度日本版改訂 ALS Functional Rating Scale の検討. 脳と神経 2001；53〈4〉：346-355 より）

> **Column**
>
> ### SOD1（superoxide dismutase 1；スーパーオキシドディスムターゼ1）
>
> 　SOD1 は 153 アミノ酸から成るタンパク質で，スーパーオキシドラジカルを過酸化水素と酸素に分解する反応を触媒する酵素である．変異遺伝子の発見当初は，遺伝子異常により SOD1 タンパク質の機能が失われること（loss of function）が運動ニューロン障害の原因と考えられた．しかし遺伝子変異のほとんどが点変異であり，酵素活性が失われない場合にも運動ニューロンの細胞死が生じること，SOD1 ノックアウトマウスが ALS の症状を示さなかったことから，現在では変異 SOD1 タンパク質が新たに神経を傷害する異常機能（毒性）を獲得すると想定されている（gain of function）．この"異常機能"が何であるかについては諸説あり，結論は出ていないが，変異 SOD1 の発見は ALS の病態解明と治療法開発において大きな役割を果たしている．
>
> 　ヒト変異 SOD1 を過剰発現するトランスジェニックマウスやラットは，ヒトでみられる ALS 病態とよく似た病状を示すことから，研究と創薬のためのよいモデルであると考えられている．

側頭葉変性症（FTLD*）の大脳皮質ニューロンに出現するユビキチン陽性封入体の主要構成成分と同一タンパク質であることから，ALS と FTLD は一連のスペクトラムを成す関連疾患であるとの考えが主流となっている．

　2011 年に，フィンランド人において *C9orf72* 遺伝子イントロン 1 内の 6 塩基繰り返し配列（GGGGCC）の異常伸長が，ALS 患者（家族性および孤発性）と FTLD 患者で高頻度に確認され，注目を集めている．*C9orf72* 変異は白人に多く認められるが，その頻度は地域や人種などで大きく異なり，日本人患者では少ないことが知られている[4,5]．

　一方で，家族性 ALS で同一の遺伝子変異をもつ患者群のなかでも，発症時期や罹患期間に大きなばらつきが認められるため，ALS 病態進行に影響を与える未知の修飾遺伝子や環境要因の存在も推定されている．

FTLD*

frontotemporal lobar degenerateon.
⇒本章「B-5-4 前頭側頭型認知症」（p.104）参照．

検査

　診断に有用なバイオマーカーは確立されていない．

　針筋電図で，随意収縮時に高振幅電位や多相性運動単位電位，安静時に線維束性収縮電位が検出される．これらは脱神経を反映している．

　上肢の筋萎縮（母指球筋や小指球筋で顕著），舌の萎縮が病気の初期で現れやすく，筋生検で筋線維の群集萎縮がみられる．

　鑑別診断で ALS 以外の運動ニューロン疾患（脊髄性筋萎縮症，遺伝性痙性対麻痺など），腫瘍，多発性硬化症，多巣性運動ニューロパチーを含む末梢神経障害，頸椎病変，筋疾患などが否定されることが必要である．

> **Column**
>
> **TDP-43（TAR DNA-binding protein of 43 kDa）**
>
> 孤発性ALSに認められるユビキチン陽性封入体の主要成分として，TDP-43が同定されている．TDP-43は不均一核内リボ核酸タンパク（heterogeneous nuclear ribonucleoproteins：hnRNP）の一種で，通常は核に局在する．TDP-43は中央部に2つのRNA認識モチーフと1つのグリシンに富んだ領域をもち，pre-mRNAのスプライシング調節やmRNAの輸送，転写制御に関与する．
>
> 孤発性ALSの剖検病理標本では，本来は核に局在するはずのTDP-43が，残存する運動ニューロンやグリア細胞の細胞質や突起内に封入体として蓄積する．そのことから，ALS発症の原因が，TDP-43の機能喪失なのか，新たな毒性獲得なのか明確な結論が出ていない．また，全体からみた割合は少ないものの，TDP-43をコードする遺伝子の変異が，家族性と孤発性の両方のALS患者から見つかっている．

病状の進行した患者では，呼吸筋（呼吸機能）の評価が重要となる．努力性肺活量（%FCV*），終夜SpO₂*，動脈血ガス分析などが用いられる．

FCV*
forced vital capacity.

5 治療方針

現時点では根治的治療法はないため，経管栄養，人工呼吸（⇒ Column「ALSの非薬物的介入」〈p.155〉参照），コミュニケーションエイドなどを用いたQOL*維持が治療目標となる．治療薬としては，リルゾールとエダラボンが承認されているが，その効果は限定的である．

SpO₂*
percutaneous arterial oxygen saturation：経皮的動脈血酸素飽和度．

QOL*
quality of life：生活の質．

6 治療薬

●リルゾール

神経保護作用を有するベンゾチアゾール系合成化合物である．日本では1998年に承認された．50 mgを1日2回，経口投与する．ALS患者の生存期間を数か月延長するが，運動能力や筋力に対する改善や進行抑制は認められない．

グルタミン酸遊離阻害作用，興奮性アミノ酸受容体の非競合的阻害作用，電位依存性Na⁺チャネル阻害作用をもち，主としてグルタミン酸による興奮毒性を低減することで神経細胞保護作用を発揮する．

体内ではCYP*1A2で代謝され，半減期は14時間．血中ではほとんどがタンパク質結合型として存在する．

重大な副作用（まれ）としては，好中球減少（0.1%），間質性肺炎（0.1%），著明な肝機能障害・黄疸（0.3%）が報告されている．また比較的頻度の高い副作用としては，AST*・ALT*の異常（6%），食思不振・嘔気などの胃腸障害（3%）

◆ リルゾール

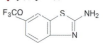

CYP*
cytochrome P450：シトクロムP450．

AST*
aspartate aminotransferase：アスパラギン酸アミノトランスフェラーゼ．

ALT*
alanine aminotransferase：アラニンアミノトランスフェラーゼ．

> **Column**
> **ALS の非薬物的介入（呼吸管理）**
>
> 人工呼吸療法として，非侵襲的陽圧換気（non-invasive positive pressure ventilation：NPPV）と気管切開下陽圧換気（tracheostomy positive pressure ventilation：TPPV）がある．日本では TPPV 使用の在宅患者が多い．

などがある．

●エダラボン

◆エダラボン

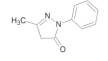

2001 年に「脳梗塞急性期に伴う神経症候，日常生活動作障害，機能障害の改善」を効能・効果として承認され，使用実績をもつ薬剤である．フリーラジカル消去作用（フリーラジカルスカベンジャー），脂質過酸化抑制作用，脳細胞（血管内皮細胞，神経細胞）の酸化的障害抑制作用をもつ．ヒトでの臨床試験および動物実験（ALS モデルラット）で有効性が確認されたため，2015 年末に「ALS における機能障害の進行抑制」が効能・効果に追加された．

1 日 1 回 60 mg を点滴静注する．第 1 クール（投薬 14 日，休薬 14 日）においては，専門医の所属する医療施設で行い，腎機能や肝機能および血液学的検査項目の頻回の検査が必要である．第 2 クール以降は投薬期間 14 日のうち 10 日投薬，休薬 14 日とする．

エダラボンは比較的軽症の ALS 患者（ALS 重症度分類 1 または 2 度，%FVC 80% 以上，罹患期間 2 年以内）では有効とされるが，それよりも重症の患者での有効性は確立していない．また，生存期間への影響を確認する試験は実施されていない．

主として肝臓で代謝され，尿から排泄される．代謝物は活性をもたない．ヒト血清タンパク質に対する結合率は 90% 以上である．

重大な副作用として，急性腎不全，ネフローゼ症候群，劇症肝炎，肝機能障害，黄疸，血小板減少，顆粒球減少，播種性血管内凝固症候群（DIC*），急性肺障害，横紋筋融解症，ショック，アナフィラキシー，などが報告されている．

● ALS の対症療法（一部は保険適用外）

痛み
筋けいれんや痙縮には，抗てんかん薬，筋弛緩薬（バクロフェン，ダントロレンなど），メキシレチン，モルヒネなどが用いられる．

流涎
三環系抗うつ薬などの抗コリン作用をもつ薬剤などを用いる．

うつ，不眠
抗うつ薬（SSRI*，SNRI*，三環系抗うつ薬），呼吸抑制の少ない抗不安薬，ゾルピデムなどが用いられる．

（三澤日出巳，山下博史）

 DIC*

disseminated intravascular coagulation.

SSRI*

selective serotonin reuptake inhibitor：選択的セロトニン再取り込み阻害薬．

SNRI*

serotonin-noradrenaline reuptake inhibitor：セロトニン・ノルアドレナリン再取り込み阻害薬．

●引用文献

1）Rosen DR, et al. Mutation in Cu/Zn superoxide dismutase gene are associated with familial amyotrophic lateral sclerosis. Nature 1993；362（6415）：59-62.

2）Neumann M, et al. Ubiquitinated TDP-43 in frontotemporal lobar degeneration and amyotrophic lateral sclerosis. Science 2006；314（5796）：130-133.

3）Arai T, et al. TDP-43 is a component of uibiquitin-positive tau-negative inclusions in frontotemporal lobar degeneration and amyotrophic lateral screlosis. Biochem Biophys Res Cimmun 2006；351（3）：602-611.

4）DeJesus-Hernandez M, et al. Expanded GGGGCC hexanucleotide repeat in noncoding region of C9ORF72 causes chromosome 9p-linked FTD and ALS. Neuron 2011；72（2）：245-256.

5）Renton AE, et al. A hexanucleotide repeat expansion in C9ORF72 is the cause of chromosome 9p21-linked ALS-FTD. Neuron 2011；72（2）：257-268.

●参考文献

1．日本神経学会監．筋萎縮性側索硬化症診療ガイドライン2013. 南江堂；2013.

2．渡邊征爾，山中宏二．筋萎縮性側索硬化症．日本神経科学学会脳科学辞典編集委員会編．脳科学辞典．https://bsd.neuroinf.jp/wiki/筋萎縮性側索硬化症

B 疾患各論

⑬ 進行性筋ジストロフィー

進行性筋ジストロフィー（PMD）とは
- 骨格筋の壊死・再生を主病変とする，進行性・遺伝性の筋疾患の総称である．

原因・症状
- PMD の主因は骨格筋関連タンパク質の遺伝子変異であり，発症年齢や進行の速度は病型により異なる．
- PMD の主症状は骨格筋の筋力低下に伴う運動機能障害であり，呼吸筋や心筋の障害，嚥下や中枢神経の障害，関節の拘縮や側弯などもきたしうる．
- PMD のなかで代表的な臨床病型であるデュシェンヌ型筋ジストロフィー（DMD）の原因は，ジストロフィン遺伝子の変異による筋細胞膜直下にあるジストロフィンタンパク質の完全欠損である．

治療
- DMD に対するステロイド治療では，筋力と運動機能が短期間改善する．治療中は副作用の発現に注意し，副作用が強い場合は副腎皮質ステロイドを漸減する．
- DMD の心筋障害治療には，アンジオテンシン変換酵素（ACE）阻害薬が第一選択である．

Keywords ▶ デュシェンヌ型筋ジストロフィー（DMD），ジストロフィン，ステロイド治療，心筋障害治療

1 進行性筋ジストロフィー（PMD）とは

　進行性筋ジストロフィー（progressive muscular dystrophy：PMD）とは，骨格筋の壊死・再生を主病変とする，進行性・遺伝性の筋疾患の総称である．PMD の主因は骨格筋関連タンパク質（⇒ Column〈p.158〉参照）の遺伝子の変異である[1]．遺伝子の変異はタンパク質の欠失や機能異常を引き起こし，筋細胞を変性・壊死させる．変性・壊死が生じた骨格筋では当初は筋再生が起こるが，再生による代償は次第に困難となり，筋量の減少，脂肪変性，線維化が進行する．PMD の主症状は進行性の筋萎縮・筋力低下とそれに伴う運動機能障害であり，呼吸筋や心筋の障害，嚥下や中枢神経の障害，関節の拘縮や側弯を合併することも少なくない．発症年齢，進行の速度，生命予後は病型により異なる．

2 疫学

　デュシェンヌ（Duchenne）型（DMD），ベッカー（Becker）型（BMD），筋強

Column

筋ジストロフィーの原因となるタンパク質

サルコメアは筋肉に特徴的な構造物で，筋肉が収縮する一つの単位である．その構成タンパク質を作りだす遺伝子の変異で筋ジストロフィーになるのは理解しやすい．一方，細胞膜や核膜，ゴルジ（Golgi）体は，人体を構成する筋細胞以外の多くの細胞にも存在するが，その関連タンパク質（筋細胞に特異的に発現している場合と多くの種類の細胞に発現している場合とがある）の遺伝子変異でも，筋ジストロフィーが生じる．たとえばジストロフィンは，筋細胞の細胞膜に関連するタンパク質であり，その異常でデュシェンヌ型またはベッカー型筋ジストロフィーを生じる．ラミンAは，筋細胞に限らず多くの細胞に発現する核膜タンパク質で，その異常で肢帯型筋ジストロフィーを生じる．

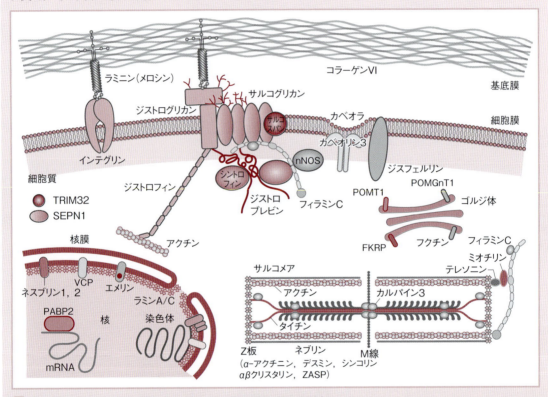

図 筋ジストロフィーの原因となるタンパク質の細胞内での所在
（難病情報センター，筋ジストロフィー〈指定難病113〉．http://www.nanbyou.or.jp/entry/4522[1]）より）
TRIM32：tripartite motif-containing 32，SEPN1：selenoprotein N1，nNOS：neuronal nitric oxide synthase（神経型一酸化窒素合成酵素），POMT1：protein-O-mannosyltransferase 1，POMGnT1：protein O-linked mannose β1,2-N-acetylglucosaminyltransferase 1，FKRP：fukutin-related protein，VCP：valocin-containing protein，PABP2：poly（A）binding protein 2，mRNA：messenger RNA（メッセンジャーRNA），ZASP：Z-disc-associated, alternatively spliced, PDZ motif-containing protein．

直性ジストロフィー（myotonic dystrophy：DM）の頻度が比較的高い．DMDは小児期発症で症状が重篤なため医療機関の受診率が高く，患者数の把握が比較的容易である．出生男児3,500人に1人発症，男子10万人あたり6.3人の有病率がよく知られている[2]．DMは成人型の筋ジストロフィーでは最も頻度が高く，

表1 筋ジストロフィーの分類と責任遺伝子・タンパク質

表現型		細分類	遺伝形式	遺伝子（染色体）	タンパク質
デュシェンヌ型（DMD）／ベッカー型（BMD）			XR	*DMD*（Xp21.2）	ジストロフィン
肢帯型（LGMD）	LGMD1（優性）	1A	AD	*MYOT*（5q31）	myotilin
		1B	AD	*LMNA*（1q22）	ラミン A/C
		1C	AD	*CAV3*（3p25）	カベオリン3
		1D	AD	*DNAJB6*（7q36）	HSP-40 homologue, subfamily B, number 6
		1E	AD	*DES*（2q35）	デスミン
		1F	AD	*TNPO3*（7q32.1-q32.2）	transportin 3
		1G	AD	? -（4q21）	
		1H	AD	? -（3p23-p25）	
	LGMD2（劣性）	2A	AR	*CAPN3*（15q15.1-q21.1）	カルパイン3
		2B	AR	*DYSF*（2p12-14）	ジスフェルリン
		2C	AR	*SGCG*（13q12）	γ-サルコグリカン
		2D	AR	*SGCA*（17q21）	α-サルコグリカン
		2E	AR	*SGCB*（4q12）	β-サルコグリカン
		2F	AR	*SGCD*（5q33-q34）	δ-サルコグリカン
		2G	AR	*TCAP*（17q12）	telethonin
		2H	AR	*TRIM32*（9q33.2）	tripartite motif-containing 32
		2I	AR	*FKRP*（19q13.32）	fukutin-related protein
		2J	AR	*TTN*（2q31）	titin
		2K	AR	*POMT1*（9q34.1）	protein-*O*-mannosyltransferase 1
		2L	AR	*ANO5*（11p14-12）	anoctamin 5
		2M	AR	*FKTN*（9q31-q33）	フクチン
		2N	AR	*POMT2*（14q24.3）	protein-*O*-mannosyltransferase 2
		2O	AR	*POMGnT1*（1p34.1）	protein *O*-linked mannose β1,2-*N*-acetylglucos-aminyltransferase 1
		2P	AR	*DAG1*（3p21）	ジストログリカン1
		2Q	AR	*PLEC1*（8q24）	plectin 1, intermediate filament binding protein 500 kDa
		2R	AR	*DES*（2q35）	デスミン
		2S	AR	*TRAPPC11*（4q35.1）	trafficking protein particle complex 11

表1 筋ジストロフィーの分類と責任遺伝子・タンパク質（つづき）

表現型		細分類	遺伝形式	遺伝子（染色体）	タンパク質
肢帯型 （LGMD）	LGMD2	2T	AR	GMPPB（3p21.31）	GDP-mannose pyrophosphorylase B
		2U	AR	ISPD（7p21.2）	isoprenoid synthase domain containing
		2V	AR	GAA（17q25.2-q25.3）	acid α-glucosidase preproprotein
		2W	AR	LIMS2（2q14.3）	LIM and senescent cell antigen-like domains 2
		2X	AR	BVES（6q21）	blood vessel epicardial substance
		2Y	AR	TOR1AIP1（1q25.2）	torsin A interacting protein 1
		2Z	AR	POGLUT1（3q13）	
先天性 （CMD）	メロシン欠損型		AR	LAMA2（6q22-q23）	laminin α2 chain of merosin
	福山型		AR	FKTN（9q31-q33）	フクチン
エメリー・ドレイフス型 （EDMD）		type 1	XR	EMD（Xq28）	エメリン
		type 2	XR	FHL1（Xq26.3）	four and a half LIM domain 1
			AD	LMNA（1q22）	ラミンA/C
顔面肩甲上腕型 （FSHD）		type 1	AD	DUX4（4q35）	double homeobox 4
		type 2	?	SMCHD1（18p11.32）	structural maintenance of chromosomes flexible hinge domain containing 1
眼咽頭筋型（OPMD）			AD	PABPN1（14q11.2-q13）	poly (A) binding protein, nuclear 1
筋強直性ジストロフィー （DM）		DM1	AD	DMPK（19q13.3）	myotonic dystrophy protein kinase
		DM2	AD	CNBP（3q21.3）	cellular nucleic acid-binding protein

XR：X-linked recessive（X染色体劣性），AD：autosomal dominant（常染色体優性），AR：autosomal recessive（常染色体劣性）．
(Genetable of neuromuscular disorders, 1. MUSCULAR DYSTROPHIES. http://www.musclegenetable.fr/4DACTION/Blob_groupe11[3]を参考に作成)

有病率は10万人あたり7人前後である．肢帯型（limb-girdle：LGMD）は，日本ではLGMD2AとLGMD2Bが多く，サルコグリカノパチー（LGMD2C〜2F）やLGMD1Bがこれらに次ぐ．先天性（congenital：CMD）は日本では福山型が多数を占め，ほかの病型の患者数は少ない[1]．

3 分類

従来からの臨床病型として，前述のDMD，BMD，DM，LGMD，CMDに加えて，エメリー・ドレイフス（Emery-Dreifuss）型（EDMD），顔面肩甲上腕型（facio-scapulo-humeral：FSHD），眼咽頭筋型（oculopharyngeal：OPMD）などがある．近年では，臨床病型は同じでも異なる責任遺伝子・タンパク質が次々に同定されており，それらに基づく詳細な分類がなされるようになった（表1）．

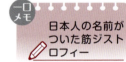

日本人の名前がついた筋ジストロフィー

PMDの患者が高CK血症をきたしていることを初めて発見したのは江橋，杉田らである．また，福山型筋ジストロフィー，三好型遠位型筋ジストロフィー，埜中ミオパチーなど日本人名に由来する病型もあり，この分野における日本の研究者の貢献はきわめて大きい．

LGMDを例にあげると，優性遺伝のLGMD1は1A〜1Hの8つに，劣性遺伝の
LGMD2は2A〜2Zの26に細分類されている．責任遺伝子・タンパク質によっ
て分類されることもあり，その際にはそれらに由来する疾患名が用いられる．
DMDとBMDを併せてジストロフィン異常症の意味で「ジストロフィノパチー」，
LGMD2C〜2Fは筋細胞膜関連タンパク質の一つであるサルコグリカンα〜δ遺
伝子の異常によるため「サルコグリカノパチー」，LGMD2Bや三好型遠位型筋ジ
ストロフィーを「ジスフェルリノパチー」とよぶ．

4 症候・経過

　代表的な臨床病型であるDMDは，Xp21.2にあるジストロフィン遺伝子*の
変異によって起こる．遺伝形式はX染色体劣性であり，約1/3は *de novo* 変異
による孤発例である．日本での遺伝子変異の内訳は，欠失が約6割，重複が約1割，
残りがナンセンス変異などである[4]．

　DMDは，原則として男児に発症し，高クレアチンキナーゼ（creatine kinase：
CK）血症の原因精査で発見されることが多い．2〜5歳ごろに歩行の異常をきたし，
起立時のガワース（Gowers）徴候（登攀性起立）や下腿後面の偽性肥大が観察さ
れる．運動機能障害は進行し，10歳前後で多くが歩行困難となり，車椅子の使
用を余儀なくされる．心機能障害や呼吸筋麻痺も進行する．平均寿命は自然経過
では10歳代後半であったが，人工呼吸管理や心不全対策の進歩と普及により延
長している．

　DMDとBMDは同じジストロフィン遺伝子の変異によるが，DMDではアミ
ノ酸読み取り枠がずれて終止コドンが現れ，それ以降は翻訳されない．一方，
BMDでは読み取り枠は維持されており，不完全ながらもタンパク質の合成が進
む．結果としてDMDでは筋細胞膜の裏打ちタンパク質であるジストロフィン
の完全欠損，BMDでは部分欠損となる．そのため，BMDはDMDに比べて軽
症である．

　DMは，側頭筋・咬筋の萎縮による斧状顔貌，遠位筋優位の四肢筋力低下，構
音・嚥下障害，筋強直現象*，不整脈，耐糖能異常，白内障，男性に強い前頭部
脱毛など，多彩な症状を呈する．

　LGMDは前述のように責任遺伝子が多岐にわたり，症候や経過も大きく異なる．

5 検査

　検査前に病歴や家族歴の詳細な聴取と系統的な診察を行い，慢性・進行性の筋
力低下と骨格筋以外の症状の有無を確認する．検査では高CK血症，針筋電図検
査での筋原性変化，MRIでの罹患筋の分布などに着目する．DMでの筋電図では，
筋強直性放電が特徴である．

一口メモ　PMD関連疾患

筋強直性ジストロフィーは筋強直症候群に，三好型遠位型筋ジストロフィーと埜中ミオパチーは遠位型ミオパチーに分類し，狭義のPMDには含めず，PMD関連疾患として扱うこともある．

豆知識　ジストロフィン遺伝子*

ヒト最大の遺伝子として知られており，ヒトゲノムの約0.1%から成る260万塩基対にも及ぶ．ジストロフィン遺伝子は，エクソン数79,14 kbのmRNAに転写され，3,685アミノ酸から成る427 kDaの巨大なタンパク質をコードしている[5]．

症候性保因者

X染色体劣性遺伝のDMDは男性にしか発症しないと考えがちである．しかし，ジストロフィン遺伝子に変異を有する女性保因者のなかには，進行性の筋力低下や心筋障害などの症状や高CK血症を認める例が少なからず存在する．このように症候を有する保因者を「症候性保因者」とよぶ．

語句　筋強直現象*（ミオトニア）

骨格筋が一度収縮すると，すぐには弛緩できない現象．患者は，人と握手した際に自分の意思に反して手を離すことができずに，握り続けてしまったというエピソードを訴えることがある．診察では，母指球や舌を打腱器で叩打して収縮させると，収縮が持続することで確認できる．

確定診断には，遺伝子検査が可能な場合は，患者もしくは家族の同意を得たうえで施行する．ジストロフィノパチーが疑われる場合は，MLPA（multiplex ligation-dependent probe amplification）法が保険収載されている．同法では，ジストロフィン遺伝子の 79 のすべてのエクソンについて欠失と重複の有無を同時に検索でき，微小変異などを除く 7 割程度の患者の遺伝子異常を同定できる．現状では，遺伝子検査が不可能な病型が疑われる場合は筋生検を施行し，筋病理所見や免疫染色での目的タンパク質の発現を確認する必要がある．DM は特徴的な臨床症状から鑑別診断にあがりやすく，DM の多くを占める筋強直性ジストロフィー 1 型（DM1）の *DMPK* 遺伝子*の遺伝子診断が保険収載されている．

心筋障害については，無症状であっても 12 誘導・ホルター心電図や心エコーなどで刺激伝導系や心機能の評価を行う．また，中枢神経障害が疑われれば認知機能検査や画像検査を追加する．

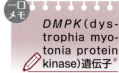

一口メモ
DMPK*（dystrophia myotonia protein kinase）遺伝子
健常者では *DMPK* 遺伝子の 3' 非翻訳領域の 3 塩基（CTG）の繰り返し配列が 5～37 リピートであるが，DM1 患者では 50 リピートから数千リピートに増加する．
非翻訳領域の変異にもかかわらず病原性が認められる疾患の機序については，研究テーマとしても興味深い．リピート数は世代を経ることに増加することが多く，表現促進現象（anticipation）とよばれる．またリピート数の増加と，疾患の発症年齢や重症度は相関しており，増加するほど早く発症し重症となる．

6 治療方針

筋力と運動機能の改善効果が証明されているのは，DMD に対するステロイド治療のみである．ただし，効果が確実なのは 6 か月〜2 年であり，より長期の有効性は証明されていない．治療開始時期は，運動機能の発達が停止または低下し始めたころが推奨されている[6]．中止の時期については十分なエビデンスがない．

心筋障害治療ではアンジオテンシン変換酵素（angiotensin converting enzyme：ACE）阻害薬が第一選択である[6]．呼吸筋麻痺が進行すれば非侵襲的陽圧換気（non-invasive positive pressure ventilation：NPPV）を，さらに増悪すれば気管切開を行ったうえで経気道的陽圧換気（tracheostomy positive pressure ventilation：TPPV）を導入する．また，関節の拘縮や側弯の予防や日常生活動作の維持には，継続的なリハビリテーションが有用である（⇒ Topics「DMD の開発中の新規治療法」，同「Remudy」〈p.163〉参照）．

DM については，筋強直現象に対し細胞膜の興奮性を安定させる抗てんかん薬のフェニトインやカルバマゼピン，抗不整脈薬のメキシレチンが効果を示す．

Topics
DMD の開発中の新規治療法

DMD に対する新規治療法として，ナンセンス変異が原因の場合は，特定の薬物を用いて終止コドンを読み飛ばすリード・スルー治療が有効である．ヨーロッパでは経口投与が可能な低分子化合物 ataluren が条件つきながら承認された．エクソンの欠失や重複によりアミノ酸の読み取り枠がずれるフレームシフトが起こる場合は，隣接するエクソンを人為的にスキップさせてイン・フレームに戻すエクソン・スキップ治療（⇒ Column〈p.163〉参照）が有効であり，臨床試験・治験が進行中である．いずれの治療でも不完全ながらジストロフィンタンパク質の合成が可能となる．

Column

筋ジストロフィーのエクソン・スキップ治療（核酸治療）

DMD の多くは，ジストロフィン遺伝子のアミノ酸の読み枠がずれるアウト・オブ・フレーム変異により発症する．遺伝子転写の過程において，RNA-タンパク質複合体であるスプライソゾームの働きで，ゲノム DNA から転写されたmRNA 前駆体からイントロンが除かれ，成熟 mRNA が合成される（スプライシング）．エクソン・スキップは，配列特異的に設計した人工核酸を用いて，スプライソゾームが mRNA 前駆体の特定領域の認識を阻害することによりスプライシングを調整する．特定のエクソンをスキップすることで，成熟 mRNA のイン・フレーム化を目的としている．エクソン・スキップにより，正常よりもやや短いもののジストロフィンの発現が誘導できるため，筋ジストロフィー症状の改善が期待されている．

7 治療薬

7.1 副腎皮質ステロイド製剤

DMD に対するステロイド治療は，日本では 2013 年に保険適用となり，プレドニゾロン（0.75 mg/kg）の連日投与が推奨されている[6]．投与中は体重増加や骨粗鬆症など種々の副作用に注意を払い，必要に応じて減量や中止を検討する．減量や中止する際は副腎不全を防止するために漸減する．ステロイド治療を始めると，用量によっては生ワクチンが禁忌となるので，患児に必要な生ワクチンの接種は事前にすませておくように指導する．

◆プレドニゾロン

副腎皮質ステロイドとして，米国のガイドラインではプレドニゾロン以外にdeflazacort 0.9 mg/kg/ 日も推奨されている．deflazacort は，10 歳代の DMDの患者において運動・呼吸・心機能面などで長期的に有効であり，プレドニゾロンの副作用としてしばしば問題となる過度な体重増加が少ない．しかし日本では

Topics

Remudy

Topics「DMD の開発中の新規治療法」（p.162）で取り上げた新規治療法は，希少疾患である DMD のなかでもさらに限られた特定の遺伝子変異の患者が対象となる．新規治療法の開発には安全性と有効性を検証するための臨床試験・治験が必須である．臨床試験・治験を円滑に行うには，対象となる患者・家族の協力が不可欠であり，希少疾患では患者情報やその遺伝情報を事前に登録しておくことが重要である．日本では筋ジストロフィー患者登録制度 Remudy（Registry of muscular dystrophy）[7] が運用されており，新規治療法の開発状況を患者や家族に公平に伝えるのにも役立っている．

> **Column**
> **心不全にβ遮断薬？**
>
> 　β遮断薬はその陰性変力作用により，一見心不全を増悪させるように感じられるかもしれないが，心拍出量ひいては静脈還流量を減少させて前負荷を軽減し，レニン分泌の低下により末梢血管抵抗を減少させて後負荷も軽減する．β遮断薬によって心機能や心不全症状が改善することは，複数の大規模臨床試験においても証明されており，DMDの心機能障害に対してもACE阻害薬との併用で有用性が報告されている[6]．慢性心不全に対するβ遮断薬の投与は，低血圧や気管支喘息がないことを確認したうえで，少量から開始して漸増する．

同薬は未認可であり，プレドニゾロンが使われる頻度が高い．

7.2 心筋障害治療

　ACE阻害薬が第一選択であり，心機能障害の発症早期からの投与が推奨されている[6]．日本ではエナラプリルとリシノプリルが，成人の慢性心不全に対して保険適用になっているが，小児での適用は高血圧症のみである．実際には少量から開始し，乾性咳嗽や低血圧などの発現に注意しながら漸増する．また，アドレナリンβ受容体遮断薬もACE阻害薬との併用で有効である[6]（⇒ Column 参照）．アンジオテンシン AT_1 受容体遮断薬（ARB*）は，現段階ではDMDの慢性心不全に対するエビデンスは確立していないが，一般的な慢性心不全には有効性が証明され，広く使用されており，早期のエビデンスの構築が待たれる．

語句 ARB*
angiotensin II receptor blocker.

〔内田友二，山下博史〕

● 引用文献

1) 難病情報センター，筋ジストロフィー（指定難病113）．http://www.nanbyou.or.jp/entry/4522
2) Emery AE. Population frequencies of inherited neuromuscular disorders--A world survey. Neuromuscul Disord 1991；1(1)：19-29.
3) Genetable of neuromuscular disorders, 1. MUSCULAR DYSTROPHIES. http://www.musclegenetable.fr/4DACTION/Blob_groupe11
4) Imoto N, et al. Topographic pattern of the rearrangement of the dystrophin gene in Japanese Duchenne muscular dystrophy. Hum Genet 1993；92(6)：533-536.
5) The DMD mutations database, The dystrophin gene. http://www.umd.be/DMD/W_DMD/index.html
6) 日本神経学会ほか監．デュシェンヌ型筋ジストロフィー診療ガイドライン2014．南江堂；2014. p.58-70, 118-121.
7) 神経・筋疾患患者登録Remudy．http://www.remudy.jp/index.html

B 疾患各論

⑭ 重症筋無力症

Point

重症筋無力症（MG）とは
- MGは，神経筋接合部の構成タンパク質を標的とする抗AChR抗体により，神経筋伝達の障害が起こる疾患である．全身の筋脱力感，眼症状，嚥下障害，顔面筋力低下などの症状を認める．

原因・症状
- 神経筋接合部の構成タンパク質を標的とする抗AChR抗体や抗MuSK抗体などの自己抗体により，AChの結合阻害や受容体崩壊が起こり，また補体介在性に筋肉側運動終板膜の破壊が生じることにより発症する．
- 患者は易疲労性を示し，外眼筋麻痺による眼瞼下垂と複視などの眼症状が認められ，さらには全身症状を認める場合もある．

治療
- 自己免疫性の疾患であるため，免疫抑制療法が有効である．副腎皮質ステロイド（糖質コルチコイド）や，タクロリムスあるいはシクロスポリンなどのカルシニューリン阻害薬（CNI）が用いられる．
- 神経筋接合部でのAChの分解を防ぐ，ジスチグミンやネオスチグミンなどのコリンエステラーゼ阻害薬が用いられる．
- 70%以上のMG症例が，胸腺過形成や胸腺腫などの胸腺異常を合併しており，MGに対する治療法の一つとして胸腺摘出術が行われる．胸腺摘出術の効果発現には6か月〜3年を要するとされており，症状が安定するまで免疫抑制薬療法を継続する必要がある．

Keywords ▶ 抗アセチルコリン受容体（AChR）抗体，抗筋特異的チロシンキナーゼ（MuSK）抗体，胸腺腫，神経筋伝達障害，カルシニューリン阻害薬（CNI），コリンエステラーゼ阻害薬

1 重症筋無力症（MG）とは

　重症筋無力症（myasthenia gravis：MG）は，全身の筋脱力感を主訴とする自己免疫疾患である．患者の多くは易疲労性を示し，外眼筋麻痺による眼瞼下垂と複視などの眼症状が90%程度の症例に認められ，球筋の障害による咀嚼・嚥下・構音障害や顔面筋力低下，四肢筋の筋力低下などの全身症状を認める症例も存在する．またこれらの臨床症状には，日内変動や日差変動が認められる．

　MGの病因としては，神経筋接合部の構成タンパク質を標的とする抗AChR*抗体や抗MuSK*抗体などの自己抗体により，AChの結合阻害や受容体崩壊が起こり，また補体介在性に筋肉側運動終板膜の破壊が生じることにより発症する

AChR*

acetylcholie receptor：アセチルコリン受容体．

MuSK*

muscle-specific (receptor) tyrosine kinase：筋特異的（受容体型）チロシンキナーゼ．

165

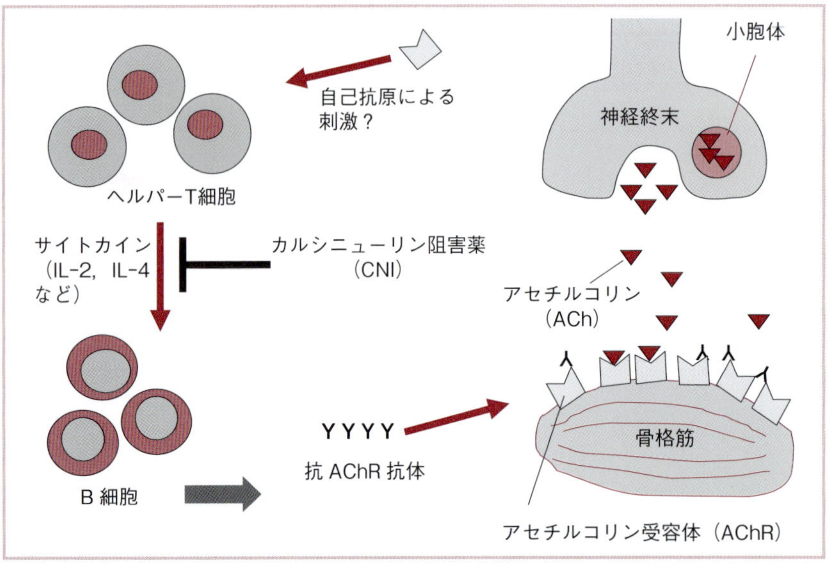

図1 MG 発症における抗 AChR 抗体の関与および CNI の主な作用点

自己抗原により刺激を受けたヘルパー T 細胞は，B 細胞に働きかけて抗 AChR 抗体と抗 MuSK 抗体を産生させる．これらの抗体が，神経筋接合部の AChR や MuSK を遮断し，あるいはこれらの機能に障害を及ぼすことにより，神経筋伝達を阻害する．カルシニューリン阻害薬（CNI）は，活性化 T 細胞の機能を抑制することにより，結果的にその下流にある B 細胞からの自己抗体産生を抑制し，治療効果を示す．

と考えられている（**図1**）[1]．自己免疫疾患の多くは，T 細胞の抗原認識異常により発症すると考えられているが，MG における種々の自己抗体が発現する根本的な原因は明らかではない．

　胸腺は，T 細胞の分化や自己反応性 T 細胞の除去にかかわり，免疫応答を確立するのに重要な臓器である．胸腺中には AChR 様構造を有する筋様細胞が存在することも明らかとされている[2]．日本における約 20% の MG 症例が，胸腺腫を合併しており，このような MG の症例に対しては，治療法の一つとして胸腺摘出術が行われる．

2 疫学

　2016 年度の指定難病調査では，MG の患者数は 2 万 2,998 人で，日本における MG の有病率は人口 10 万人あたり約 18 人である．70 歳以上の患者が 8,873 人で，人口の高齢化とともに患者数も増加傾向にある．胸腺腫関連 MG は，非胸腺腫合併例に比べると，嚥下困難などの球症状がある症例や，呼吸器管理が必要な重症例（いわゆるクリーゼ）が多い．2006 年の全国調査では，約 73% の MG 患者で胸腺摘出術が施行されていると推定された[3]．

3 分類

MG は，病態の違いによって胸腺腫合併 MG，若年発症 MG，あるいは高齢発症 MG などに分類される．また検出される抗体の種類によって，抗 AChR 抗体陽性，抗 MuSK 抗体陽性，およびこれらの抗体がいずれも陰性のタイプに分類される．

3.1 抗 AChR 抗体による分類

多くの場合 MG は，自己の AChR タンパクを抗原として認識する自己反応性 T 細胞の活性化が発症の原因と考えられている [4]（**図 1**）．

末梢を循環しているヘルパー T 細胞（helper T cell：Th 細胞）はナイーブ T 細胞とよばれ，抗原刺激により活性化され，エフェクター Th 細胞に分化する．このエフェクター Th 細胞は，産生するサイトカインの種類によってそれぞれ役割が異なる．Th1 細胞と Th2 細胞は，通常互いに恒常性を保っているが，このバランスの破綻，つまり Th1/Th2 バランスがどちらかに片寄ることが，自己免疫疾患の発症につながる可能性が指摘されている [5]．MG 患者においては，Th1 細胞と Th2 細胞のいずれも，AChR のエピトープを認識する Th 細胞となることが報告されており，このような Th1/Th2 バランスの破綻が，B 細胞からの抗 AChR 抗体産生を促し，MG の発症にかかわっているものと考えられる．

3.2 抗 MuSK 抗体による分類

MG には，抗 AChR 抗体が検出されない病態があり，これらの症例では神経筋接合部に存在する MuSK に対する抗体（抗 MuSK 抗体）が検出されることが多い（基準値は 0.02 nmol/L 未満）．MuSK は，細胞膜貫通受容体型チロシンキナーゼで，AChR と同じく筋肉の後シナプス膜表面に発現しており，シナプスの機能維持を担うリン酸化酵素の一種である．抗 AchR 抗体陰性の MG では，この MuSK に自己抗体が産生され，神経筋伝達に障害が起こるものと考えられる．抗 MuSK 抗体陽性の MG は，筋脱力の急激な悪化，球麻痺，あるいは呼吸筋麻痺などの重症な症状に陥りやすいという特徴を有している．

4 検査・診断

重症筋無力症診療ガイドラインの基準に基づき，MG の症状（A），病原性自己抗体（B），および神経筋接合部障害（C）の有無を検査し，その結果から，**表 1** の D のようにして MG と診断される．

表1 重症筋無力症診断基準案 2013

A. 症状
  (1) 眼瞼下垂　　(2) 眼球運動障害　　(3) 顔面筋力低下
  (4) 構音障害　　(5) 嚥下障害　　　　(6) 咀嚼障害
  (7) 頸部筋力低下　(8) 四肢筋力低下　　(9) 呼吸障害
  <補足>上記症状は易疲労性や日内変動を呈する

B. 病原性自己抗体
  (1) アセチルコリン受容体（AChR）抗体陽性
  (2) 筋特異的受容体型チロシンキナーゼ（MuSK）抗体陽性

C. 神経筋接合部障害
  (1) 眼瞼の易疲労性試験陽性
  (2) アイスパック試験陽性
  (3) 塩酸エドロホニウム（テンシロン）試験陽性
  (4) 反復刺激試験陽性
  (5) 単線維筋電図でジッターの増大

D. 判定
  以下のいずれかの場合，重症筋無力症と診断する
  (1) Aの1つ以上があり，かつBのいずれかが認められる
  (2) Aの1つ以上があり，かつCのいずれかが認められ，他の疾患が鑑別できる

(日本神経学会監，「重症筋無力症診療ガイドライン」作成委員会編. 重症筋無力症診療ガイドライン2014. 南江堂；2014. p.11 より)

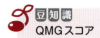

豆知識
QMGスコア

QMGスコア（Quantitative MG Score for Disease Severity）は，全身の筋力評価によって，MGの重症度を客観的に判定するための指標である．13項目から成り，それぞれ0〜3点で評価され，得点が高いほど重症であるとみなされる（合計は0〜39点となる）．

5 治療方針

MGの治療は，免疫療法が基本であり，コリンエステラーゼ阻害薬（choline esterase inhibitor）による対症療法は補助的治療法として検討する[4]．経口プレドニゾロンの投与量が5 mg/日以下で症状を最低限に抑えるのが，最初の治療到達目標となる．胸腺腫合併MGに対しては，胸腺摘出術が適応となる．

抗AChR抗体陽性MGでは，胸腺腫の有無により胸腺摘除術を行うほか，薬物療法としてステロイド投与と免疫抑制療法を中心とし，補助的治療法としてコリンエステラーゼ阻害薬を用いる．

抗MuSK抗体陽性MGでは，胸腺摘除術が有効であるというエビデンスはない．またコリンエステラーゼ阻害薬の効果は，抗AChR抗体陽性MG症例に比べて低い．抗MuSK抗体陽性MGの治療は，副腎皮質ステロイドの中の糖質コルチ

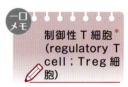

一口メモ
制御性T細胞*（regulatory T cell；Treg細胞）

一部の免疫反応を抑えたり，免疫寛容を誘導したりする機能を備えたT細胞．CD4，CD25およびFoxp3がいずれも陽性の細胞として検出される．MGを含む種々の自己免疫疾患で，Treg細胞の機能や数が減少しているという報告がある[6]．

Topics
MGの発症にかかわる制御性T細胞率の減少

制御性T細胞*（Treg細胞）は，T細胞の異常に基づく免疫反応を制御する役割を担っているが（⇒Column「MGの発症にかかわる細胞傷害性T細胞」の図〈p.169〉参照），MGではその数が減少しているという報告がある[6]．Treg細胞の数の減少や活性の低下は，自己成分に反応する活性化T細胞を優位とし，自己免疫反応を亢進させるものと考えられる．

Column

MG の発症にかかわる細胞傷害性 T 細胞

　MG の発症には Th1/Th2 細胞活性のバランスの破綻が重要と考えられるが，このほかに細胞傷害性 T 細胞（cytotoxic T cell：Tc）も発症に関与することが報告されている[3]．T 細胞受容体（T cell receptor：TCR）を発現する T 細胞の約 2/3 は，CD4（cluster of differentiation 4）を発現するヘルパー T 細胞（helper T cell：Th）であり，残りの大部分は CD8 を発現する Tc である．両者はいずれも胸腺において分化する．CD4 および CD8 は，それぞれ Th と Tc のマーカーであるだけでなく，抗原認識においてそれぞれクラス II MHC（major histocompatibility complex；主要組織適合複合体）分子とクラス I MHC 分子に結合し，抗原刺激のシグナル伝達に関与する（図）．CD8 陽性の Tc を除去すると，MG の症状が軽減されることが，モデル動物において認められている[3]．

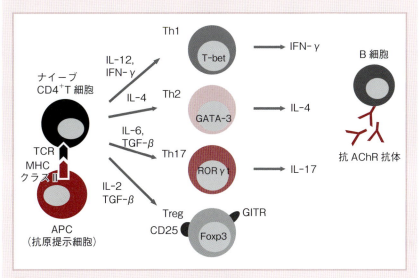

図　MG における T リンパ球サブセットの異常

抗原提示細胞（antigen presenting cell：APC）から自己抗原提示を受けたナイーブ T 細胞は，種々のサイトカイン環境などに応じて，Th1，Th2，Th17，Treg などの T 細胞サブセットに分化する．Th1/Th2 細胞のバランスが Th2 寄りに傾くと，B 細胞からの自己抗体産生に向かう．Treg 細胞はこれらの免疫反応を抑え，自己免疫反応にブレーキをかける役割を担っている．

IL：インターロイキン，IFN：インターフェロン，TGF-β：トランスフォーミング増殖因子 β，T-bet：T-box expressed in T-cells，GATA-3：GATA-binding protein-3，RORγt：レチノイン酸受容体関連オーファン受容体 γt，GITR：グルココルチコイド誘導性 TNFα 受容体スーパーファミリー関連遺伝子，Foxp3：フォークヘッドボックス P3．

コイド（glucocorticoid：GC）による治療が中心となる．必要により免疫抑制薬が追加される．増悪時は血漿交換療法や免疫グロブリンの大量静脈内投与を行う．
　抗 AChR 抗体と抗 MuSK 抗体がともに陰性の症例では，胸腺腫を合併していれば胸腺摘除を行い，胸腺腫非合併症例では血漿交換が推奨される．

第1章 神経・筋疾患

6 治療薬(表2)

●副腎皮質ステロイド製剤 (GC)

糖質コルチコイド(GC)は抗炎症作用と免疫抑制作用により,MGをはじめ,種々の自己免疫疾患に治療効果を示す.GCはMGの発症に深くかかわる活性化T細胞の増殖や,同細胞からのサイトカイン産生を抑えるとともに,自己抗体産生B細胞の活動を抑制することにより,治療効果を示す.感染症,消化性潰瘍,骨粗鬆症,高血圧,緑内障などの多彩な副作用がある.プレドニゾロンやメチルプレドニゾロンを内服で用いる.

●免疫抑制薬

自己免疫性の疾患であるため,免疫抑制薬療法が有効である.タクロリムスあるいはシクロスポリンなどのカルシニューリン阻害薬(calcineurin-inhibitor:CNI)が,MGに適応となっている.

CNIは,異常な免疫応答により活性化されたT細胞における,カルシニューリン活性を阻害して,免疫反応の進行を抑える.

タクロリムス

1984年に日本で発見された放線菌が産生するマクロライド系化合物である.免疫細胞内のFKBP(FK binding protein)というタンパク質と結合することにより,T細胞におけるNF-AT(nuclear factor of activated T cell)の核内移行にかかわるカルシニューリンを阻害し,T細胞からのサイトカイン産生を抑制する.その免疫抑制作用は強力で,シクロスポリンの10～100倍ともいわれる.日本では,全身型MGの

◆プレドニゾロン

◆メチルプレドニゾロン

◆タクロリムス

表2 重症筋無力症の治療に適応となる薬物

分類	一般名	作用	用法・用量	その他
副腎皮質ステロイド	プレドニゾロン	抗炎症作用,免疫抑制作用	1日5～60 mg,1～4回分服	消化性潰瘍,骨粗鬆症,感染症など多くの副作用がある
	メチルプレドニゾロン	抗炎症作用,免疫抑制作用	1日4～48 mg,1～4回分服	
カルシニューリン阻害薬(CNI)	タクロリムス水和物	IL-2産生阻害によるT細胞活性化抑制	顆粒・カプセル1日1回3 mg	妊婦には禁忌,生ワクチンとの併用禁忌
	シクロスポリン	IL-2産生阻害によるT細胞活性化抑制	1日5 mg/kg,2回分服,効果がみられたら減量	胸腺摘出後でステロイドで効果不十分な症例に適応
コリンエステラーゼ阻害薬	ジスチグミン臭化物	可逆的にコリンエステラーゼを阻害	1日5～20 mg,1～4回分服,1日1回5 mgから開始	消化管・尿路の器質的閉塞,および迷走神経緊張症には禁忌
	ネオスチグミン	可逆的にコリンエステラーゼを阻害,コリン作動薬	1回15～30 mg,1日1～3回	

IL(interleukin;インターロイキン).

170

ほか，移植臓器の拒絶反応予防，アトピー性皮膚炎（軟膏剤），ループス腎炎，あるいは関節リウマチにも適応となっている．血中濃度モニタリングにより投与量を調節するのが望ましい．シクロスポリンとの併用は相互に血中濃度を上昇させる可能性があるため禁忌である．

シクロスポリン

ノルウェーの土壌真菌の代謝物として単離された，アミノ酸11個より成る分子量1202.6の環状ペプチドである．全身型MGのほか，移植臓器の拒絶反応予防，ネフローゼ症候群，眼病変を有するベーチェット（Behçet）病，乾癬，重症の再生不良性貧血なども適応となっている．

シクロフィリン（cyclophilin）とよばれる細胞内タンパク質と結合し，カルシニューリン活性を阻害する．その結果，T細胞からのサイトカイン産生を抑えることにより優れた免疫抑制作用を示す．造血器系への副作用は少ないが，腎毒性や肝毒性などの副作用がある．とくに腎血管収縮作用に基づくと思われる腎障害や高血圧の発現には注意が必要で，血中濃度モニタリングにより投与量を調節するのが望ましい．

◆シクロスポリン

Abu = (2S) - 2 -アミノ酪酸
MeGly = N - メチルグリシン
MeLeu = N - メチルロイシン
MeVal = N - メチルバリン

● 補助的治療薬

神経筋接合部でのAChの分解を防ぐ，ジスチグミンやネオスチグミンなどのコリンエステラーゼ阻害薬が用いられる．いずれの薬物も，神経筋接合部にて可逆的にコリンエステラーゼを阻害し，局所的にACh濃度を保つことにより，神経筋伝達を促す．

（平野俊彦，山下博史）

◆ジスチグミン

◆ネオスチグミン

● 引用文献

1) Vincent A, et al. Myasthenia gravis. Lancet 2001；357 (9274)：2122-2128.
2) Melms A, et al. Thymus in myasthenia gravis. Isolation of T-lymphocyte lines specific for the nicotinic acetylcholine receptor from thymuses of myasthenic patients. J Clin Invest 1988；81 (3)：902-908.
3) 村井弘之ほか．重症筋無力症全国臨床疫学調査2006．Neuroimmunol 2008；16 (1)：44.
4) Protti MP, et al. Myasthenia gravis：Recognition of a human autoantigen at the molecular level. Immunol Today 1993；14 (7)：363-368.
5) Matsuzaki J, et al. Immunosteroid as a Regulator for Th1/Th2 balance：Its possible role in autoimmune diseases. Autoimmunity 2005；38 (5)：369-375.
6) Long SA, Buckner JH. CD4[+]FOXP3[+] Treg in human autoimmunity：More than a numbers game. J Immunol 2011；187 (5)：2061-2066.

● 参考文献

1. 日本神経学会監，「重症筋無力症診療ガイドライン」作成委員会編．重症筋無力症診療ガイドライン2014．南江堂；2014．

B 疾患各論

⑮ ギラン・バレー症候群

Point

症状・分類など
- 多くは，先行感染の 1～2 週後に急性に発症する運動優位多発ニューロパチーである．
- 主に筋肉を動かす運動神経が障害され，四肢に力が入らなくなる．重症の場合，中枢神経障害性の呼吸不全をきたし，一時的に気管切開や人工呼吸器を要する場合もある．
- 電気生理学的所見から，末梢神経の障害部位により，脱髄型と軸索障害型とに分類される．
- 神経症状は，発症から 4 週間以内にピークに達し，徐々に回復する．

治療
- 基本的には予後良好な疾患とされているが，急性期死亡率は約 5％ であり，20％ では軸索障害のために回復が遷延して，歩行などの日常生活に支障をきたすことがある．
- 原因療法（免疫学的治療）と対症療法とを，早期から施行することが推奨される．免疫学的治療法としては，免疫グロブリン大量静注療法を第一選択とする．

Keywords ▶ 先行感染，抗ガングリオシド抗体，脱髄型，軸索障害型，免疫グロブリン療法

1 ギラン・バレー症候群（GBS）とは

ギラン・バレー症候群（Guillain-Barré syndrome：GBS）の多くは，先行感染の 1～2 週後に急性に発症する運動優位多発ニューロパチーである．主に筋肉を動かす運動神経が障害され，四肢に力が入らなくなる．重症の場合，中枢神経障害性の呼吸不全をきたし，一時的に気管切開や人工呼吸器を要する場合もある．末梢神経の組織学的あるいは機能的な障害部位により，脱髄型と軸索障害型とに分類される．神経症状は，発症から 4 週間以内にピークに達し，徐々に回復する．

先行感染症状が GBS の約 7 割に認められ，上気道炎症状，次いで胃腸症状が多い．先行感染の主要な病原体はカンピロバクター・ジュジェニ（*Campylobacter jejuni*），サイトメガロウイルス，Epstein-Barr（エプスタイン・バー：EB）ウイルス，肺炎マイコプラズマ（*Mycoplasma pneumoniae*）である．

発症のメカニズムとして感染に伴う自己免疫性機序が推定されており，先行感染因子とヒト神経系の構成成分が共通の分子を発現しているという分子相同性が一部の病型において証明されつつある[1]．

また，GBS の亜型としてフィッシャー（Fisher）症候群*がある．

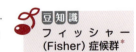

豆知識
フィッシャー（Fisher）症候群*

急性に眼球運動障害，運動失調，腱反射消失をきたす免疫介在性ニューロパチーで，病態が GBS に類似する．本患者の 80～90％ に抗ガングリオシド抗体である抗 GQ1b 抗体が検出される．軽症例は無治療でも自然回復し予後良好であるが，症状が強い場合には免疫グロブリン療法などを行うことがある．

2 疫学

世界中のあらゆる地域で発症し，人口10万人あたりの年間発生率は1〜2人前後とされ，急速に四肢筋力低下をきたす神経・筋疾患のなかで最も頻度が高い．

1998年の厚生省の免疫性神経疾患調査研究班の全国調査では，人口10万人あたり1.15人であった．平均発症年齢は39歳で，男女比は3：2と若干男性に多く認められ，小児から高齢者まで幅広く分布しており，1人が生涯で罹患する確率は1/1,000と推定され，それほどまれな疾患ではない．

3 分類

電気生理学的所見から，髄鞘が一次的に障害される脱髄型と軸索が一次的に障害される軸索障害型とに大別されるが，鑑別が困難な場合もある．日本では，脱髄型と軸索障害型は，ほぼ同様の頻度である．

脱髄型はサイトメガロウイルス，EBウイルス感染後の発症が多いが，標的分子は同定されていない．軸索障害型においてはグラム陰性菌であるカンピロバクター・ジェジュニ外膜に発現する抗ガングリオシド（ganglioside）抗体が産生され，運動神経軸索のガングリオシド*と交叉反応するという，分子相同性による発症機序がほぼ確立されている．脱髄型は，軸索障害型よりも進行速度がやや遅く，高血圧，脈拍変動などの自律神経症状を伴いやすい．

語句 ガングリオシド*

糖鎖上に1つ以上のシアル酸を結合しているスフィンゴ糖脂質の一種である．ガングリオシドは，高等動物や植物の細胞膜の成分であり，脳・神経組織に多く含まれ，神経機能や細胞膜が営むさまざまな機能に関与している．

4 検査

GBSの診断は，特徴的な臨床経過に基づいて行われるが，診断の補助には，神経伝導検査（nerve conduction study）（⇒Column〈p.174〉参照），血液検査や髄液検査が有用である．

神経伝導検査により，末梢神経障害の存在を確認する．脱髄型（神経伝導の遅延）か軸索障害型（複合筋活動電位の振幅低下）か病型の分類が可能である．

血液検査による抗ガングリオシド抗体（抗GM1抗体，抗GD1a抗体など）はGBSの約50〜60％で陽性となり，診断を確認する意義がある．また，種々のガングリオシドは一定の部位特異性があり，たとえばGM1は前根に多いことから抗GM1抗体により純粋運動型GBSになりやすく，GQ1bは眼球運動を支配する神経に多いため抗GQ1b抗体により眼球運動障害をきたしやすいなど，抗体の標的となるガングリオシドの高発現部位が，臨床症状を特徴づける．

髄液検査では，タンパク細胞解離（細胞数の増加を伴わないタンパク上昇）は有名な検査所見である．しかし，発症1週間以内では髄液タンパクが正常のことがあり，診断的価値はあまり高くない．髄液タンパクが正常であっても，GBSを否定できない場合もある．

Column

神経伝導検査

上肢であれば正中神経や尺骨神経など，下肢であれば脛骨神経や腓腹神経などに電気刺激を与えて，神経の電気的反応の大きさ（主に軸索障害を反映）と神経を電気的反応が伝わる速度（主に脱髄を反映）を調べる．図に代表的所見の模式図を示す．

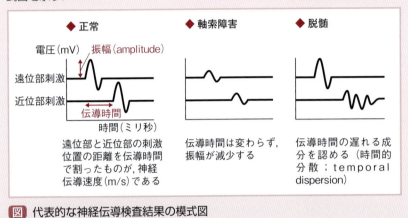

図 代表的な神経伝導検査結果の模式図

GBSでは，前述の非侵襲的な検査が有用であるため，典型例では神経生検*を行わないが，血管炎などによる急性末梢神経障害が鑑別にあがり，診断が不確実である場合には神経生検を行うことがある．

5 治療方針

神経症状の発症から1〜2週間進行してピークに達し，1週間程度のプラトーの時期を経てから自然経過で回復に向かう場合が多い．基本的には，予後良好な疾患とされているが，急性期死亡率は約5％であり，また20％では軸索障害のために回復が遷延して発症1年後に歩行などの日常生活に支障をきたすことがある．このために原因療法（免疫学的治療）と対症療法が同等に重要であり，早期から施行することが推奨される．呼吸筋麻痺，球麻痺，血圧や脈拍の急激な変動など自律神経症状がある際には，集中治療室での管理が必要となる．

GBSの急性期死亡の原因は，肺炎，肺塞栓，不整脈が主であるため，急性期合併症の対処が生命予後に大きく影響する[2]．

6 治療

免疫学的治療法としては，免疫グロブリン療法と血液浄化法がほぼ同等に有効であることが確立されている．点滴静注で使用できる簡便さから免疫グロブリン

豆知識
神経生検*

純粋な感覚神経である腓腹神経で行うことが多い．脱髄型では，神経内膜へのTリンパ球やマクロファージの浸潤と多巣性の脱髄がみられる．軸索障害型では，髄鞘の内側の軸索部分にマクロファージを認めることがある．1999年（平成11年）度のGBSの全国調査では，1,752例の集計で105例に神経生検が施行され，軸索変性7.6％，脱髄28.6％，混合型8.6％，正常55.8％となっている．

療法が第一選択となることが多いが，タンパク製剤過敏症の既往，腎障害，血液粘度上昇による血栓症のハイリスク，IgA*欠損症では免疫グロブリン療法を行えないため，血液浄化法を選択する．大規模試験で有効性が確認されているのは単純血漿交換法であるが，患者の状態に応じて免疫吸着法を選択してもよい．その場合には抗体除去率がやや劣るために回数を1～2回追加する．

　副腎皮質ステロイド単独療法（パルス療法も含む）の有効性は否定されているので行わない．免疫グロブリン療法と大量ステロイドの併用は回復を早める傾向があるとの報告があり，重症例に対しては試みてもよい．発症後1週以内に治療を受けた患者群の転帰がより良好であると報告されている[3]．

●免疫グロブリン療法

　免疫グロブリン大量静注療法を第一選択とする．アレルギー性副作用（皮疹，掌跡嚢胞症），無菌性髄膜炎（頭痛，発熱），血栓症に留意する．

処方例

　献血ベニロン®-I：0.4 g/kg体重/日，5日間，点滴静注1日量は6時間以上かけて投与する．初日の投与開始から30分間は0.01～0.02 mL/kg/分で投与し，副作用などの異常所見が認められなければ，0.03～0.06 mL/kg/分まで徐々に投与速度を上げてもよい．2日目以降は，前日に耐容した速度で投与できる．

●血液浄化法

　単純血漿交換法（1回の血漿除去量40～50 mL/kgを同量の5%アルブミン液で置換，2週間で4～5回施行）を行う．免疫吸着法の場合には隔日で5回行う．低血圧，ショック，出血傾向に留意する[4]．

●対症療法

気管切開，人工呼吸

　血液ガス分析で酸素飽和度が低下する場合や，二酸化炭素が貯留する場合，また肺活量が15 mL/kg以下であれば，気管挿管による人工呼吸などの適切な呼吸管理を行う．重症GBSでいったん呼吸筋麻痺になると人工呼吸器離脱までに平均3週間かかるため，気道管理の合併症予防のために気管切開を行い，呼吸管理が必要となる．高度な球麻痺を伴う場合にも誤嚥予防のため気管挿管を行う．

肺塞栓症の予防

　膝立て不能以上の重度の下肢麻痺がある際には，ヘパリン投与や弾性ストッキングを着用して肺塞栓の発症予防に努める．

リハビリテーション

　肺塞栓，関節拘縮*を予防し，筋力と機能の改善を図るためにリハビリテーションを急性期から開始する．

（後藤伸之，山下博史）

●引用文献
1）桑原　聡. ギラン・バレー症候群. 日本医師会生涯教育シリーズ　神経・精神疾患診療マニュ

語句 IgA*
immunoglobulin A：免疫グロブリンA.

関節拘縮*
正常な関節はそれぞれ一定の可動域をもっている．関節拘縮とは，不動などにより関節の可動域が減少して制限され，屈曲や伸展が困難になる状態をいう．

アル. 南山堂；2013. p.s222-s223.

2) 高久史麿, 和田 攻翻訳. ワシントンマニュアル 第12版（原著第33版）. メディカル・サイエンス・インターナショナル；2011. p.943-944.

3) 日本神経治療学会. 神経免疫疾患治療ガイドライン. 協和企画；2004. p.81-96.

4) 山口　徹, 北原光夫監. 今日の治療指針（2014年版）. 医学書院；2014. p.883-884.

◉ **参考文献**

1. 日本神経治療学会／日本神経免疫学会合同治療ガイドライン（案）. ギラン・バレー症候群（GBS）／慢性炎症性脱髄性ニューロパチー（CIDP）治療ガイドライン. https://www.jsnt.gr.jp/guideline/img/meneki_4.pdf

2. 飯森真喜雄, 内山真一郎. 日本医師会生涯教育シリーズ　神経・精神疾患診療マニュアル. 南山堂；2013.

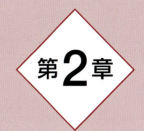

精神疾患

第2章 精神疾患

A 総論

① 修得すべき知識の概要

本章の記述事項を学習し，以下の目標への到達が望まれる．

❶ 精神疾患に関連する精神症状の概要を説明できる

精神機能を理解し，その異常がどのような精神症状に関連するのかを理解する．

❷ 精神疾患の治療構成を理解し，身体療法と精神療法の概要について説明できる

代表的な身体療法である電気けいれん療法について，適応や禁忌，実施方法，副作用の概要を理解する．精神療法については，その定義や，疾患ごとに実証された効果について理解する．

❸ 抗精神病薬についての薬理（薬理作用，機序，主な副作用）および適応疾患を説明できる

抗精神病薬の種類とそれぞれの薬理作用について説明できる．また代表的な薬剤の構造式，適応疾患と副作用について理解する．代表的な副作用についてはその症状を具体的に説明できる．

❹ 抗うつ薬についての薬理（薬理作用，機序，主な副作用）および適応疾患を説明できる

抗うつ薬の種類とそれぞれの薬理作用について説明できる．また代表的な薬剤の構造式，適応疾患と副作用について理解する．代表的な副作用についてはその症状を具体的に説明できる．

❺ 気分安定薬についての薬理（薬理作用，機序，主な副作用）および適応疾患を説明できる

気分安定薬の種類とそれぞれの薬理作用について説明できる．また代表的な薬剤の構造式，適応疾患と副作用について理解する．代表的な副作用についてはその症状を具体的に説明できる．

❻ 抗不安薬についての薬理（薬理作用，機序，主な副作用）および適応疾患を説明できる

抗不安薬の種類とそれぞれの薬理作用について説明できる．また代表的な薬剤

A　総論／1　修得すべき知識の概要　●

の構造式，適応疾患と副作用について理解する．代表的な副作用についてはその
症状を具体的に説明できる．

❼ 睡眠薬についての薬理（薬理作用，機序，主な副作用）および適応疾患を説明できる

　睡眠薬の種類とそれぞれの薬理作用について説明できる．また代表的な薬剤の
構造式，適応疾患と副作用について理解する．代表的な副作用についてはその症
状を具体的に説明できる．

❽ 精神刺激薬についての薬理（薬理作用，機序，主な副作用）および適応疾患を説明できる

　精神刺激薬の種類とそれぞれの薬理作用について説明できる．また代表的な薬
剤の構造式，適応疾患と副作用について理解する．代表的な副作用についてはそ
の症状を具体的に説明できる．

❾ 主な精神疾患の病態を理解し，各疾患における治療薬を説明できる

　統合失調症，うつ病・躁うつ病（双極性障害），不安症（パニック障害，全般性
不安障害など），心身症，不眠症，過眠症・ナルコレプシー，薬物依存症，アル
コール依存症，パーソナリティ障害，自閉症スペクトラム障害，また精神疾患で
はないが，せん妄を取り扱う．本書の各論部分での学習も深めて，各疾患におい
て病因や病態の基礎事項を理解して，汎用される治療薬の与薬，症状改善効果お
よび副作用についての習熟が望まれる．

（山田清文，肥田裕丈）

179

A 総論

② 精神疾患の治療の概要

Point
- 精神疾患は誰もが罹患しうるcommon diseaseであり，患者は精神科以外の一般診療科を受診する場合もある．抗菌薬や降圧薬などと同様に，精神疾患の治療に関する基本的知識はすべての薬学生が身につけておくべき事項である．
- 精神疾患の治療は大きく身体療法と精神療法に大別される．身体療法には薬物治療や電気けいれん療法などが含まれる．精神療法（心理療法）は薬物治療および環境調整とならんで精神疾患の治療で中心的な役割を果たしている．

Keywords▶ DSM，ICD，身体療法，薬物治療，精神療法

1 精神機能とその障害

人の基本的な精神機能には，意識，知覚，記憶，見当識，睡眠，知能，言語，思考，感情，意志・欲動・行動，自我意識，人格（パーソナリティ）・性格が含まれる．精神疾患では，これらのうちの特定の精神機能のみに異常が現れることは少なく，複数の精神機能が障害されることで，多彩な症状パターンを示す．

意識

意識とは，外界からの刺激を受け入れ，自己を外界に表出する心的機能をいう[1]．意識障害は，昏睡から覚醒に至る系列の中での意識障害の深さと，意識障害に伴う精神症状のパターン（幻覚など）で評価する．昏睡に至らない意識障害で，身体疾患，患者の環境，薬剤など種々の因子が関与して発症するものを「せん妄」と総称し，さらに幻覚や興奮など活発な精神症状を伴う過活動性せん妄と，活発な精神症状を示さない低活動性せん妄に区分する考え方が受け入れられつつある．

意識の異常は，意識の清明度が低下している意識混濁と，異常な精神症状が加わる複雑な意識障害（意識狭窄および意識変容）とに分けられる．

知覚

知覚とは，感覚器官を通して外界に存在するものを意識し，その意味を知る機能をいう[1]．知覚障害は，視覚，聴覚などの感覚モダリティごとに評価する．知覚障害には，視覚失認*などの古典的神経心理学的症候に加え，主観的体験としての知覚の異常（錯覚，幻覚など）が含まれる．

語句 視覚失認*
視覚には異常がないのに，目の前のものが何であるかわからない状態．対象物に触れたり，音を聴いたりすれば認識できる．

知覚異常には，錯覚・幻覚を合わせた妄覚，感覚異常としての知覚過敏などがある．

記憶

記憶とは，過去の経験が意識のうちに受け入れられ，心的痕跡を残し，時を経てから意識内に再生される心的現象である[1]．短期記憶と長期記憶ではその神経基盤が異なるため，別々に評価する．また，精神医学における記憶障害の評価の際には，記憶の量的側面に加え，記憶の質的側面（記憶錯誤，作話など）の評価も重要である．

知能

知能とは，単に記憶・学習した知識を応用するだけでなく，自分にとって新しい課題を解決するための合理的思考，効率的対処に関する総合的機能をいう[1]．言語性の認知課題*，非言語性の認知課題など，複数の課題を組み合わせた検査バッテリー*により評価する．

語句 認知課題*
認知機能を調べるための認知実験で出される課題．

検査バッテリー*
いくつかの心理的検査の組み合わせのこと．

思考

思考とは，言語を媒介として行われ，目標に向かい概念が次々に想起され論理的に連結し，事実に即して判断および分析され，問題解決がなされる精神活動である[1]．思考の障害は，考える道筋や脈絡が障害されるなどの思考の形式面の障害と，妄想のような思考の内容面の障害に区分される．

感情

感情とは，快，不快，喜怒哀楽などの主観的な心の状態である[1]．感情の異常は多くの精神疾患に認められ，抑うつ気分や爽快気分，多幸症，感情鈍麻，快楽消失などがある．

語句 WHO*
World Health Organization．人間の健康を基本的人権の一つとかとらえ，その達成を目的として設立された国際連合の専門機関（国際連合機関）である．本部はスイスのジュネーブにあり，1948年に設立された．

2 精神疾患の分類

現在，精神疾患は世界保健機関（WHO*）による国際疾病分類（ICD）や米国精神医学会による統計的診断マニュアル（DSM）により分類されている（表1）．
「疾病及び関連保健問題の国際統計分類（ICD）とは，WHOが作成する疾病分

表1 精神疾患の診断分類

ICD (International Statistical Classification of Diseases and Related Health Problems)	DSM (Diagnostic and Statistical Manual of Mental Disorders)
・疾病及び関連保健問題の国際統計分類 ・世界保健機関（WHO）が作成	・精神疾患の診断・統計マニュアル ・米国精神医学会が作成

181

類である．病因・死因を分類し，診断概念および診断基準を提示する目的があり，アルファベットと数字によりコードされている．日本では，1990 年に公表された第 10 版（ICD-10）が1995 年から適用され，ICD-10の 2003 年改訂版が医療機関での診療録の管理などに活用されており，2016 年からは 2013 年版が公的統計に適用されている．なお，2018 年には第 11 版（ICD-11）が公表された．ICD-10 は精神医学の領域において，米国精神医学会の定めた「精神障害の診断・統計マニュアル第5 版（DSM-5）」と並び，代表的な診断基準として使用されている[2]．

DSM は 1980 年に出版された第 3 版（DSM-Ⅲ）以降，診断者のあいだでの診断の一致率を高めるために，それぞれの疾患の診断のために必要とされる症状項目，その数，持続期間などが明確化された．このような診断基準のことを操作的診断基準とよぶ．

主な精神疾患の分類について，2013 年に出版された DSM-5（**表 2**），および ICD-10（**表 3**）に基づいて示した．

表2 DSM-5 における精神疾患の分類

1	神経発達症群／神経発達障害群
2	統合失調症スペクトラム障害およびほかの精神病性障害群
3	双極性障害および関連障害群
4	抑うつ障害群
5	不安症群／不安障害群
6	強迫症および関連症群／強迫性障害および関連障害群
7	心的外傷およびストレス因関連障害群
8	解離症群／解離性障害群
9	身体症状症および関連症群
10	食行動障害および摂食障害群
11	排泄症群
12	睡眠-覚醒障害群
13	性機能不全群
14	性別違和
15	秩序破壊的・衝動制御・素行症群
16	物質関連障害および嗜癖性障害群
17	神経認知障害群
18	パーソナリティ障害群
19	パラフィリア障害群
20	他の精神疾患群
21	医薬品誘発性運動症群およびほかの医薬品有害作用
22	臨床的関与の対象となることのある他の状態

表3 ICD-10 における精神疾患の分類

F00-F09	症状性を含む器質性精神障害
F10-F19	精神作用物質使用による精神および行動の障害
F20-F29	統合失調症，統合失調症型障害および妄想性障害
F30-F39	気分障害（感情障害）
F40-F49	神経症性障害，ストレス関連障害および身体表現性障害
F50-F59	生理的障害および身体的要因に関連した行動症候群
F60-F69	成人のパーソナリティおよび行動の障害
F70-F79	知的障害（精神遅滞）
F80-F89	心理的発達の障害
F90-F98	小児期および青年期に通常発症する行動および情緒の障害

3 精神疾患の治療

3.1 身体療法

精神医学における治療は，身体療法（somatotherapy）と精神療法（psychotherapy）に大別される．身体療法とは，医療全般で用いられる治療方法にほかならない．精神疾患を対象とする場合には，精神療法と区別してこれを身体療法とよんでいる[3]．

精神疾患の治療では，心に働きかける精神療法（心理療法ともよばれる）と身体（脳）に働きかける身体療法の両者が必要である．主な身体療法は薬物治療（pharmacotherapy）であるが，電気けいれん療法，温熱療法，高照度光療法，断眠療法などが含まれる．ここでは，電気けいれん療法と薬物治療について概説する．

電気けいれん療法（ECT）
●概要
電気けいれん療法（electroconvulsive therapy：ECT）とは，頭部への通電により脳内に発作性放電を発生させる治療法である．自発性けいれんや薬物誘発性けいれんが精神症状を軽減するという経験をもとに，1938年にCerletti UとBini Lによって確立された．

適応を選んで正しく施行すれば，有効かつ安全な治療法であり，しかも治療効果が迅速に発現するため，薬物治療を補完する治療法として現在も用いられている．最近は麻酔科医の協力を得て全身麻酔下に筋弛緩薬を用い，けいれん発生を抑制して行う修正型（無けいれん性）電気けいれん療法（modified ECT：mECT）が普及しつつある．また従来のサイン波電流*に代わり，パルス波電流*による刺激装置が導入されている．パルス波を用いると，副作用の記憶障害を軽減できる．

作用機序に関しては，モノアミン神経系への影響などが指摘されているが，今のところ不明である．

●適応，禁忌
適応となる疾患および症状として，うつ病の昏迷状態と統合失調症緊張型における昏迷・興奮状態が第一にあげられる．これらの状態では適切に服薬することが難しく，治療が遅れるほど衰弱してしまう．数回のECTにより劇的に改善する場合がある．そのほか，迅速な症状改善を必要とする場合，すなわち強度の自殺念慮，著しい拒食・拒薬，激しい興奮状態などでは適応を考慮する．

禁忌となるのは，脳血管障害急性期，重篤な心疾患などである．mECTは，通常のECTでは禁忌となる高齢者や，骨関節疾患患者などでも施行することができる．

●実施方法
電気けいれん療法（ECT）
あらかじめ身体診察と，心電図，頭部画像，一般的血液生化学検査などの諸検査によって全身状態を把握する．施行当日は嘔吐を避けるため，直前の食事は控えさせる．患者を横臥させ，短時間作用型麻酔薬（アモバルビタールなど）を静

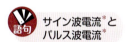

語句　サイン波電流*とパルス波電流*

サイン波電流は電圧一定であり，電気抵抗により電流が変化する．パルス波電流は電流一定であり，電気抵抗に応じて電圧を変化させる．パルス波電流は，患者個々のけいれん閾値に合わせた刺激調節が可能である．

注し，呼名に反応しない程度に軽く麻酔する．軽く麻酔するのは，患者の恐怖心を取り除くためである．けいれん中に咬舌や下顎脱臼が起こらないようにガーゼを咬ませ，介助者が下顎を上顎に押し付けて開口しないようにしておく．電極面はガーゼに包まれているので，ガーゼを食塩水に浸して伝導性をもたせた後に電極面を左右のこめかみに当て，100 V の交流電流を 3 秒間ほど通電する．通電後，直ちに強直けいれんが生じ，まもなく間代けいれんに移行する．けいれん後は睡眠に入り 1 時間ほどで覚醒する．

通常 2～3 日おきに，数回～10 回程度施行する．

修正型電気けいれん療法（mECT）

この場合は，麻酔科医の協力が必要である．通常の ECT の場合と異なるのは，短時間作用型の静脈麻酔薬で軽く麻酔した後，超短時間作用型の筋弛緩薬を静注して全身の筋を弛緩させる点である．筋弛緩作用が現れたところで直ちに左右のこめかみに通電する．筋弛緩作用が持続しているあいだは呼吸筋も麻痺している．自発呼吸が戻るまではバッグ・マスク法*で呼吸を補助する必要がある．

●副作用

けいれん発作中に，発作に伴って咬舌，下顎脱臼，胸腰椎圧迫骨折などが生じうる．mECT ではこれらの副作用はないので，高齢者や骨関節疾患患者などでも安全に施行できる．発作中は血圧が上昇するが，mECT では程度が軽い．けいれん発作覚醒直後には，一過性に軽度の頭痛が生じることがある．

ECT の副作用で最も問題となるのは健忘である．けいれん発作覚醒後に通電直前の出来事は忘れていることが多い（逆向健忘）．施行を繰り返すと一過性に記銘力が低下し，施行期間中の出来事に関する健忘が生じ，治療終了後にも思い出せないことがある．パルス波 ECT においては記憶障害が少ない．

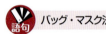

語句 バッグ・マスク法*
簡便で，汎用される人工呼吸法．下顎挙上などで気道を確保し，口腔から鼻腔までを専用のマスクで覆い，圧力をかけるためのバッグを手動でもむことによって，肺に空気を送り込む．

薬物治療

●意義と役割

精神疾患の治療において，薬物治療は大きな役割をもっている．最適な薬物を適切に使用することにより，幻覚，妄想，不穏，興奮，抑うつ，躁，焦燥，不安，緊張，強迫観念・強迫行為，不眠など，さまざまな精神症状を消失あるいは軽減することができる．効果は時に劇的であるが，不十分な場合も多い．現在の薬物治療の多くは病態に直接作用するものではなく，対症療法の域にとどまっている．しかし，抗うつ薬を正常な人が用いても高揚感は生じず，一時的な気分の落ち込みにも効果はないことから，単純に対症療法とは言い切れない．

抗精神病薬や抗うつ薬の作用機序には，統合失調症やうつ病の病態生理の少なくとも一部を改善する作用がある．

薬物治療は単剤が基本である．これはどの臨床領域にも当てはまることであるが，使用薬物が複数あると治療効果の判定が不明確となり，副作用の頻度も増す．さまざまな症状を併せもつことの多い精神疾患においては，この基本原則を守る

のは必ずしも容易ではないが，できる限りシンプルな処方を目指すべきである．

　精神疾患の薬物治療は，患者と医療者との信頼関係が前提となる．こころの症状に薬を用いなければならないことに抵抗を覚える患者や家族も少なくない．副作用に関する過度の不安が，服薬をためらわせることもある．薬剤師として患者の性格を十分に理解し，個々人に合わせた効果や副作用などの情報提供を考慮し，不安軽減やアドヒアランス向上に努めることが重要である．

3.2 精神療法

●定義

　精神疾患の治療において，精神療法は心理的側面に働きかける技法であり，「精神医学的治療の1つで，言語的，非言語的な対人交流を通して精神的な問題を解決し悩みを軽減することを目的とした精神医学的および心理学的治療法」と定義され，心理療法ともよばれる．

●形態

　精神療法の形態はさまざまであり，一般的には個人を対象にした個人精神療法が行われることが多い．そのほか，夫婦を対象にした夫婦療法，家族を対象にした家族療法，集団で行われる集団精神療法もある．

●効果が実証されている精神療法

　表4に効果が実証されている精神療法を示した．

表4 効果が実証されている精神療法

注意欠如・多動性／注意欠如・多動性障害	行動療法
素行症／素行障害	認知行動療法，家族療法
アルコール使用障害	認知行動療法，AA（Alcoholics Anonymous），動機づけ面接
統合失調症	社会生活技能訓練（SST），就労支援，認知行動療法，行動変容，社会学習，トークンエコノミー法，包括型地域生活支援プログラム（ACT）
うつ病／大うつ病性障害	行動療法，認知行動療法，対人関係療法
双極性障害	心理教育（個人，集団），認知行動療法，IPSRT（対人関係療法と社会リズム療法の併用），家族療法，夫婦療法
パニック症／パニック障害	曝露（situational in vivo exposure），認知行動療法
限局性恐怖症	曝露療法（認知行動療法，とくに in vivo）
社交不安症／社交不安障害（社交恐怖）	曝露療法，認知行動療法，社会生活技能訓練（SST），リラクセーション
強迫症／強迫性障害	認知行動療法（薬物治療より効果的）
心的外傷後ストレス障害	past-focused treatment（曝露，認知行動療法），present-focused treatment（コーピングスキル）
過食性障害	認知行動療法，対人関係療法
不眠障害	認知行動療法
境界性パーソナリティ障害	弁証法的行動療法（認知行動療法）
回避性パーソナリティ障害	行動療法，社会生活技能訓練（SST）

統合失調症

社会生活技能訓練（social skills training：SST），構造化された家族教育，就労支援，認知行動療法，行動療法（行動変容，社会学習）などの効果が実証されている．これらの手法は，1970年代後半に米国で始まった精神障害者地域生活支援プログラムのACT（assertive community treatment；包括型地域生活支援プログラム）の中で活用すると，より効果的である．

うつ病／大うつ病性障害

行動療法，認知行動療法，対人関係療法の効果が多くの研究で実証されており，薬物治療に匹敵する効果が期待できる．こうした精神療法と薬物治療を併用すると効果が高まる．

双極性障害

心理教育，認知行動療法，IPSRT（interpersonal and social rhythm therapy；対人関係療法と生活リズムを安定化させる社会リズム療法の併用），家族療法，夫婦療法の効果が実証されている．

（山田清文，肥田裕丈，村井俊哉）

◉引用文献
1) 野村総一郎，樋口輝彦監．尾崎紀夫ほか編．標準精神医学．第6版．医学書院；2015．p.49-67．
2) 野田幸裕，吉尾　隆編．薬剤師レジデントライブラリー　臨床精神薬学．南山堂；2013．p.10-12．
3) 野村総一郎，樋口輝彦監．尾崎紀夫ほか編．標準精神医学．第6版．医学書院；2015．p.137-176．

◉参考文献
1. 野村総一郎，樋口輝彦監．尾崎紀夫ほか編．標準精神医学．第6版．医学書院．；2015．
2. 野田幸裕，吉尾　隆編．薬剤師レジデントライブラリー　臨床精神薬学．南山堂；2013．

A 総論

③ 精神疾患の治療薬の概要

- 向精神薬とは中枢神経に作用して精神機能（心の働き）に影響を及ぼす薬物の総称であり，抗精神病薬，抗うつ薬，気分安定薬，抗不安薬，睡眠薬，精神刺激薬などが含まれる．
- 向精神薬はドパミン，セロトニン，GABA，アセチルコリンなど種々の神経伝達物質の受容体やトランスポーターに作用し，その機能を活性化あるいは抑制することにより効果あるいは副作用を発現する．
- SSRI は抗うつ薬であるとともに抗不安作用を示すなど，向精神薬の中には複数の作用を示すものがある．

Keywords ▶ 向精神薬，ドパミン，セロトニン，GABA（γ-アミノ酪酸），副作用

1 向精神薬とは

　向精神薬（psychotropic, psychotropic drug）とは中枢神経に作用し，精神機能（心の働き）に影響を及ぼす薬物の総称であり，化学構造や薬理作用などの定義によって多様に分類される（**表1**）．

　一般的には精神症状の治療薬（精神治療薬：狭義）を示すが，広義には麻薬や幻覚薬などの精神異常発現薬も含む．なお，薬物によっては複数の作用を有する．たとえば，カルバマゼピンとバルプロ酸ナトリウムは気分安定薬であるとともに抗てんかん薬でもある．また，選択的セロトニン再取り込み阻害薬（SSRI*）は抗うつ薬であるとともに抗不安作用を示す．

SSRI*

selective serotonin reuptake inhibitor.

2 主な向精神薬の適応症状・薬理作用・副作用

2.1 抗精神病薬

種類と特徴

　抗精神病薬は主に抗幻覚・妄想作用と鎮静作用を示す．抗精神病薬は大きく第

表1 向精神薬の分類

向精神薬	精神治療薬	狭義	抗精神病薬，抗うつ薬，気分安定薬（抗躁薬）
			精神刺激薬，抗不安薬，睡眠薬，抗てんかん薬，抗認知症薬
	精神異常発現薬		幻覚薬，麻薬など（多幸化薬：モルヒネなど），アルコール類（アルコールなど）

187

表2 抗精神病薬の分類

	化学構造	一般名
定型抗精神病薬 （第1世代抗精神病薬）	フェノチアジン系	クロルプロマジン，レボメプロマジン，フルフェナジン
	ブチロフェノン系	ハロペリドール
	ベンザミド系	スルピリド
非定型抗精神病薬 （第2世代抗精神病薬）		オランザピン，クエチアピン，リスペリドン，ペロスピロン，ブロナンセリン，クロザピン，アリピプラゾール，ブレクスピプラゾール，パリペリドン，アセナピン

1世代抗精神病薬（定型抗精神病薬）と第2世代抗精神病薬（非定型抗精神病薬）に分類される（表2）．

適応疾患・適応症状
●統合失調症
ドパミン D_2 受容体遮断作用を有する第1世代および第2世代抗精神病薬は，共通して統合失調症に対して有効性が認められている．

●治療抵抗性統合失調症
非定型抗精神病薬のなかでも，クロザピンは治療抵抗性統合失調症にのみ適応がある．治療抵抗性統合失調症とは，2種類以上の抗精神病薬を十分量，十分期間使用したにもかかわらず，反応性不良*もしくは耐容性不良*により改善が認められない一群と定義されている．ただし，無顆粒球症，糖尿病性昏睡など重篤な副作用が報告されているため，使用には定期的モニタリングが義務づけられている．

●双極性障害
第2世代抗精神病薬の中には，双極性障害における躁病相およびうつ病相の治療および再発予防に使用される薬物もある．

●その他
抗精神病薬の抗幻覚・妄想作用や鎮静作用は，さまざまな原因で生じる幻覚・妄想状態および不穏・興奮状態に有効である．妄想性障害，症状性精神病*，器質性精神病*，認知症に伴う幻覚・妄想状態，覚醒剤などによる薬剤起因性精神病などにも用いられる[1]．

薬理作用
抗精神病薬の作用は，脳内ドパミン受容体遮断作用にあり，すべての抗精神病薬はドパミン D_2 受容体遮断作用を有する[2]（図1）．

脳内ドパミン作動性神経には，中脳辺縁系，中脳皮質系，黒質線条体系，隆起漏斗系がある（⇒本章B-1の図1〈p.199〉参照）．このうち抗精神病作用と関連するのは中脳辺縁系と中脳皮質系である．統合失調症の陽性症状には中脳辺縁系の機能亢進，陰性症状や認知機能障害には中脳皮質系の機能低下が関与しており，

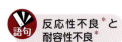

反応性不良*と耐容性不良*

反応性不良とは，2種類以上の十分量の抗精神病薬かつ1種類以上の非定型抗精神病薬を十分な期間投与しても反応が認められなかった患者を示す．耐容性不良とは，2種類以上の非定型抗精神病薬の単剤治療を試みたが，中等度以上の副作用発現により増量できず，治療効果が得られなかった患者を示す．

症状性精神病*と器質性精神病*

器質性精神病は脳の器質病変が原因で発現する精神障害である．脳以外の身体疾患によって発現する精神障害は症状性精神病とよばれる．それぞれ病因はさまざまであるが，病因とは無関係にいくつか共通する精神症状が発現する．急性期はせん妄などの意識障害が中心であり，慢性期は認知機能障害やパーソナリティの変化などが主な精神症状である．

ドパミン D_2 受容体遮断作用により抗精神病作用（陽性症状の改善作用）を発揮する．定型抗精神病薬は黒質線条体系も遮断するため錐体外路症状を誘発し，隆起漏斗系の遮断により高プロラクチン血症を生じる．

非定型抗精神病薬はドパミン D_2 受容体遮断作用以外にセロトニン 5-HT_{2A} 受容体遮断作用を有する．これにより中脳皮質系のドパミン機能を亢進させ，陰性症状や認知機能障害にも効果を示すとともに，黒質線条体系と隆起漏斗系のドパミン D_2 受容体遮断作用による副作用を出現しにくくしている．

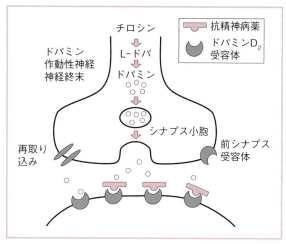

図1 抗精神病薬の作用メカニズム

代表的な副作用

●錐体外路症状

抗精神病薬の短期使用で出現

パーキンソン病同様の四肢筋硬直，手指振戦，仮面様顔貌，小刻み前屈歩行などがある．アカシジアはじっと座っていることも立っていることもできない状態で，焦燥感を伴う．急性ジストニアは筋の不随意収縮によるもので，舌の突出，頭部痙性捻転，眼球上転などがある．これら症状が服薬開始後数日で現れる場合をいう．

抗精神病薬の長期使用で出現

遅発性ジスキネジアは，服薬開始後数年以上して出現する口周辺や顔面頸部中心の不随意運動である．遅発性ジストニアは，頸部や四肢体幹の筋の不随意収縮による痙性捻転が，長期服薬後に現れる場合をいう．

●悪性症候群

強い筋強剛，発熱，意識障害，発汗，頻脈などの自律神経症状などが急激に出現する．検査所見として白血球増加と CPK*増加が認められる．

●代謝・内分泌への影響

隆起漏斗系のドパミン D_2 受容体遮断作用により誘発される高プロラクチン血症は，乳汁分泌や月経異常をきたすことがある．

第2世代抗精神病薬の中には，体重増加や血糖値上昇作用を示すものがあり，体重変動や血糖値の測定を行う必要がある．

2.2 抗うつ薬

種類と特徴

基本的な作用は，うつ病における抑うつ気分や意欲低下の改善である．抗うつ薬はその化学構造および薬理作用から，①三環系抗うつ薬（tricyclic antidepres-

CPK*

creatinekinase：クレアチンキナーゼ．

sant：TCA），②四環系抗うつ薬（tetracyclic antidepressant），③セロトニン2受容体拮抗・再取り込み阻害薬（serotonin 2 antagonist and reuptake inhibitor：SARI），④選択的セロトニン再取り込み阻害薬（selective serotonin reuptake inhibitor：SSRI），⑤セロトニン・ノルアドレナリン再取り込み阻害薬（serotonin-noradrenaline reuptake inhibitor：SNRI），ノルアドレナリン作動性・特異的セロトニン作動性抗うつ薬（noradrenergic and specific serotonergic antidepressant：NaSSA）に大別できる（**表3**）．

適応疾患・適応症状

●うつ病症状の改善および再燃・再発予防

抗うつ薬は即効性に乏しく，効果発現には1〜3週間を要する．抗うつ薬が有効なのは単極型のうつ病であると考えられてきたが，国際双極性障害学会（ISBD*）の2018年の治療ガイドラインでは，双極性障害のうつ病相に対して一部の抗うつ薬が有効性を示すとされている．

また，うつ病は再燃もしくは再発する場合もあるため，症状が改善しても数か月服薬を継続することで，再燃・再発のリスクは軽減する．

●その他

抗うつ薬の中には強迫性障害*，パニック障害*，社交不安障害*，心的外傷後ストレス障害（PTSD）*，慢性疼痛などに対しても適応を有しているものがある．

薬理作用

シナプス間隙に遊離されたセロトニンやノルアドレナリンは，セロトニントランスポーターやノルアドレナリントランスポーターにより神経終末部へ再取り込みされ，局所で効果的に不活化される．

うつ病はシナプス間隙に遊離されるセロトニンやノルアドレナリンなどのモノアミンが減少することで発症すると考えられており，三環系，四環系，SSRI，SNRIなどの抗うつ薬は，これらモノアミントランスポーターを阻害することで，シナプス間隙のモノアミン濃度を増加させて抗うつ効果を発揮する[2]（**図2**）．

ISBD*
International Society for Bipolar Disorders.

強迫性障害*
鍵をかけただろうか，手が汚染されていないだろうか，など不安を惹起するイメージが繰り返し生じ（強迫観念），鍵の確認や手洗いなどを繰り返す行動（強迫行為）を特徴とする．

パニック障害*
突然で一過性の強い不安が，動悸や呼吸困難などとともに生じる状態をパニック発作とよぶ．パニック発作が繰り返す状態がパニック障害であり，また発作が起きるのではとの予期不安も生じ，日常生活が困難となる．

社交不安障害*
対人場面，とくに人から注目を集める場面で，強い不安と動悸，振戦などの症状が生じ，対人場面を避けるようになるため，日常生活に支障をきたすようになる．社会不安障害ともいう．

心的外傷後ストレス障害（PTSD）*
post-traumatic stress disorder.
大規模な自然災害への遭遇など著しい心的外傷体験をきっかけとして，その体験から時間が経過した後でも，フラッシュバックや悪夢のかたちでの外傷体験の再体験や，類似の状況の回避行動などが生じる．

表3 抗うつ薬の分類

種類	一般名
三環系	イミプラミン，クロミプラミン，アミトリプチリン，アモキサピン
四環系	マプロチリン，ミアンセリン
SARI	トラゾドン
SSRI	フルボキサミン，パロキセチン，セルトラリン，エスシタロプラム
SNRI	ミルナシプラン，デュロキセチン，ベンラファキシン
NaSSA	ミルタザピン

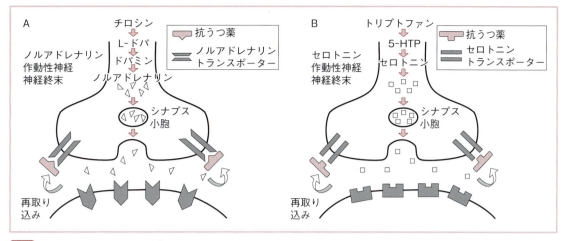

図2 抗うつ薬の作用メカニズム
ノルアドレナリン (A)，セロトニン (B)．
5-HTP：5-hydroxytryptamine（5-ヒドロキシトリプタミン）．

表4 抗うつ薬の副作用

		症状	原因，要因
中枢神経	精神症状	眠気	抗ヒスタミン作用
		せん妄	抗コリン作用
	神経症状	けいれん	三環系，マプロチリン
眼症状		かすみ目，緑内障悪化	抗コリン作用
循環器系		起立性低血圧，頻脈	抗ノルアドレナリン作用
消化器系		口渇，便秘	抗コリン作用
		悪心・嘔吐	セロトニン再取り込み阻害作用
内分泌系		体重増加	
泌尿器系		尿閉	抗コリン作用
		性機能障害	セロトニン再取り込み阻害作用
皮膚症状		発疹	アレルギー性
セロトニン症候群		焦燥，反射亢進，ミオクローヌス，発熱，発汗	セロトニン再取り込み阻害作用

副作用

●全身各系に現れる副作用

　主な副作用を表4に示した．三環系・四環系抗うつ薬は，セロトニントランスポーターやノルアドレナリントランスポーターの阻害作用のほか，抗コリン作用，抗ヒスタミン作用，抗ノルアドレナリン作用などを有する．そのため，循環器・消化器・泌尿器系など全身各系にさまざまな症状が副作用として生じる．SSRIはセロトニン再取り込み阻害作用のために，とくに服用初期に悪心・嘔吐が出現しやすい．

●不安，焦燥

　賦活症候群（activation syndrome）とよばれ，投与初期や増量期に不眠，不安，

> **Column**
> ### 治療抵抗性うつ病に対するケタミンの治療効果[3]
> 　NMDA*型グルタミン酸受容体遮断薬であるケタミンの抗うつ効果に関する報告があり，とくに治療抵抗性うつ病に有効性を示すということから注目されている．これまでの臨床研究において，治療抵抗性うつ病に対する低用量ケタミンの単回投与や，うつ病に伴う希死念慮や自殺関連行動について有効性が報告されている．作用機序としてNMDA受容体の拮抗作用に加えて，AMPA*受容体の補強作用やムスカリン性アセチルコリン受容体の抑制作用など複数の作用を有する一方で，急速な抗うつ効果を発揮するメカニズムに関しては，いまだ明らかになっていない．副作用として一過性の解離症状や幻覚症状が報告されており，高用量もしくは長期間の投与では神経毒性や依存性に注意が必要である．

語句 NMDA*
N-menthyl-D-aspartate：*N*-メチル-D-アスパラギン酸．

AMPA*
α-amino-3-hydroxy-5-methyl-4-isoxazolepropionic acid：α-アミノ-3-ヒドロキシ-5-メチル-4-イソオキサゾールプロピオン酸．

焦燥，神経過敏などの症状が出現もしくは増悪することがある．

● セロトニン症候群

　中枢セロトニン神経機能の亢進によって生じる．精神症状として見当識障害や焦燥，神経症状として反射亢進，自律神経系症状として発熱，下痢などがみられるが，服用中止によりすみやかに回復する．

● 退薬症候群（中断症候群）

　急激な減量や中止により，めまい，ふらつき，悪心・嘔吐，手足のしびれなどの身体症状や焦燥などの精神症状が現れることがある．

2.3 気分安定薬

種類と特徴

　気分安定薬は同一の薬理作用により特定の治療効果を示す薬物の総称ではなく，各薬物が特有の作用機序を介して双極性障害の気分恒常性に影響を及ぼしていると考えられる．炭酸リチウム，カルバマゼピンおよびバルプロ酸ナトリウムは躁病治療に有効であり，抗躁薬ともよばれる．

適応疾患・適応症状

● 躁病および双極性障害の躁病相の治療

　炭酸リチウム，カルバマゼピン，バルプロ酸ナトリウムは，いずれも躁病および双極性障害の躁病相に対して有効であるが，抗精神病薬のような全般性の鎮静作用はない．

● その他

　気分安定作用を有することから，気分安定薬の中には統合失調症の興奮状態や統合失調感情障害などの治療に使用されているものもある．

薬理作用

炭酸リチウムは，イノシトールリン酸ホスファターゼを阻害してイノシトールの産生を抑制する．イノシトールの産生反応は，ノルアドレナリン，セロトニンおよびドパミンを含む多くの神経伝達物質受容体の細胞内情報伝達系の一つとして機能している．

カルバマゼピンはナトリウムチャネル，アデノシン受容体，末梢型ベンゾジアゼピン受容体への作用がある．

バルプロ酸ナトリウムはナトリウムチャネルやカルシウムチャネルに対する作用のほか，GABA*の増強作用がある．

しかし，これらの薬理作用と臨床効果との関連は不明である．

GABA*
γ-aminobutyric acid：
γ-アミノ酪酸．

副作用

●炭酸リチウム

治療濃度と中毒濃度が近接していて，1.5 mEq/L以上で運動失調や構音障害がみられ，2.0 mEq/L以上となると意識障害が生じる．定期的な血中濃度のモニタリングが必要である．一般的に，投与開始もしくは投与量変更後1週間程度で血中濃度が安定する．中毒濃度の初期症状として，食欲低下，嘔気・嘔吐，下痢などの消化器症状，振戦，傾眠，錯乱などの中枢神経症状，運動障害，運動失調などの運動機能症状，発熱，発汗などの全身症状が現れる．

●カルバマゼピン

顆粒球減少症や再生不良性貧血が起こる可能性があるので，定期的に確認する．皮疹や，ごくまれにスティーブンス・ジョンソン（Stevens-Johnson）症候群が報告されている．

●バルプロ酸ナトリウム

重篤な肝機能障害が生じることがある．催奇形性があるので妊娠には注意する．

●ラモトリギン

中毒性表皮壊死症やスティーブンス・ジョンソン症候群などの皮膚障害を起こすことがある．

2.4 抗不安薬

種類と特徴

●ベンゾジアゼピン（BZD）系

BZD*受容体刺激作用のある薬物であり，基本的な臨床効果は，抗不安作用に加え，鎮静催眠作用，筋弛緩作用および抗けいれん作用がある[2]．

抗不安薬は血中濃度半減期を指標に，短・中・長および超長時間型に分けられる（p.231 表2 参照）．特徴として短時間型では，蓄積しにくいが頻回服薬が必要で，中断時の離脱症状や反跳性不安が起こりやすい．逆に長時間型では，蓄積しやすいが服薬回数は少なくてよく，中断時の離脱症状などは起きにくい．

BZD*
benzodiazepine.

●セロトニン作動性抗不安薬

BZD 受容体を介さない抗不安薬であり，日本ではタンドスピロンがある．BZD 系薬とは異なり，抗不安作用以外の鎮静催眠作用，筋弛緩作用，抗けいれん作用は認めない．大脳辺縁系に多く分布しているセロトニン 5-HT_{1A} 受容体に対する部分作動薬である．

適応疾患・適応症状

神経症における不安・緊張・抑うつ症状や自律神経失調症，心臓神経症などの心身症における身体症候ならびに不安・緊張・抑うつ症状に対して有効性が認められている．

薬理作用

BZD 系抗不安薬は，$GABA_A$・BZD・クロライドイオン（Cl^-）チャネル複合体の BZD 受容体を刺激する作用がある．BZD 系抗不安薬が BZD 受容体に結合すると，受容体活性化により $GABA_A$ 受容体への GABA の親和性が高まり，その結果，共役する Cl^- チャネルが活性化し，細胞内への Cl^- の流入が促進され，神経細胞の興奮が抑制される．分子薬理学的には，BZD 系抗不安薬は $\alpha_{1, 2, 3, 5}$ サブユニットおよび γ サブユニットを含んだ五量体の $GABA_A$ 受容体*に結合する．

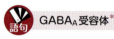

語句 $GABA_A$ 受容体*

⇒本章 B-5 の語句（p.243），第 3 章 A の図 1（p.299）参照．

副作用

●眠気，ふらつき
眠気，ふらつき，めまい，脱力，倦怠感，易疲労感などがしばしばある．

●奇異反応
鎮静効果とは逆に，不安，焦燥，興奮，脱抑制行動などが出現することがあり，奇異反応ないし逆説反応といわれる．

●依存
大量を連用すると依存を形成し，中断時にけいれんやせん妄が出現するおそれがある．常用量の長期服薬でも依存が形成され（常用量依存），急激な中断で焦燥，不眠，聴覚および嗅覚の過敏性，発汗，嘔吐などが生じることがある．

●急性中毒
大量服薬により致命的となる場合がある．解毒薬として BZD 受容体拮抗薬のフルマゼニルが使用される．

2.5 睡眠薬

種類と特徴

●ベンゾジアゼピン（BZD）系

BZD 受容体作動薬のうち，消化管からの吸収がすみやかで，比較的鎮静催眠作用の強いものが睡眠薬として分けられた．すなわち，BZD 系睡眠薬においても，

抗不安作用，筋弛緩作用，抗けいれん作用を少なからずもち合わせる[2]．**表5**に主な睡眠薬を示した．

　抗不安薬と同様に血中濃度半減期を指標として，短時間型，中間型，長時間型に分けられる．短時間型は入眠障害に適しており，翌朝への持ち越し効果*が少ないが，連用後に中断すると反跳性不眠が生じやすい．中間型と長時間型は中途覚醒や早朝覚醒，熟眠障害に適しているが，翌日に効果が持ち越され眠気やふらつきを生じることがある．反面，連用後に中断しても反跳性不眠をきたしにくい．

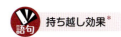

持ち越し効果*
⇒本章B-3の語句(p.232)参照．

● 非ベンゾジアゼピン (BZD) 系

　構造はBZD系睡眠薬と異なるが，作用点は同様にGABA$_A$・BZD・Cl$^-$チャネル複合体のBZD受容体であり，催眠作用を発揮する．BZD系睡眠薬と異なる点として，筋弛緩作用が弱いという特徴がある．

● 新規睡眠薬

　GABA$_A$・BZD・Cl$^-$チャネル複合体には直接作用しない新しい作用機序を有する睡眠薬として，2010年にはメラトニンMT$_1$およびMT$_2$受容体の作動薬であるラメルテオンが導入され，2016年にはオレキシン受容体拮抗薬であるスボレキサントが導入された．両薬剤とも反跳性不眠や依存性がなく，筋弛緩作用や健忘作用もない．入眠困難や中途覚醒などすべての睡眠障害の型に有効である．

適応疾患・適応症状

　原疾患にかかわらず，不眠症状に対して使用される．

表5 睡眠薬の種類

種類		一般名	半減期（時間）
短時間型	ベンゾジアゼピン系	トリアゾラム	3
		ブロチゾラム	7
		リルマザホン	10
		ロルメタゼパム	10
	非ベンゾジアゼピン系	ゾルピデム	2
		ゾピクロン	4
		エスゾピクロン	5
中間および長時間型	ベンゾジアゼピン系睡眠薬	フルニトラゼパム	15〜30
		エスタゾラム	18〜30
		ニトラゼパム	18〜38
		クアゼパム	36
		フルラゼパム	47〜108
メラトニン受容体作動薬		ラメルテオン	1
オレキシン受容体拮抗薬		スボレキサント	12

薬理作用

● BZD 系および非 BZD 系

BZD 系睡眠薬の薬理作用は BZD 系抗不安薬と共通である．

副作用

BZD 系抗不安薬と共通であるが，睡眠薬では薬物服用後の記憶障害である前向健忘に注意する．短時間型に多く，大量服薬やアルコールとの併用で起きやすい．

2.6 精神刺激薬

種類と特徴

精神刺激薬は，中枢神経系のとくに大脳皮質を刺激して覚醒水準を高め，精神機能や活動性を亢進させる薬物である．広義には刺激性の向精神作用をもつ薬物全般をさし，乱用薬物などを含む．治療薬として使用される精神刺激薬にはメチルフェニデートがある．また，覚醒剤であるメタンフェタミンはうつ病に対して適応があるが，現在のガイドラインでは使用は推奨されていない[4]．

適応疾患・適応症状

メチルフェニデートはナルコレプシー（リタリン®錠）および注意欠陥／多動性障害（コンサータ®錠）に適応を有する．

メタンフェタミンはナルコレプシー，各種の昏睡，嗜眠，もうろう状態，インスリンショック，うつ病・うつ状態，統合失調症のうつ状態などの症状改善のほか，手術中・手術後の虚脱状態からの回復促進および麻酔からの覚醒促進，麻酔薬・睡眠薬の急性中毒の改善に効果を有するが，現在はほとんど使用されていない．

薬理作用

メチルフェニデートは，ドパミン作動性神経の前シナプスに存在するドパミントランスポーターを阻害することで，シナプス間隔のドパミン量を増加させる．

メタンフェタミンは，同じくドパミン作動性神経の前シナプスに存在するドパミントランスポーターの基質であり，シナプス小胞モノアミントランスポーター（vesicular monoamine transporter：VMAT）2 を阻害することにより，シナプス間隙のドパミン量を増加させる．

副作用

口の渇き，食欲不振，便秘や吐気，不眠，頭痛，体重減少（小児の場合には成長遅滞）などがある．

（山田清文，肥田裕丈，村井俊哉）

◉引用文献

1）野村総一郎, 樋口輝彦監, 尾崎紀夫ほか編. 標準精神医学. 第6版. 医学書院；2015. p.137-176.
2）日本臨床精神神経薬理学会専門医制度委員会編. 臨床精神神経薬理学テキスト. 改訂第3版. 星和書店；2014. p.199-206.
3）Reardon S. Rave drug tested against depression. Nature 2015；517（7533）：130-131.
4）野田幸裕, 吉尾　隆編. 薬剤師レジデントライブラリー　臨床精神薬学. 南山堂；2013. p.27-49.

B 疾患各論

① 統合失調症

Point

統合失調症とは
- 主に思春期〜青年期に好発する慢性・進行性の精神疾患である．
- 病因・病態は完全には解明されていないが，中枢神経系の発達異常（神経発達障害仮説），神経伝達系の機能異常（ドパミン仮説，グルタミン酸仮説）などが関与する．
- 遺伝的要因と環境的要因の双方が発症に関与し，遺伝的要因の寄与が大きい（遺伝率約60〜80％）．
- 生涯有病率は約0.8％である（120人に1人が罹患）．
- 男性の平均発症年齢は女性よりも若い．

症状・分類
- 陽性症状，陰性症状，認知機能障害を特徴とする多彩な精神症状を呈する．
- 再発を繰り返すことで病状が悪化・進行し，社会性や生活機能をさらに損失する．
- ICD-10では，妄想型，破瓜型，緊張型，型分類困難，残遺型，単純型などに分類される．DSM-5では病型分類が廃止され，特定用語「緊張病を伴う」が規定されている．

治療
- 抗精神病薬による薬物治療を中心として，心理社会的治療と併せて実施する．
- 第一選択薬として第2世代抗精神病薬（リスペリドン，オランザピン，クエチアピン，ペロスピロン，ブロナンセリン，アリピプラゾール，パリペリドン，アセナピン，ブレクスピプラゾール）を使用する．
- 初発精神病性障害では，抗精神病薬の治療効果と副作用に対する感受性が高いため，低用量の抗精神病薬から開始し，再発予防のため1年間は服薬を継続する．
- 再発・再燃時は，抗精神病薬の切り替えや増量を考慮する前に，投与量や投与期間が適切かどうか，またアドヒアランスを確認する．
- 維持期における抗精神病薬の服薬継続は強く推奨されており，再発率の低下，入院回数の減少，死亡率の低下，QOLの維持・向上に有用である．
- 治療抵抗性の症例にはクロザピンの使用を検討し，効果不十分の場合にはmECTやラモトリギンの併用療法を考慮する．

Keywords▶ 統合失調症，陽性症状，陰性症状，認知機能障害，抗精神病薬

1 統合失調症とは

統合失調症（schizophrenia）は慢性・進行性の精神疾患であり，さまざまな精神活動（知覚，思考，意欲，感情，認知機能など）が障害されることにより，陽性症状（幻覚，妄想，連合弛緩*，緊張病症状*など），陰性症状（意欲欠如，感

語句 連合弛緩*

思考の流れに途絶や挿入があり，まとまりのない，あるいは関連性を欠いた話になること．

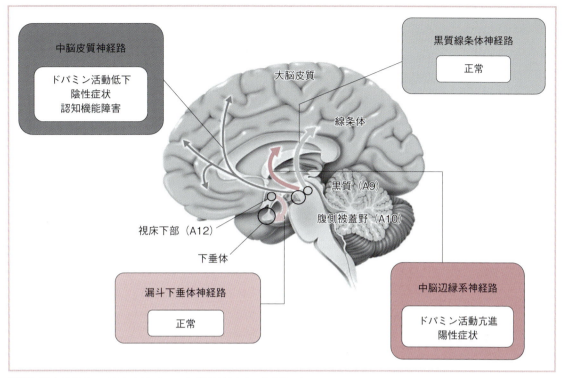

図1 統合失調症におけるドパミン作動性神経系の投射経路
黒質線条体神経路：黒質から基底核に投射し，運動機能の調節や錐体外路症状（EPS）の発現に関与している．
中脳辺縁系神経路：中脳腹側被蓋野から脳内辺縁系の側坐核に投射し，快感，乱用薬による強い多幸感，統合失調症の陽性症状（妄想，幻覚）などに関係している．
中脳皮質神経路：中脳腹側被蓋野から前頭前皮質に投射し，統合失調症の陰性症状や認知機能障害に関与している．
漏斗下垂体神経路：視床下部から下垂体前葉に投射し，プロラクチン（PRL）の分泌を調節している．

情の鈍麻・平板化など）および認知機能障害（記憶力・注意・集中力の低下など）を特徴とする多彩な精神症状を呈する．代表的な陽性症状である幻覚は，主に幻聴であり，実在しない人の声（自分に対する悪口や噂，命令など）が聞こえてくる．

統合失調症の病因・病態は完全には解明されていないが，遺伝的要因と環境的要因の双方が段階的かつ複雑に関与することにより，胎生期の神経細胞や神経回路網の発達障害が生じ，発症脆弱性が形成されると考えられている（神経発達障害仮説）．このようなストレスに対する脆弱性を基盤として，脳の情報処理過程が複雑になる思春期以降において脳内の神経伝達系の機能異常（ドパミン作動性神経系の機能亢進〈ドパミン仮説〉〈図1〉，グルタミン酸作動性神経系の機能低下〈グルタミン酸仮説〉など）や脳構造と脳機能の変化（脳重量・脳体積の減少，脳室拡大，注意維持・情報処理の障害など）により症状が顕在化すると考えられている（脆弱性-ストレスモデル）．統合失調症の症状や予後はさまざまであることから，病因・病態は多様に存在しており，単一の仮説では統合失調症全体を説明することは困難である．

緊張病症状＊

外的刺激によらない興奮，カタレプシー（受動的にとらされた姿勢を不自然に保ち続ける），ろう屈症（検査者に姿勢をとらされるのに抵抗するため，蝋人形を曲げるような状態となる），緘黙，拒絶症（指示，外的刺激への反対・無反応），硬直，昏迷（意識障害がないのに，自発的ななんの言動もない）など．

2 疫学[1,2]

15～35歳の思春期～青年期にかけて好発し，10歳以下や40歳以上で発症することは少ない．一般人口における発症危険率は約0.8％（120人に1人が罹患）であり，明らかな男女差は認められないが，男性の平均発症年齢は女性よりも若い．現在，統合失調症患者は日本には約71万人，世界では約2,400万人存在すると推定されている．家族研究，双生児研究，養子研究などの疫学的知見によると，統合失調症の発症には遺伝的要因と環境的要因の双方が関与し，遺伝的要因の寄与が大きい（遺伝率*約60～80％）．

3 分類

世界保健機関（WHO*）による国際疾病分類第10版（ICD-10*）では，妄想型，破瓜型，緊張型，型分類困難，残遺型，単純型などに分類されている．一方，米国精神医学会（American Psychological Association：APA）による精神障害の診断・統計マニュアル第5版（DSM-5）では，経過中に病型が変遷することから病型分類が廃止[1]されている．緊張病は，統合失調症だけではなく，うつ病や双極性障害などさまざまな疾患に伴う場合があるため，統合失調症の病型ではなく，特定用語*として扱われている．

4 検査・診断

統合失調症の診断は，特異的な生物学的指標が確立していないため，主に臨床症状と経過に基づいた症候学により行われている．疾患概念を明確化して診断一致率を向上させるため，ICD-10およびDSM-5の操作的診断基準*が用いられている．

統合失調症の診断として，意識障害がないこと，器質性精神障害を除外しなければならないことから，丁寧な病歴聴取，一般身体診察，神経学的診察が実施される．血液検査や尿検査などのスクリーニング検査，脳波，コンピュータ断層撮影（computed tomography：CT），磁気共鳴画像法（magnetic resonance imaging：MRI），単一光子放射型コンピュータ断層撮影（single photon emission computed tomography：SPECT），脳脊髄液検査なども必要に応じて実施される．病態を評価するために臨床心理学的検査（投影法〈ロールシャッハテスト，主題統覚検査〉，人格検査〈ミネソタ多面人格目録〉など），神経心理学的検査（認知機能検査）が実施される場合もあるが，診断と治療計画に寄与するものではない．

精神症状の重症度評価には，簡便で包括的な精神症状を評価する簡易精神症状評価尺度（Brief Psychiatric Rating Scale：BPRS）や精神状態を全般的に把握する陽性・陰性症状評価尺度（Positive and Negative Syndrome Scale：PANSS）

遺伝率*

身長や体重など，多くの遺伝子が関与する形質の表現型は遺伝的要因と環境的要因によって決定されるが，その表現型がどの程度遺伝的に決定されるかを示す割合のこと．遺伝力ともいう．

WHO*とICD-10*

⇒本章「A-2 精神疾患の治療の概要」(p.181) 参照．

特定用語*

DSM-5において，基本的な診断の記述に加えて臨床上重要な病状を記載するために用いられる用語のこと．「緊張病を伴う」は緊張病の特定用語であり，緊張病の診断基準に該当すれば，うつ病や双極性障害などにも用いられる．

操作的診断基準*

疾患の原因が不明であるため検査法が確立しておらず，臨床症状に依存して診断せざるをえない精神疾患に対し，信頼性の高い診断を与えるために明確な基準を設けた診断基準のこと．

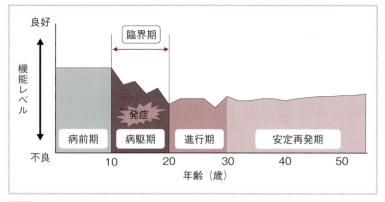

図2 統合失調症の生涯経過
(Lieberman JA. Atypical antipsychotic drugs as a first-line treatment of schizophrenia: A rationale and hypothesis. J Clin Psychiatry 1996; 57 (S11): 68-71 より)

などが用いられる．抗精神病薬による錐体外路症状*（extrapyramidal symptom：EPS）の重症度評価には，薬原性錐体外路症状評価尺度（Drug-Induced Extrapyramidal Symptoms Scale：DIEPSS）があり，その他にも認知機能や生活の質（QOL）の評価など，さまざまな評価尺度が用いられている．

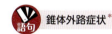

錐体外路症状*
⇒本章「A-2 精神疾患の治療薬の概要」(p.189) 参照.

5 治療方針

統合失調症は急性エピソード（再発）を繰り返すことで症状が進行し，社会性や生活機能を損失する．そのため，統合失調症の治療目標は，症状改善とともに再発を防止し，社会的機能やQOLを維持・向上させることである（**図2**）．

治療の中心は抗精神病薬による薬物治療であるが，再燃・再発・再入院を防ぐためには，心理社会的治療*（精神療法，心理教育，社会技能訓練，作業療法，リハビリテーションなど）を含めた包括的な治療を行うことが不可欠である．

心理社会的治療*
⇒ Column (p.202) 参照.

5.1 薬物治療

初発精神病性障害

初発精神病性障害は，精神病症状（幻覚，妄想，興奮，昏迷，緊張病症状など）を初めて呈した状態であり，抗精神病薬を単剤で，適切な用量を適切な期間使用する．第2世代抗精神病薬の再発率や脱落率は第1世代抗精神病薬より低く，症状改善度や治療反応率も優れている傾向があることから，第2世代抗精神病薬が推奨されている．治療薬の選択は，薬理学的特性の相違から治療効果と副作用を予測し（**表1～3**），症例個別の要因（年齢，性別，精神症状，身体合併症など）に応じて行う．

副作用の発現は服薬アドヒアランス*に大きく影響するため，EPS（アカシジ

アドヒアランス*

患者自身が病気を受容し，治療方針の決定に参加して積極的に治療を行おうとする能動的態度のこと．「医療者の指示に患者がどの程度従うか」という受動的なニュアンスを含むコンプライアンスとは概念が異なる．

Column
心理社会的治療について

- **精神療法**
①**個人精神療法**：過度の緊張，不安，恐怖などの精神症状に伴う苦痛に対して共感を示し，薬物治療が現在の症状を和らげるのに役立つことを説明したり，病気に対する不安を取り除いたりするようにカウンセリングを実施する．治療に不可欠な患者と治療者との良好な関係を確立することが重要である．
②**集団精神療法**：複数の患者が集まってグループ討論を行い，各患者が抱える問題を話し合うことにより自己理解と自己受容を促し，他者とのかかわりを通じて困難な状況に対する対処方法や技能を身につける．

- **心理教育**
患者やその家族を対象に，疾患や治療に関する知識をわかりやすく伝え，理解を深めることにより，困難な状況に対する対処能力を高める．なかでも家族療法では，治療者と家族が共同して患者を支援する体制を確立し，患者にとって苦痛となる家族の態度や感情表出（expressed emotion：EE）の変容を促して，患者と家族のコミュニケーションの質を高める．再発防止に有効であり，とくに患者家族が相互に議論して問題を共有する多家族集団療法が効果的である．

- **社会生活技能訓練（social skills training：SST）**
対人関係や自立して物事に対処する際に必要な生活技能などを，行動技能療法や学習活動を通じて獲得する訓練を行う．機能評価に基づき，支持的で構造化された治療を行い，宿題，ビデオ教材，教示，ロールプレイ（モデリング，リハーサル，フィードバック），般化*などを組み合わせて実施する．

- **作業療法**
作業活動により生活リズムの回復，現実とのかかわりによる精神症状の軽減，活動性の向上，慢性化の防止などを図る．

- **その他**
認知機能障害改善のための認知リハビリテーションや認知改善法が実施される．その他に，退院後の社会復帰へ向けた職業リハビリテーション，地域での継続治療や生活を包括的に支援する包括型地域生活支援プログラム（assertive community treatment：ACT）が試みられている．

語句

般化*
ある刺激に対し特定の反応が起きるように条件づけられた場合に，類似の刺激にも同様の反応が起きること（刺激般化）．また，ある刺激に反応するように条件づけられた後，その刺激に対し，類似する別の反応が起きること（反応般化）．

アカシジア*
静座不能の症状のこと．自覚症状として，じっとしていられない下肢のむずむず感があり，下肢の絶え間ない動き，足踏み，姿勢の頻繁な変更，無目的な徘徊などが特徴．

忍容性*
薬物によって生じることが明白な有害作用（副作用）が，被験者にとってどれだけ耐えうるかの程度を示したもの．医薬品には，多かれ少なかれ，有害作用（副作用）がつきものであるという前提に立って使われる用語である．

ア*，ジスキネジア，ジストニアなど），メタボリック症候群（体重増加，脂質異常症，高血糖など），内分泌系の異常（高プロラクチン〈prolactin：PRL〉血症など），心血管系の異常（QT延長など）には十分に注意し，忍容性*不良時には抗精神病薬の変更を考慮する（**表4**）．

初発精神病性障害は，一般的に抗精神病薬の治療効果と副作用に対する感受性が高いため，低用量の抗精神病薬から開始する．約60～70％の患者において，治療開始後2～4週目までに治療反応が認められる可能性があるため，治療反応の判定は少なくとも2～4週間かけて行う．低用量で効果が不十分な場合には，副作用に注意しながら2～4週以前に増量を検討する．効果が認められた抗精神

表1 主な抗精神病薬の薬理学的特性（＋の数が多いほど親和性が高い）

	分類		薬物	等価換算（経口）	D_2	$5\text{-}HT_{1A}$	$5\text{-}HT_{2A}$	α_1	M_1	H_1
第1世代	低力価	フェノチアジン系	クロルプロマジン	100	+++	+/−	+++	+++	++	+++
	高力価	ブチロフェノン系	ハロペリドール	2	+++	+/−	++	++	−	+
	その他	ベンザミド系	スルピリド	200	++	+/−	+/−	+/−	+/−	+/−
第2世代	SDA		リスペリドン	1	+++	+	++++	+++	−	+++
			パリペリドン	1.5	++	+	+++	+++	−	+++
			ペロスピロン	8	++++	++++	++++	+++		++
	SDA (DSA)		ブロナンセリン	4	++++	+/−	++++	++	+	+/−
	MARTA		クエチアピン	66	+	+	++	+++	++	++
			オランザピン	2.5	++	+	+++	++	+++	++++
			アセナピン	3.5〜4	+++	+++	++++	+++	+/−	++++
	DSS		アリピプラゾール	4	++++	+++	+++	++	+/−	++
	SDAM		ブレクスピプラゾール	未決定	++++	++++	++++	+++	+/−	++
	治療抵抗性統合失調症治療薬		クロザピン	50	+	+	+++	+++	+++	+++

第1世代：第1世代（定型）抗精神病薬，第2世代：第2世代（非定型）抗精神病薬，D_2：ドパミンD_2受容体，α_1：アドレナリンα_1受容体，M_1：ムスカリン性アセチルコリンM_1受容体，$5\text{-}HT_{2A}$：セロトニン$5\text{-}HT_{2A}$受容体，H_1：ヒスタミンH_1受容体，SDA：セロトニン・ドパミン拮抗薬，DSA：ドパミン・セロトニン拮抗薬，MARTA：多元受容体標的化抗精神病薬，DSS：ドパミンシステムスタビライザー，SDAM：セロトニン・ドパミンアクティビティモジュレーター.

病薬は，再発予防の観点から少なくとも1年間の服薬継続が推奨されているが，減量・中止のリスクとベネフィットを患者と十分に共有したうえで判断する.

再発・再燃時

　統合失調症は慢性・進行性の疾患であり，症状安定後も再燃・急性増悪が認められる場合が多い. その原因には服薬アドヒアランスの欠如やストレスフルなライフイベントなどがあるが，統合失調症の自然経過として現れる場合もある. 抗精神病薬の切り替えや増量を考慮する前に，投与量や投与期間が適切かどうか，またアドヒアランスを確認する. 服薬中断による再発の場合には，過去に使用した薬物の有効性や忍容性を参考に再開する薬物を選択する. アドヒアランスが良好の場合には，忍容性に留意して推奨用量の範囲内で最大限増量する. 増量後2〜4週間は症状や有害性を観察し，8週間経過しても反応がなければ他薬に切り替える. 急速増量や推奨用量を超える増量は推奨されていない.

　抗精神病薬や他の向精神薬の併用による治療効果は不確実であり，副作用が増強する可能性があるため，単剤治療が推奨されている.

維持期

　統合失調症は再発を繰り返すことで精神症状が悪化し，社会的機能も低下して

第2章 精神疾患

表2 抗精神病薬の各種受容体に対する薬理作用

受容体			治療効果	副作用
ドパミン	D$_2$受容体 拮抗作用	中脳辺縁系	・陽性症状の改善	
		中脳皮質系		・陰性症状の増悪
		黒質線条体		・錐体外路症状（パーキンソニズム，振戦など）
		漏斗下垂体		・高PRL血症，乳汁分泌，月経不順
		その他		・悪性症候群
セロトニン	5-HT$_{1A}$受容体作動作用		・陰性症状の改善 ・認知機能障害の改善 ・抑うつ症状の改善 ・不安の抑制 ・EPSの軽減	
	5-HT$_{2A}$受容体拮抗作用		・陰性症状の改善 ・認知機能障害の改善 ・抑うつ症状の改善 ・EPSの軽減 ・睡眠の改善 ・性機能障害の抑制	
	5-HT$_{2C}$受容体拮抗作用		・不安の抑制 ・食欲の増進	・体重増加，高血糖
	5-HT$_3$受容体拮抗作用		・悪心・嘔吐の抑制	
	5-HT$_{6/7}$受容体拮抗作用		・認知機能障害の改善	
ノルアドレナリン	α$_1$受容体拮抗作用		・陽性症状の改善 ・認知機能障害の改善 ・抑うつ症状の改善 ・鎮静	・自律神経症状（起立性低血圧，めまいなど） ・循環器系障害（心電図変化，突然死，静脈血栓塞栓症） ・過鎮静，眠気 ・性機能障害（勃起障害，射精障害，持続勃起症）
	α$_2$受容体拮抗作用		・陰性症状の改善 ・認知機能障害の改善 ・抑うつ症状の改善	・性機能障害（持続勃起症）
アセチルコリン	M$_1$受容体拮抗作用		・EPSの軽減	・自律神経症状（口渇，便秘，眼圧上昇，排尿障害など） ・循環器系障害（洞性頻脈など） ・中枢神経症状（意識障害，認知機能障害）
ヒスタミン	H$_1$受容体拮抗作用		・食欲の増進 ・鎮静	・体重増加，肥満，高血糖 ・過鎮静，眠気
	H$_2$受容体拮抗作用		・消化器症状の改善	・血液障害 ・不整脈

いくため，再発予防は維持期治療においてとくに重要である．抗精神病薬の服薬継続は強く推奨されており，再発率の低下，入院回数の減少，死亡率の低下，QOLの維持・向上に有用である．

　抗精神病薬の選択として，第2世代抗精神病薬は再発予防，治療継続，副作用の観点から第1世代抗精神病薬よりも推奨されており，長期忍容性と症例個別の要因を考慮する必要がある．毎日規則的に服薬する継続投与法における再発・再

表3 主な抗精神病薬の副作用特性

薬物	鎮静	代謝異常	体重増加	錐体外路症状 アカシジア	錐体外路症状 パーキンソニズム	抗コリン作用	QT延長	低血圧	PRL上昇
クロルプロマジン	+++	+	++	+	+	−	++	−	+++
ハロペリドール	+	+	+	+++	+++	+	++	+	++
スルピリド	−	+	+	+	+	−	+	−	+++
リスペリドン	+	++	++	+	+	+	+	++	+++
パリペリドン	+	+	++	+	+	+	+	++	+++
ペロスピロン	+	+/−	+/−	−	−	+	+/−	+	+
ブロナンセリン	−	+/−	+	+	+	−	+/−	+	+
クエチアピン	++	++	++	−	−	+	++	++	+
オランザピン	++	+++	+++	+	−	+	+	+	+
アセナピン	+	−	+	+	+	−	+	+	+
アリピプラゾール	−	−	−	+	+	−	+	+	−
ブレクスピプラゾール	−	−	−	+	+	−	+	+	−
クロザピン	+++	+++	+++	−	−	+++	+	+++	−

　入院リスクは，服薬を中止し再発が疑われる際に服薬を再開する間欠投与法に比べて低く，治療継続率が高い．服薬間隔を通常よりも延長して規則的な服薬を継続する投与間隔延長法には十分なエビデンスがない．したがって，維持期統合失調症においては継続投与法が推奨されている．持効性注射剤（2または4週に1回投与）は，毎日の服薬が不要となり確実に服薬確認できることから，再発を繰り返す患者や自ら希望する患者に対して推奨されている．導入に際しては共有意思決定（shared decision making：SDM）により患者同意を取得することが望ましい．

　急性期治療に必要とした抗精神病薬の用量を継続すべきか否かにおいては，再発，治療継続，精神症状悪化，副作用改善などの結果は一貫していない．したがって，維持期治療中の統合失調症における抗精神病薬の減量実施の是非は，個々の患者の症状や副作用に応じた臨床的判断に委ねられている．

治療抵抗性

　治療抵抗性統合失調症は，広義には「複数の抗精神病薬」を「十分量」「十分期間」投与しても「改善が認められない」一群と定義されている．日本では「2種類以上の抗精神病薬」を「クロルプロマジン換算600 mg/日以上」「4週間以上」投与しても「機能の全体的評価（global assessment of functioning：GAF*）が41点以上に相当する状態になったことがない」ことが，クロザピン適応における反応性不良*の定義となっている．「EPSにより十分に増量できない」場合は，ク

 GAF*

精神保健従事者や医師が，成人の社会的・職業的・心理的機能を評価するのに用いている1〜100の数値スケールのこと．DSM-IIIより採用された多軸診断システムの第Ⅴ軸であったが，DSM-5では多軸診断が廃止された．

反応性不良*と耐容性不良*

⇒本章A-3の語句〈p.188〉参照．

表4 抗精神病薬の切り替え

副作用	最初に推奨される薬剤	代替の薬剤
急性錐体外路症状	アリピプラゾール，オランザピン，クエチアピン	クロザピン，lurasidone，ziprasidone
脂質異常症	amisulpride，アリピプラゾール，lurasidone，ziprasidone	アセナピン
耐糖能異常	amisulpride，アリピプラゾール，lurasidone，ziprasidone	リスペリドン，ハロペリドール
高PRL血症	アリピプラゾール，lurasidone，クエチアピン	クロザピン，オランザピン，ziprasidone
起立性低血圧	amisulpride，アリピプラゾール，lurasidone	ハロペリドール，スルピリド，trifluoperazine
QT延長	アリピプラゾール，lurasidone，パリペリドン（心電図モニタリング下）	QT延長で禁忌とならない薬剤の単剤少量投与（心電図モニタリング下）
鎮静	amisulpride，アリピプラゾール，リスペリドン，スルピリド	ハロペリドール，trifluoperazine，ziprasidone
性機能障害	アリピプラゾール，クエチアピン	クロザピン，lurasidone
遅発性ジスキネジア	クロザピン	アリピプラゾール，オランザピン，クエチアピン
体重増加	amisulpride，アリピプラゾール，ハロペリドール，lurasidone，ziprasidone	アセナピン，trifluoperazine

（内田裕之ほか監訳．モーズレイ処方ガイドライン．第12版．上巻．ワイリー・パブリッシング・ジャパン；2016．p.127-128より）

ロザピン適応における耐容性不良*の治療抵抗性統合失調症とされている．

クロザピンは世界で唯一，治療抵抗性統合失調症に対して有効性が認められている抗精神病薬である．精神症状の改善において，他の第2世代抗精神病薬に対する優位性は認められていないが，第1世代抗精神病薬よりも優れている．死亡リスクは低く，とくに自殺予防効果が高い．他の抗精神病薬より治療継続率が高く，再発・再入院リスクが低い．副作用については，EPSは少ないが，血液障害（無顆粒球症，白血球減少症），心筋炎・心筋症，便秘・イレウス，体重増加や耐糖能異常，流涎（りゅうぜん）などの副作用に注意が必要である．副作用が疑われた場合は減量し，重篤な副作用の場合は投与を中止する．患者モニタリングサービスに準拠し，無顆粒球症や耐糖能異常の早期発見・早期対応に努める必要がある．

クロザピンにより効果不十分であった場合には，修正型電気けいれん療法（modified electroconvulsive therapy：mECT）やラモトリギンの併用療法が考慮されるが，その他の抗精神病薬，気分安定薬，抗てんかん薬，抗うつ薬，ベンゾジアゼピン系薬との併用は推奨されていない．

クロザピンを使用しない場合には，抗精神病薬併用下においてmECTの適応を検討する．エビデンスは不十分であるが，精神症状の改善や再発率低下に一定の有用性が示されている．

5.2 電気けいれん療法（ECT）*

頭部（両側前頭葉上の皮膚）に電極を当て，経皮的に100 V前後の交流電流を数秒間通電し，てんかん大発作様のけいれんを誘発させて精神症状を改善する治

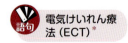

語句 電気けいれん療法（ECT）*

⇒本章「A-2 精神疾患の治療の概要」（p.183）参照．

療法である．現在では，筋弛緩薬を用いた全身麻酔下において，脳波をモニターしながら頭部に電気的刺激を与えることにより，無けいれんで脳に全般性強直間代発作活動を誘発する mECT が普及し，高齢者や身体合併症のある患者に対しても比較的安全に施行できるようになっている．

6 治療薬（表5）

6.1 第1世代（定型）抗精神病薬

従来型の第1世代（定型）抗精神病薬は，強力なドパミン D_2 受容体拮抗作用により，中脳辺縁系における過剰なドパミン作用を抑制して陽性症状を改善させる（図1）．一方，ドパミン機能が低下している中脳皮質系に作用して陰性症状や認知機能障害を増悪させる可能性があり，ドパミン機能が正常である黒質線条体系や漏斗下垂体系に作用すると EPS や高 PRL 血症の原因となる．ドパミン D_2 受容体拮抗作用の強度は臨床用量（力価）と正の相関を示し，その強度に応じて低力価薬・高力価薬と称される（表1）．ドパミン D_2 受容体以外にセロトニン 5-HT$_{2A}$ 受容体，ヒスタミン H_1 受容体，アドレナリン α_1 受容体，ムスカリン性アセチルコリン M_1 受容体などのさまざまな受容体に対して拮抗作用を有し，抗精神病作用および催眠・鎮静作用を主体として陽性症状に有効性を示す．一方，陰性症状や認知機能障害に対して効果が乏しく，治療抵抗性症例には効果が期待されない．

●低力価抗精神病薬

ドパミン D_2 受容体選択性が低く，セロトニン 5-HT$_{2A}$ 受容体，ヒスタミン H_1 受容体，アドレナリン α_1 受容体，ムスカリン性アセチルコリン M_1 受容体などの各種受容体拮抗作用（催眠・鎮静作用，自律神経・循環器系副作用）を有する．

フェノチアジン系（クロルプロマジンなど）

三環構造をもち，ドパミン D_2 受容体以外にヒスタミン H_1 受容体やアドレナリン α_1 受容体に対する拮抗作用が強く，鎮静・制吐・体温降下作用を有する．

●高力価抗精神病薬

ドパミン D_2 受容体選択性がきわめて高いため，強い抗精神病作用を示すが，EPS が発現しやすい．鎮静や起立性低血圧の副作用は少ない．

ブチロフェノン系（ハロペリドールなど）

ヒスタミン H_1 受容体，アドレナリン α_1 受容体，ムスカリン性アセチルコリン M_1 受容体に対する拮抗作用が弱い．

●その他

ベンザミド系（スルピリドなど）

ドパミン D_2 受容体に対して選択的に拮抗作用を示す．すなわち，ヒスタ

◆クロルプロマジン

◆ハロペリドール

◆スルピリド

第2章 精神疾患

表5 主な抗精神病薬の特徴

分類			特徴		薬物
			効果	副作用	
第1世代抗精神病薬	低力価	フェノチアジン系	・鎮静作用が強い ・さまざまな用途がある（鎮静薬，制吐薬，麻酔前投薬など）	・ドパミンD$_2$受容体以外の拮抗作用が強く，さまざまな副作用がある	クロルプロマジン塩酸塩
	高力価	ブチロフェノン系	・強い抗精神病作用を示す	・強力なドパミンD$_2$受容体拮抗作用により EPS，高 PRL 血症が生じる ・フェノチアジン系に比べ自律神経症状は少ない	ハロペリドール
					ハロペリドールデカン酸エステル
	その他	ベンザミド系	・抗うつ作用，胃薬としての作用がある	・高 PRL 血症をきたす ・長期投与時は EPS が問題となる	スルピリド
第2世代抗精神病薬	SDA		・陰性症状，認知機能障害に効果がある ・ペロスピロンは，セロトニン 5-HT$_{1A}$ 受容体部分作動作用により軽度の抗不安・抑うつ作用を示す	・EPS，高 PRL 血症は比較的少ない（高用量では生じる） ・体重増加，高血糖などの代謝異常に注意	リスペリドン
					パリペリドン
					パリペリドンパルミチン酸エステル
					ペロスピロン塩酸塩
	SDA（DSA）		・強い抗精神病作用がある	・EPS が比較的生じやすいが，その他の受容体に関係する副作用は少ない	ブロナンセリン
	MARTA		・陰性症状，認知機能障害に効果がある ・気分安定効果，抗うつ効果がある ・鎮静作用が強い	・体重増加，高血糖などの代謝異常に注意 ・EPS，高 PRL 血症は少ない	クエチアピンフマル酸塩
					オランザピン
					アセナピン
	DSS		・陰性症状，認知機能障害に効果がある ・気分安定効果，抗うつ効果，抗不安効果がある	・EPS は第一世代抗精神病薬より少ない ・代謝障害は他の第2世代抗精神病薬より少ない ・投与初期のドパミン作動作用（胃腸症状，不眠，焦燥など），アカシジアに注意	アリピプラゾール
	SDAM				ブレクスピプラゾール
	治療抵抗性統合失調症治療薬		・陰性症状，認知機能障害に効果がある ・自殺予防効果がある ・鎮静作用が強い	・体重増加，高血糖などの代謝異常に注意 ・EPS，高 PRL 血症は少ない ・無顆粒球症，心筋炎・心筋症などに注意	クロザピン

OD：oral disintegrating（口腔内崩壊），その他の略語は表 1 参照.

剤形	用法・用量
錠, 細粒, 速効性注射液	<統合失調症, 躁病, 神経症における不安・緊張・抑うつ, 悪心・嘔吐, 吃逆, 破傷風に伴うけいれん, 麻酔前投薬, 人工冬眠, 催眠・鎮静・鎮痛薬の効力増強> 【内服】1 日 30～100 mg 分服（精神科領域）1 日 50～450 mg 分服（小児）1 回 0.5～1 mg/kg 1 日 3～4 回, 生後 6 か月未満へは使用回避が望ましい 【注射】1 回 10～50 mg, 緩徐に筋注
錠, 細粒, 内服液, 速効性注射液	<統合失調症, 躁病> 【内服】（開始）1 日 0.75～2.25 mg（維持）1 日 3～6 mg 【注射】1 回 5 mg 1 日 1～2 回, 筋注, 静注（急激な精神運動興奮などの緊急時に使用）
持効性注射液	<統合失調症> 【持効性注射】（開始）経口ハロペリドール 1 日量の 10～15 倍を目安に少量から開始, 100 mg まで（維持）1 回 50～150 mg 4 週間隔, 筋注
錠, カプセル, 細粒, 速効性注射液	<統合失調症> 【内服】1 日 300～600 mg 分服（最大）1,200 mg【注射】1 回 100～200 mg, 筋注（最大）600 mg <うつ病・うつ状態> 【内服】1 日 150～300 mg 分服（最大）600 mg <胃・十二指腸潰瘍> 【内服】1 日 150 mg 3 回分服【注射】1 回 50 mg 1 日 2 回, 筋注
錠, OD 錠, 細粒, 内用液, 持効性注射液	<統合失調症> 【内服】（開始）1 回 1 mg 1 日 2 回（維持）1 日 2～6 mg 原則 2 回分服（最大）12 mg まで 【持効性注射】（初回）1 回 25 mg から開始, 2 週間隔, 殿部に筋注（最大）50 mg
徐放錠	<統合失調症> 【内服】1 日 1 回 6 mg, 朝食後, 増量は 5 日間以上間隔をあけ増量幅 1 日 3 mg ずつ（最大）12 mg
持効性注射液	<統合失調症> 【持効性注射液】（初回）150 mg, 三角筋筋注（2 回目：1 週後）100 mg, 三角筋筋注（3 回目以降：4 週後）1 回 75 mg 4 週間隔, 三角筋または殿部筋注, 25～150 mg で適宜増減, 増量幅 1 回 50 mg まで
錠	<統合失調症> 【内服】（開始）1 回 4 mg 1 日 3 回, 食後（維持）1 日 12～48 mg 3 回分服, 食後（最大）48 mg
錠, 散	<統合失調症> 【内服】（開始）1 回 4 mg 1 日 2 回, 食後（維持）1 日 8～16 mg 2 回分服（最大）24 mg
錠, 細粒	<統合失調症> 【内服】（開始）1 回 25 mg 1 日 2～3 回（維持）1 日 150～600 mg 2～3 回分服（最大）750 mg
錠, ザイディス錠, 細粒, 速効性注射液	<統合失調症> 【内服】（開始）1 日 1 回 5～10 mg（維持）1 日 1 回 10 mg（最大）20 mg <統合失調症における精神運動興奮> 【注射】1 回 10 mg, 筋注, 年齢・症状に応じて減量（効果不十分）2 時間以上あけて 1 回 10 mg 追加可（最大）1 回 10 mg 1 日 2 回まで <双極性障害における躁症状およびうつ症状の改善> （開始・維持：躁症状）1 日 1 回 10 mg（開始：うつ症状）1 日 1 回 5 mg, 就寝前（維持：うつ症状）10 mg（最大）20 mg
舌下錠	<統合失調症> 【内服】1 回 5 mg 1 日 2 回, 舌下（維持）1 回 5 mg 1 日 2 回（最大）20 mg
錠, OD 錠, 散, 内用液, 持効性注射液	<統合失調症> 【内服】（開始）1 日 6～12 mg 1 日 1～2 回（維持）1 日 6～24 mg 1 日 1～2 回（最大）30 mg 【持効性注射】1 回 400 mg 4 週間隔, 殿部筋注, 症状・忍容性に応じ 1 回 300 mg に減量 <双極性障害における躁症状の改善> （開始・維持）1 回 24 mg（維持）1 日 12～24 mg（最大）30 mg <うつ病・うつ状態（既存治療で十分な効果が認められない場合に限る）> （開始・維持）1 日 1 回 3 mg, 増幅幅 1 日 3 mg（最大）15 mg <小児期の自閉スペクトラム症に伴う易刺激性：原則 6 歳以上 18 歳未満に使用> （開始）1 日 1 回 1 mg（維持）1 日 1 回 1～15 mg, 増量幅 1 日 3 mg まで（最大）15 mg
錠	<統合失調症> 【内服】（開始）1 日 1 回 1 mg（増量）4 日以上間隔をあける（維持）1 日 1 回 2 mg（最大）4 mg
錠	<治療抵抗性統合失調症> 【内服】（初日）12.5 mg（2 日目）25 mg 1 日 1 回（3 日目以降）1 日 25 mg ずつ増量, 原則 3 週間かけて 1 日 200 mg まで増量, 1 日 50 mg を超える場合は 2～3 回分服（維持）1 日 200～400 mg, 2～3 回分服, 1 回の増量は 4 日以上間隔をあけ増幅幅 1 日 100 mg まで（最大）600 mg

ミン H_1 受容体，ムスカリン性アセチルコリン M_1 受容体，アドレナリン α_1 受容体に対する拮抗作用はほとんどないため，他の抗精神病薬のような眠気や過鎮静などの副作用が比較的少ないが，高 PRL 血症を発現しやすい．低用量で抗うつ作用，高用量で抗精神病作用を示す．また制吐作用や胃血流量改善作用を示し，胃薬としても使用される．

6.2 第2世代（非定型）抗精神病薬

第1世代抗精神病薬と同等の抗精神病作用を有し，陽性症状のみならず陰性症状，気分症状，認知機能障害にも有効性を示す．EPS，遅発性ジスキネジア，過鎮静，薬原性認知機能障害などの有害事象が少ない．したがって，有効性に加えて忍容性が高く，再発予防効果に優れることから，統合失調症の薬物治療の第一選択となっている．一方で，体重増加，耐糖能障害，脂質代謝異常などの新たな副作用が問題となり，患者の身体合併症や副作用歴などを考慮したうえで治療薬の選択を行う必要がある（表3, 4）．

第2世代抗精神病薬は，薬理学的特性の違いにより，セロトニン・ドパミン拮抗薬（SDA*），多元受容体標的化抗精神病薬（MARTA*），ドパミンシステムスタビライザー（DSS*），セロトニン・ドパミンアクティビティモジュレーター（SDAM*），その他の非定型抗精神病薬（治療抵抗性統合失調症治療薬）に分類される（表1）．

セロトニン・ドパミン拮抗薬（SDA）

強力なドパミン D_2 受容体拮抗作用による抗精神病作用に加え，強力なセロトニン $5\text{-}HT_{2A}$ 受容体拮抗作用を有することで（図3），黒質線条体系におけるドパミン作動性神経の過剰な拮抗作用を防ぎ，EPS の発現を抑制する．

リスペリドン

ドパミン D_2 受容体よりもセロトニン $5\text{-}HT_{2A}$ 受容体に対する拮抗作用が強く，アドレナリン α_1 受容体拮抗作用も比較的強い．抗精神病作用と鎮静・静穏作用が強いことから，幻覚・妄想，攻撃性などの陽性症状が強い急性期に使用される場合が多い．剤形が豊富であり，とくに液剤は即効性が期待されるため急速鎮静・静穏や維持期にも有用である．持効性注射剤は経口剤と比べて再発予防効果に優れ，主観的治療満足度も高いことが示唆されている．高用量（6 mg/日以上）では，EPS（アカシジアなど）や高 PRL 血症を惹起しやすい．

パリペリドン

リスペリドンの主要活性代謝物であり，ドパミン D_2 受容体とセロトニン $5\text{-}HT_{2A}$ 受容体以外にドパミン D_3 受容体アドレナリン α_{2A} 受容体への親和性も高い．徐放錠は血中濃度の変動が少なく安定した治療効果が期待される．持効性注射剤は導入レジメ

SDA*
serotonin-dopamine antagonist.

MARTA*
multi-acting receptor targeted antipsychotics.

DSS*
dopamine system stabilizer.

SDAM*
serotonin-dopamine activity modulator.

◆リスペリドン

◆パリペリドン

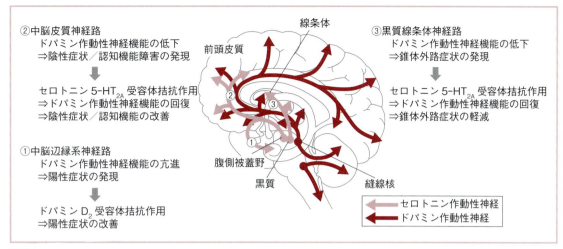

図3 セロトニン・ドパミン拮抗薬（SDA）の作用機序
（吉尾　隆ほか編．薬物治療学．第6版．南山堂；2017．p.568 より改変）

ンによりすみやかに有効血中濃度に達し，急性期においても単剤で治療効果が認められる．4週に1回の反復投与により安定した治療効果が期待できる．腎機能障害では血中濃度が上昇するため注意が必要である．

ペロスピロン

ドパミン D_2 受容体とセロトニン 5-HT_{2A} 受容体の拮抗作用以外に，セロトニン 5-HT_{1A} 受容体に対する部分作動作用を有し，意欲低下や不安・抑うつの改善，陰性症状に有効性を示す．ドパミン D_2 受容体からの解離がすみやかであり，EPS や高 PRL 血症などの副作用が少ない．気分障害や不安・抑うつ，陰性症状主体の症例，心血管系や認知機能などに障害のある症例，高齢者などに使用される．

ブロナンセリン

セロトニン 5-HT_{2A} 受容体よりドパミン D_2 と D_3 受容体に対する拮抗作用が強いことから，ドパミン・セロトニン拮抗薬（DSA*）ともよばれる．脂溶性が高く脳移行性がよいため陽性症状や陰性症状に対して優れた効果を示す一方で，高 PRL 血症の発現は少ない．受容体選択性が高いため，過鎮静，起立性低血圧，体重増加などの副作用が比較的少ない．

多元受容体標的化抗精神病薬（MARTA）

ドパミン D_2 受容体，セロトニン 5-HT_{2A} 受容体に加え，ムスカリン性アセチルコリン M_1 受容体，ヒスタミン H_1 受容体など多岐にわたる受容体に作用することで抗精神病作用，気分安定作用を発揮する．

クエチアピン

ドパミン D_2 受容体とセロトニン 5-HT_{2A} 受容体以外のさまざまな受容体に親

◆ペロスピロン

◆ブロナンセリン

 DSA*

dopamine-serotonin antagonist.

和性を示す．ドパミン D_2 受容体に対する親和性が低くすみやかに解離するため，EPS や高 PRL 血症などの副作用は少ない．ヒスタミン H_1 受容体，アドレナリン α_1 受容体に高い親和性を示すため，過鎮静や起立性低血圧に注意が必要である．体重増加や糖質・脂質代謝異常にも注意が必要であり，糖尿病には禁忌である．

◆クエチアピン

オランザピン

ドパミン D_2 受容体とセロトニン 5-HT_{2A} 受容体以外にヒスタミン H_1 受容体，アドレナリン α_1 受容体，ムスカリン性アセチルコリン M_1 受容体など，さまざまな受容体に親和性を有する．陽性症状と陰性症状に加え，気分症状（躁，抑うつ）に効果を示し，治療抵抗性症例に対しても有効性を示す．EPS や高 PRL 血症などの副作用は少ないが，体重増加や糖質・脂質代謝異常の副作用の頻度が高く，糖尿病に禁忌である．筋注用注射剤は精神運動興奮に対して有効であり，急性期治療に使用される．

◆オランザピン

アセナピン

ドパミン D_2 受容体よりセロトニン 5-HT_{2A} 受容体に対する親和性が高く，多様な受容体に対して拮抗作用（ドパミン D_3・D_4，セロトニン 5-HT_{2C}・5-HT_6・5-HT_7，アドレナリン α_1・α_2，やヒスタミン H_1 受容体など）および部分作動作用（セロトニン 5-HT_{1A} 受容体）を示すが，抗コリン作用は弱い．陽性症状，陰性症状，認知機能障害，抑うつ・不安症状に対する改善効果を示す．舌下錠であるため，正しく服用できるように指導する必要がある（水なしで服用し，舌下留置後 10 分間は飲食を避ける）．副作用として，口の感覚鈍麻や味覚異常，傾眠，アカシジア，体重増加，肝機能障害などに注意が必要である．

◆アセナピン

ドパミンシステムスタビライザー（DSS）

ドパミン作動性神経系の活動が過剰である場合には拮抗的に作用（抑制）し，活動が低下している場合には作動的に作用（賦活）して，ドパミン作動性神経系の情報伝達を調節している．

アリピプラゾール

ドパミン D_2 受容体に対する部分作動薬であり，ドパミン作動性神経系の活性調節により陽性症状や陰性症状に対して効果を発揮する．セロトニン 5-HT_{1A} 受容体の部分作動作用により不安・抑うつ，認知機能の改善効果が期待される．持効性注射剤では，4 週に 1 回の反復投与により安定した治療効果が期待でき，アドヒアランス向上に寄与できる．

セロトニン・ドパミン アクティビティモジュレーター（SDAM）

ドパミン D_2 受容体とセロトニン 5-HT_{1A} 受容体に強く結合して部分作動薬として作用し，セロトニン 5-HT_{2A} 受容体には拮抗薬として作用し，ドパミン作動性神経系やセロトニン作動性神経系の機能を調節する．

ブレクスピプラゾール

2018年4月に発売され，アリピプラゾールと比べてセロトニン作動性神経系への作用が強力であり，ドパミン D_2 受容体に対する刺激作用が弱い（固有活性が低い）部分作動薬である．薬理学的な特性から，統合失調症の治療において，体重増加，高脂血症や糖尿病などの代謝性障害やアカシジアを含む EPS の軽減，陽性症状・陰性症状・認知機能障害の改善が期待される．

◆アリピプラゾール

◆ブレクスピプラゾール

治療抵抗性統合失調症治療薬

クロザピン

ドパミン D_2 受容体以外にドパミン D_4 受容体，セロトニン 5-HT$_{2A}$ 受容体に高い親和性を示し，中脳皮質系や中脳辺縁系のドパミン作動性神経系に選択的に作用することで抗精神病作用を発揮する．治療抵抗性統合失調症が適応症であり，患者モニタリングサービスに定められた基準に則り使用する．無顆粒球症，血糖値の上昇，体重増加などに注意が必要である．

◆クロザピン

（野田幸裕，吉見　陽，村井俊哉）

● 引用文献
1) 野村総一郎, 樋口輝彦監. 尾崎紀夫ほか編. 標準精神医学. 第6版. 医学書院；2015.
2) 三品昌美編. 分子脳科学―分子から脳機能と心に迫る. 化学同人；2015.

● 参考文献
1. 日本神経精神薬理学会, 統合失調症薬物治療ガイドライン. 2017年11月22日改訂.
   http://www.asas.or.jp/jsnp/csrinfo/03.html.
2. 融　道男ほか監訳. ICD-10 精神および行動の障害―臨床記述と診断ガイドライン
   新訂版. 医学書院；2005.
3. 髙橋三郎, 大野　裕監訳. DSM-5　精神疾患の診断・統計マニュアル. 医学書院；
   2014.
4. 野田幸裕, 吉尾　隆編. 薬剤師レジデントライブラリー　臨床精神薬学. 南山堂；2013.

B 疾患各論

② うつ病・躁うつ病（双極性障害）

うつ病・躁うつ病（双極性障害）とは
- 正常範囲での気分の変動を超えて，うつ病相（持続的な気分の落ち込みなど）あるいは躁病相（気分の過剰な高揚や活動性の増大など）を主症状とする精神疾患である．

症状・分類
- うつ病相では，過度の抑うつ気分が持続的に発現し，意欲・行動や思考の障害が認められるとともに，不眠，全身倦怠感，食欲不振，体重減少，便秘，下痢，性欲減退などの身体所見が合併することもある．
- 躁病相では，気分の高揚・多幸感，多弁，多動，睡眠欲求の減少，観念奔逸，食欲増進などの，異常かつ持続的な精神運動機能の亢進が認められる．
- 間欠期を挟んでうつ病相のみを繰り返す単極型（うつ病）と，躁病相とうつ病相を繰り返す双極型（躁うつ病〈双極性障害〉）に大別される．

治療
- 単極型（うつ病）には，各種抗うつ薬（複素環系抗うつ薬〈三環系抗うつ薬，四環系抗うつ薬〉，SARI，SSRI，SNRI，NaSSA）を用いる．
- 双極型（躁うつ病〈双極性障害〉）には，抗躁薬である炭酸リチウムに加えて，一部の抗てんかん薬（バルプロ酸ナトリウム，カルバマゼピンおよびラモトリギン）を用いる．これら薬物を総称して気分安定薬とよぶ．

Keywords ▶ うつ病相，躁病相，モノアミン，トランスポーター，イノシトールリン脂質系

1 うつ病・躁うつ病（双極性障害）とは

　うつ病（depression）・躁うつ病（manic depression）（双極性障害〈bipolar disorder〉）とは，正常範囲の気分の変動を超えた，自己で制御することができない持続的な気分の落ち込み，あるいは反対に，気分の過剰な高揚や活動性の増大を主症状とする情動障害を基礎とする精神疾患の総称である（**図1**）．一般に，病相期以外では正常な精神状態を保つ間欠期があり，統合失調症とは異なり人格欠損は伴わないのが特徴である．治療は抗うつ薬および気分安定薬を用いる薬物治療が中心となるが，精神療法や精神的休息の確保，環境調整などを併せて実施する．

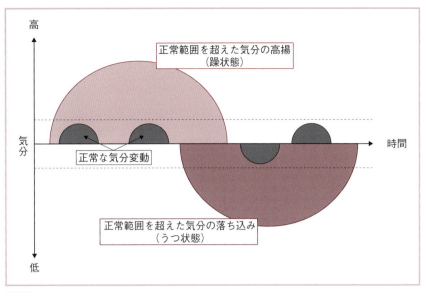

図1 うつ状態と躁状態の概要
正常範囲の気分の変動を超えた，自己で制御することができない持続的な気分の落ち込みをうつ状態，反対に，気分の過剰な高揚や活動性の増大を躁状態とよぶ．

2 疫学

うつ病の生涯罹患率は，軽症を含めると15％前後であり，比較的罹患頻度の高い精神疾患である．また，発症頻度は男性と比較して女性のほうが高く，初発年齢は青年期から老年期と幅広い．うつ病の発症には，ストレスやライフイベントなどの環境的要因の関与が比較的強い．また，身体疾患（心筋梗塞，脳血管障害，アルツハイマー〈Alzheimer〉病，糖尿病，甲状腺機能障害，悪性腫瘍など）や薬物（副腎皮質ステロイド製剤，インターフェロン製剤など）が原因となり，二次的に抑うつ症状を呈する例もある．

一方，躁うつ病の生涯有病率はうつ病よりも低く，双極Ⅰ型障害で約1％，双極Ⅱ型障害を含んでも2〜3％であるが，再発率が高く，慢性化する例も少なくない．発症頻度に性差はなく，初発年齢は20〜30歳代に多い．躁うつ病の発症には，遺伝的要因が深く関与している．

3 分類・診断

うつ病相では，気分の抑うつが過度にかつ持続的に発現し，意欲・行動や思考の障害も認められる．そのほかに，不眠，全身倦怠感，食欲不振，便秘，下痢，性欲減退などの身体所見が合併することもある．

一方，躁病相は異常かつ持続的な精神運動機能の亢進状態が主症状であり，気分の高揚，多弁，多動，睡眠欲求の減少，観念奔逸，食欲増進などの病態像を示

表1 うつ病相と躁病相の特徴

	うつ病相	躁病相
気分・感情	・抑うつ気分 ・不安 ・興味,喜びの欠如 ・自己評価過小,劣等感	・気分の高揚(爽快,易怒性) ・自信過剰,万能感
意欲・行動	・制止(無口,無気力,昏迷) ・焦燥,徘徊	・亢進(多弁,多動,行為心迫,精神運動興奮,浪費,逸脱行動)
思考	・思考制止 ・微小妄想(罪業妄想,貧困妄想,心気妄想=うつ病の三大妄想)	・観念奔逸 ・誇大妄想
食欲・性欲	・減退(過食になることもあり)	・増進
睡眠	・不眠(入眠障害,熟眠障害,中断型睡眠障害〈中途覚醒,早朝覚醒〉)	・睡眠欲求の減少
身体症状	・全身倦怠感 ・発汗,口渇 ・便秘・下痢・上腹部不快感,頭痛,慢性疼痛,肩こり ・月経不順	・健康感(疲れを知らず活動的)
その他	・自殺念慮(病相の回復期に多い) ・日内変動(朝方の抑うつ)	・人間関係破綻 ・社会的問題を起こしやすい

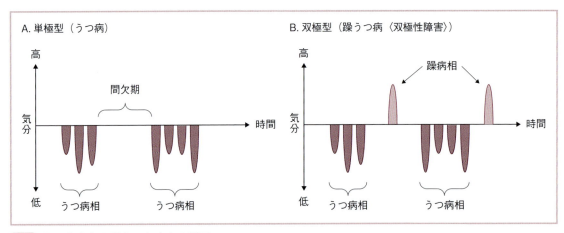

図2 うつ病(A)と躁うつ病(B)の概要
間欠期(正常な状態)を挟んでうつ病相のみを繰り返すものを単極型(うつ病),躁病相とうつ病相の両方が出現するものを双極型(躁うつ病〈双極性障害〉)とよぶ.

す(**表1**).これらのうち,間欠期(正常な状態)を挟んでうつ病相のみを繰り返すものを単極型(うつ病)とよび,躁病相とうつ病相の両方が出現するものを双極型(躁うつ病〈双極性障害〉)とよぶ(**図2**).双極型の場合,2つの病相が交互に出現して,間欠期がほとんど存在しない症例もある.

診断は精神症状と経過に基づいて行われ,米国精神医学会が作成した精神疾患の診断・統計マニュアル第5版(DSM-5*)[1](**表2~4**)や世界保健機関(WHO*)

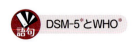

語句 DSM-5*とWHO*
⇒本章「A-2 精神疾患の治療の概要」(p.181)参照.

B　疾患各論／2　うつ病・躁うつ病（双極性障害）●

表2 DSM-5 によるうつ病エピソードの診断基準

A：以下の症状のうち5つ（またはそれ以上）が同一の2週間に存在し，病前の機能からの変化を起している；これらの症状のうち少なくとも1つは，1抑うつ気分または2興味または喜びの喪失である

　1．その人自身の明言（例えば，悲しみまたは空虚感を感じる）か，他者の観察（例えば，涙を流しているように見える）によって示される，ほとんど1日中，ほとんど毎日の抑うつ気分

　2．ほとんど1日中，ほとんど毎日の，すべて，またはほとんどすべての活動における興味，喜びの著しい減退（その人の言明，または観察によって示される）

　3．食事療法中ではない著しい体重減少，あるいは体重増加（例えば，1か月に5%以上の体重変化），またはほとんど毎日の食欲の減退または増加

　4．ほとんど毎日の不眠または睡眠過多

　5．ほとんど毎日の精神運動性の焦燥または制止（ただ単に落ち着きがないとか，のろくなったという主観的感覚ではなく，他者によって観察可能なもの）

　6．ほとんど毎日の易疲労性，または気力の減退

　7．無価値観，または過剰あるいは不適切な罪責感（妄想的であることもある）がほとんど毎日存在（単に自分をとがめる気持ちや，病気になったことに対する罪の意識ではない）

　8．思考力や集中力の減退，または決断困難がほとんど毎日存在（その人自身の言明，あるいは他者による観察による）

　9．死についての反復思考（死の恐怖だけではない），特別な計画はない反復的な自殺念慮，自殺企図，または自殺するためのはっきりとした計画

B：症状は臨床的に著しい苦痛または社会的・職業的・他の重要な領域における機能の障害を引き起こしている

C：エピソードが物質や他の医学的状態による精神的な影響が原因とされない

D：大うつ病性障害の出現が，統合失調感情障害や統合失調症，統合失調症様障害，妄想性障害，他の特定あるいは特定不能の統合失調スペクトラム，他の精神病性障害により説明されるものではない

E：躁病／軽躁病エピソードが存在したことがない

（髙橋三郎，大野　裕監訳. DSM-5　精神疾患の診断・統計マニュアル. 医学書院；2014. p.160-161[1]より）

表3 DSM-5 による躁病エピソードの診断基準

A：異常かつ持続的な高揚・開放的または易怒的な気分，そして異常かつ持続的な増大した目的志向性の活動または活力が，一日のうちほとんど存在するいつもと違った期間がほぼ毎日少なくとも1週間持続する（入院治療が必要な場合，期間は問わない）

B：気分の障害と活動か活力の増大の期間中，以下の症状のうち3つ（またはそれ以上，気分が単に易怒的な場合は4つ）がはっきりと認められる程強く，通常のふるまいからの変化として存在している

　1．自尊心の肥大，または誇大

　2．睡眠欲求の減少（例えば，3時間眠っただけでよく休めたと感じる）

　3．普段よりも多弁であるか，しゃべり続けようとする心迫

　4．観念奔逸，またはいくつもの考えが競い合っているという主観的な体験

　5．注意散漫（すなわち，注意があまりにも容易に，重要でないかまたは関係のない外的刺激によって他に転じること）が報告されるか観察されること

　6．目標志向性の活動（社会的，職場または学校内，性的のいずれか）の増加，または精神運動性の焦燥（例えば目的を欠く非目的志向性の活動）

　7．まずい結果になる可能性が高い活動に熱中すること（例えば制御のきかない買いあさり，性的無分別，またはばかけた商売への投資などに専念すること）

C：気分の障害は，社会的または職業的機能に著しい障害を起こすほど，または自己または他者を傷つけるのを防ぐため入院が必要であるほど重篤であるか，または精神病性の特徴が存在する

D：エピソードは物質（例：乱用薬物，投薬，あるいは他の治療）の生理学的影響や他の医学的状態によるものではない

（髙橋三郎，大野　裕監訳. DSM-5　精神疾患の診断・統計マニュアル. 医学書院；2014. p.124[1]より）

表4 DSM-5による軽躁病エピソードの診断基準

A：異常かつ持続的な高揚・開放的または易怒的な気分，そして異常かつ持続的な増大した活動または活力が，一日のうちほとんど存在するいつもと違った期間がほぼ毎日少なくとも4日連続で持続する

B：気分の障害と活動と活力の増大の期間中，以下の症状のうち3つ（またはそれ以上，気分が単に易怒的な場合は4つ）がはっきりと認められる程強く，通常のふるまいからの変化として持続して存在したことがある
1. 自尊心の肥大，または誇大
2. 睡眠欲求の減少（例えば，3時間眠っただけでよく休めたと感じる）
3. 普段よりも多弁であるか，しゃべり続けようとする心迫
4. 観念奔逸，またはいくつもの考えが競い合っているという主観的な体験
5. 注意散漫（すなわち，注意があまりにも容易に，重要でないかまたは関係のない外的刺激によって他に転じること）が報告されるか観察されること
6. 目標志向性の活動（社会的，職場または学校内，性的のいずれか）の増加，または精神運動性の焦燥
7. まずい結果になる可能性が高い楽しい活動に熱中すること（例えば制御のきかない買いあさり，性的無分別，またはばかげた商売への投資などに専念すること）

C：そのエピソードが，症状が無いときのその人の性格特性ではない，機能における明確な変化を示している

D：気分の障害と機能の変化が他者によって観察できる

E：気分の障害は，社会的または職業的機能に著しい障害を起こすほど，入院が必要であるほど重篤ではない．もし精神病性の特徴が存在するのであれば躁病と定義する

（髙橋三郎，大野 裕監訳．DSM-5 精神疾患の診断・統計マニュアル．医学書院；2014．p.124-125[1]）より）

による疾病及び関連保健問題の国際統計分類第10版（ICD-10*）が用いられることが多い．また，うつ病相の重症度は，各種質問紙検査（うつ病自己評価尺度〈CES-D*〉，ハミルトンうつ病評価尺度〈HAM-D*〉，ベックうつ病調査票〈BDI*〉，Self-rating Depression scale〈SDS〉，モントゴメリー／アスペルグうつ病評価尺度〈MADRS*〉など）で判定する．躁病相の重症度の判定には，ヤング躁病評価尺度（YMRS*）などが用いられる．

4 治療方針

軽症うつ病に対しては，精神療法（疾患教育，支持的精神療法，認知行動療法，対人関係療法，復職リハビリなど）とともに，必要に応じて薬物治療を行う．中等症・重症うつ病に対しては，積極的に薬物治療を行い，自殺念慮，昏迷，精神運動興奮などを呈する重症・難治例に対してはmECT*が適応となる．抗うつ薬の投与は少量から開始し，賦活症候群（アクチベーションシンドローム）*などの副作用の発現に注意しながら漸増する．症状が寛解した後も再発防止のため少なくとも4～9か月間は同用量を維持し，投与を中止する場合は離脱症状（めまい，ふらつき，眠気，下痢など）を回避するために漸減する．離脱症状が生じた場合は，抗うつ薬を再投与することで症状の改善を図り，より緩やかな減量を行う．

躁うつ病に対しては，急性期（躁病相およびうつ病相）の治療のみならず，再発予防と長期的寛解を目的とした維持療法が重要となる．躁病相とうつ病相いずれにおいても，気分安定薬や非定型抗精神病薬による薬物治療を中心に行うが，

ICD-10*

⇒本章「A-2 精神疾患の治療の概要」(p.181) 参照．

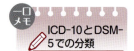

ICD-10とDSM-5での分類

うつ病および躁うつ病は，ICD-10ではともに「気分（感情）障害」に分類されている．一方DSM-5では，異なる別の疾患であるとの考えから，気分（感情）障害という総称的な表現が廃止され，「抑うつ障害群」と「双極性障害および関連障害群」に別分類されている．

CES-D*

Center for Epidemiologic Studies Depression Scale.

HAM-D*

Hamilton Depression Rating Scale：HDRS.

躁病相に転じる危険性があるため，うつ病相に対しての抗うつ薬の単剤投与は原則行わない．うつ病と同様に，重症例・難治例に対してはmECTが適応となる．また，精神療法としては，対人関係・社会リズム療法（IPSRT*）が開発され，その有効性が確認されている[2]．

うつ病および躁うつ病の薬物治療に関しては，EBM*に基づいた治療ガイドラインやアルゴリズムが種々提唱されており，いずれも再発や慢性化を防ぐための寛解が治療の目標とされている．以下に，日本うつ病学会が策定したガイドラインの概要を示す．

4.1 うつ病（日本うつ病学会治療ガイドライン II. うつ病〈DSM-5〉／大うつ病性障害 2016）

軽症うつ病に対しては，忍容性の観点から，選択的セロトニン再取り込み阻害薬（SSRI*），セロトニン・ノルアドレナリン再取り込み阻害薬（SNRI*），ノルアドレナリン作動性・特異的セロトニン作動性抗うつ薬（NaSSA*）の使用が推奨される．中等症・重症うつ病に対しては，これら抗うつ薬に加えて，複素環系抗うつ薬（三環系抗うつ薬，四環系抗うつ薬）も第一選択薬の候補になりうる．抗うつ薬を2剤以上併用することの是非は十分に検討されていないため，原則としては単剤で十分な用量を十分な期間（6～8週間）使用するべきである．第一選択薬が無効な場合は，抗うつ薬の変更や，気分安定薬あるいは非定型抗精神病薬を併用する抗うつ薬増強療法を行う．また，治療初期にベンゾジアゼピン系抗不安薬と抗うつ薬を併用することにより，抗うつ薬の単剤使用よりも治療効果が高まることが知られているが，奇異反応（脱抑制，興奮など）の出現や乱用・依存形成の問題には注意する必要があり，安易な長期処方は避けることが望ましい．

4.2 躁うつ病（日本うつ病学会治療ガイドライン I. 双極性障害 2017）

躁うつ病の薬物治療は，急性期治療（躁病相，うつ病相）と維持療法（再発予防）に分けられる．

躁病相に対して最も推奨される薬物治療として，症状が軽度の場合は最も古典的な気分安定薬である炭酸リチウムの単剤投与，中等度以上の場合は炭酸リチウムと非定型抗精神病薬の併用があげられる．また，炭酸リチウムが無効な場合には，ほかの気分安定薬または非定型抗精神病薬の単剤使用，あるいは両薬剤の併用が推奨される．さらに場合によっては，気分安定薬2剤以上の併用や，気分安定薬と定型抗精神病薬との併用も考えられる．

うつ病相に対しては，うつ病の寛解のみならず長期的な再発予防を考慮して，抗うつ薬ではなく，抗うつ作用を有する気分安定薬（炭酸リチウム，ラモトリギン）や，非定型抗精神病薬の単剤投与が推奨される．また，炭酸リチウムとラモトリギン併用も考えられる．一方，抗うつ薬（とくに三環系抗うつ薬）の使用に

BDI*
Beck Depression Inventory.

MADRS*
Montgomery-Asberg Depression Rating Scale.

YMRS*
Young Mania Rating Scale.

mECT*
modified electroconvulsive therapy：修正型電気けいれん療法．電気けいれん療法（ECT）における患者の苦痛を軽減するために，全身麻酔薬および筋弛緩薬を併用する方法．
⇒本章「A-2 精神疾患の治療の概要」（p.183）参照．

賦活症候群（アクチベーションシンドローム）*
抗うつ薬の投与開始時や増量時に生じる，不安，焦燥，不眠，易刺激性，衝動性などの中枢刺激症状．

IPSRT*
interpersonal and social rhythm therapy.

EBM*
evidence-based medicine.
医師の経験や主観だけではなく，科学的根拠のあるデータに基づいて医療を行う取り組みのこと．

SSRI*
selective serotonin reuptake inhibitor.

表5 躁うつ病に用いる薬物の保険適用の有無（2019年3月時点）

薬剤		急性期治療		維持療法
		躁病相	うつ病相	
気分安定薬	炭酸リチウム	○	×	×
	バルプロ酸ナトリウム	○	×	×
	カルバマゼピン	○	×	×
	ラモトリギン	×	×	○
非定型抗精神病薬	オランザピン	○	○	×
	クエチアピン	×	○*	×
	リスペリドン	×	×	×
	アリピプラゾール*	○	×	×

＊：徐放錠のみ．

SNRI*

serotonin-noradrenaline reuptake inhibitor.

NaSSA*

noradrenergic and specific serotonergic antidepressant.

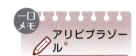

アリピプラゾール*

ドパミン部分作動薬である本剤は，既存治療で十分な効果が認められない場合に限り，うつ病・うつ状態への適応が認められているため，抗うつ薬への上乗せ治療に有用である．

ついては，急速交代化*や躁転を起こす危険性が高いため，単独で治療に用いることは推奨されない．

維持療法において最も推奨されるのは炭酸リチウムの単剤使用であり，次にほかの気分安定薬あるいは非定型抗精神病薬の単剤使用，および炭酸リチウムと他の気分安定薬あるいは非定型抗精神病薬との併用があげられる．

なお，躁うつ病に用いる薬物には，保険適用外のものも少なくない（表5）．

急速交代化*

ラピッドサイクル化ともよばれ，躁病相とうつ病相が急速に反復する（1年間で4回以上）ようになってしまうこと．

5 治療薬

5.1 抗うつ薬

うつ病は，脳内のモノアミン（とくにノルアドレナリンとセロトニン）作動性神経系の機能低下により発症すると考えられている（モノアミン仮説）．したがって，現在臨床使用されている抗うつ薬が共有する薬理作用は，脳内のノルアドレナリンあるいはセロトニン神経伝達の促進である．化学構造や作用機序の違いから，複素環系抗うつ薬（三環系抗うつ薬，四環系抗うつ薬），セロトニン2受容体拮抗・再取り込み阻害薬（SARI*），選択的セロトニン再取り込み阻害薬（SSRI），セロトニン・ノルアドレナリン再取り込み阻害薬（SNRI），ノルアドレナリン作動性・特異的セロトニン作動性抗うつ薬（NaSSA）に分類される．

すべての抗うつ薬について，自殺に関するリスクが増加するとの報告があるため，18歳未満の大うつ病性障害の患者に投与する際には慎重な投与が必要である．

SARI*

serotonin 2 antagonist and reuptake inhibitor.

三環系抗うつ薬

三環系抗うつ薬（TCA*）は，現在臨床使用されている抗うつ薬のうち，歴史上最初に開発された薬剤の一群であり，共通して3つの環状構造を有することが

TCA*

tricyclic antidepressant.

名称の由来である．神経終末に遊離されたセロトニンやノルアドレナリンは，モノアミン酸化酵素（monoamine oxidase：MAO）やカテコール-*O*-メチル基転移酵素（catechol-*O*-methyltransferase：COMT）による代謝に加えて，セロトニントランスポーターやノルアドレナリントランスポーターによる神経終末への再取り込みによっても不活化される．三環系抗うつ薬に共通した薬理作用は，これら両トランスポーターを阻害することにより，シナプス間隙におけるセロトニンあるいはノルアドレナリンの利用率を亢進させることである（**図3**）．第二級アミンはとくにノルアドレナリンの再取り込みを強力に阻害するのに対し，第三級アミンはノルアドレナリンおよびセロトニンの再取り込みをともに阻害する．

この系統の抗うつ薬は，末梢性抗コリン作用（ムスカリン受容体遮断作用）による口渇，便秘，排尿障害，アドレナリンα_1受容体遮断作用による低血圧，ヒスタミンH_1受容体遮断作用による鎮静，キニジン様作用による不整脈などの副作用が強く発現しやすい（**表6**）．過量服用時の副作用（心毒性，昏睡，けいれんなど）は致死的になりうるため，注意を要する．また，抗コリン作用により症状が悪化することがあるため，緑内障患者や尿閉のある患者には禁忌である．

なお，抗うつ薬の再取り込み阻害作用は投与後直ちに生じるが，実際に抗うつ効果を得るためには少なくとも2〜4週間の投薬が必要である．したがって，抗うつ薬の治療メカニズムには，シナプス間隙における慢性的なアミン濃度の上昇に伴って生じる脳内神経系の可塑的変化*の関与が考えられている．一方，副作用は抗うつ効果とは異なり投与初期から発現する．

> **一口メモ**
> **遺尿症・夜尿症への適応**
>
> 膀胱括約筋収縮作用を応用して，イミプラミンとクロミプラミンは小児の遺尿症，アミトリプチリンは夜尿症に用いられる．

> **豆知識**
> **抗うつ薬による脳内神経系の可塑的変化***
>
> さまざまな刺激に対して機能的あるいは構造的に変化することを可塑的変化とよぶ．抗うつ薬が脳内神経系の可塑的変化を引き起こす要因として，脳由来神経栄養因子（brain-derived neurotrophic factor：BDNF），興奮性アミノ酸，神経新生，エピジェネティクスなどが注目されている．

A．第二級アミン

◆ノルトリプチリン　◆アモキサピン

B．第三級アミン

◆アミトリプチリン　◆イミプラミン　◆クロミプラミン　◆ロフェプラミン

四環系抗うつ薬

●マプロチリン，ミアンセリン

三環系抗うつ薬が有する副作用の軽減を目的として開発された抗うつ薬の一群であり，4つの環状構造を共通して有する．マプロチリンの特徴としては，セロ

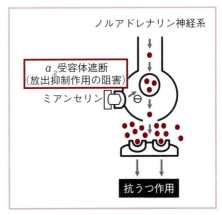

図3 三環系抗うつ薬（TCA）の作用機序
セロトニンおよびノルアドレナリンの再取り込みを阻害することにより，シナプス間隙における両モノアミンの利用率を亢進させる．抗コリン作用（ムスカリン受容体遮断作用），アドレナリンα_1受容体遮断作用，ヒスタミンH_1受容体遮断作用などを併せもつため，副作用が強く発現しやすい．

図4 ミアンセリンの作用機序
ノルアドレナリン神経終末に存在するアドレナリンα_2受容体を遮断することにより，ノルアドレナリンの遊離を促進させる．⊖は抑制（マイナス）を示す．

トニンよりもノルアドレナリンの再取り込みを強力に阻害することがあげられる．一方ミアンセリンは，ノルアドレナリンやセロトニンの再取り込みを阻害する作用は弱いが（**表6**），ノルアドレナリン神経に自己受容体として存在するアドレナリンα_2受容体を遮断する作用を有する．したがって，アドレナリンα_2受容体遮断によるノルアドレナリンの遊離促進が，ミアンセリンの主たる作用機序と考えられている（**図4**）．

三環系抗うつ薬に比べて，抗うつ効果の強度はほぼ同程度であるが，効果発現は比較的早い．また，ムスカリン受容体やアドレナリンα_1受容体を遮断する作用が弱いため，これら受容体が関与する副作用（口渇，便秘，排尿障害，低血圧）は軽度である．一方，ヒスタミンH_1受容体に対しては，同程度かやや強い遮断作用を示す（**表6**）．

◆マプロチリン
◆ミアンセリン

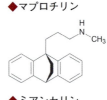

セロトニン2受容体拮抗・再取り込み阻害薬（SARI）
●トラゾドン

複素環系抗うつ薬に比べてセロトニンの再取り込みをより選択的に阻害する（**表6**）．また，トラゾドンの活性代謝物であるm-クロロフェニルピペラジン（m-chlorophenylpiperazine）は，5-HT_{1B}受容体への部分作動活性や5-HT_{2A}受容体への拮抗活性を示すため，これらの作用も抗うつ効果の発現に関与していると考えられている．さらに，鎮静・催

◆トラゾドン

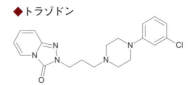

表6 各種抗うつ薬の再取り込み阻害作用と副作用の強度

分類		薬物名	再取り込み阻害作用		副作用			
			5-HT	NA	抗コリン作用（口渇など）	抗α_1作用（低血圧）	抗H_1作用（眠気）	5-HT刺激作用（吐気）
三環系抗うつ薬	第二級アミン	ノルトリプチリン	+	+++	++++	++	++	−
		アモキサピン	+	+++	++	+	++	−
		アミトリプチリン	++	++	++++	+	+++	+
	第三級アミン	イミプラミン	++	++	+++	++	+++	+
		クロミプラミン	+++	++	++++	++	++	+
		ロフェプラミン	++	+++	++	+	++	+
四環系抗うつ薬		マプロチリン	−	+++	++	++	++	−
		ミアンセリン	−	+	+	+	++++	−
SARI		トラゾドン	+++			+	+++	−
SSRI		フルボキサミン	+++	+	+	−	+	+++
		パロキセチン	++++	++	+		+	+++
		セルトラリン	++++	+	+		+	+++
		エスシタロプラム	+++	−	+		+	+++
SNRI		ミルナシプラン	++	++	+		+	++
		デュロキセチン	+++	+++	+	−	+	+++
		ベンラファキシン	+++	+++	+		+	+++
NaSSA		ミルタザピン	−	−	+	−	+++	++

5-HT：セロトニン，NA：ノルアドレナリン，SARI：セロトニン2受容体拮抗・再取り込み阻害薬，SSRI：選択的セロトニン再取り込み阻害薬，SNRI：セロトニン・ノルアドレナリン再取り込み阻害薬，NaSSA：ノルアドレナリン作動性・特異的セロトニン作動性抗うつ薬.
（長友孝文ほか編．最新薬理学．第10版．廣川書店；2016．p.118 より）

眠作用を示すため（5-HT$_{2A}$受容体作用による），不安・焦燥や不眠への効果も期待できる.

　ムスカリン受容体遮断作用やアドレナリンα_1受容体遮断作用などの副作用は，複素環系抗うつ薬に比べて少ない.

選択的セロトニン再取り込み阻害薬（SSRI）

●フルボキサミン，パロキセチン，セルトラリン，エスシタロプラム

　SSRIは，セロトニンの再取り込みを選択的に阻害し，ほかの取り込み機構や受容体にはほとんど作用しないことが特徴である（**図5**）．とくに，古くから欧米で使用されてきた citalopram（日本では未発売）のS-エナンチオマーであるエスシタロプラムは，既存のSSRIの中で最も選択的なセロトニン再取り込み阻害作用を有している.

　SSRIの治療効果は複素環系抗うつ薬と同等であるが，副作用が少ないために臨床的には使用しやすいとされている．しかし，消化器系症状（食欲不振，悪心・

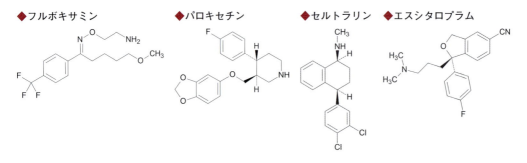

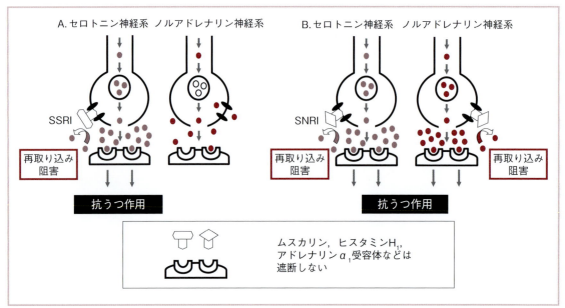

図5 SSRI（A）およびSNRI（B）の作用機序
SSRIはセロトニンの再取り込みを，SNRIはセロトニンおよびノルアドレナリンの再取り込みを選択的に阻害することにより，シナプス間隙におけるセロトニンあるいはノルアドレナリンの利用率を亢進させる．抗コリン作用（ムスカリン受容体遮断作用），アドレナリンα_1受容体遮断作用，ヒスタミンH_1受容体遮断作用をもたないため，副作用が少ない．

嘔吐など），性機能障害（性欲低下，勃起不全など）およびセロトニン症候群*の発現には留意する必要がある．

　うつ病のみならずほかの感情障害に対しても有効であり，フルボキサミンが強迫性障害*および社交不安障害*に，パロキセチンが強迫性障害，社交不安障害，パニック障害*および心的外傷後ストレス障害（PTSD）*に，セルトラリンがパニック障害およびPTSDに対して適応が認められている．したがって，これらの不安症を併発するうつ病に対する有用性が期待できる．

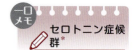

一口メモ　セロトニン症候群*
セロトニン作用の亢進により誘発される中枢神経系および自律神経系異常の総称であり，主な症状として，発熱，筋固縮，発汗，下痢，不安などがあげられる．

セロトニン・ノルアドレナリン再取り込み阻害薬（SNRI）
● ミルナシプラン，デュロキセチン，ベンラファキシン

　SNRIは，セロトニンのみならずノルアドレナリンの再取り込みも選択的に阻害する（図5）ことから，主作用の面では三環系抗うつ薬に近い．ノルアドレナ

リンは意欲や気力に関係していると考えられているため，セロトニンとの関連が深いとされている抑うつや不安に加えて，意欲や気力の低下にも効果が期待できる．SSRIと同様に，ほかの神経伝達物質受容体への親和性は低いため，複素環系抗うつ薬に比べて副作用が少ないが，ノルアドレナリンによる血圧への影響には注意を要する．セロトニンおよびノルアドレナリンの再取り込み阻害強度は，ミルナシプランよりもデュロキセチンおよびベンラファキシンのほうが強い．またベンラファキシンは，低用量では主にセロトニンの再取り込みを阻害し，高用量でセロトニンとノルアドレナリンの両方の再取り込みを阻害する特徴を有する．

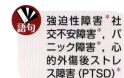

語句 強迫性障害[*]，社交不安障害[*]，パニック障害[*]，心的外傷後ストレス障害（PTSD）[*]

⇒本章A-3の語句（p.190），本章「B-3 不安症」（p.228）参照．

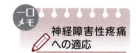

一口メモ 神経障害性疼痛への適応

デュロキセチンは，糖尿病性神経障害に伴う疼痛にも適応がある．

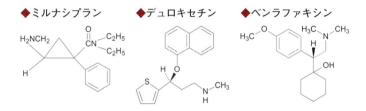

ノルアドレナリン作動性・特異的セロトニン作動性抗うつ薬（NaSSA）
●ミルタザピン

四環系抗うつ薬のミアンセリンに類似した化学構造をもつ抗うつ薬である．ノルアドレナリンに自己受容体として，あるいはセロトニン神経にヘテロ受容体として存在するアドレナリンα_2受容体を遮断し，ノルアドレナリンおよびセロトニンの放出を促進させる．また，5-HT$_2$および5-HT$_3$受容体に対する遮断作用を併せもつため，抗うつ効果の発現に深く関与している5-HT$_1$受容体に，神経終末から放出されたセロトニンが効率よく作用する環境をつくり上げる（図6）．さらに，5-HT$_2$および5-HT$_3$受容体の遮断は，睡眠障害，食欲減退，消化器症状（吐気など）の軽減にもつながる．抗うつ効果の発現は比較的早いが，ヒスタミンH$_1$受容体を高い親和性で遮断するため，眠気の出現頻度は顕著である．

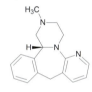

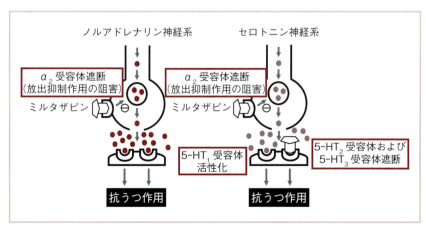

図6 ミルタザピンの作用機序

ノルアドレナリンおよびセロトニン神経終末のシナプス前α_2受容体を遮断し，ノルアドレナリンおよびセロトニンの放出を促進させる．また，5-HT$_2$および5-HT$_3$受容体遮断作用により，神経終末から放出されたセロトニンが，抗うつ効果の発現に重要な5-HT$_1$受容体に作用しやすくする．⊖は抑制（マイナス）を示す．

5.2 気分安定薬

躁うつ病（双極性障害）における気分の恒常性維持（安定化）を目的として用いられる薬物を気分安定薬とよぶ．躁状態を特異的に改善する代表薬（抗躁薬）としては炭酸リチウムがあげられるが，実際の臨床現場では，抗てんかん薬のバルプロ酸ナトリウム，カルバマゼピンの有効性も認められていることから，これらの薬物も気分安定薬に含まれる．また，躁状態に対しては，オランザピンやアリピプラゾールなどの非定型抗精神病薬を用いることもある．

●炭酸リチウム

躁病の病態生理はいまだ十分に解明されていないが，イノシトールリン脂質系の代謝異常の関与が示唆されている．一方，炭酸リチウムは，イノシトールポリホスフェイト-1-ホスファターゼ（IPPase*），イノシトールモノホスファターゼ（IMPase*）およびグリコーゲンシンターゼキナーゼ3β（GSK-3β*）を阻害することにより細胞膜前駆体であるホスファチジルイノシトール-2-リン酸（PIP_2*）の合成を低下させ，イノシトール-3-リン酸（IP_3*）とジアシルグリセロール（DG*）の産生を抑制する作用を有する．したがって，イノシトールリン脂質代謝系を介する過剰な情報伝達を是正することが，炭酸リチウムの治療メカニズムの一つと考えられている（図7）．また，このほかにも，Li^+とNa^+との置

◆炭酸リチウム

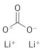

IPPase*

inositol polyphosphate-1-phosphatase.

IMPase*

inositol monophosphatase.

GSK-3β*

glycogen synthase kinase 3β.

PIP_2*

phosphatidylinositol 4,5-bisphosphate.

IP_3*

inositol trisphosphate.

DG*

diacylglycerol.

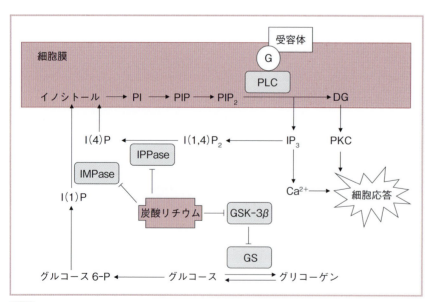

図7 炭酸リチウムの作用機序

IMPase，IPPaseおよびGSK-3βを阻害することによりPIP_2の合成を低下させ，IP_3とDGの産生を抑制する．
（長友孝文ほか編．最新薬理学．第10版．廣川書店；2016. p.121 より）
PI：phosphatidylinositol（ホスファチジルイノシトール），PIP：ホスファチジルイノシトール-リン酸，PLC：phospholipase C（ホスホリパーゼC），PKC：protein kinase C（プロテインキナーゼC），GS：glycogen synthase（グリコーゲンシンターゼ）．

表7 炭酸リチウムの血中濃度と中毒症状

血中濃度（mEq/L）	重症度	症状
1.5〜2.5	軽度〜中等度	手指のふるえ，胃腸障害，悪心，嘔吐，眠気，めまい，多尿
2.5〜3.5	中等度〜重度	耳鳴り，振戦の悪化，けいれん，筋緊張亢進，言語障害，意識障害
3.5〜	重度〜死亡	昏睡，血圧低下，尿閉

（長友孝文ほか編．最新薬理学．第10版．廣川書店；2016．p.121より）

換による神経興奮抑制作用，Mg^{2+}依存性アデニル酸シクラーゼ抑制作用，モノアミンの遊離抑制ならびに再取り込み促進作用の関与も示唆されている．

効果発現には1〜2週間の継続的投薬が必要であるが，有効血中濃度（0.3〜1.2 mEq/L）と中毒血中濃度（1.5 mEq/L以上）の差が少ないため，治療薬物モニタリング（TDM*）により，定期的に血中濃度を確認する必要がある．有効血中濃度を超えると，血中濃度の上昇に依存してさまざまな副作用が発現する（表7）．

語句 TDM*

therapeutic drug monitoring.

体内動態としては，95％が未変化体で腎から排泄されるが，大部分はNa^+と同じ能動輸送系により近位尿細管から再吸収される．したがって，Na^+再吸収を促進する因子（チアジド系利尿薬，脱水，減塩など）は，血中濃度を高めるため中毒の原因となる．また，腎機能障害者や高齢者では，排泄能力の低下を考慮して適切な減量が必要である．さらに，胎児毒性を有するため妊婦または妊娠している可能性のある女性には禁忌であるとともに，母乳中への移行率が高い（血中濃度の1/3程度が移行する）ため投薬中の授乳も禁止する．

（辻　稔，武田弘志，古川寿亮）

● **引用文献**
1) 髙橋三郎，大野　裕監訳．DSM-5　精神疾患の診断・統計マニュアル．医学書院；2014．
2) 水島広子．双極性障害の精神療法—対人関係・社会リズム療法を中心に．Pharma Medica 2013；31(3)：41-44．

● **参考文献**
1. 厚生労働省．知ることからはじめよう　みんなのメンタルヘルス．https://www.mhlw.go.jp/kokoro/index.html
2. 日本うつ病学会　気分障害の治療ガイドライン作成委員会制作．日本うつ病学会治療ガイドライン　II．うつ病（DSM-5）／大うつ病性障害2016．https://www.secretariat.ne.jp/jsmd/mood_disorder/img/160731.pdf
3. 日本うつ病学会　気分障害の治療ガイドライン作成委員会制作．うつ病学会治療ガイドライン　I．双極性障害2017．https://www.secretariat.ne.jp/jsmd/mood_disorder/img/171130.pdf
4. 長友孝文ほか編．抗うつ薬・抗躁薬（気分安定薬）．最新薬理学．第10版．廣川書店；2016．

3 不安症（パニック障害，全般性不安障害など）

不安症とは
- 不安は，漠然とした恐れの感情で誰もが経験するものであり，生体の警告反応系である．しかし，明確な理由がないのに，あるいは理由があってもそれと不釣り合いに強く不安が起こり，いつまでも続くのが病的な不安である．

症状・分類
- 精神症状に加え，身体症状が付随する．
- ICD-10やDSM-5では「不安神経症」という用語はすでに正式な診断名としては使われていない．従来の不安神経症にあたる診断名は，現在では「パニック障害」や「全般性不安障害」であり，「不安症／不安障害群」に分類される．なお，「強迫性障害」や「心的外傷後ストレス障害（PTSD）」は不安症とは独立の精神疾患に分類された．

治療
- 不安症の治療では，ストレス要因に対するアプローチ（環境調整），患者の人格に対するアプローチ（精神療法），不安などの症状に対するアプローチ（薬物療法やリラクセーション）が行われる．
- 薬物療法では，抗うつ薬，抗不安薬などが用いられる．
- 不安症に用いられる抗うつ薬にはSSRIであるフルボキサミン，パロキセチン，セルトラリン，エスシタロプラムがあり，それぞれ適応疾患が異なることに注意が必要である．
- 抗不安薬はベンゾジアゼピン系薬と非ベンゾジアゼピン系薬に分類され，ベンゾジアゼピン系薬は即効性が期待できる．非ベンゾジアゼピン系薬には，5-HT$_{1A}$受容体部分作動薬であるタンドスピロン，ヒスタミンH$_1$受容体拮抗薬であるヒドロキシジンがある．

Keywords ▶ パニック障害，全般性不安障害，ベンゾジアゼピン誘導体，SSRI

1 不安症とは

元来，不安とは，外界からのストレス刺激に対する正常な生理反応である（正常不安）．しかしながら，明確な理由がないのに，あるいは理由があってもそれと不釣り合いに強く不安が起こり，日常生活を妨げる不安を病的不安（不安症／不安障害〈anxiety disorder〉）という．

精神症状としては，無能力感，優柔不断，心配，短気，恐怖などが，身体症状としては，下痢，ふるえ，動悸，発汗，頭痛などが生じる．不安症に関連する身体症状と心身症とを厳密に区別することは難しいが，不安症は精神症状が主で付随的に機能的な身体症状が生じるのに対し，心身症は身体疾患側からみた概念

（心理的配慮が必要な身体疾患）である．

2 疫学

不安症は精神障害のうちで頻度が高く，日本で平成14～18年（2002～2006年）度に厚生労働省の研究班（主任，川上憲人）が行った調査では[1]，なんらかの不安症を有する者の数は，生涯有病率で9.2%（12か月有病率では5.5%）と報告されている．

3 分類

ICD*-10やDSM*-5といった分類では，「不安神経症*」という用語はすでに正式な診断名としては使われていない．従来の不安神経症にあたる診断名をDSM-5の分類に当てはめると，「不安症／不安障害群」として，「パニック障害*（panic disorder）」，「全般性不安障害（generalized anxiety disorder）」，「社交不安障害*」などに分類される．なお，「強迫性障害*」や「心的外傷後ストレス障害（PTSD）*」は不安症とは独立の疾患群に分類され，「強迫性障害および関連障害群」に「強迫性障害」，「身体醜形障害」，「抜毛癖」，「溜め込み障害」，「物質・薬物誘発性強迫関連障害」などが，「心的外傷およびストレス因関連障害群」に「心的外傷後ストレス障害（PTSD）」，「急性ストレス障害」，「適応障害」などが分類される．なお，ICD-10分類を**表1**に示した．

4 検査

不安症の病態生理の分子基盤を把握し，確かな客観的診断バイオマーカーの同定が不可欠である．現在，不安症に限らず，さまざまな精神疾患のバイオマーカーの探索がなされている[2]が，一貫しておらず，広く臨床応用されるには至っていない．これも，自覚症状の系統的な評価で診断を行い分類された疾患において，さまざまな病態が混入していることが原因の一つと思われる．

5 治療方針

不安症の治療では，薬物療法に加え精神療法*を併用する．また，患者のストレス要因がその発症や増悪に関与するため，除去可能なストレス要因がある場合には，調整のための助言を行う．

ストレスや不安・緊張の緩和には，古くはアルコールやバルビツール酸誘導体が用いられ，その後，ベンゾジアゼピン（BZD*）誘導体が汎用されるようになった．現在では，ランダム化比較試験によるエビデンスをもとに，世界生物学的

ICD*

WHO（世界保健機関）が病因・死因を分類し，その分類をもとに統計データを体系的に記録し，分析することを目的に作成した疾患の分類．1990年に第10版となった．

⇒本章「A-2 精神疾患の治療の概要」(p.181) 参照．

DSM*

米国精神医学会が作成した，精神疾患・精神障害の分類マニュアル．本来は米国の精神科医が使うことを想定したものであったが，事実上，国際的な診断マニュアルとして使われている．2013年に第5版が公開された．

⇒本章「A-2 精神疾患の治療の概要」(p.181) 参照．

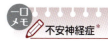

不安神経症*

薬学教育モデル・コアカリキュラム（平成25年度改訂版）では「不安神経症」の用語が使われている（SBO 42）．

パニック障害*，社交不安障害*，強迫性障害*，心的外傷後ストレス障害（PTSD）*

⇒本章A-3の語句 (p.190) 参照．

BZD*

benzodiazepine．

表1 ICD-10分類：F4 神経症性障害，ストレス関連障害および身体表現性障害

F40 恐怖症性不安障害	F44 解離性［転換性］障害
F40.0　広場恐怖（症）	F44.0　解離性健忘
F40.1　社会恐怖（症）	F44.1　解離性遁走〈フーグ〉
F40.2　特定の［個別の］恐怖（症）	F44.2　解離性昏迷
F40.8　その他の恐怖症性不安障害	F44.3　トランスおよび憑依障害
F40.9　恐怖症性不安障害，詳細不明	F44.4　解離性運動障害
F41 その他の不安障害	F44.5　解離性けいれん
F41.0　恐慌性〈パニック〉障害［挿間性発作性不安］	F44.6　解離性無感覚および感覚脱失
F41.1　全般性不安障害	F44.7　混合性解離性［転換性］障害
F41.2　混合性不安抑うつ障害	F44.8　その他の解離性［転換性］障害
F41.3　その他の混合性不安障害	F44.9　解離性［転換性］障害，詳細不明
F41.8　その他の明示された不安障害	F45 身体表現性障害
F41.9　不安障害，詳細不明	F45.0　身体化障害
F42 強迫性障害〈強迫神経症〉	F45.1　分類困難な身体表現性障害
F42.0　主として強迫思考または反復思考	F45.2　心気障害
F42.1　主として強迫行為［強迫儀式］	F45.3　身体表現性自律神経機能不全
F42.2　混合性強迫思考および強迫行為	F45.4　持続性身体表現性疼痛障害
F42.8　その他の強迫性障害	F45.8　その他の身体表現性障害
F42.9　強迫性障害，詳細不明	F45.9　身体表現性障害，詳細不明
F43 重度ストレスへの反応および適応障害	F48 その他の神経症性障害
F43.0　急性ストレス反応	F48.0　神経衰弱
F43.1　外傷後ストレス障害	F48.1　離人・現実感喪失症候群
F43.2　適応障害	F48.8　その他の明示された神経症性障害
F43.8　その他の重度ストレス反応	F48.9　神経症性障害，詳細不明
F43.9　重度ストレス反応，詳細不明	

豆知識　不安症における精神療法*

たとえば，パニック障害では段階的曝露療法などを行う．これは，なんとか我慢できる程度の弱い不安がある状況から順に，曝露による馴化を試み，徐々に不安の強い状況まで克服していく精神療法である．閉塞された混雑する電車でパニック発作が起こる場合，まず，駅のホームに立つことから始まり，各駅停車で1駅，2駅とストレッサーの強度を上げていき，さらには空いている快速電車にある程度の時間乗車し，最終的には混雑した快速電車に乗車できるようにする．

精神医学会（WFSBP*）がガイドラインを作成し，1～4次治療を推奨しており[3]，すべての不安症亜型でSSRI*は第一選択となっている．しかしながら，SSRIのみですべての不安症患者の症状が改善するわけではなく，BZD系抗不安薬も不安症の治療に広く用いられ，さらにはSNRI*，三環系抗うつ薬による保険対象外の薬物療法も行われる．とりわけ，SSRIは効果発現までに2～4週間を要することから，治療初期ではBZD系抗不安薬を併用し，SSRIの効果発現後に漸減するなどの工夫がなされる．また，SSRIでコントロールしているあいだにおいても，不安発作に対して作用時間の短いBZD系抗不安薬を頓服で用いる（**図1**）．BZD系抗不安薬の投与に際しては，常用量依存への留意が必要である．

WFSBP*

World Federation of Societies of Biological Psychiatry.

SSRI*

selective serotonin reuptake inhibitor：選択的セロトニン再取り込み阻害薬．

SNRI*

serotonin-noradrenalin reuptake inhibitor：セロトニン・ノルアドレナリン再取り込み阻害薬．

6　治療薬

上述したように，現在の不安症の薬物治療では，SSRIとBZD系抗不安薬の両輪による治療が基本となる．SSRIの詳細については，抗うつ薬の項に譲るとし，

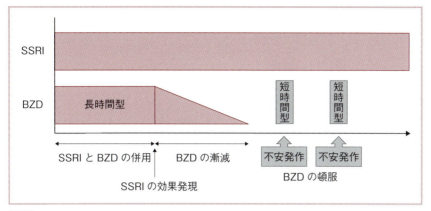

図1 選択的セロトニン再取り込み阻害薬（SSRI）とベンゾジアゼピン（BZD）の使い方

ここでは，BZD系抗不安薬および非BZD系抗不安薬を中心に述べる．

6.1 ベンゾジアゼピン（BZD）系抗不安薬

不安症の治療に用いられるBZD系抗不安薬は，作用時間の違いから，短時間型，中時間型，長時間型，超長時間型に分類される（**表2**）．また，抗不安薬の強度も各薬物により異なる．

BZD誘導体の作用機序の主体はγ-アミノ酪酸（GABA*）のGABA_A受容体を介したシグナルを増強することにある．GABAは中枢における最も豊富な抑制性神経伝達物質であり，GABA_A受容体に結合することで，GABA_A受容体に内蔵しているCl⁻チャネルの開口を誘導し，過分極が引き起こされ，興奮が抑制される．BZD誘導体は，GABA_A受容体-Cl⁻チャネル複合体のBZD結合部位（BZD受容体）に作用し，GABA_A受容体のGABAに対する親和性を高めることにより，Cl⁻チャネルの開口を延長させる．この作用機序により，過剰な中枢神経系の興奮を抑制することから，BZD誘導体は，抗不安作用のほかにも抗けいれん作用，鎮静・催眠作用，筋弛緩作用などを併せもつ．

GABA_A受容体は，大脳皮質，大脳辺縁系，間脳，脳幹，脊髄などに広く分布し，抗不安作用は内側前頭前野や扁桃体の抑制により発揮されると考えられており，目的とする作用にかかわる部位以外の神経抑制が，副作用と

GABA*
γ-aminobutyric acid.

表2 ベンゾジアゼピン系抗不安薬の分類

分類	半減期	薬剤	力価
短時間型	≦6時間	フルタゾラム	++
		クロチアゼパム*	++
		エチゾラム*	+++
中時間型	12～24時間	アルプラゾラム	++
		ロラゼパム	+++
		ブロマゼパム	+++
長時間型	≧24時間	クロルジアゼポキシド	++
		メダゼパム	++
		ジアゼパム	++
		フルジアゼパム	++
		メキサゾラム	++
		クロラゼプ酸二カリウム	++
		クロキサゾラム	+++
		オキサゾラム	+
超長時間型	≧90時間	ロフラゼプ酸エチル	++
		フルトプラゼパム	+++

*：チエノジアゼピン誘導体であるが，ベンゾジアゼピン系薬とほぼ同じ薬理作用を示し，同等に扱われる．

して現れる．BZD 誘導体の主な副作用と禁忌を表3にまとめる．

BZD 受容体を大別すると，ω_1 受容体と ω_2 受容体に分類され，抗不安作用の発現には，大脳辺縁系に多く分布する ω_2 受容体への作用が必要である．しかしながら，ω_2 受容体は脊髄にも多く発現し，筋弛緩による転倒リスクの上昇に注意が必要である．とくに高齢者は精神疾患や身体疾患に伴う不安症状の頻度が高く，BZD 系抗不安薬の使用頻度が高いため，転倒リスクへの配慮が必要となる．また，この筋弛緩作用に加え抗コリン作用を有することにより重症筋無力症を増悪するため，重症筋無力症には禁忌となる．

BZD 系抗不安薬は，経口摂取の場合，吸収された後，直接中枢神経系に移行し作用するか，肝臓のシトクロム P450 3A4（CYP*3A4）で代謝された第 1 相代謝物が中枢移行し作用することで，薬理効果を発現する．さらに，肝臓でグルクロン酸抱合を受け排泄される．このことから，高齢者や肝障害患者での使用には注意が必要となる．BZD 系抗不安薬のうち，ロラゼパムの代謝には CYP3A4 が関与しないため，高齢者や肝障害患者にも使いやすい薬物といえる．

BZD 系抗不安薬の長期連用では，通常の用量であっても身体依存を形成する場合がある．身体依存を形成すると，急な服用中止により反跳現象や離脱症状を生じる．上述したように，BZD 系抗不安薬はさまざまな半減期の薬剤が存在するが，とくに，高力価・短時間型では，依存を形成しやすい．一方，長時間型は，効果を期待する期間を超えて精神運動機能抑制が続く持ち越し効果*に注意が必要となり，さらに，高齢者や肝・腎障害患者では体内に蓄積しやすい．依存や副作用の防止のため，BZD 系抗不安薬の使用は必要最低限にとどめることが望ましく，長期間の投与が必要な場合や，夜間や早朝の症状，いつ起こるかわからない不安発作の予防には，半減期の長いものを選択し，不安発作の緩和に半減期の短いものを頓服で用いる．

◆エチゾラム

◆ロラゼパム

◆ジアゼパム

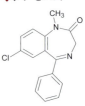

CYP*

cytochrome P450.

持ち越し効果*

効果を期待する期間を超えて精神運動機能抑制が続くこと．長時間型で起こりやすい．

表3 ベンゾジアゼピン系抗不安薬の主な副作用と禁忌

精神運動機能	・眠気，精神機能の低下，ふらつき，倦怠感，運動失調などが起こるので，車の運転や機械の操作は避ける
依存性と耐性	・長期連用で精神依存と耐性に加え，身体依存が生じる ・退薬時に離脱症状として反跳性不安，不眠，レム睡眠の増加，けいれんなどが起きる ・依存，耐性とも短時間型ほど生じやすい
その他	・前向性健忘（服薬から先の近時記憶の記銘力障害） ・逆説反応（奇異反応：薬効と反対に不安，興奮や不眠が強まること） ・急速，多量に静脈内投与すると呼吸抑制（急性中毒）が起こる
禁忌	・狭隅角（閉塞隅角）緑内障：抗コリン作用による眼圧上昇により症状が悪化する ・重症筋無力症：筋弛緩作用（および抗コリン作用）により症状が悪化する ・アルプラゾラム，ジアゼパム，クロラゼプ酸二カリウムは HIV プロテアーゼ阻害薬（リトナビル，インジナビルなど）との併用で，血中濃度が上昇して作用増強し，過度鎮静，呼吸抑制が生じる可能性がある

HIV：human immunodeficiency virus（ヒト免疫不全ウイルス）．

そのほかに，短時間型は前向性健忘を起こすことがある．また，抗コリン作用を有することから，急性狭隅角緑内障の患者への使用は禁忌である．

6.2 非ベンゾジアゼピン（BZD）系抗不安薬

タンドスピロン

◆タンドスピロン

5-HT$_{1A}$ 受容体の部分作動薬である．5-HT$_{1A}$ 受容体は，5-HT 神経の細胞体に自己受容体として存在し，5-HT 神経系の機能調節を担っている．古典的なモノアミン仮説では，中枢 5-HT 神経系の過剰興奮が不安を惹起し，タンドスピロンが 5-HT$_{1A}$ 受容体を刺激し，この過剰興奮を抑制することが薬理効果発現を担っていると考えられていた．しかしながら，上記の薬理作用は急性的に現れてくるのに対し，SSRI 同様，タンドスピロンの臨床効果発現にも長期の服用が必要であるとの矛盾があった．現在では，内側前頭前野や扁桃体に投射する 5-HT 神経は投射先の GABA 神経やグルタミン酸神経の機能変化を介して不安を調節することが明らかにされており[4,5]，タンドスピロンの薬理効果発現には，長期の服用による自己受容体の脱感作に起因した 5-HT 神経の活性化などの脳機能の可塑的変化*が中核と考えられている．

タンドスピロンは，眠気や筋弛緩などの BZD 系抗不安薬が有する副作用が少なく，依存性を形成しない利点がある．一方，BZD 系抗不安薬に比べると効果が弱く，作用発現に時間がかかることや，罹患期間の長い重症例や BZD 系抗不安薬に抵抗する例に対する効果が弱い欠点がある．なお，BZD 系抗不安薬との交差耐性がないため，BZD 系抗不安薬から本薬に切り替えると退薬症状の発現で症状が悪化することがある．そこで，BZD 系抗不安薬の使用を中止する場合は漸減する必要がある．

> **語句** 脳機能の可塑的変化*
> ⇒ 本章 B-2 の豆知識（p.221）参照．

ヒドロキシジン

◆ヒドロキシジン

ヒスタミン H$_1$ 受容体遮断薬である．ヒスタミンはアレルギー反応に重要なケミカルメディエーターであるため，H$_1$ 受容体遮断薬は抗アレルギー作用を有する．一方，視床下部から大脳皮質に投射するヒスタミン神経系は覚醒に作用するが，ヒドロキシジンは中枢移行性が高く，脳内においても強力にヒスタミン H$_1$ 遮断作用を示すため，優れた鎮静・催眠作用も発揮する．これは眠気の副作用につながるものの，不眠や不安・不穏などの改善に利用することもできる．また，抗コリン作用を有することから，口渇，便秘，乏尿などに注意が必要である．なお，催奇形性が認められており，妊婦には禁忌である．

選択的セロトニン再取り込み阻害薬（SSRI）

特定の不安障害に対して，抗うつ薬である SSRI の有効性が確認されている．現在，日本では，フルボキサミンが強迫神経症および社交不安障害に，パロキセ

チンが強迫神経症，パニック障害，社交不安障害およびPTSDに，セルトラリンがパニック障害およびPTSDに，エスシタロプラムが社交不安障害に対して適応が認められている．タンドスピロンと同様に治療効果発現まで長期の服用が必要である．詳細な薬理作用や特徴については本章「B-2　うつ病・躁うつ病」（p.223）を参照されたい．

（宮川和也，武田弘志，古川寿亮）

●引用文献

1) 主任研究者　川上健人. こころの健康についての疫学調査に関する研究. 厚生労働科学研究費補助金　こころの健康科学研究事業. 平成18年度総括・分担研究報告書. 2007. p.1-19.

2) 山田茂人. 不安障害のバイオマーカー. 中村　純編. 精神疾患のバイオマーカー. 星和書店；2015. p.159-169.

3) Bandelow B, et al. World Federation of Societies of Biological Psychiatry（WFSBP）guidelines for the pharmacological treatment of anxiety, obsessive-compulsive and post-traumatic stress disorders-first revision. World J Biol Psychiatry 2008；9（4）：248-312.

4) Albert PR, et al. Serotonin-prefrontal cortical circuitry in anxiety and depression phenotypes：Pivotal role of pre-and post-synaptic 5-HT$_{1A}$ receptor expression. Front Behav Neurosci 2014；8：199.

5) Bocchio M, et al. Serotonin, Amygdala and Fear：Assembling the Puzzle. Front Neural Circuits 2016；10：24.

B 疾患各論

4 心身症

心身症とは
- 心身症とは「心」と「身」が相互に影響しながら不調を訴える機能性または器質性身体病変の総称である．

症状・分類
- 心身症は1つの疾患に対する診断名ではない．ストレスにより内分泌系-神経系-免疫系のバランスがくずれ，特定の臓器や器官に症状となって現れてくる疾患群の総称である．
- 過敏性腸症候群，狭心症，気管支喘息，過換気症候群などがとくによくみられるが，これらのすべてが心身症ということではなく，心理社会的要因の関与が濃厚な場合に，心身症であるといえる．

治療
- 身体疾患に対する治療と同時に，心理医学的治療が行われる．心理医学的治療では，抗不安薬，抗うつ薬，睡眠薬などの薬物療法と支持的精神療法や認知行動療法などの精神療法を行う．

Keywords ▶ 抗不安薬，抗うつ薬，睡眠薬，心身相関

1 心身症とは

　米国の精神分析医 Alexander は，身体疾患を有する患者の精神分析的研究などから，本態性高血圧や消化性潰瘍などと心理的要因が深く結びついていることを明らかにし，それまで身体的な内科の病気だと考えられていた疾患と心の問題の関係を論じ，治療には心身医学的な取り組みが必要だと主張した．その著作の「Psychosomatic Medicine：Its Principles and Applications」[1]では，消化性潰瘍，潰瘍性大腸炎，気管支喘息，本態性高血圧，神経性皮膚炎，甲状腺中毒症，慢性関節リウマチの7疾患を代表的な心身症（psychosomatic disease, psychophysiologic disease）として唱えている．

　日本においては，1991年に日本心身医学会が定めた「心身医学の新しい診療指針」[2]によると，「心身症とは身体疾患の中で，その発症や経過に心理社会的因子が密接に関与し，器質的ないし機能的障害の認められる病態をいう．ただし，神経症やうつ病など，他の精神疾患に伴う身体症状は除外する」と定義されている．また，この指針において，心身医学的な配慮がとくに必要とした疾患（**表1**）がまとめられている．ここで示した疾患すべてが心身症ということではなく，こ

表1 日本心身医学会が定めた「心身医学の新しい診療指針」において，心身医学的な配慮がとくに必要とした疾患（抜粋）

臓器別	呼吸器系	気管支喘息，過換気症候群，神経性咳嗽など
	循環器系	本態性高血圧，本態性低血圧，狭心症，心筋梗塞など
	消化器系	胃・十二指腸潰瘍，過敏性腸症候群，急性胃粘膜病変など
	内分泌・代謝系	神経性食欲不振症，糖尿病，甲状腺機能亢進症など
	神経・筋肉系	筋収縮性頭痛，片頭痛，痙性斜頸，書痙，自律神経失調症など
診療科別	小児科領域	気管支喘息，過換気症候群，憤怒けいれん，消化性潰瘍，チックなど
	皮膚科領域	慢性蕁麻疹，アトピー性皮膚炎，円形脱毛症など
	外科領域	腹部手術後愁訴，頻回手術症，形成術後神経症など
	整形外科領域	慢性関節リウマチ，頸腕症候群，腰痛症，外傷性頸部症候群など
	泌尿・生殖器領域	夜尿症，遺尿症，心因性インポテンツなど
	婦人科領域	更年期障害，機能性子宮出血，月経前症候群，月経異常など
	眼科領域	中心性漿液性脈絡網膜症，原発性緑内障，眼性疲労など
	耳鼻咽喉科領域	耳鳴，眩暈症，アレルギー性鼻炎，口内炎など
	歯科・口腔外科領域	顎関節症，口腔乾燥症，三叉神経痛など

ここで示した疾患すべてが心身症ということではなく，これら身体疾患の患者において心理社会的要因の関与が濃厚な場合に，心身症であるといえる．

れら身体疾患の患者において心理社会的要因の関与が濃厚な場合に，心身症であるといえる．健康を害するということは，情動的ストレス刺激になること，また，そのストレス刺激がさらに健康を害していくことはいうまでもない．さらに，同指針では，とくに心身医学的アプローチが必要な場合をまとめている（表2）．

心身症の発症や経過には心理社会的な要因が必ず関係している．もともとストレスを受けやすい性格あるいは行動パターンをとる人に，心理社会的な問題が生じたとき，その人の心の中で強い葛藤状況が生じ，それが脳や神経の働きにも影響を及ぼす．これは，精神疾患の発症メカニズムに類似するが，精神疾患が精神的異常として現れるのに対し，心身症は身体的異常として現れる．心身症は，精神的な不安定により脳が影響を受け，その反応として神経系，内分泌系，免疫系などを介してさまざまな身体症状が引き起こされる．

多様なストレス刺激に対する複雑な生体応答を一元化するのは困難ではあるが，系統的なストレス応答からの心身症の病態生理を図1にまとめる．ストレス応答の主軸を担うのが，視床下部-下垂体-副腎系（HPA*-axis）と自律神経系である．さまざまなストレス刺激により視床下部から副腎皮質刺激ホルモン放出ホルモン（corticotropine releasing hormone：CRH）が分泌され，これが脳下垂体前葉に働いて副腎皮質刺激ホルモン（adrenocorticotropic hormone：ACTH）を放出し，ACTHは副腎皮質からコルチゾールの分泌を促進する．また，ストレス刺激は交感神経系の活性化を誘導し，交感神経節後線維や副腎髄質から分泌されるノルアドレナリンやアドレナリンなどのカテコールアミンを介し，各臓器の機能に影

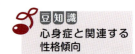

豆知識
心身症と関連する性格傾向

心身症の危険因子の一つとして，次のような性格傾向がある．
① アレキシサミア：自分の感情を自覚すること，言葉にして表現することが苦手．
② 過剰適応：自分の感情や欲求を押し殺してまで，周囲の環境に適応しようとする．
③ タイプA性格：活動的，せっかちで競争心が強く，攻撃的．

語句 HPA*

hypothalamic-pituitary-adrenal.

表2 日本心身医学会が定めた「心身医学の新しい診療指針」において，心身症と同様に，心身医学的アプローチが必要な場合

1. ICU，CCU，RCU などの場でみられる精神症状ないし心理反応
2. 慢性呼吸器疾患，慢性肝炎，慢性膵炎，慢性腎炎（人工透析）など，慢性疾患の経過中にみられる心身症的反応
3. 外科，整形外科，内科，小児科，産婦人科など，各科におけるリハビリテーションの心身医学的側面
4. 手術前後（麻酔を含む）の心身医学的側面
5. 分娩および分娩前後の心身医学的側面（無痛分娩を含む）
6. 災害（外傷性），災害癖（事故多発者），職業性脛肩腕症候群，振動病，過労死など
7. 各種難病（膠原病，神経疾患その他を含む厚生省*特定疾患など），心身障害者（児），AIDS などの特定感染症
8. 癌，悪性腫瘍患者に対する医療，ケア
9. 慢性疼痛の管理や処置
10. 老年期の医療，ターミナル・ケア
11. 臓器移植
12. 人工臓器，代用臓器使用者
13. 科学技術の進歩によるストレス性障害
14. 心身症の周辺領域
    軽症うつ病，仮面うつ病，身体症状を訴える神経症，境界例，身体病をもつ人格障害，詐病，虚偽性障害
    医原性疾患：医師の検査，言動に基づき，患者の自己暗示による
    問題行動や習癖：登校拒否，家庭内暴力，学校内暴力，抜毛癖，拒食（ミルク嫌いも含む）など

ICU：intensive care unit（集中治療室），CCU：coronary care unit（冠疾患集中治療室），RCU：respiratory care unit（呼吸器疾患集中治療室），AIDS：acquired immune deficiency syndrome（後天性免疫不全症候群）．
＊：1991 年当時．

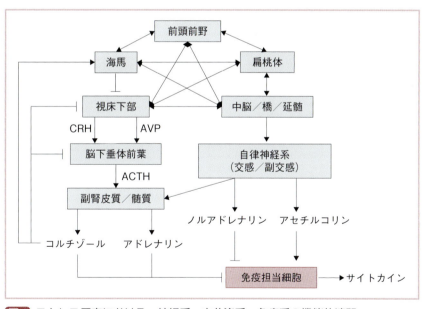

図1 ストレス反応における，神経系・内分泌系・免疫系の機能的連関
ストレス刺激は，HPA-axis の活性化を誘導し，フィードバック機構や海馬からの制御により調節を受ける．また，扁桃体，視床下部の制御下にある自律神経系が働く．これらの制御系は免疫担当細胞の増殖や活性化，サイトカインの放出に複雑に影響を与える．さらに，サイトカインは中枢神経の働きにも寄与する．
CRH：副腎皮質刺激ホルモン放出ホルモン，AVP：arginine vasopressin（アルギニン-バソプレシン），ACTH：副腎皮質刺激ホルモン．

響を及ぼす．さらに，コルチコステロイドやカテコールアミンは免疫担当細胞の機能制御を担う．末梢での生体応答は，情動調節を担う脳内神経ネットワークを介して高度に制御されており，かつ，末梢からの情報は中枢に対してフィードバック機構として働く．これら一連の心身相関*（psychosomatic correlation）の機能不全により，身体症状として表出してきたものが心身症である．

2 疫学

　心身症は数多くの身体疾患に関連があり，米国精神医学会による精神疾患の診断・統計マニュアル第5版（DSM-5*）では，その有病率は明らかではないと報告されている[3]．一方，各身体疾患により違いはあるが，これらの疾患患者の30～40%はなんらかの心理社会的因子がその病態に関係しているともいわれる．

3 分類

　1980年にDSMでは，精神生理学疾患（または心身症）という疾病分類が削除され，「他の医学的疾患に影響する心理的要因」に置き換えた．以降，現在の第5版（DSM-5）においても心身症という用語は登場していない．ICD-10*においては，主に，F54「他に分類される障害あるいは疾患に関連した心理的および行動的要因」の項目が心身症に当てはまり，より包括的であり，詳細な診断基準もなく，具体的な疾患名は列挙されていない．そのほか，F45.3「身体表現性自律神経機能不全*」，F45.4「持続性身体表現性疼痛障害*」，F45.8「その他の身体表現性障害」，F50「摂食障害」，F95「チック障害」なども心身症に当てはまる疾患項目である．したがって，たとえば「気管支喘息（心身症）」あるいは「過敏性大腸症候群（心身症）」などと身体疾患名の後に「（心身症）」と記載することが推奨されている．

Column
脳腸相関とは

　腸内環境が免疫力に影響することは広く知られているが，近年，脳機能にも影響を及ぼすことが注目されている．脳と腸は自律神経系や液性因子（ホルモンやサイトカインなど）を介して密接に関連しており，この双方向的な機能的連関を脳腸相関という．すなわち，消化管の情報は神経系などを介して脳に伝わり，腹痛・腹部不快感とともに，不安や抑うつなどの情動的な変化をももたらすことから，腸内環境の良し悪しが，ストレス脆弱性にもかかわる．心身症は，心理社会的要因が末梢器官・組織の機能に影響を及ぼす，すなわち「心→身」疾患であるが，脳腸相関を例に「身→心」も考慮した双方向性の理解が重要ではないだろうか．

心身相関*

精神状態と身体の状態が互いに影響を及ぼし合うこと．個人の先天的・身体的な素因にストレスが加わることにより身体疾患が発症し，さらにその経過も心理的要因により影響を受ける．

DSM-5*

⇒本章「A-2　精神疾患の治療の概要」(p.181)参照．

ICD-10*

⇒本章「A-2　精神疾患の治療の概要」(p.181)参照．

身体表現性自律神経機能不全*

循環器，消化器，呼吸器系などに，2つ以上の自律神経症状が認められ，不安障害か器質疾患では説明ができない障害．

持続性身体表現性疼痛障害*

器質的原因で説明がつかない，6か月以上持続する疼痛を主症状とする障害．

4 検査

上述したように，心身症は心理社会的要因が関連し，神経系，内分泌系，免疫系の不調によって起こる身体疾患の総称である．したがって，これらの不調は血液検査やX線検査，脳波検査で判断できるものではない．すなわち，身体的側面と心理社会的側面の両面から情報を把握し，診断することとなる．その成因から，生活史と身体症状のあいだに認められる時間的関連性（心身相関）を把握することが重要である．

5 治療方針

心身症の治療には，精神面と身体面の治療がともに重要である．治療を効果的に行うには，患者本人の治療への動機づけが必要とされている．これは心身症の治療が，単に病的な部分を除去し修復すればよいという考えでは不十分であり，患者自身の心理面の成長を促すようなアプローチが重要であるという考え方に基づいている．

心身症による身体疾患に対する治療は抵抗性を示すことが多く，患者に身体的症状と心理社会的要因の関連に気づいてもらうことが重要である．心理社会的要因へのアプローチとしては，薬物療法に加え，支持的精神療法*や認知行動療法*などを行う．

また，うつ病や不安障害などの精神疾患であっても，で示すようなHPA-axisの不全や自律神経系の調節機構の異常により，さまざまな身体症状が表出してくる．身体症状が精神症状に先行して現れる場合も多々ある．単に，"心身症が身体障害で，うつや不安が精神障害である"という単純な論法ではなく，多角的に心身症をとらえたうえで治療戦略を構築していく必要がある．

6 治療薬

心身症治療に用いられる薬物は基礎疾患に対する薬物療法に加え，向精神薬である抗不安薬や抗うつ薬が使用されることが多く，前者では，多くのベンゾジアゼピン系抗不安薬およびセロトニン $5-HT_{1A}$ 受容体作動薬であるタンドスピロンが保険適用となっている．後者では，保険適用は有さないが，抗不安作用を有する抗うつ薬（SSRI*：選択的セロトニン再取り込み阻害薬やSNRI*：セロトニン・ノルアドレナリン再取り込み阻害薬）も用いられている．また，瘙痒などの身体症状に起因する睡眠障害に対し，睡眠薬を対症療法的に使用することで，身体症状自体が軽減することがある．

そのほか，高度の恐怖や不安に対しては抗精神病薬を用いる場合があり，不安症状を緩和する漢方薬（加味逍遙散，半夏厚朴湯，柴胡桂枝乾姜湯，柴胡加竜骨

支持的精神療法*

最も基本的な精神療法である．治療者が患者の悩みや不安をよく聴き，それを理解して支持することが基本となる．患者の訴えに対して，良し悪しや，正誤というような価値判断は行わず，また，安易に励ますこともしない．あくまで支持することによって，患者の気持ちを楽にさせ，精神的に自立できるようにして，回復させていく．

認知行動療法*

個人の行動と認知の問題に焦点を当て，そこに含まれる行動上の問題，認知の問題，感情や情緒の問題，身体の問題，そして動機づけの問題を合理的に解決するために計画され構造化された治療法であり，自己理解に基づく問題解決とセルフコントロールに向けた教授学習プロセス．

SSRI*

selective serotonin reuptake inhibitor.

SNRI*

serotonin-noradrenaline reuptake inhibitors.

牡蛎湯）が用いられることもある．

　薬物治療の注意点としては，身体疾患がベースにあるため，有害事象や身体症状の治療薬との薬物相互作用を十分に吟味する必要がある．たとえば，呼吸器疾患がベースにある場合には，ベンゾジアゼピン系薬物は呼吸抑制を生じる可能性があるため，とくに注意が必要となる．

　基礎疾患治療薬の詳細は，それぞれの基礎疾患の項を参照のこと．また，抗不安薬，抗うつ薬，睡眠薬，抗精神病薬の詳細は，それぞれ，本章「B-3　不安症」（p.228），「B-2　うつ病・躁うつ病」（p.214），「B-5　不眠症」（p.241），「B-1　統合失調症」（p.198）参照．

（宮川和也，武田弘志，古川寿亮）

◉引用文献

1) Alexander F. Psychosomatic Medicine：Its Principles and Applications. Calif Med 1951；74（3）：222-223.
2) 日本心身医学会教育研修委員会編．心身医学の新しい診療指針．心身医学 1991；31（7）：537-576.
3) 髙橋三郎，大野　裕監訳．DSM-5　精神疾患の診断・統計マニュアル．医学書院；2014．p.318.

B 疾患各論

⑤ 不眠症

不眠症とは
- 眠れないことで日中の生活に支障が出る状態をいう．日本人の5人に1人は睡眠の問題をかかえ，65歳以上の高齢者では睡眠薬の服用率は10%を超える．

症状・分類
- 入眠困難，中途覚醒，早朝覚醒，熟眠困難の症状があり，日中に眠気・倦怠感・頭痛などが出現する．内分泌疾患，精神疾患や生活習慣病の症状の場合もある．身体的・生理的・心理的・精神的・薬物的要因などが増悪因子となる．
- 睡眠は恒常性維持機構，体内時計機構，情動などによる覚醒機構の制御を受ける．

治療
- 治療の基本は睡眠習慣の改善であり，生活指導が最重要で，認知行動療法が行われる．薬物治療を行う場合も，一時的なものと考え，睡眠習慣の改善による不眠症の改善・服薬の中止を目指す．
- 薬物治療には，ベンゾジアゼピン受容体作動薬，メラトニン受容体作動薬，オレキシン受容体拮抗薬などが用いられる．レストレスレッグス症候群には，ベンゾジアゼピン受容体作動薬，ドパミン受容体作動薬，GABA誘導体などが使われる．反跳性不眠，持ち越し効果，前向性健忘など，特徴的な副作用に注意する．

Keywords ▶ 睡眠中枢，体内時計機構，レストレスレッグス症候群，ベンゾジアゼピン受容体作動薬，メラトニン，オレキシン

1 不眠症とは

　不眠症（insomnia）は「眠れない」症状が病名となったものである．発熱，頭痛などと同様に，甲状腺機能亢進症など身体的疾患の症状として出現する場合と，はっきりしたほかの疾患がなく，「眠れない」症状そのものが主訴となる場合があり，医学的には多彩な病態を含む．

　感染症による発熱に対して，抗生物質は根治療法で，解熱薬は対症療法であるように，睡眠薬は不眠症状の対症療法である．

　「眠れない」症状は，具体的には入眠困難（寝つきが悪い），中途覚醒（途中で目が覚めてしまう），早朝覚醒（長く眠れず，早く目が覚めてしまう），熟眠困難（ぐっすり眠れない）という，睡眠の開始・維持・長さ・質の面での問題であり，これらの症状が一定期間以上続く．従来は，「眠れない」症状を重視したが，現在の国際基準では，単に眠れないだけでは不眠症と診断せず，眠れないことによ

豆知識
睡眠段階

睡眠は脳波と眼球運動，筋電図変化などからレム睡眠とノンレム睡眠に分類され，ノンレム睡眠はその深さにより1〜4段階（最近の米国の分類では3と4の区別が廃止され，3段階）に分類される．レム睡眠は，脳波上は覚醒に近いが，末梢神経への運動命令が橋レベルで斜断されるため，筋電図は減弱する．

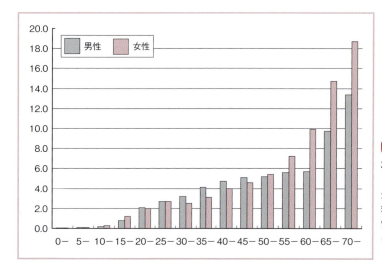

図1 年代別睡眠薬処方率（%）

2010年の三島らの調査による推計値.
（三島和夫〈分担研究者〉. 平成22年度厚生労働科学研究費補助金特別研究事業. 向精神薬の処方実態に関する国内外の比較研究. 分担研究報告書. 診療報酬データを用いた向精神薬処方に関する実態調査研究より）

り，眠気・倦怠感・集中力低下や起床時の頭痛など，日中の生活に支障をきたす症状がある場合を不眠症とよぶ.

2 疫学

アンケート調査などでは，日本人の5人に1人が自分の睡眠に異常があると感じており，ありふれた症状である．睡眠薬の服用率は年齢とともに増加し，65歳以上の高齢者では10%を超える（**図1**）．糖尿病，高血圧，心臓病などの生活習慣病にも合併しやすい．

3 分類

不眠症は，従来は原因がはっきりしない原発性不眠症と，原因が明らかな続発性不眠症に分類され，原発性のなかでも，精神生理性不眠，特発性不眠，逆説性不眠などに分類されていた．しかし最新の国際分類（ISCD-3*，2013）では，細かい分類が廃止され，慢性と急性の2種類のみの分類とされた．その理由は原発性不眠症の多くが単一の分類項目だけに当てはまらないこと，また，原因疾患がはっきりしていても，その疾患の治療に加えて不眠症の治療は別途行うべきことが多いからとされている．そこで，不眠症は分類にこだわる必要はなく，治療方針を考えるうえでは，不眠の悪化要因を考えることが有用である．

不眠症には，身体的・生理的・心理的・精神的・薬物的などに分類される種々の要因があり，英語の頭文字をとって「5P」にまとめられている（**表1**）．また，眠れないという症状は主観的なもので，本人は眠っていないと感じていても，客観的には睡眠がとれていることもあり，逆説性不眠とよばれる．

ISCD-3*

International Classification of Sleep Disorders, 3rd edition：睡眠障害国際分類第3版.

表1 不眠症状の要因

1.	身体的要因 (Physical)	急性・慢性疼痛，循環器・内分泌・呼吸器疾患，耳鳴り，パーキンソン病，筋痛症，ミオクローヌス，むずむず脚症候群，睡眠時けいれん，睡眠時無呼吸症候群，夜間尿，妊娠など
2.	生理的要因 (Physiological)	外的環境要因（騒音，パートナーのいびき，異なる場所），概日リズムの問題（時差ボケ，交代勤務），深夜の運動や食事，加齢，不適切な睡眠習慣（遅い時間の午睡）など
3.	心理的要因 (Psychological)	情動要因（ストレス，悲嘆，怒り），睡眠に対する過度の心配など，
4.	精神的要因 (Psychiatric)	気分障害（うつ病，双極性障害），統合失調症，神経症，認知症，不安障害など
5.	薬物的要因 (Pharmacological)	中枢刺激薬（カフェイン，ニコチン，覚醒剤を含む），中枢抑制剤（麻薬，アルコール，ベンゾジアゼピン類）の中止，シメチジン，クロニジン，β遮断薬，コルチコステロイド製剤など

4 病態生理と薬理

不眠症の病態生理の理解のためには，睡眠制御機構の理解が重要である．睡眠は，覚醒していると眠気が貯まり，眠ると眠気が解消するという形で，1日の中で一定の量をとるようにする恒常性維持機構，1日の中で夜に眠りをとるようにタイミングを調整する体内時計機構，何か心配があると眠れないように，眠気を覚ます方向に働く情動性の覚醒機構の，3つの大きな機構が制御している（図2）．この3つの仕組みに加えて表1の種々の要因が睡眠の量や質に影響を与える．これらを理解して調節することが，不眠症の改善のために重要である．

不眠症治療薬を含む睡眠障害治療薬の薬理作用の理解には，脳幹部の上行性の神経伝達物質群のなかでも，とくにノルアドレナリン，ドパミン，ヒスタミン，オレキシン*（orexin：OX）の理解が必須である．これら賦活系の神経伝達物質群のシグナルを活性化することで覚醒が誘導され，不活化することで睡眠が誘導される．一方，睡眠中枢のGABA*はこれら覚醒系を抑制するため，GABAシグナルの活性化は睡眠を誘導する．また，睡眠は概日リズムにも支配されており，夜間に分泌量が増え，睡眠の安定化作用のあるメラトニン（melatonin：MT）も重要である．

不眠症のなかで症状・原因が特徴的なものとして，レストレスレッグス症候群*（restless legs syndrome）がある．むずむず脚症候群，下肢静止不能症候群などともよばれ，脳幹部からの下行性のドパミンシグナルの減弱により，末梢からの感覚入力が強まり，入眠時に臥床すると，下肢を中心に異常な感覚が強まり，入眠が困難になる（図3）．一般的な睡眠薬の効果が弱いため，ドパミン受容体作動薬など，特殊な薬物治療を行うことが多い．

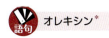

オレキシン*
⇒本章B-6の豆知識（p.252）参照．

GABA*
γ-aminobutyric acid：γ-アミノ酪酸．

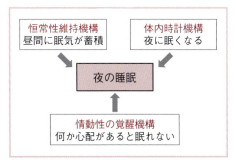

図2 睡眠を制御する3つの機構

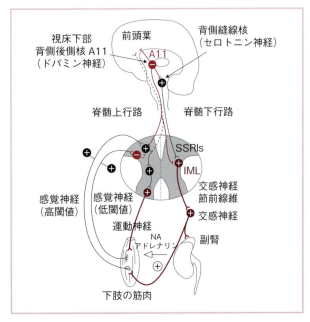

図3 レストレスレッグス症候群の成因

主にA11のドパミン神経は下行性に投射して，背側縫線核のセロトニン神経，脊髄の交感神経節前神経と，上行性の感覚神経の伝達を抑制している．この抑制が弱まると，交感神経から下肢の筋肉へのノルアドレナリンとアドレナリンのシグナルが強まり，筋緊張が高まる．また，筋紡錘などからの感覚伝達が亢進することで，下肢の違和感を感じやすくなる．
SSRIs：selective serotonin reuptake inhibitors（選択的セロトニン再取り込み阻害薬），IML：intermedio-lateral nucleus（脊髄中間外側核），NA：noradrenaline（ノルアドレナリン）．
（Clemens S, et al. Restless legs syndrome：Revisiting the dopamine hypothesis from the spinal cord perspective. Neurology 2006；67〈1〉：125-130 より）

5 検査

不眠症状は主観的な訴えが中心であるため，問診と睡眠記録（睡眠日誌）が重視される．睡眠の質・量を定量的に計測するためには，PSG*検査が必須で，器質的疾患の診断や，逆説性不眠症の診断などにも使われる．また簡易型の睡眠呼吸障害検査や，腕につけて体動で睡眠を定量するアクチグラフィ検査など，自宅で行える睡眠検査もある．

6 治療方針

不眠症の治療は，睡眠習慣の改善が最重要で，「睡眠薬の適正な使用と休薬のためのガイドライン」[1]にある治療アルゴリズムに沿って（図4），薬物治療時にも必ず睡眠衛生指導を行う．たとえば，夕食後に寝てしまうと，その後の寝つきが悪くなるのは当然であるため，その習慣を是正せずに睡眠薬のみを投与しても効果は薄く，患者の満足度も向上しない．そのため，治療には認知行動療法が取り入れられるようになっている（表2）．体内時計による眠気のリズムの中では，普段，就眠している時刻の2～3時間前，眠気がとても弱い睡眠禁止帯（または覚醒維持帯）とよばれる時間帯の理解が最重要である（図5）．

しかし，生活指導には時間がかかること，不眠を単独の症状として受診するよりも，糖尿病などの他疾患での受診時の訴えとして不眠が治療されることが多いことから，医師からは単に睡眠薬のみが処方されることが多い．そのため，内服方法を説明する薬剤師がよい睡眠習慣を理解して，患者に指導することが重要で

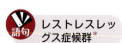 **レストレスレッグス症候群***

主観的な以下の4項目で診断する．①脚を動かしたくてたまらない衝動と不快な感覚があり，これが，②安静時に悪化．③脚を動かすことで改善．④夕方から夜間に悪化する．
補助的にはPSG検査で，睡眠中に下肢運動（周期性四肢運動）がみられることが多い．ドパミン合成に鉄が必要なため，鉄欠乏性貧血・妊娠・慢性血液透析に合併しやすい．

PSG*

polysomnography：終夜睡眠ポリグラフィ．

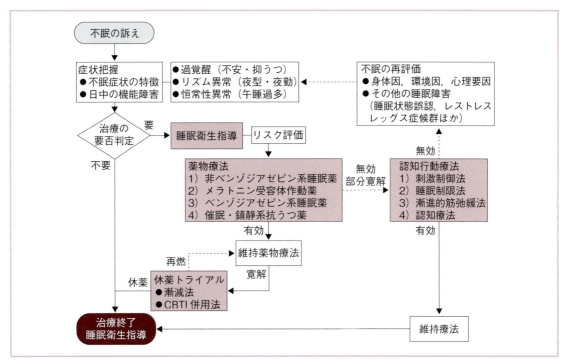

図4 不眠症の治療アルゴリズム
（厚生労働科学研究・障害者対策総合研究事業「睡眠薬の適正使用及び減量・中止のための診療ガイドラインに関する研究班」および日本睡眠学会・睡眠薬使用ガイドライン作成ワーキンググループ編．睡眠薬の適正な使用と休薬のためのガイドライン——出口を見据えた不眠医療マニュアル．2013年．p.8．http://jssr.jp/data/pdf/suiminyaku-guideline.pdf[1] より）
CBTI：cognitive behavioral therapy for insomnia（不眠症の認知行動療法）．

表2 不眠症の認知行動療法の概略

- 睡眠衛生教育：睡眠の基礎知識習得
- 睡眠記録：自分の睡眠状態の認知
- 睡眠制限法・睡眠短縮法：適切な目標睡眠時間の設定
- 刺激制御法：睡眠によい種々の方法の習得
- 筋弛緩法・自律訓練法：リラックス法の習得
- 睡眠状態の再評価とフィードバック

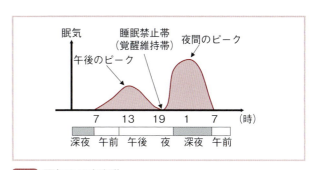

図5 眠気の日内変動

あり，ガイドライン中の「睡眠衛生のための指導内容」（表3）や，厚生労働省の「健康づくりのための睡眠指針」（表4）が参考になる．睡眠衛生指導のみで改善しない場合は薬物治療を行うが，その場合も薬物治療を続けることが目的ではなく，あくまで薬物治療は一過性のものであり，最終的には不眠症を改善して，薬物治療を終了することを目的とする（図6）．

表3 睡眠衛生のための指導内容

指導項目	指導内容
定期的な運動	なるべく定期的に運動しましょう．適度な有酸素運動をすれば寝つきやすくなり，睡眠が深くなるでしょう
寝室環境	快適な就床環境のもとでは，夜中の目覚めは減るでしょう．音対策のためにじゅうたんを敷く，ドアをきっちり閉める，遮光カーテンを用いるなどの対策も手助けとなります．寝室を快適な温度に保ちましょう．暑すぎたり寒すぎたりすれば，睡眠の妨げとなります
規則正しい食生活	規則正しい食生活をして，空腹のまま寝ないようにしましょう．空腹で寝ると睡眠は妨げられます．睡眠前に軽食（特に炭水化物）をとると睡眠の助けになることがあります．脂っこいものや胃もたれする食べ物を就寝前に摂るのは避けましょう
就寝前の水分	就寝前に水分を取りすぎないようにしましょう．夜中のトイレ回数が減ります．脳梗塞や狭心症など血液循環に問題のある方は主治医の指示に従ってください
就寝前のカフェイン	就寝の4時間前からはカフェインの入ったものは摂らないようにしましょう．カフェインの入った飲料や食べ物（例：日本茶，コーヒー，紅茶，コーラ，チョコレートなど）をとると，寝つきにくくなったり，夜中に目が覚めやすくなったり，睡眠が浅くなったりします
就寝前のお酒	眠るための飲酒は逆効果です．アルコールを飲むと一時的に寝つきが良くなりますが，徐々に効果は弱まり，夜中に目が覚めやすくなります．深い眠りも減ってしまいます
就寝前の喫煙	夜は喫煙を避けましょう．ニコチンには精神刺激作用があります
寝床での考え事	昼間の悩みを寝床に持っていかないようにしましょう．自分の問題に取り組んだり，翌日の行動について計画したりするのは，翌日にしましょう．心配した状態では，寝つくのが難しくなるし，寝ても浅い眠りになってしまいます

（厚生労働科学研究・障害者対策総合研究事業「睡眠薬の適正使用及び減量・中止のための診療ガイドラインに関する研究班」および日本睡眠学会・睡眠薬使用ガイドライン作成ワーキンググループ編．睡眠薬の適正な使用と休薬のためのガイドライン―出口を見据えた不眠医療マニュアル．2013年．p.9．http://jssr.jp/data/pdf/suiminyaku-guideline.pdf[1] より）

表4 健康づくりのための睡眠指針2014：睡眠12箇条

1. 良い睡眠で，からだもこころも健康に
2. 適度な運動，しっかり朝食，ねむりとめざめのメリハリを
3. 良い睡眠は，生活習慣病予防につながります
4. 睡眠による休養感は，こころの健康に重要です
5. 年齢や季節に応じて，ひるまの眠気で困らない程度の睡眠を
6. 良い睡眠のためには，環境づくりも重要です
7. 若年世代は夜更かし避けて，体内時計のリズムを保つ
8. 勤労世代の疲労回復・能率アップに，毎日十分な睡眠を
9. 熟年世代は朝晩メリハリ，ひるまに適度な運動で良い睡眠
10. 眠くなってから寝床に入り，起きる時刻は遅らせない
11. いつもと違う睡眠には，要注意
12. 眠れない，その苦しみをかかえずに，専門家に相談を

（厚生労働省健康局．健康づくりのための睡眠指針2014．平成26年3月．https://www.mhlw.go.jp/file/06-Seisakujouhou-10900000-Kenkoukyoku/0000047221.pdf より）

7 治療薬

　歴史的にはバルビツール酸系（バルビツレート類）が使われたが，耐性と依存性の問題から，1960年代からベンゾジアゼピン（BZD）類が広く使われるようになった．1990年代に入ると，BZD骨格をもたず，半減期が非常に短い非BZD類が広く使われるようになった．これら3種類はすべてGABA$_A$受容体のサブ

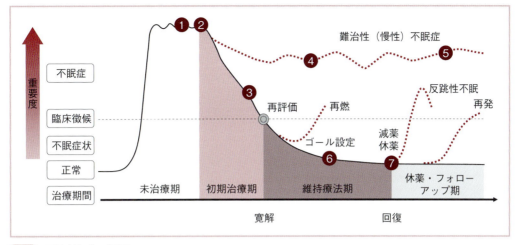

図6 不眠症治療の経過
（厚生労働科学研究・障害者対策総合研究事業「睡眠薬の適正使用及び減量・中止のための診療ガイドラインに関する研究班」および日本睡眠学会・睡眠薬使用ガイドライン作成ワーキンググループ編．睡眠薬の適正な使用と休薬のためのガイドライン—出口を見据えた不眠医療マニュアル．2013年．p.5 http://jssr.jp/data/pdf/suiminyaku-guideline.pdf[1] より）

ユニットに結合して，GABAの抑制性のシグナル伝達を強めて，鎮静作用を示す．また，バルビツレート類は高用量ではGABA_A受容体を直接開口させる作用をもつことから，呼吸停止が起こり死亡に至ることもあった．BZD類ではこの作用がないことから，格段に安全となった．また，BZD類はGABA_A受容体の本体が解明される以前から使われた歴史から，BZD受容体という言葉が使われてきた．化学構造により半減期が大きく異なるため，一般的には半減期の長さに応じて分類される（表5）．一方，これらとはまったく異なる作用機序をもつ睡眠薬として，メラトニン受容体作動薬のラメルテオン，オレキシン受容体拮抗薬のスボレキサントなどが開発された．そのほかに，抗ヒスタミン薬（ジフェンヒドラミン，クロルフェニラミン，ヒドロキシジンなど）は，睡眠改善薬としてOTC*で販売されている．

●ベンゾジアゼピン（BZD）受容体作動薬

不眠症状のタイプにより，適切な効果時間が異なるため，半減期の長さに応じて，超短時間作用型，短時間作用型，中時間作用型，長時間作用型と区分する（表5）．入眠困難には超短時間作用型が適するが，中途覚醒や早朝覚醒には，より半減期の長いものを選択する．ほとんどが肝臓でシトクロムP450（CYP*）により代謝されるため，CYP阻害物質との併用で半減期が伸びることに注意が必要である．アルコールとの同時服用で作用が増強するため，内服時の飲酒は控える．

ベンゾジアゼピン（BZD）系睡眠薬

文字どおり化学構造の骨格がBZDであることが共通点で，GABA_A受容体*のBZD結合部位に結合する．構造的には，内服後に代謝されて閉環してBZDになるリルマザホンや，チエノジアゼピン骨格をもつエチゾラムなどは厳密には

OTC*
over the counter：一般用医薬品，大衆薬．

CYP*
cytochrome P450.

GABA_A受容体*
α2個，β2個，γ1個の3種5個のサブユニットの組み合わせから成りCl⁻チャネルを形成する受容体で，理論上100万種類以上存在するが，実際は30種類程度が発現し，α_1β_2γ_2型が約半分を占める．生理的なリガンドのGABAは，αβサブユニット間に結合してCl⁻チャネルを開き，膜電位を過分極させることで神経活動を抑制する．BZD類は，βγサブユニット間に結合するが，単独でCl⁻チャネルの開口作用はなく，GABAの作用を強める機能をもつ．
⇒第3章Aの図1（p.299）参照．

表5 ベンゾジアゼピン受容体作動薬

作用時間	一般名	半減期（時間）	用量（mg）
超短時間作用型	ゾルピデム*	2	5〜10
	ゾピクロン*	4	7.5〜10
	エスゾピクロン*	5〜6	1〜3
	トリアゾラム	2〜4	0.125〜0.5
短時間作用型	エチゾラム	6	1〜3
	ブロチゾラム	7	0.25〜0.5
	リルマザホン	10	1〜2
	ロルメタゼパム	10	1〜2
中時間作用型	フルニトラゼパム	24	0.5〜2
	エスタゾラム	24	1〜4
	ニトラゼパム	28	5〜10
	クアゼパム	36	15〜30
長時間作用型	フルラゼパム	65	10〜30
	ハロキサゾラム	85	5〜10

＊：非ベンゾジアゼピン系．
（http://jssr.jp/data/pdf/suiminyaku-guideline.pdf[1]）を参考に作成）

BZD類ではないが，便宜的・歴史的にBZD類に含める．

BZDの作用点は従来BZD受容体*とよばれ，薬理学的にω_1とω_2のサブタイプに分類されたが，$GABA_A$受容体の多様な分子実体が判明した現在では，サブユニットレベルでの相違の研究が進行中である．BZD類は多種類あり，開発過程や保険収載の状況から睡眠薬と抗不安薬に分けられているが，薬理学的にはこの2群に分ける合理的理由は乏しい．

非ベンゾジアゼピン（BZD）系睡眠薬

名前の印象とは異なり，BZD受容体作動薬である．構造的にBZD骨格をもたず，薬理学的にもBZD受容体のω_1サブタイプに対する親和性がω_2よりも強く，催眠作用が強く，筋弛緩作用が弱く，耐性・依存性形成が少ないという特徴から，異なる分類にされた．しかし，現実にはこれらの睡眠薬の依存も少なくなく，BZD類に準じた注意が必要である．すべて超短時間作用型で，半減期が短い．最近の研究では，非BZD類のなかでも，$GABA_A$受容体のサブユニットレベルで相違があるとされる．

●メラトニン受容体作動薬

メラトニンは，松果体で夜間にトリプトファンからつくられるホルモンで，体温低下作用があり睡眠を安定化させる．ラメルテオンは，メラトニン受容体の2つのサブタイプ（MT_1，MT_2）の両者に作動薬として働き，睡眠を誘導する．

●オレキシン受容体拮抗薬*

オレキシンは，視床下部でつくられ，脳幹部の覚醒中枢と大脳皮質の広い範囲

語句 ベンゾジアゼピン（BZD）受容体*

薬理学的にBZD受容体は，ω_1，ω_2に分類され，ω_1は主に鎮静・睡眠作用，ω_2は主に抗不安作用・筋弛緩作用に重要と考えられ，非BZD類はω_1選択性が高いとされた．しかし，BZD受容体の分子実体が多様な種類のある$GABA_A$受容体であることがわかり，ω_1は主にα_1をもつ受容体と，ω_2は主に$\alpha_{2,3,5}$をもつ受容体と，それぞれ対応するとされる．しかし，これは一対一対応ではなく，ヒトでは現在もサブタイプ別の役割は研究中である．

◆ラメルテオン

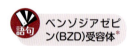

語句 オレキシン受容体拮抗薬*

オレキシンは，覚醒の維持に重要なペプチド性神経伝達物質で，その作用不足がナルコレプシーという過眠症を引き起こす．そのためオレキシン受容体拮抗薬は，覚醒を弱めることで眠気を惹起して催眠作用をもつ．
⇒本章B-6の豆知識（p.252）参照．

超短時間作用型
◆ゾルピデム ◆ゾピクロン ◆エスゾピクロン ◆トリアゾラム

短時間作用型
◆エチゾラム ◆ブロチゾラム ◆リルマザホン ◆ロルメタゼパム

中時間作用型
◆フルニトラゼパム ◆エスタゾラム ◆ニトラゼパム ◆クアゼパム

長時間作用型
◆フルラゼパム ◆ハロキサゾラム

に作用して，覚醒状態の維持に働く．オレキシン作用の不足が過眠症であるナルコレプシーの病因である．スボレキサントは2014年に発売された薬で，オレキシン受容体の2つのサブタイプ（OX$_1$，OX$_2$）の両者に拮抗薬として働き，睡眠を誘導する．

● **レストレスレッグス症候群治療薬**

BZD受容体作動薬（クロナゼパム），ドパミン受容体作動薬（プラミペキソール，ロチゴチン），GABA誘導体（ガバペンチン　エナカルビル）が，入眠時の異常感覚に対して使用される．ガバペンチン　エナカルビルは，すみやかに抗てんかん薬であるガバペンチンに代謝され，その電位依存性カルシウムチャネル$\alpha_2\delta$サブユニットの阻害作用とGABAトランスポーターの活性化作用で，効果を発揮すると考えられている．

◆スボレキサント

◆ガバペンチン　エナカルビル

8 睡眠薬の問題と副作用

●効果不足

現在使われている睡眠薬は，GABA による鎮静作用を強めることなどで自然な眠気を増強する．薬理学的には麻酔薬と異なり，自然な眠気がほとんどない状態では常用量の内服で必ず眠れるわけではない．そのため，服用時には必ず睡眠習慣の改善指導も必要となる．

●耐性・依存性

以前使われていたバルビツール酸系に比較すると，耐性・依存性の形成は弱いが，注意が必要である．血中濃度がすみやかに上がり，また下がっていく超短時間作用型は，依存や乱用を招きやすいので注意が必要である．

●反跳性不眠

睡眠薬を一定期間服用後に中断すると，服用前より強い不眠が出現することがある．半減期の短い睡眠薬でより強く出現するとされ，服用中止前に半減期が長いものに変更することもある．

●持ち越し効果

半減期が長い睡眠薬では，内服後の翌日にも眠気が残存して，日中の能力を損なうことがある．

●転倒

ベンゾジアゼピン系睡眠薬には筋弛緩作用があるため，内服中に転倒して骨折などをするリスクが高まるため，とくに高齢者では注意が必要となる．

●前向性健忘

ベンゾジアゼピン受容体作動薬では服用後に眠るまで，または夜間中途覚醒時の記憶が失われることがある．内服後は，すみやかに就床するように指導する．とくにアルコールと一緒に摂取すると生じやすいので，併用は絶対に避けなければならない．

（粂　和彦，髙橋英彦）

◉引用文献

1) 厚生労働科学研究・障害者対策総合研究事業「睡眠薬の適正使用及び減量・中止のための診療ガイドラインに関する研究班」および日本睡眠学会・睡眠薬使用ガイドライン作成ワーキンググループ編．睡眠薬の適正な使用と休薬のためのガイドライン—出口を見据えた不眠医療マニュアル．2013年．http://jssr.jp/data/pdf/suiminyaku-guideline.pdf

◉参考文献

1. 特集／徹底理解！　不眠症の薬物療法管理．月刊薬事 2014；56（4）．
2. 井上雄一，岡島　義編．不眠の科学．朝倉書店；2012.

B 疾患各論

6 過眠症・ナルコレプシー

過眠症とは
- 日中の過度の眠気や居眠りで社会生活に支障をきたす状態で，器質的疾患としては覚醒系神経伝達物質オレキシンの作用不足によるナルコレプシーが代表的である．ほかにも，特発性過眠症，クライネ・レヴィン症候群などがある．

症状・分類
- ナルコレプシーでは，眠気と睡眠発作に加えて，カタプレキシー（情動脱力発作）・睡眠麻痺，入眠時幻覚のレム睡眠関連症状が出現し，夜間睡眠の分断化も起きる．
- 特発性過眠症は原因不明で，睡眠時間が延長するタイプと延長しないタイプがある．
- クライネ・レヴィン症候群は，数日程度の発作が数か月単位で繰り返す疾患で，発作中はほぼ1日中寝ている状態になる．
- 広義の過眠症には，睡眠不足で眠気症状が出現する疾患として閉塞性睡眠時無呼吸症候群，周期性四肢運動障害，概日リズム睡眠−覚醒障害や，行動誘発睡眠不足症候群なども含まれる．

治療
- 眠気に対しては，ドパミン，ノルアドレナリンなどの覚醒系の神経伝達物質の作用を強める精神刺激薬であるモダフィニル，ペモリン，メチルフェニデートなどが用いられ，特発性過眠症ではカフェインも用いられる．
- カタプレキシーなどのレム睡眠関連症状に対しては，三環系抗うつ薬や，セロトニン・ノルアドレナリン再取り込み阻害薬（SNRI）が用いられる．睡眠衛生指導も重要である．

Keywords ▶ オレキシン，カタプレキシー（情動脱力発作），HLA，体内時計，睡眠不足

1 過眠症とは

　過眠症（hypersomnia）とは主に日中の眠気や睡眠発作を主訴とする疾患であり，起床困難，睡眠リズムのずれを伴う場合もある．ナルコレプシー*（narcolepsy）は，覚醒を誘導する神経伝達物質で視床下部でつくられるオレキシン*（orexin：OX）の作用不足により引き起こされる代表的な過眠症である．

　特発性過眠症は，原因不明のナルコレプシー以外の過眠症で，睡眠時間が延長するタイプと延長しないタイプに分類される．クライネ・レヴィン（Kleine-Levin）症候群は，数日から長い場合には数週間の連続した睡眠発作が起きる．

　夜間の睡眠が不足することによって日中の眠気がひどくなる疾患も，過眠症に含めることがある．閉塞性睡眠時無呼吸症候群が代表的なものであり，レストレ

スレッグス症候群，周期性四肢運動障害なども含まれる．

概日リズム睡眠-覚醒障害*では，睡眠リズムのずれを伴い，入眠障害などの不眠症状と，起床困難の過眠症状の両方を伴う．生活習慣による睡眠不足は行動誘発睡眠不足症候群とよばれ，やはり日中に過眠症状が出現する．

2 疫学

日本人にはナルコレプシー患者が多く，500～700人に1人とされるが，白人では2,000～10,000人に1人とされ，これは，HLA*-DQB1*0602の頻度の違いを反映していると考えられる．特発性過眠症も，ナルコレプシーと同程度の頻度で発症する．過眠症状を呈する疾患で最も頻度が高いのは睡眠時無呼吸症候群で，成人男性の10%近くに認められる．

日本人の睡眠時間は国際的にみて非常に短く（図1），日本人全体が睡眠不足状態であることから，眠気や居眠りは国民的現象ともいえるため，逆にナルコレプシーなどの器質的な過眠性睡眠障害が見落とされやすい．

3 分類と症状・病態生理

3.1 ナルコレプシー

脳内のオレキシンの作用不足が原因の過眠症である（図2）．過眠症状である日中の眠気（睡眠発作）に加えて，レム睡眠関連症状と総称される，情動脱力発作（カタプレキシー〈cataplexy〉），睡眠麻痺（一般的には金縛りとよばれる），入眠時幻覚の4つの主症状が認められる．また，日中のみでなく夜間の睡眠の分断化（中途覚醒）や，入眠困難など不眠症状も出現する．ナルコレプシーでは夜間睡眠の延長はなく，朝起きられないという起床困難もないことが多い．日中の眠気も，短時間の仮眠をとることで一過性には解消して，すっきりと目覚められる．レム睡眠に関連する症状として悪夢やレム睡眠行動異常，眠気に関連する症状として自動行動なども認められる．

ナルコレプシーの患者はHLAのハプロタイプとして，ほぼ100%がDQB1*0602（日本人ではDRB1*1501と連鎖）をもつ．また，ウイルス感染や予防接種が発症のきっかけとなることもあるため，発症にはなんらかの自己免疫機序が関与すると考えられている．

病因は，視床下部にあるオレキシンを分泌する神経細胞の障害と考えられ，脳脊髄液中のオレキシン濃度の低下が認められる．オレキシンは，覚醒状態を長く安定化させるのに必要なため（図3），長時間の覚醒が難しくなるが，常に眠気が続いているわけではなく，覚醒しているときは正常である．覚醒に加えて，睡眠の安定性も障害されるため，夜間の睡眠も分断化する．

豆知識
オレキシン*

1998年に脳に発現するGタンパク質共役型受容体のリガンドとして発見され，脳室内投与時に摂食亢進作用が認められたため，食欲を意味するギリシア語（オレキシ）からオレキシンと命名された．同じ年に，別のグループが視床下部（ヒポサラマス）の機能不明ペプチドとして独立して発見し，ヒポクレチンと命名したため，2つの名前がある．視床下部の少数（数千個）の神経細胞のみでつくられるペプチド性神経伝達物質で，プレプロオレキシンから切り出されたオレキシンAとオレキシンBから成る．受容体も2種類（OX_1，OX_2）あり，OX_1にはA，Bが，OX_2にはBが結合する．

オレキシンとナルコレプシー*

オレキシンがナルコレプシーの原因であることは，1999年に順遺伝学手法と逆遺伝学手法を用いた別々の研究で，独立して発見された．スタンフォード大のエマニュエル・ミニョー（Mignot E）らは，イヌの遺伝性ナルコレプシーの原因遺伝子のゲノムマッピングから，受容体の変異を発見した．テキサス大の柳沢正史（現在は筑波大学）らは，リガンドのノックアウトマウスがナルコレプシーに似た症状を呈することを発見した．その後，スタンフォード大の西野精治らは，ヒトのナルコレプシー患者の脳脊髄液でオレキシン量が減少していることを示し，オレキシン作用不足がナルコレプシーの病因であることが証明された．

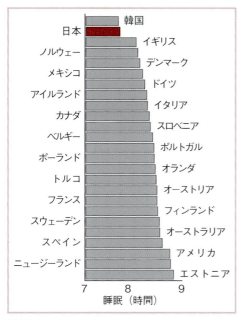

図1 世界の睡眠時間比較
（OECD, Balancing paid work, unpaid work and leisure. 07/03/2014. https://www.oecd.org/gender/data/balancingpaidworkunpaidworkandleisure.htm をもとに著者作成）

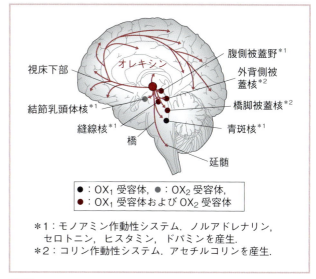

*1：モノアミン作動性システム．ノルアドレナリン，セロトニン，ヒスタミン，ドパミンを産生．
*2：コリン作動性システム．アセチルコリンを産生．

図2 オレキシン産生神経系の模式図
（櫻井　武．オレキシンによる覚醒と睡眠の制御．蛋白質核酸酵素 2007；52〈14〉：1840-1848 より改変）

　ナルコレプシーは10歳代前半に発症のピークがあるが，眠気の症状が中等度以下の場合には，同世代の健常児も中学・高校で居眠りを始める時期と重なるため異常と考えられず，診断が遅れる場合が多い．

　眠気に対しては精神刺激薬であるモダフィニル，ペモリン，メチルフェニデートが著効する．カタプレキシーの予防には，三環系抗うつ薬のイミプラミンや，セロトニン・ノルアドレナリン再取り込み阻害薬（SNRI*）のデュロキセチンなどが用いられる．

3.2 特発性過眠症

　原因が不明で，症状は過眠が主体で，ナルコレプシーのようなレム睡眠関連症状は少ない．睡眠時間が延長するタイプと延長しないタイプに分類される．起床時や仮眠後にも眠気が消失せず，眠気が1日中続き，十分な睡眠後でも眠気が改善しないことが多い．覚醒時にまったく異常がなく，睡眠時間だけが長い場合は，生理的な長時間睡眠者と考えられる．

　治療薬としては，ナルコレプシーに比べると精神刺激薬の効果が限定的で，カフェインなども用いられる．長時間睡眠を伴うタイプではうつ病などの気分障害を伴うことも多く，SNRIなどの抗うつ薬を用いることもある．

概日リズム睡眠-覚醒障害*

体温，血圧，コルチゾールやメラトニンの血中濃度など，ヒトの生理機能の多くが24時間の日周期をもち，視床下部の視交叉上核に存在する概日周期（体内時計）中枢が，その周期を制御している．睡眠も強く影響されるため，体内時計の位相がずれることで，睡眠覚醒リズムがずれてしまう状態を概日リズム睡眠-覚醒障害と総称する．

HLA*

human leukocyte antigen：ヒト白血球抗原．

SNRI*

serotonin-noradrenalin reuptake inhibitor.

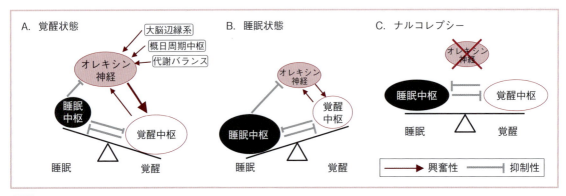

図3 オレキシン神経系の働き
(Tsujino N, Sakurai T. Role of orexin in modulating arousal, feeding, and motivation. Front Behav Neurosci 2013 ; 7 : 28 より)

3.3 クライネ・レヴィン症候群

　周期性に傾眠発作が起きることから，周期性傾眠症ともよばれる．発作は，1～数か月，時には数年の周期で起きて，通常は数日程度，長い場合は数週間続く．発作の間欠期はほとんど異常がなく，過眠症状もみられない．女性では，発作が月経周期に関連するケースもある．発症は10歳代が多く，20歳代の半ばくらいまでに自然に発作がなくなることが多いが，30歳過ぎまで続くケースもある．家族集積性や一卵性双生児での同時発症例もあることから，遺伝素因が示唆されているが，原因はまったくわかっていない．発作時には，ほぼ1日中眠り続けているが，半覚醒して食事・排泄などはすることができる．発作時の脳波記録は少ないが，記録されたものでは通常の睡眠状態と大きな違いはない．発作時には，幻覚や悪夢をみることが多く，過食，性的逸脱，退行などの異常行動が一部認められるが，精神異常をきたしたわけではなく，睡眠時遊行症などの寝ぼけ症状に近いと考えられる．発作時にSPECT*を撮った研究では，視床部分の血流低下が認められるが，これが病因と関係するかはわかっていない．

　治療としては，発作時の精神刺激薬の効果は限定的で，通常の活動ができるレベルにはならない．発作の予防に炭酸リチウムが用いられるが，こちらも効果は限定的で発作を完全に防ぐ効果はなく，症例数が少ないため，発作を減らすかどうかも不明である．

3.4 閉塞性睡眠時無呼吸症候群

　睡眠中に気道が狭くなり，呼吸，とくに吸気時に呼吸抵抗が増し，低呼吸・無呼吸が起きることで酸素不足が起こり，呼吸困難から睡眠レベルが浅くなる疾患で，強いいびきを伴うことが多い．男性に多く，生得的な気道の狭さ，扁桃肥大，加齢，肥満，喫煙，飲酒などが危険因子となる．本人は自覚がないことが多いが，

SPECT*

single photon emission computed tomography：単一光子放射型コンピュータ断層撮影.
⇒第1章 B-5-3の語句 (p.101) 参照.

睡眠が浅くなるため，十分な睡眠時間をとっていても，日中の眠気，起床時の頭痛などの症状が残ることが多く，日中の居眠り事故などにつながりやすい．高血圧，糖尿病などの危険因子になる．

治療は，軽症の場合は口腔内装置による呼吸補助，中等症以上では経鼻的な持続陽圧呼吸法（CPAP）*，肥満・扁桃肥大の場合は減量・手術などが行われる．

3.5 その他

不眠症に分類されるが，レストレスレッグス症候群*に伴うことの多い周期性四肢運動障害も，睡眠を浅くして分断化することで睡眠不足になり，日中の眠気がひどくなる．また，日本で過眠症状の原因として頻度が高いのは，生活習慣や勤労形態による夜型化と睡眠不足で，社会生活に支障をきたすと，交代勤務障害，行動誘発睡眠不足症候群とよばれる．また，概日リズム睡眠－覚醒障害も不眠・過眠症状の原因として重要で，とくに睡眠－覚醒相後退障害は頻度が高い（図4）．

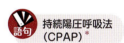

図4 概日リズム睡眠－覚醒障害

4 検査

主観的な眠気判定は ESS（Epworth Sleepiness Scale）などの質問紙法が用いられ，客観的な眠気の判定には睡眠ポリグラフィ装置を用いた反復入眠潜時測定（multiple sleep latency test：MSLT）が行われる．この検査では，日中の2時間ごとに4～5回，脳波計を着けて暗い部屋で20分間だけ横になり，眠ってしまうまでの時間（睡眠潜時）を計測し，この平均値が短ければ過眠症とする．さらに，通常20分ではレム睡眠は出現しないのに，検査中にレム睡眠が2回以上出現した場合（入眠時レム期），ナルコレプシーと診断される．睡眠時無呼吸症候群，周期性四肢運動障害などの夜間睡眠の障害を調べるには，終夜睡眠ポリグラフィ（polysomnography：PSG）検査も行われる．また，ナルコレプシーでは脳脊髄液中のオレキシン濃度の低下や，特定のHLAが認められる．行動誘発睡眠不足症候群を除外するため，睡眠記録やアクチグラフィ検査*で，日常的な睡眠時間の計測も行う．

5 治療方針

過眠症状の原因が何であれ，睡眠不足があれば症状が悪化するため，睡眠衛生の指導を行う．しかし，ナルコレプシーや特発性過眠症では，夜間睡眠は足りていても眠気がひどいため，原則として薬物治療を行う．

精神刺激薬は，内服開始時に頭痛，嘔気，食欲不振，動悸などの副作用が出や

持続陽圧呼吸法（CPAP）*

continuous positive airway pressure.
鼻，または鼻と口を覆うマスクに空気を送り，持続的に陽圧（一般的には6～10 cmH$_2$O 程度）をかけることで，呼気終了時の気道閉塞を防ぎ，無呼吸の発生を抑制する．

レストレスレッグス症候群*

⇒本章B-5の語句（p.244）参照．

アクチグラフィ検査*

腕時計型の加速度センサーによって，活動／休止の行動データを記録する検査．

すいため，通常は少量から始める．これらの副作用は1週間程度で軽減することが多いので，副作用の軽減を待って，効果が足りなければ漸増する．精神刺激薬にも弱いながらカタプレキシーの予防作用があるが，眠気に対して十分量の精神刺激薬を投与してもカタプレキシーが続く場合，その薬物治療も行う．

ナルコレプシーは，日中は眠いにもかかわらず入眠困難の症状があり，また，日中の精神刺激薬の副作用で寝つきが悪くなることも多いため，就眠前に睡眠薬を必要とすることも多い．この場合は，超短時間・短時間作用型のベンゾジアゼピン受容体作動薬（⇒本章「B-5　不眠症」〈p.247〉参照）を用いる．

6 治療薬

●精神刺激薬：眠気・睡眠発作の予防目的

モダフィニル

現在，最も広く使われている精神刺激薬で，メチルフェニデートよりも特異性が高く，覚醒系に強く働くが，幻覚・妄想や多幸感などの精神作用が少ない．薬理学的な作用機序は不明だが，弱いドパミントランスポーター阻害活性とγ-アミノ酪酸（GABA*）遊離抑制作用を介して，脳内のドパミン濃度を高め，覚醒系シグナル伝達を強めるとされる．

◆モダフィニル

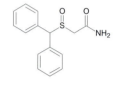

ドパミン放出作用がないと考えられることから，依存性が低い．また，オレキシンは薬物依存の形成にもかかわると考えられるため，オレキシンの欠損するナルコレプシー患者は精神刺激薬の依存症になりにくいとされる．半減期は10〜15時間程度とメチルフェニデートと比べて長く，一般的には1日1回朝に服薬することで夕方まで効果が持続する．交感神経系の刺激作用による副作用も，メチルフェニデートより出現頻度が低い．

語句 GABA*
γ-aminobutyric acid.

ペモリン

肝代謝される薬剤で，肝障害の副作用が問題となり欧米では発売中止となったが，日本では現在でも使用されている．作用機序は不明だが，ドパミンの放出を促進し，再取り込みを阻害すると考えられている．

◆ペモリン

交感神経賦活作用は弱いため，メチルフェニデートと比較すると頭痛などの副作用は少ない．半減期は12時間程度であり，1日1回投与でよい．

メチルフェニデート

メタンフェタミンよりも弱く，カフェインよりも強い覚醒作用をもつ．爽快感，多幸感，また食欲抑制作用を期待して乱用されたことから，処方が登録制となり，登録医と登録薬局でしか調剤が処方できない．

◆メチルフェニデート

通常，製剤の半減期は3時間程度で，1日2〜3回程度の内服が必要であり，ナルコレプシーのみ保険適用がある．徐放剤は注意欠陥・多動性障害の治療薬として使われるが，ナルコレプシーの保険適用はない．シナプス前のドパミントランスポーターに作用して，ドパミン放出と再取り込み阻害により，ドパミンシグ

ナルを強める．そのため，一般には依存性があるが，上述のようにナルコレプシー患者は依存になりにくい．交感神経刺激作用が強いため，頭痛，嘔気，食欲不振，動悸などの副作用が内服開始時には高頻度で出現するが，徐々に軽減することが多い．また，血中濃度が上昇する際に，一過性にひどい眠気が生じるという副作用があるため，起床後の内服直後の運転などには十分な注意が必要である．

メタンフェタミン

覚醒剤に分類され，覚せい剤取締法の規制を受ける．現在はほとんど使われていない．血中の半減期は約8時間で，尿中に排泄される．

カフェイン

お茶，コーヒーなどの飲料にも含まれるキサンチン化合物で，さまざまな生理活性をもつ．低用量での覚醒作用は，細胞外からアデノシン受容体を阻害する作用を介すると考えられている．高用量では，細胞内のホスホジエステラーゼを阻害し，cAMP*（サイクリックAMP）濃度を高めたり，細胞内貯蔵 Ca^{2+} の遊離を促進して，交感神経系を活性化するなどの生理作用をもたらし，これが副作用としての頭痛，動悸，嘔気，胃部不快感などにつながる．

特発性過眠症に対しては，モダフィニルやメチルフェニデートの効果が弱いため，カフェインが用いられることもある．カフェインは，有効濃度と副作用出現濃度の差が小さく安全域が狭いこと，効果が非特異的で多岐にわたる生理的変化が起きることから，処方薬としては使いにくい．

●抗うつ薬

情動脱力発作（カタプレキシー）予防の目的で使用される．クロミプラミン，デュロキセチンがよく使われる．

●睡眠薬

夜間睡眠の断片化・入眠困難に対して用いられる（ベンゾジアゼピン系薬，非ベンゾジアゼピン系薬）．

（粂　和彦，高橋英彦）

◆メタンフェタミン

◆カフェイン

cAMP*
cyclic adenosine monophosphate：環状アデノシンーリン酸．

●参考文献
1. 日本睡眠学会編．睡眠学．朝倉書店；2009．
2. 櫻井　武．睡眠の科学—なぜ眠るのか　なぜ目覚めるのか．講談社；2010．
3. 本多　裕．ナルコレプシーの研究—知られざる睡眠障害の謎．悠飛社；2002．
4. 香坂　俊監，河合　真著．極論で語る睡眠医学．丸善出版；2016．

B 疾患各論

7 薬物依存症

薬物依存症とは
- 依存性薬物の摂取によって中脳辺縁系を中心とする脳内報酬系が活性化され，薬物を反復して使用することにより薬物の要求度が増してくる状態である．薬物の慢性的な摂取により，身体症状や精神症状が現れ，二次的な障害が発生する．
- 摂取した薬物の種類や量，個体差にもよるが，一般的に以下の経過をたどる：①急性症状，②各薬物に特有な離脱症状，③薬物の慢性使用による身体障害や精神障害の発現．

薬物依存の3要素
- 精神依存：薬物に対する異常な欲求がある状態（渇望状態）になる．
- 身体依存：依存性薬物が体内に存在する状態に生体が順応した状態．薬物摂取の中止によって，離脱症状や退薬症状（興奮，悪寒，頭痛，震え，幻覚・妄想，不眠，抑うつ）などが生じる．
- 耐性：薬物を反復摂取することで，当初，作用のあった用量では効果がなくなり，より多くの薬物量が必要となる．

治療
- 原因薬物の使用を中止する．睡眠薬などの向精神薬の場合は，減量しながら中止させる．
- 急性症状が生じているときは，薬物療法による対症療法を行うが，補助的な方法である（不安・不眠に対するベンゾジアゼピン系抗不安薬や睡眠薬，幻覚・妄想，精神興奮に対する抗精神病薬）．
- 精神療法（個人精神療法，集団精神療法）は依存症からの脱出の柱である．依存症患者を受け入れている病院の医師が，独自にプログラムを作成して実施するか，自助グループや民間の薬物依存回復施設（ダルク）に委ねられていた．最近の診療報酬改定で「依存症集団療法」が保険適用を受けた．

Keywords ▶ 薬物乱用，薬物中毒，薬物耐性，違法薬物，処方薬乱用，精神療法

1 薬物依存とは

世界保健機関（WHO）*の定義では，薬物依存（drug dependence）とは「生体と薬物の相互作用の結果生じる特定の精神的もしくは精神的・身体的状態を合わせていう．特定の状態とは，薬物の精神状態に及ぼす効果を反復経験するために，また，退薬による苦痛から逃れるために，その薬物を衝動的に求める行為あるいは薬物の使用による反応」とされている．すなわち，依存性薬物を繰り返し使用した結果，脳が慢性的な変化を起こし，薬物摂取を渇望（精神依存）するように

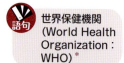

語句
世界保健機関
(World Health Organization：WHO)*

⇒本章A-2 の語句(p.181) 参照．

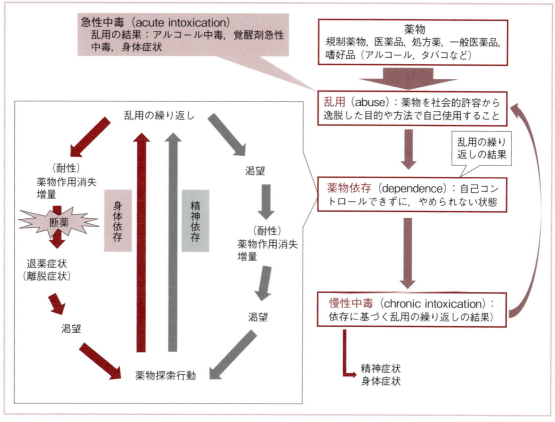

図1 薬物乱用，依存，中毒の関係
（厚生労働省，ご家族の薬物問題でお困りの方へ．https://www.mhlw.go.jp/bunya/iyakuhin/dl/yakubutu_kazoku.pdf より改変）

なった状態である．さらに，耐性と薬物使用中止によって，身体依存が発生し，離脱（退薬）症状が生じる状態のことをいう．

図1に示すように，依存，乱用，中毒は異なる現象を意味している．混乱して使用されることが多いので，それぞれがどのような状態をさしているのかに留意して使用する．

2 疫学と動向

国立精神・神経医療研究センター精神保健研究所薬物依存研究部が，「全国の精神科医療施設における薬物関連精神疾患の実態調査」を継続的に実施している．最新のデータである2016年の調査では，「主たる薬物」として最も多かったのは53.4％の覚醒剤で，次いで，17.0％の処方薬（睡眠薬・抗不安薬）であった[1]．危険ドラッグ*については，「医薬品，医療機器等の品質，有効性及び安全性の確保等に関する法律（医薬品医療機器等法）」で使用だけでなく販売や宣伝に対しても迅速な規制がなされ，2016年には乱用者は極端に少なくなった．覚醒剤に

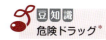

豆知識
危険ドラッグ*

「合法ハーブ」「合法アロマ」などの名称で，法律の規制のない安全な物品にみせかけて販売されるが，大麻や覚醒剤などの類似成分を含むことがあった．

ついては，深刻な状況が継続している．薬物事犯の検挙者のうち81.5%が覚醒剤によるものであり，さらに再犯率は64.8%と高く[2]，非常に高い依存性があり，一度の使用が継続的な乱用につながっていることが示されている．覚醒剤に関しては，30〜40歳代の検挙人員が多く，近年では50歳代も増加し，男性が多い[2]．処方薬関連障害患者では，エチゾラム，フルニトラゼパム，トリアゾラムの使用者が多い．睡眠薬および抗不安薬は，それぞれ78.1%および30.4%が医療機関から入手されている[1]．

3 分類

WHOからの提唱では，依存症とは，精神に作用する化学物質の摂取や，ある種の快感や高揚感を伴う作業を行った結果，それらの刺激を求める耐え難い要求が生じ，追い求める行為が優勢となり，得られない場合に不快な精神的・身体的症状を生じる精神的・身体的・行動的状態のことである．物質依存（薬物依存，ニコチン依存，食物依存），行為・過程依存（買い物依存，ギャンブル依存，ネット依存，ゲーム依存），関係依存（特定の人物に必要とされることに依存し，ドメスティックバイオレンス〈DV*〉の原因にもなる）に分類される．昨今では，スマホ依存やDVなども大きな社会問題となっているが，ここでは薬剤師の介入が期待されている物質依存について，詳細に説明する．依存症状の原因となるものは違法薬物（危険ドラッグを含む）だけでなく，処方せん医薬品，要指導医薬品*，一般用医薬品，嗜好品などと多岐にわたる．

●依存性薬物

中枢神経刺激薬

アンフェタミンやメタンフェタミンに代表される覚醒剤およびコカインは，ドパミントランスポーターに作用して，ドパミンの再取り込みを抑制し，シナプス間隙におけるドパミン濃度を増加させる．その結果，側坐核でのドパミン受容体への神経伝達を高める．セロトニンと類似した化学構造をもつLSD*は強い幻覚作用をもち，セロトニン受容体の多くのサブタイプに結合し，セロトニンの遊離を阻害する一方で，5-HT$_2$受容体を活性化する．ニコチンは，ニコチン性アセチルコリン受容体に結合し，ドパミンやグルタミン酸の放出を促進させる．

中枢神経抑制薬

モルヒネは，腹側被蓋野のγ-アミノ酪酸（GABA*）作動性神経に局在するオピオイドμ受容体に結合し，抑制性神経であるGABA作動性神経の働きを抑制し，中脳辺縁系の神経系を活性化させる（脱抑制）．ベンゾジアゼピン系の医薬品は，GABA$_A$受容体*の機能を高める．大麻の主成分であるΔ^9-テトラヒドロカンナビノールはシナプス前膜に存在するカンナビノイド受容体に結合し，神経抑制に働く．有機溶剤は，脳幹網様体賦活系を抑制する．

DV*

domestic violence：家庭内暴力．

要指導医薬品*

販売・購入の際に処方せんは必要ないが，薬剤師からの対面での指導と文書での情報提供が義務づけられ使用に注意が必要なものや副作用のリスクが高い医薬品などが該当する．

LSD*

lysergic acid diethylamide：リゼルギン酸ジエチルアミド．

GABA*

γ-aminobutyric acid.

GABA$_A$受容体*

⇒本章B-5の語句（p.247）参照．

●薬物乱用

　薬物乱用（drug abuse）とは薬物を社会的許容から逸脱した目的や方法で自己使用することをいう．社会的許容から逸脱すれば，1回だけの使用であっても乱用である．表1に示す法律，加えて条例により知事指定薬物として規制されているものの使用は禁止されている．未成年者の飲酒や喫煙も一度だけでも乱用である．有機溶剤や各種ガス類は，毒物及び劇物取締法で，それぞれの用途が決められて販売されているので，それらを吸引することは目的の逸脱となり，乱用となる．処方された医薬品も，陶酔感を求めて摂取する場合は目的から逸脱しており，乱用である．処方薬以外で，薬局で購入できる鎮咳薬でも依存性があり，乱用されているものがある．

●薬物依存

　乱用の繰り返しにより，やめようと思ってもやめられない状態をいう．①精神依存，②身体依存，③耐性の3要素から成る．精神依存と身体依存の発現は薬物によって異なる．依存性薬物の作用プロファイルを図2に示した．精神依存は依存性薬物や物質で一般的に形成されるが，コカインやメタンフェタミンなどの覚醒剤では，身体依存は形成されないと考えられている．アルコールやモルヒネなどの中枢神経抑制薬では，精神依存と身体依存の両方が形成される．

精神依存

　依存性薬物は，脳内報酬系*を活性化させることで，非常に強力な陶酔感，多幸感，快楽感をもたらす．繰り返し摂取することで，脳内報酬系の神経機能に異常が生じる．薬物を摂取することに強い要求または執着をもつ状態（精神依存）に陥る．

　オピオイド製剤については，痛みを感じているときには精神依存が形成されないことが報告されている[3]ことから，医療従事者は，適正な使用に対して患者の不安を取り除く必要がある．

身体依存

　中枢神経抑制薬の摂取により，特定の神経系が強く抑制される．代償的に，脳は興奮状態を高めようとする．その結果，生体は薬物の影響下にあることに適応した状態となる（身体依存）．この状態で薬物の摂取を中止したり，拮抗薬を投与されると，興奮と抑制のバランスがくずれ，退薬症状が発現する．

耐性

　薬物を反復的に摂取することで，効果が減弱してくる．薬物の摂取量を増やさないと効果が得られなくなる．

●法的規制を受けない医薬品や物質による依存

処方薬による依存

　ベンゾジアゼピン系薬物による依存が最も多い．その危険因子として，長期間および高用量の使用があげられる．チエノジアゼピン系のエチゾラムは，抗不安薬としてだけでなく，筋緊張緩和作用を期待して整形外科領域など多くの診療科

語句　脳内報酬系*

神経回路の一つで，食事，セックス，名誉など，人間が本能的に得られる快感によって活性化される．ドパミンが重要な役割を担っていると考えられている．

第2章 精神疾患

表1 依存性のある医薬品などの作用，離脱症状および規制する法律

中枢神経作用	薬物のタイプ	代表的な薬物・化合物名	規制される法律	精神依存	身体依存	耐性	乱用時の中毒症状 幻覚	乱用時の中毒症状 その他	主な離脱症状	精神毒性
興奮作用	覚醒剤	アンフェタミン，メタンフェタミン	覚せい剤取締法	+++	−	+	−（MDMAでは+）	瞳孔散大，血圧上昇，興奮，不眠，食欲低下	反跳現象；脱力，抑うつ，焦燥，過眠，食欲冗進	+++
	コカイン		麻薬及び向精神薬取締法	+++	−	−	−	瞳孔散大，血圧上昇，けいれん発作，不眠，食欲低下	反跳現象；脱力，抑うつ，焦燥，過眠，食欲冗進	+++
	LSD			+	−	+	+++	瞳孔散大	不明	±
	ニコチン	タバコ		++	±	++	−	鎮静または発揚，食欲低下	不安，焦燥，集中困難，食欲冗進	−
抑制作用	大麻，大麻樹脂	マリファナ，Δ⁹-テトラヒドロカンナビノール	大麻取締法	+	±	++	++	眼球充血，感覚変容	不安，焦燥，不眠，振戦	+
	あへん類	モルヒネ，ジアセチルモルヒネ（ヘロイン）	麻薬及び向精神薬取締法	+++	+++	+++	−	鎮痛，縮瞳，便秘，呼吸抑制，血圧低下，傾眠	瞳孔散大，流涙，嘔吐，腹痛，下痢，焦燥，苦悶	
	あへん	けしがら，あへん	あへん法	+++	+++	+++	−	鎮痛，縮瞳，便秘，呼吸抑制，血圧低下，傾眠	瞳孔散大，流涙，嘔吐，腹痛，下痢，焦燥，苦悶	−
	バルビツレート	ペントバルビタール，ベゲタミン配合錠	麻薬及び向精神薬取締法	++	++	++	−	鎮痛，催眠，麻酔，運動失禁，尿失禁	不眠，振戦，けいれん発作，せん妄	−
	アルコール		（未成年者）未成年者飲酒禁止法	++	++	++	−	酩酊，脱抑制，運動失調，尿失禁	発汗，不眠，抑うつ，振戦，吐気，嘔吐，けいれん，せん妄	+
	ベンゾジアゼピン類	トリアゾラム，ニメタゼパム	（医師による処方目的以外の使用）麻薬及び向精神薬取締法	+	+	+	−	鎮静，催眠，運動失調	不安，不眠，振戦，けいれん発作，せん妄	−
	有機溶剤	シンナー，トルエン，接着剤	毒物及び劇物取締法	+	+	+	+	酩酊，脱抑制，運動失調	不安，焦燥，不眠，振戦	++
不明なもの	危険ドラッグ	亜硝酸イソブチル，5-MeO-MIPT	医薬品医療機器等法	不明						

5-MeO-MIPT：5-methoxy-*N*-methyl-*N*-isopropyltryptamine（5-メトキシ-*N*-メチル-*N*-イソプロピルトリプタミン），
MDMA：3,4-methylenedioxymethamphetamine（3,4-メチレンジオキシメタンフェタミン）．
（和田 清編．精神医学レビュー no.34 薬物依存．ライフサイエンス；2000．p.18 を参考に作成）

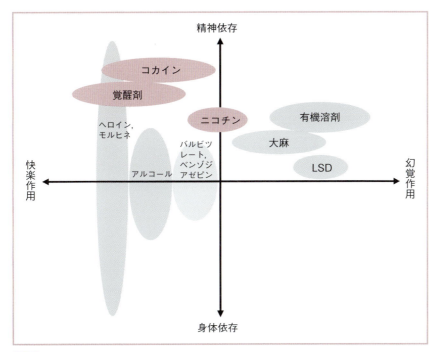

図2 依存性薬物のプロファイル
(和田 清編. 精神医学レビュー no.34 薬物依存. ライフサイエンス；2000；厚生労働省 医薬・生活衛生局 監視指導・麻薬対策課. 薬物乱用の現状と対策. 平成27年11月. https://www.mhlw.go.jp/bunya/iyakuhin/yakubuturanyou/dl/pamphlet_04.pdf を参考に著者作成)

で処方され，薬物関連障害患者が多い医薬品である．2016年10月に向精神病薬に指定され，処方日数も30日に制限されるようになった．

一般用医薬品による依存

リン酸コデイン，リン酸ジヒドロコデイン，塩酸メチルエフェドリンまたはリン酸ヒドロコデインセキサノールを含有する鎮咳去痰薬の，内用液剤の販売数量の制限が行われている．以下の成分を含む一般薬については，薬局での販売は原則1包装単位とされている：コデイン（鎮咳去痰薬），ジヒドロコデイン（鎮咳去痰薬），ジヒドロコデインセキサノール（鎮咳去痰薬），メチルエフェドリン（鎮咳去痰薬・液剤），ブロムバレリル尿素，エフェドリン，プソイドエフェドリン．

喫煙

喫煙による依存はニコチンに起因する．禁煙指導が医療機関で行われている．

飲酒

飲酒行動は，アルコール飲料によって得られる高揚感が快感となっている．当初は機会飲酒であるが，その後，毎日飲酒する習慣性飲酒に移行し，耐性が形成されると飲酒量が増加し，アルコール依存症になる．

● **薬物依存の成立要因**

薬物依存は，①薬物の特性，②個体要因，③環境要因の3つがそろったときに起こる．

薬物の特性

すべての医薬品に依存性があるわけではない．少なくとも血液脳関門を通過し，脳への作用をもつ医薬品は可能性がある．医薬品承認時に依存性の有無も重要視される．アメリカやヨーロッパでは，新薬承認時に依存性の有無についての非臨床および臨床試験のガイドラインが提示され，日本でも整えられつつある．

個体要因

遺伝的要因，年齢，性別，学歴，職業などがある．薬物乱用は犯罪となることもあり，個人の意識の問題と思われがちであるが，遺伝的要因も含め，治療の必要な疾病と考えることが重要である．

環境要因

家庭環境として，養育環境，教育環境，ストレス，経済状態などがある．社会環境として，薬物の入手しやすさ，就学・就労状況，仲間集団，社会不安がある．

医療従事者が，医療用麻薬や向精神薬を不正使用する事例が後を絶たない．これは薬物の入手しやすさが災いとなっている．

●病態・症状

薬物依存に認められる症状は，①急性症状，②渇望（精神依存），③離脱症状あるいは反跳現象（身体依存），④継続的な薬物の使用による神経障害・精神障害・身体障害に分類される．薬物ごとの病態・症状，乱用時の中毒症状，主な離脱症状を**表1**に示す．

急性症状

摂取した薬物の直接的な作用の結果として生じる．身体症状としては，覚醒剤などの中枢神経興奮薬では体温上昇，散瞳（瞳孔散大），頻脈や呼吸数の増加などが認められ，モルヒネなどの中枢神経抑制薬では呼吸抑制，縮瞳，徐脈などが認められる．

依存状態に陥っているか否かにかかわらず，急性症状が観察される．たとえば，アルコールの一気飲みでの意識喪失は，急性症状である．

渇望

薬物入手のために，暴力や窃盗などの犯罪につながることもある．

Topics

覚醒剤による脳障害は長年に渡る

覚醒剤の薬理効果には，個体差がある．画像診断技術を用いて，セロトニントランスポーターやドパミントランスポーターの数や活性が減少していること，また断薬をして10年以上たっても，減少したままであることが報告されている[4]．覚醒剤を反復摂取していた期間が長いほど，脳の器質的な変化は大きいと考えられているが，個体差も大きい．

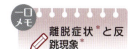

離脱症状*あるいは反跳現象*

身体依存が形成されてから，薬物の摂取を減量または中止することによって起こる．

神経障害・精神障害・身体障害

薬物依存に陥り，反復的に対象薬物や物質を摂取した結果，精神病様の症状や身体的な障害に結びつく．精神病様の症状は，原因薬物を中止しても発現していた症状は自然には消失せず，進行的に悪化することもある．覚醒剤精神病では，幻覚，妄想やうつ状態のような統合失調症に類似した症状を示すことが多い．

有機溶剤の使用では，無動機症候群*とよばれる有機溶剤精神病が認められる．覚醒剤や有機溶剤の使用が，肝障害や末梢神経障害のような身体障害を引き起こすこともある．アルコール依存やニコチン（タバコ）の長期摂取は，肝・肺機能の低下に結びついている．

4 検査・診断

自殺や誤飲で乱用薬物を摂取し，救急搬送されてきて，どのような薬物を摂取したかわからないような場合には，患者や家族の同意のもと医師は簡易検査キット（トライエージDOA*）を用いて原因薬物を推定することができる．

国際的な診断基準としては，ICD-10*やDSM-5*のものがある（**表2，3**）．

一口メモ　離脱症状*と反跳現象*

一過的に出現する症状の発症や再発．再発の際に治療前よりしばしば悪化するのが反跳（リバウンド）現象．服用前にはなかったさまざまな身体・精神症状が現れるのが離脱症状（退薬症状，禁断症状）．

語句　無動機症候群*

物事への興味や関心が薄れ，自発的な活動や思考がほとんど消失する．注意力や集中力も低下し，無気力で疲れやすいなどの症状を示す．

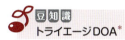

豆知識　トライエージDOA*

依存性薬物による急性中毒が疑われ意識障害がある患者の尿を検査して，乱用薬物を検出するための医療機器．フェンシクリジン類，ベンゾジアゼピン類，コカイン系麻薬，覚醒剤，大麻，モルヒネ系麻薬，バルビツール酸類および三環系抗うつ薬などの検出が可能．

語句　ICD-10*

WHOが疾病，傷害および死因の統計を国際比較するために作成した「国際疾病分類」の第10版．物質依存は「第5章　精神及び行動の障害」の「精神作用物質使用による精神及び行動の障害（F10-F19）」に分類されている．
⇒本章「A-2　精神疾患の治療の概要」（p.181）参照．

表2　ICD-10における依存症候群の診断基準

依存の確定診断は，通常過去1年間のある期間，次の項目のうち3つ以上がともに存在した場合にのみくだすべきである．
(a) 物質を摂取したいという強い欲望あるいは強迫感．
(b) 物質使用の開始，終了，あるいは使用量に関して，その物質摂取行動を統制することが困難．
(c) 物質使用を中止もしくは減量したときの生理学的離脱状態．その物質に特徴的な離脱症候群の出現や，離脱症状を軽減するか避ける意図で同じ物質（もしくは近縁の物質）を使用することが証拠となる．
(d) はじめはより少量で得られたその精神作用物質の効果を得るために，使用量を増やさなければならないような耐性の証拠（この顕著な例は，アルコールとアヘンの依存者に認められる．彼らは，耐性のない使用者には耐えられないか，あるいは致死的な量を毎日摂取することがある）．
(e) 精神作用物質使用のために，それに代わる楽しみや興味を次第に無視するようになり，その物質を摂取せざるをえない時間や，その効果からの回復に要する時間が延長する．
(f) 明らかに有害な結果が起きているにもかかわらず，依然として物質を使用する．たとえば，過度の飲酒による肝臓障害，ある期間物質を大量使用した結果としての抑うつ気分状態，薬物に関連した認知機能の障害などの害．使用者がその害の性質と大きさに実際に気づいていることを（予測にしろ）確定するよう努力しなければならない．

（融　道男ほか監訳．ICD-10 精神および行動の障害─臨床記述と診断ガイドライン．医学書院；1993．p.87 より）

表3 DSM-5における物質使用障害群の診断基準

DSM-5では物質依存症は物質使用障害という，乱用なども含めた包括的な総称に含まれ，物質使用障害は以下のように定義される．

12か月の間に以下の2つ以上が起こっており，著しい障害や苦痛をもたらしている場合．

1. 物質を意図していたよりもしばしば大量に，またはより長期間にわたって使用する．
2. 物質使用を減量または制限することに対する，持続的な欲求または努力の不成功がある．
3. 物質を得るために必要な活動，その使用，またはその作用からの回復に多くの時間が費やされる．
4. 渇望，つまり，その物質の使用への強い欲求または衝動．
5. 物質の反復的な使用の結果，職場，学校または家庭における重大な役割の責任を果たすことができなくなる．
6. 物質の作用により，持続的，または反復的に社会的，対人的問題が起こり，悪化しているにもかかわらず，その使用を続ける．
7. 物質の使用のために，重要な社会的，職業的または娯楽的活動を放棄，または縮少している．
8. 身体的に危険のある状況においてもその物質の使用を反復する．
9. 身体的または精神的問題が，持続的または反復的に起こり，悪化しているらしいと知っているにもかかわらず，その物質の使用を続ける．
10. 耐性，以下のいずれかによって定義されるもの：
    (a) 中毒または期待する効果に達するために，著しく増大した量の物質が必要．
    (b) 同じ量の物質の持続使用で効果が著しく減弱．
11. 離脱，以下のいずれかによって明らかとなるもの：
    (a) 特徴的な物質離脱症候群がある．
    (b) 離脱症状を軽減または回避するために，同じ物質（または密接に関連した物質）を摂取する．

（髙橋三郎，大野 裕監訳．DSM-5 精神疾患の診断・統計マニュアル．医学書院；2014．p.483より）

DSM-5

米国精神医学会による「精神疾患の診断・統計マニュアル」の第5版．第4版で使われていた「依存」や「乱用」の語句がなくなり，「物質使用障害」に一本化された．
⇒本章「A-2 精神疾患の治療の概要」（p.181）参照．

5 治療方針

●使用薬物の中止
原因薬物の使用を中止し，断薬を継続することが重要である．

●精神療法
今までは，自助グループや民間の薬物依存回復施設（DARC*〈ダルク〉）の利用が主であったが，2016年（平成28年）4月の診療報酬改定で，特定の条件下での「依存症集団療法」が保険適用を受けるようになった．薬物使用の休止期間が長くともフラッシュバック*や再燃*などによって，再度，使用する場合も多いことから，継続的な支援が必要である．

●薬物治療
補助的な療法であり，精神症状に対する対症療法として行われる．

DARC

Drug Addiction Rehabilitation Center.

フラッシュバック

覚醒剤を反復投与していた患者が，しばらく断薬した後，少量の覚醒剤の再使用によって，幻覚・妄想などの症状が激しく再現されること．逆耐性現象ともいう．

再燃

覚醒剤のように依存性が非常に強いものを摂取した場合は，10年以上の断薬に成功しても，覚醒剤を自己投与したときに使用していた注射器を見たり，売人に会ったりすることで，再摂取をしてしまうこと．

6 治療薬

●幻覚・妄想，精神運動興奮

リスペリドン，クエチアピンなどの抗精神病薬が使用される．

●うつ症状

フルボキサミン，パロキセチンなどの抗うつ薬が使用される．

●不安・不眠

ロフラゼプなどのベンゾジアゼピン系抗不安薬や睡眠薬が使用される．治療に使用されるこれらの医薬品によって，新たな依存とならないように細心の注意が必要で，必要最少量で短期間の投与とするよう留意する．

●ニコチン（喫煙）依存

ニコチンガム製剤やニコチンパッチの使用で，身体依存を抑えつつの禁煙が主である．ニコチンパッチの一部とニコチンガムは薬局で購入可能であり，セルフメディケーションの一環として，禁煙指導に薬剤師が関与することもある．

最近では，ニコチン$\alpha_4\beta_2$受容体拮抗薬のバレニクリンを用いた医師の指導による禁煙治療も保険適用となり，禁煙への一助となっている．原則として，ニコチンガム製剤，ニコチンパッチおよびバレニクリンは併用しない．

ニコチンガム製剤やニコチンパッチは妊婦には禁忌である．

●アルコール依存

抗酒薬として，シアナミドやジスルフィラムがある．これらの抗酒薬を服用しているあいだは，生活のなかで飲酒をすると，「気持ち悪くなるからやめよう」と，心理的に断酒を促す．抗酒薬の服用時に体内にアルコールが存在しないことが重要である．アルコール依存症の新しい薬であるアカンプロサートは，中脳辺縁系の報酬系へ作用することで，依存性を抑制していると考えられている．また，飲酒量低減薬（減酒薬）としてナルメフェンも最近，使用されるようになった（⇒本章「B-8　アルコール依存症」〈p.272〉参照）．

（新田淳美，髙橋英彦）

◉引用文献

1) 松本俊彦（研究分担者）ほか．平成28年度厚生労働科学研究費補助金（医薬品・医療機器等レギュラトリーサイエンス政策研究事業）分担研究報告書．全国の精神科医療施設における薬物関連精神疾患の実態調査．https://www.ncnp.go.jp/nimh/yakubutsu/report/pdf/J_NMHS_2016.pdf

2) 警察庁，薬物・銃器対策に関する統計．https://www.npa.go.jp/publications/statistics/yakuzyuu/index.html

3) Martin TJ, et al. Opioid self-administration in the nerve-injured rat：Relevance of anti-allodynic effects to drug consumption and effects of intrathecal analgesics. Anesthesiology 2007；106（2）：312-322.

4) Sekine Y, et al. Brain serotonin transporter density and aggression in abstinent methamphetamine abusers. Arch Gen Psychiatry 2006；63（1）：90-100.

B 疾患各論

8 アルコール依存症

Point

アルコール依存症とは
- アルコールの長期にわたる多量摂取により，精神および身体依存が形成され，自らの意思で飲酒行動をコントロールすることができず，血中アルコール濃度が低下してくると離脱症状がみられる疾患である．

症状・分類
- 飲酒への強迫的な欲求により，飲酒抑制不能な状態（精神依存型）．
- アルコールを摂取した状態に身体が慣れてしまい，体内からアルコールが切れると離脱症状が認められる（精神身体依存型）．
- 気分障害，てんかん，不安障害，自殺などの精神障害および糖尿病，高血圧，肝硬変，慢性膵炎，胃炎，コルサコフ・ウェルニッケ症候群などの身体障害を合併する（身体障害型）．

治療
- 断酒が治療の原則である．
- アルコールの離脱症状を抑えるために，ベンゾジアゼピン系薬および抗精神病薬が使用されることがある．
- 心理社会的治療を併用しながら，抗酒薬のシアナミド，ジスルフィラム，断酒補助薬であるアカンプロサートおよび飲酒量低減薬であるナルメフェンを服用することで，飲酒を抑制させる．

Keywords ▶ 離脱症状，断酒，抗酒薬，断酒補助薬，飲酒量低減薬，心理社会的治療

1 アルコール依存症とは

　アルコール依存症（alcoholism）とは，仕事，家族，趣味などよりも飲酒がはるかに優先的な行動になる状態をいう．本質的な特徴は，飲酒欲求と飲酒時の行動障害である．

　それらの原因は，耐性，精神依存，身体依存の3つの要素から成り立つと考えられている．耐性は，はじめは少量の飲酒で得られた効果（酔い）が，飲酒量を増大させなければ得られない状態になることである．アルコールに対する耐性が獲得されると，抵抗できないほど非常に強い飲酒欲求，つまり精神依存が形成され，飲酒抑制の障害が生じる．さらなる耐性の増強ならびに飲酒量増大により身体依存が形成され，血中アルコール濃度が低下してくると離脱症状*（withdrawal symptom）が認められる．アルコール離脱症状は通常，飲酒中断

語句 離脱症状*

禁断症状，退薬症候（症状）ともいう．
⇒本章 B-7 の一口メモ（p.265）参照．

後20〜30時間後にピークに達する早期離脱症状と，70〜100時間後にピークに達する後期離脱症状に分類される（図1）．早期離脱症状では，振戦，動悸，発汗，血圧上昇，悪心・嘔吐などの自律神経症状や，不眠，不安，焦燥感などの精神症状が認められる．後期離脱症状では，軽度〜中等度の意識混濁，発汗，精神運動興奮を伴った振戦せん妄*などが認められる．このような離脱症状を回避するために飲酒したいという欲求が生じ，悪循環に陥る．

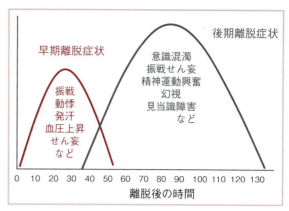

図1 アルコール離脱症状

2 疫学

日本のアルコール依存症の患者数は58万人（厚生労働省，2013年）と推計されている[1]．

3 診断

世界保健機関（WHO*）が作成したICD-10*や米国精神神経学会が作成したDSM-5*の診断基準を用いて診断される（本章B-7の表2，3〈p.265，266〉参照）．

4 治療方針

治療の目標は，飲酒中心の生活から脱却して，社会に復帰することである．そのために，断酒（一生，酒を飲まないこと）が治療の原則となる．治療は外来でも可能であるが，治療の導入には入院が必要になることも多い．治療は，導入期，解毒期，リハビリテーション前期，リハビリテーション後期の4段階に分けられる（図2）．

解毒期では，断酒に取り組むにあたり，アルコールによって生じた精神障害・身体障害の治療やアルコール離脱症状のコントロールを行う．離脱症状の発症を予防する目的で，ベンゾジアゼピン系薬を用いた置換療法が行われる．離脱期において認められる振戦，頻脈，血圧上昇，発汗などの自律神経症状，さらにアルコール離脱に伴うけいれんやせん妄に対してもアルコールと交叉耐性をもつベンゾジアゼピン系薬（ジアゼパム，ロラゼパムなど）や抗精神病薬（ハロペリドールなど）の使用が推奨されている．通常2〜4週間行われる．

リハビリテーション前期では，精神・身体症状が回復して，断酒に向けて心理社会的治療*を開始する．同時に抗酒薬や断酒補助薬，飲酒量低減薬（減酒薬）の使用を開始する．

振戦せん妄*

アルコールの離脱症状で，長期間・大量の飲酒歴のある者が，飲酒を急に中断または減量した際に生じる．主な症状としては振戦・意識障害・幻覚などが認められる．発汗・頻脈などの著明な自律神経症状も出現し，身体管理も必要とする．

WHO*
⇒本章A-2の語句（p.181）参照．

ICD-10*
⇒本章B-7の語句（p.265）参照．

DSM-5*
⇒本章B-7の語句（p.266）参照．

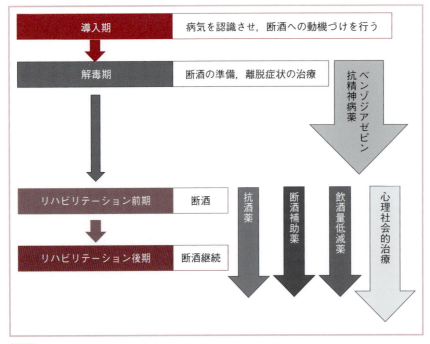

図2 アルコール依存症の治療

リハビリテーション後期は，医療機関や自助グループの支えで，断酒を継続するように治療を行う．

5 治療薬

5.1 抗酒薬：シアナミド，ジスルフィラム

アセトアルデヒド*の分解酵素であるアルデヒド脱水素酵素阻害作用により，アセトアルデヒドを体内に蓄積させる（図3）．そのため，抗酒薬を服用して飲

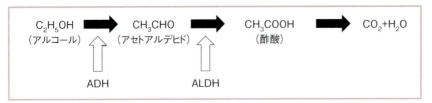

図3 アルコールを代謝する酵素の働き

体内へ摂取されたアルコールは，肝臓の肝細胞の細胞質のアルコール脱水素酵素（alcohol dehydrogenase：ADH）によりアセトアルデヒドへ代謝される．次に，ミトコンドリアにおけるアルデヒド脱水素酵素（aldehyde dehydrogenase：ALDH）により，アセトアルデヒドは酢酸へと代謝される．酢酸は人体には無害で，血液によって全身をめぐるうちに水と二酸化炭素に分解され，最終的には尿，汗，呼気となって体外に排出される．

語句 心理社会的治療*

アルコール依存症を理解し，断酒する生活習慣を身につけることを目的として行われる．心理社会的治療には，集団精神療法，個人精神療法および自助グループがある．集団精神療法は，医師や臨床心理士などの治療者と患者数人が集まり，飲酒を中心としたさまざまなテーマを話し合い，飲酒への考え方を改めさせ，断酒を維持させるようにする．個人精神療法は，患者と一対一で話し，個々の問題を解決し，断酒への動機づけを行う．自助グループは，断酒会の団体があり，自らの酒害体験を語り，他人の酒害体験を聞くことで連帯感が生まれ，断酒を続けていく目的でつくられた組織である．

アセトアルデヒド*

強い毒性を有する物質であり，飲酒時の顔面紅潮や発汗，悪心・嘔吐，頭痛，動悸などを引き起こす．近年，アセトアルデヒドはDNAと相互作用することによりアセトアルデヒドDNA付加体を形成し，口腔・咽頭・喉頭・胃・肝臓・直腸，乳癌の原因となることが知られている．

◆シアナミド
H_2N-CN

◆ジスルフィラム

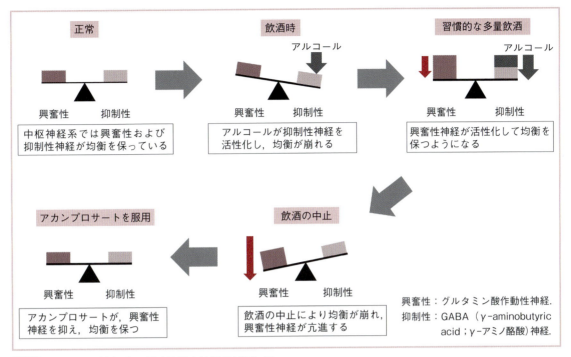

図4 アルコール依存時における脳内神経のバランス

酒すると抗酒薬−アルコール反応が起こり，アセトアルデヒドの血中濃度が高まった二日酔いに似た状態であるフラッシング反応*が引き起こされる．抗酒薬を服用後に飲酒すれば，上述のような状態が起こることを患者と家族に十分に説明し，本人が理解したことを確認して抗酒薬を使用する．

一方で，飲酒した際の不快な反応を嫌がって服用を自己中断するなどの，アドヒアランス不良の問題がある．服用する場合は，家族など確認する者がいる場合に服用することが効果的といわれている．また，両薬ともに重篤な肝・腎障害のある患者には禁忌である．

5.2 断酒補助薬：アカンプロサートカルシウム*

アルコール依存時には，中枢神経系のグルタミン酸作動性神経（興奮性神経）の活動が亢進し，興奮性神経と抑制性神経のあいだに不均衡が生じていることが想定されている．断酒補助薬の作用機序は明確ではないが，アルコール依存で亢進したグルタミン酸作動性神経活動を抑制することで，神経伝達の均衡を回復し，アルコールの自発摂取を抑制すると考えられている（図4）．また，心理社会的治療を受けながら投与を行う．高度の腎障害のある患者は，排泄遅延により，高い血中濃度が持続するおそれがあるので禁忌である．5% 以上にみられた副作用は下痢であり，そのほとんどが軽度〜中程度である．

語句 フラッシング反応*

アルデヒド脱水素酵素2型（ALDH2）は，アルコールの代謝で生じるアセトアルデヒドを酸化する酵素であり，人が酒に強いか弱いかは，この酵素の遺伝子多型により決定される．ALDH2 の活性が低活性型では，ある程度は飲めるが顔面が紅潮し，不活性型ではごく少量の飲酒でも顔面紅潮や悪心・嘔吐，頭痛，眠気といった不快な症状がみられる．このような反応をフラッシングとよぶ．

◆アカンプロサートカルシウム

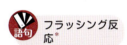

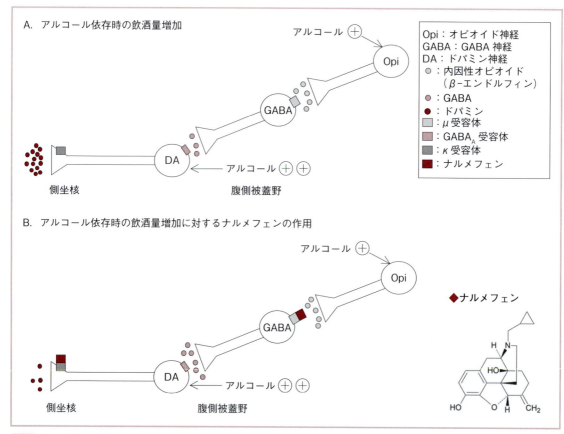

図5 ナルメフェンの作用機序と構造式

飲酒量の増加には，側坐核領域におけるドパミンの遊離量の増加が関係している．その機序は，以下のとおりである．アルコールは$β$-エンドルフィンの遊離を引き起こし，腹側被蓋野のGABA作動性神経の細胞体にある$μ$受容体を活性化させる．その結果，GABA作動性神経の活動を抑制（脱抑制）する．これらの作用によって，ドパミン作動性神経の細胞体が活性化し，側坐核領域におけるドパミンの遊離を促進させる．また，アルコールはドパミン神経を直接活性化させる作用もある（A）．飲酒前にナルメフェンを服用すると，$μ$受容体の拮抗作用によりGABA作動性神経の活動を亢進させ，ドパミン神経の興奮を抑制する．さらにナルメフェンは，ドパミン神経終末にある$κ$受容体を刺激して，側坐核領域でのドパミンの遊離量を抑制する（B）．

5.3 飲酒量低減薬：ナルメフェン

2019年3月に発売された．飲酒の1～2時間前に服用することで，オピオイド受容体調節作用（$μ$および$δ$受容体拮抗薬，$κ$受容体部分作動薬）を介して飲酒欲求を抑え，飲酒量を低減する（図5）．とくに，習慣的に多量に（純アルコールとして1日平均で男性60 g超，女性40 g超）飲酒する場合に対して投与される．また，心理社会的治療と併用する．オピオイド系薬剤（鎮痛，麻酔）を投与中の患者には，オピオイド系薬剤の鎮痛作用を減弱させるため禁忌である．

〈黒川和宏，武田弘志，高橋英彦〉

豆知識
アカンプロサートカルシウム*投与時におけるジスルフィラムとの併用

ジスルフィラムとの相互作用はなく，ジスルフィラムとの併用がアカンプロサートカルシウムの効果をさらに増すとの報告がある．併用を望む患者に対しては比較的動機づけが高く，ジスルフィラムのアドヒアランスも高い．

●引用文献

1) 樋口　進（研究代表者）．平成25年度分担研究報告書．わが国の成人の飲酒行動に関する全国調査2013年-2003年，2008年全国調査との比較．厚生労働科学研究費補助金（循環器疾患・糖尿病等生活習慣病対策総合研究事業）WHO世界戦略を踏まえたアルコール有害使用対策に関する総合的研究．2013.

●参考資料

1. 日本新薬．レグテクト®（一般名：アカンプロサート）医薬品インタビューフォーム．2015年7月作成（第5版）.
2. 大塚製薬．セリンクロ®（一般名：ナルメフェン）医薬品インタビューフォーム．2019年2月作成（第1版）.

9 パーソナリティ障害

パーソナリティ障害とは
- 単に性格に偏りがあることを意味するものではなく，大多数の人とは違う反応や行動をすることで本人が苦しんでいたり周りが困っているケースに診断される精神疾患である．

症状・分類
- ICD-10 と DSM-5 により診断されるが，およそ ICD-10 で 8 類型，DSM-5 で 10 類型の病型が存在する．
- 臨床的特徴や適合する治療法に大きな違いがあるため，パーソナリティ障害の病型を簡便に把握するのは，表1 の左端の列の 3 つのクラスター分類，A 群：奇妙で風変わり（妄想性パーソナリティ障害，統合失調質パーソナリティ障害，統合失調型パーソナリティ障害），B 群：演技的・感情的で移り気（境界性パーソナリティ障害，自己愛性パーソナリティ障害，反〈非〉社会性パーソナリティ障害，演技性パーソナリティ障害），C 群：不安で内向的（依存性パーソナリティ障害，強迫性パーソナリティ障害，回避性〈情緒不安性〉パーソナリティ障害）の 3 つに大別して理解するとよい．

治療
- 精神療法（心理療法：個人療法，集団療法，自助グループ，支持的精神療法，認知行動療法，精神分析的精神療法，認知行動療法など）が重要な役割を果たす．
- 薬物治療のみでなく精神療法などとの併用が必要である．それぞれの症状に合わせて，抗精神病薬，抗うつ薬，気分安定薬が使用される．

Keywords▶ パーソナリティ障害，ICD-10，DSM-5，精神療法，抗精神病薬，抗うつ薬，気分安定薬

1 パーソナリティ障害とは

　日本語で「パーソナリティ」とは，その人独自の人柄または特性や気質と素質の生来的基礎のうえに獲得された特徴的傾向を示しており，人格，性格，品格，気質などを意味する．

　パーソナリティ障害（personality disorder）とは，大多数の人とは違う反応や行動をすることで本人が苦しんでいたり，周りが困っているケースに診断される精神疾患である．つまり，「性格が歪んでいること」を意味するものではなく，認知*や感情，衝動コントロール，対人関係といった広い範囲のパーソナリティ機能の偏りから問題が生じることである．

　パーソナリティは成人期までは発展途上にあって固定化されていないので，原則としてパーソナリティ障害の診断は，成人期以降（18 歳以上）になされるべき

語句　認知*
もののとらえ方や考え方．

表1 パーソナリティ障害のタイプの概略（米国精神医学会の診断基準 DSM-5）

クラスター	タイプ	特徴
A群クラスター：奇妙で風変わり	妄想性（猜疑性）パーソナリティ障害	他者への疑念や不信から、危害が加えられることや裏切りを恐れる
	統合失調質（シゾイド）パーソナリティ障害	非社交的、孤立しがちで、他者への関心が希薄のように見える
	統合失調型パーソナリティ障害*	思考が曖昧で過度に抽象的で脱線する、感情が狭くて適切さを欠き、対人関係で孤立しやすい
B群クラスター：演技的・感情的で移り気	境界性パーソナリティ障害	感情や対人関係の不安定さ、衝動をうまく制御することができない
	自己愛性パーソナリティ障害*	周囲の人々を軽視し、周囲の注目と賞賛を求め、傲慢、尊大な態度を見せる
	反（非）社会性パーソナリティ障害	他者の権利を無視、侵害する行動や、向こう見ずで思慮に欠け、暴力などの攻撃的行動に走る
	演技性パーソナリティ障害	他者の注目や関心を集める派手な外見や大げさな行動
C群クラスター：不安で内向的	依存性パーソナリティ障害	他者への過度の依存。自らの行動や決断に他者の助言や指示を求める
	強迫性パーソナリティ障害	一定の秩序を保つことへの固執、融通性に欠けること、几帳面、完全主義や細部への拘泥
	回避性（情緒不安性）パーソナリティ障害	周囲からの拒絶や失敗することを恐れ、強い刺激をもたらす状況を避ける

（日本精神神経学会、林　直樹先生に「パーソナリティ障害」を訊く．https://www.jspn.or.jp/modules/forpublic/index.php?content_id=41[2]より）

*：ICD-10にはないもの．境界性パーソナリティ障害はICD-10では、情緒不安定性パーソナリティ障害の下位分類の一つである情緒不安定性パーソナリティ障害境界型と位置づけられる．

である．また、パーソナリティの異常は、人生早期からの発達の到達点としてのパーソナティ障害と、いったん形成されたパーソナリティが変化するパーソナリティ変化*がある．パーソナリティ障害の患者は、対人的・社会的に問題を抱えることが多いため、さまざまな精神疾患を合併していることが多い．

> **語句** パーソナリティ変化*
>
> 精神障害（器質性精神障害を含む）や、破壊的なストレス体験などの後に、新たに生じるパーソナリティの変化をいう．

2 疫学

報告によると、人口の10〜15％になんらかのパーソナリティ障害が見いだされており、個々のタイプでは、人口の1〜2％に認められるとされている[1]．しかし疫学研究は、研究ごとに大きなばらつきがあることに注意が必要である．

3 分類

パーソナリティ障害にはいくつかの種類があり、米国精神医学会の診断基準（DSM-5*）で10類型、世界保健機関の診断基準（ICD-10*）で8類型がある．また、DSM-5では大きく3つに分類されている（表1）．

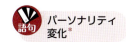

DSM-5*
⇒本章「A-2　精神疾患の治療の概要」(p.181) 参照．

ICD-10*
⇒本章「A-2　精神疾患の治療の概要」(p.181) 参照．

3.1 妄想性パーソナリティ障害

疑い深い性格で、人を過度に信用できない障害である。他人の言動を悪意のあるものとして解釈するような、他人に対する疑惑と不信感によって特徴づけられる。根拠がなくても、他人が自分を利用する、危害を加えられる、だまされると決めつけるため、親密な関係をもてない。自分に対し、理由なく相手が攻撃してくるかもしれないと疑いをもつ（ことがある）。この疾患の人は敵対的、短気で、恨みを維持しやすい。この疾患の患者は自ら進んで精神科を受診することは少なく、周りの悩まされている人たちに勧められて受診するのが大半である。男女比はやや男性に多いとされる。この障害は、持続的な妄想や幻覚が存在しない点で、統合失調症妄想型や妄想障害と鑑別される。

3.2 統合失調質パーソナリティ障害

社会的ひきこもりによって特徴づけられる。この障害のある人は、風変わりで、孤立した印象を与え、物静かで、内向的である。他人と親密な関係を必要としない。怒りを露わにすることもない。その一方、独創的、創造的な観念を発展させるので、他人とかかわらない分野（天文学や数学など）で才能を発揮したり、職業的に成功したりすることもある。この障害の患者は精神科に援助を求めてくることはまれである。通常、現実検討能力は保たれているが、時にストレスに反応し、短い時間の精神病的なエピソードを発現させることや、不安、抑うつ、またはほかの不快な感情など関連症状に対して治療を求めることもある。

自閉スペクトラム症（ASD*）と鑑別することは困難なことが多い。性差は不明である。統合失調質パーソナリティ障害患者は、交流が著しく障害されていることや、常同的な行動や興味を示す点で鑑別する。

語句 ASD*

autism spectrum disorder.
⇒本章 B-10（p.280）参照.

3.3 統合失調型パーソナリティ障害

統合失調症とは別の疾患群である。統合失調症特有の症状はなく、著しく奇妙な風変わりな印象、迷信や占いを信じるような魔術的思考、千里眼（テレパシー）や第六感を信じている。他人の感情に敏感で、錯覚や関係念慮*を抱く。性差は不明である。

この障害の人は対人関係をうまく築くことが苦手で、友人はほとんどいない。また、不安、抑うつ、またはほかの不快な感情など、関連症状に対して治療を求める。とくにストレスに敏感で、短い精神病エピソードを経験する人もいる。統合失調症の家族歴を有する者が多く、統合失調症の病前性格と考える向きもあるが、生涯、統合失調型パーソナリティ障害のままで、統合失調症に移行しない者も多く、両者の関係性については議論が続いている。

関係念慮*

なんでもない偶然の出来事について間違った解釈をし、人に対して普通でない意味づけをすること。

3.4 境界性パーソナリティ障害

感情と行動が不安定，対人関係が不安定，見捨てられ不安が強い，ならびに衝動的行動を繰り返すのが特徴である．つまり，感情をコントロールすることが苦手で，人間関係のトラブルを起こしやすく，自傷行為に及んでしまうこともある．この障害は自己や他者に対する極端な理想化と脱価値化（幻滅）で，それはめまぐるしく変化する．そのため情緒や対人関係は不安定で，見捨てられることを恐れ，他者をつなぎ止めるための自殺関連行動，脅しや自己破壊的行為を繰り返す．この障害の患者は一人でいることに耐えられない．男女比では女性が男性の2倍と考えられている．

3.5 自己愛性パーソナリティ障害

自分は特別な存在だという肥大した自己意識（誇大自己），賞賛されたい欲求，共感の欠如が特徴である．この障害はなんらかの根拠なく自分が重要であるという誇大な感覚を抱いていて，他者の気持ちには無頓着で，利己的である．自尊心はもろく，批判や挫折に傷つきやすい．他者の批判に対して，激昂（自己愛的憤激），見かけ上の謙遜，抑うつ気分，社会的ひきこもりなどで反応する．男女比は男性に多いと考えられている．

3.6 反（非）社会性パーソナリティ障害

物を盗んだり破壊したり，人をだますなどの反社会的行動を繰り返すが，罪の意識がないのが特徴である．15歳以前にいくつかの行為障害（素行症）*の症状が出現し，かつ18歳に達している場合に，反社会性パーソナリティ障害と診断される．一見，愛想のよい好人物の印象を与える場合もあるが，その仮面の裏には攻撃性や衝動性が潜んでいる．しばしば，物質依存へのとらわれが認められる．男女比は男性に多いと考えられている．

語句 行為障害（素行症）*

繰り返す持続的な，攻撃的，反抗的，また反社会的な行動を特徴とし，年齢相応の社会規範や規則を大きく逸脱している状態．

3.7 演技性パーソナリティ障害

誇張した情緒表現と誘惑的・挑発的な態度が特徴である．この障害は，常に他人からの注目や関心をひきつけようとし，その結果，信用をなくしたり，自分を損なうこともある．この障害は気まぐれで，うぬぼれが強く，人にだまされやすい．対人関係で無意識になんらかの役割を演じてしまうために，真の意味での親密な関係は築けず，本当の自分の情緒を洞察するのも困難である．また，この障害はうつ病や不安障害の合併が多い．内面に傷つきやすい部分や脆い部分を抱えていて，表面状は明るく魅力的に振る舞うが，急に塞ぎ込んだり，空虚感に襲われたりして，不安でたまらなくなったりする．男女比は女性に多いとされる．

3.8 依存性パーソナリティ障害

自己の無力感と他者への依存（しがみつき）が特徴である．この障害は，自分一人では無力で生きていけないので人に頼らなければならないという思い込みと，過小評価された自己認識により自己犠牲までして相手に合わせようとする．重要な意思決定の場面では決断することができず，他人に頼ろうとする．この障害は強い分離不安を抱えているので，独立して何かをしたり，責任のある決断をしたり，他人の意見に反対できない．性差は不明である．

3.9 強迫性パーソナリティ障害

この障害は，融通のきかない頑固さから，秩序や規則へのこだわりが強いのが特徴である．完璧にすべてをやり遂げようとして支障をきたすことが多い．責任感が強く，真面目で潔癖すぎるので，自分のみならず周囲が苦しむことも多い．明白な強迫観念や行為が存在する場合は，強迫性障害の診断を下すべきである．この障害の患者は自ら精神科的治療を求める．男女比は男性に多いと考えられている．

3.10 回避性（情緒不安性）パーソナリティ障害

失敗をして傷つくことを恐れるあまり，人との接触や何か新しいことをするのを避けるのが特徴である．また，この障害は批判や拒絶を恐れて，重要な対人関係，学業的・職業的活動を避け社会的にひきこもるが，非社交的ではなく，人間関係を求めるものの，劣等感から社会機能や人間関係に制限がある．また，この障害の患者はしばしば社会恐怖の病歴が認められる．性差は不明である．

4 治療方針[2)]

パーソナリティ障害の治療は，精神療法（心理療法）*が重要な役割を果たす．精神療法は，患者が治療者と協力して，問題への認識を深め，それへの対処法を築き上げる，自分の思いや気持ちを整える，といった作業を進めることによって，障害を克服しようとする治療法である．取り扱われる問題は多様なものになるので，さまざまな治療アプローチ（個人療法，集団療法，自助グループ，支持的精神療法*，認知行動療法*，精神分析的精神療法など）が組み合わされて用いられる．そして多くの場合，それらの治療アプローチをしばらく積み重ねることが必要である．

5 治療薬

パーソナリティ障害の治療薬はないが，一過性の精神症状（抑うつ，不安，衝

精神療法（心理療法）*

psychotherapyの和訳．精神医学では精神療法の用語が用いられ，臨床心理学では心理療法の用語が用いられる．

支持的精神療法*

⇒本章B-4の語句（p.239）参照．

認知行動療法*

⇒本章B-4の語句（p.239）参照．

動性，攻撃性など）の緩和を目的とした薬物治療が行われる．つまり，薬物療法は症状の一部を緩和する効果がある．薬物療法は，実施している期間しか有効でないなどの限界があるが，問題をしばらく抑えることができるだけでも，大きなメリットをもたらすことがある[2]．一般的に使用される薬物は，統合失調型パーソナリティ障害などの受動的なタイプには少量の抗精神病薬が使われる．境界性・反社会性パーソナリティ障害の衝動性や感情不安定には選択的セロトニン再取り込み阻害薬（SSRI*）や気分安定薬（双極性障害の治療薬）が使用される．回避性パーソナリティ障害の不安や抑うつにはSSRIが有効といわれている．近年，境界性・統合失調型・反社会性パーソナリティ障害に対して抗精神病薬の有効性も確認されている．ただし，薬物療法のみでなく精神療法などとの併用が必要である．また，自殺目的で処方薬をまとめて服用する恐れがある場合には，薬剤の種類・量・短い通院間隔や残薬チェック，家族に薬の管理を依頼する必要がある．

抗精神病薬，気分安定薬，抗うつ薬など，使われる薬剤の詳細は統合失調症，うつ病・躁うつ病などの項目を参照のこと．

（天野　託，髙橋英彦）

SSRI*
selective serotonin reuptake inhibitor.

● 引用文献
1) Coid J. Epidemiology, public health and the problem of personality disorder. Br J Psychiatry Suppl 2003；182（44）：s3-s10.
2) 日本精神神経学会．林直樹先生に「パーソナリティ障害」を訊く．https://www.jspn.or.jp/modules/forpublic/index.php?content_id=41

● 参考文献
1. 厚生労働省．知ることから始めよう．みんなのメンタルヘルス総合サイト．パーソナリティ障害．http://www.mhlw.go.jp/kokoro/know/disease_personality.html
2. 林　直樹．パーソナリティ障害．脳科学辞典．https://bsd.neuroinf.jp/
3. 融　道男ほか監訳．ICD-10 精神および行動の障害—臨床記述と診断ガイドライン．新訂版．医学書院：2005.

B 疾患各論

⑩ 自閉スペクトラム症

Point

自閉スペクトラム症とは
- ①相互的な社会的コミュニケーションや対人的相互反応の持続的な障害，②行動，興味または活動の限定された反復的な様式，で特徴づけられる一群の障害である．

症状・分類
- 幼児期早期から症状が認められ，日々の活動を制限もしくは障害する．
- 7割以上は併存症をもち，知的能力障害，注意欠如・多動性障害，てんかん，双極性障害や精神病性障害に加え，睡眠障害，消化器症状や免疫系の異常が多い．
- 特有の保護もしくはリスク因子が想定されているが，現時点では不明である．

治療
- 現段階においては，中核症状を治療する薬剤が未開発であるため，環境調整，行動的アプローチ，心理的指示などが主体となる．
- 薬物治療は，あくまでも症状に対する補助治療にとどまる．不注意，多動性・衝動性に対しては注意欠如・多動性障害治療薬が，易刺激性に対しては抗精神病薬が使用される．

Keywords ▶ 発達障害，コミュニケーション障害，遺伝因子，環境因子

1 自閉スペクトラム症とは

米国精神医学会が出版する『精神障害の診断と統計マニュアル 第5版（Diagnostic and Statistical Manual of Mental Disorders, Fifth Editon：DSM-5）』では，自閉スペクトラム*症（autism spectrum disorder：ASD）の基本的な特徴を，相互的な社会的コミュニケーションや対人的相互反応の持続的な障害，および行動，興味または活動の限定された反復的な様式で特徴づけられる一群の障害と定義している（表1）[1]．これらの中核症状は，症状や発達の程度により前後するが，典型的には幼児期早期（生後2年目）から認められ，日々の活動を制限もしくは障害する．

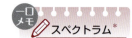

一口メモ　スペクトラム*

障害の徴候は，重症度，発達段階，年齢によって大きく変化するため，スペクトラム（曖昧な境界をもつ連続体）という単語で表現される．

2 疫学[2]

自閉スペクトラム症の頻度は，人口の約1％と考えられているが，疾患概念や社会からの認知度により変動する可能性がある．自閉スペクトラム症の7割以上は併存症をもち，知的能力障害，注意欠如・多動性障害，てんかん，双極性障害

表1 DSM-5 による自閉スペクトラム症の診断基準

以下の A〜E を満たしていること

A. 複数の状況で社会的コミュニケーションおよび対人的相互反応における持続的な障害（現時点または病歴により以下の（1）〜（3）が認められる）
（1）相互の対人的-情緒的関係の欠落
（2）対人的相互反応で非言語的コミュニケーション行動を用いることの欠陥
（3）人間関係を発展させ，維持し，それを理解することの欠陥

B. 行動，興味または活動の限定された反復的な様式（現時点または病歴により以下の（1）〜（4）のうち2つ以上が認められる）
（1）常同的または反復的な身体の運動，物の使用，または会話
（2）同一性への固執，習慣への頑なこだわり，または言語的，非言語的な儀式的行動様式
（3）強度または対象において異常なほど，きわめて限定され執着する興味
（4）感覚刺激に対する過敏さまたは鈍感さ，または環境の感覚的側面に対する並外れた興味

C. 症状は発達早期に存在していなければならない

D. その症状は，社会的，職業的，または他の重要な領域における現在の機能に重大な障害を引き起こしている

E. これらの障害は，知的能力障害または全般的発達遅延ではうまく説明できない

（髙橋三郎，大野　裕監訳. DSM-5 精神疾患の診断・統計マニュアル. 医学書院；2014. p.49-50[1] より）

表2 自閉スペクトラム症における併存疾患の発症率

神経発達症群	知的能力障害（〜45%），言語症（診断基準により変化），注意欠如・多動症（28〜44%），チック症候群（14〜38%），運動症群（≤79%）
精神疾患群	不安症（42〜56%），うつ病（12〜70%），強迫性障害（7〜24%），精神病性障害（12〜17%），物質使用障害（≤16%），反抗挑発症（16〜28%），摂食障害群（4〜5%）
パーソナリティ障害群	妄想性パーソナリティ障害（0〜19%），統合失調質パーソナリティ障害（21〜26%），統合失調型パーソナリティ障害（2〜13%），境界性パーソナリティ障害（0〜9%），強迫性パーソナリティ障害（19〜32%），回避性パーソナリティ障害（13〜25%）
行動障害群	攻撃行動（≤68%），自傷行動（≤50%），異味症（〜36%），自殺念慮または未遂（11〜14%）
その他	てんかん（8〜30%），消化器疾患（9〜70%），免疫疾患（≤38%），遺伝子異常（〜5%），睡眠障害（50〜80%）

（Lai MC, et al. Autism. Lancet 2014；383〈9920〉：896-910 より）

や精神病性障害に加え，睡眠障害，消化器症状や免疫系の異常が多い（**表2**）.

　男女比は4：1で男性に多く診断されるが，女性は男性に比べてより重度の知的能力障害を呈する傾向がある．性別に特有の保護もしくはリスク因子が想定されているが，現時点では明らかにされていない．

　自閉スペクトラム症は，一卵性双生児の一致率47〜96%，同胞再発率1.5〜19.4% であり，遺伝要因の関与が明らかである．しかし，自閉スペクトラム症における遺伝子解析から細胞骨格の調節，細胞接着因子，細胞表面受容体，タンパク質リン酸化・脱リン酸化酵素，シナプスタンパク質をコードする遺伝子群の関与が示唆されているものの，現在のところ病態解明には至っていない（**表3**）.

　このほかにも，自閉スペクトラム症には，周産期や出生後早期の環境要因，さらには遺伝と環境の相互作用が関与していると考えられている．

表3 自閉スペクトラム症との関連が示唆されている代表的な遺伝子群

遺伝子名	遺伝子座	遺伝子産物の機能
CACNA1C	12p13.3	L型電位依存性 Ca^{2+} チャネルαサブユニット
CNTNAP2	7q35	細胞接着因子
FMR1	Xq27.3	mRNA 輸送
MECP2	Xq28	クロマチン再構築
NLGN3	X13.1	シナプス形成
NLGN4X	Xp22.33	シナプス形成
PTEN	10q23.3	脱リン酸化酵素
SHANK3	22q13.3	シナプス構造タンパク質
TSC1	9q34	mTOR 経路の抑制因子
TSC2	16p13.3	mTOR 経路の抑制因子
UBE3A	15q11.2	細胞内タンパク質分解
MBD5	2q23.1	クロマチン再構築
ARX	Xp21.3	神経細胞発達
GRIN2B	12p12	NMDA 型グルタミン酸受容体 2B サブユニット
SCN1A	2q24.3	電位依存性 Na^{+} チャネルタイプ Iαサブユニット
CHD8	14q11.2	クロマチン再構築

mRNA：messenger RNA（ribonucleic acid：メッセンジャー RNA〈リボ核酸〉），
mTOR：mammalian target of rapamycin（哺乳類ラパマイシン標的タンパク質），
NMDA：*N*-methyl-D-aspartate（*N*-メチル-D-アスパラギン酸）．

3 分類

DSM-5 では，障害の徴候は重症度，発達段階および年齢によって大きく変化するため分類を設けず，自閉スペクトラム症という一つの診断名を採用している．

4 治療方針

介入および支援については，個々の状況に合わせて多面的および複合的に対処すべきである．患者個人の自立支援や QOL（quality of life；生活の質）向上，ソーシャルスキル改善，併存症治療，家族支援などがある．

自閉スペクトラム症の発症メカニズムが明らかにされていないため，中核症状を標的とする薬剤は，今のところ未開発である．したがって，標的行動の背景を明確にし，適切な環境調整や行動面からのアプローチを実施することが主体となっている．

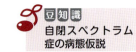

豆知識 自閉スペクトラム症の病態仮説

遺伝子研究で同定された遺伝子の多くは，神経発達やシナプス機能に重要な分子であり，死後脳でも樹状突起に存在するスパインの形態異常が観察されている．自閉スペクトラム症の病態が形成される胎児期から乳幼児期の中枢神経系では，集中的に神経の軸索形成，シナプス形成と刈り込みが行われるため，神経の発達異常が病態機序に関与しているのではないかと考えられている．

一口メモ 広汎性発達障害

ICD-10 では，広汎性発達障害（pervasive developmental disorders：PDD）として定義している．一方，DSM-5 では広汎性発達障害は自閉スペクトラム症に再編され，広汎性発達障害という概念は用いられていない．

DSM-5 での下位分類の廃止

DSM-IV では，生得的・先天的な脳の成熟障害によって発生する広汎な領域に及ぶ発達上の問題や障害を広汎性発達障害と定義し，早期幼児自閉症，小児自閉症，カナー（Kanner）型自閉症，高機能自閉症，非定型自閉症，特定不能の広汎性発達障害，小児期崩壊性障害およびアスペルガー障害に下位分類していたが，脳画像研究や家族研究で生物学的に区別がつかないこと，成長に伴う診断一貫性のなさ，評価者間の診断不一致などの理由から，DSM-5 では下位分類が廃止された．

Topics
自閉スペクトラム症研究におけるiPS細胞の導入

大規模な遺伝子解析が可能となり，自閉スペクトラム症に関与する遺伝子群が明らかにされつつある．しかし，遺伝子研究だけでは脳内で起きている現象を正確に把握することは困難である．患者から脳組織を摘出して解析することは倫理的および技術的な観点から不可能である．また，死後脳を用いた研究では死後変化の影響を排除することができない．このようにさまざまな問題が足かせとなり，自閉スペクトラム症を含めた精神疾患の研究は，遅々として進まなかった．

近年，iPS細胞*作製技術が確立されたことにより，自閉スペクトラム症研究が新たな展開を迎えようとしている．iPS細胞は，皮膚などの体細胞に初期化因子を導入することで作製される人工多能性幹細胞で，神経細胞を含むさまざまな組織や臓器の細胞に分化する能力をもつ細胞である．特定の遺伝子異常が病因となって発症するレット（Rett）症候群，ティモシー（Timothy）症候群および脆弱X症候群において自閉スペクトラム症様症状を呈することが知られている．

これらの患者由来iPS細胞を用いることで，脳内神経細胞の状態をある程度は模倣できるようになった．自閉スペクトラム症の発症リスクを高める遺伝子変異を保有する患者由来の神経細胞を解析することで，新知見が得られるとともに，病態メカニズム解明と新規治療法開発が加速すると想定される．

> **語句** iPS細胞*
> induced pluripotent stem cell.

5 治療薬（表4）

●注意欠如・多動性障害治療薬

DSM-5では，自閉スペクトラム症と注意欠如・多動性障害の併存診断が認められたことで，自閉スペクトラム症に併存する不注意，多動性・衝動性に対してメチルフェニデートやアトモキセチンが使用される．しかし，これらの薬剤の有効率は，注意欠如・多動性障害単独例に比べて低く，副作用が発現しやすい．

メチルフェニデート

モノアミンオキシダーゼ阻害，細胞膜およびシナプス小胞のモノアミントランスポーターの阻害により細胞外のモノアミンを増加させて緩やかな中枢興奮作用を引き起こす．

副作用として食欲低下，睡眠障害のほかにも，易刺激性の増強，社会的ひきこもりの増強が認められることに注意が必要である．

アトモキセチン

ノルアドレナリントランスポーターを選択的に阻害してノルアドレナリン神経伝達を亢進させる選択的ノルアドレナリン再取り込み阻害薬である．

副作用として嘔気，食欲低下，倦怠などが認められる．ほかにも，血圧，心拍数の増加を引き起こすため，注意すべきである．

◆メチルフェニデート

◆アトモキセチン

表4 自閉スペクトラム症に使用される薬物

分類	一般名	作用	用法・用量
注意欠如・多動性障害治療薬	メチルフェニデート	自閉スペクトラム症に併存する不注意，多動性・衝動性	18歳未満： メチルフェニデート塩酸塩として18 mgを初回用量，18～45 mgを維持用量として，1日1回朝経口投与．増量が必要な場合は，1週間以上の間隔をあけて1日用量として9 mgまたは18 mgの増量を行う．ただし，1日用量は54 mgを超えないこと 18歳以上： メチルフェニデート塩酸塩として18 mgを初回用量として，1日1回朝経口投与する．増量が必要な場合は，1週間以上の間隔をあけて1日用量として9 mgまたは18 mgの増量を行う．ただし，1日用量は72 mgを超えないこと
	アトモキセチン	自閉スペクトラム症に併存する不注意，多動性・衝動性	18歳未満： アトモキセチンとして1日0.5 mg/kgより開始し，その後1日0.8 mg/kgとし，さらに1日1.2 mg/kgまで増量した後，1日1.2～1.8 mg/kgで維持する．ただし，増量は1週間以上の間隔をあけて行うこととし，いずれの投与量においても1日2回に分けて経口投与する．1日量は1.8 mg/kgまたは120 mgのいずれか少ない量を超えないこと 18歳以上： アトモキセチンとして1日40 mgより開始し，その後1日80 mgまで増量した後，1日80～120 mgで維持する．ただし，1日80 mgまでの増量は1週間以上，その後の増量は2週間以上の間隔をあけて行うこととし，いずれの投与量においても1日1回または1日2回に分けて経口投与する．1日量は120 mgを超えないこと
抗精神病薬	リスペリドン	小児期の自閉スペクトラム症に伴う易刺激性	体重15 kg以上20 kg未満： 1日1回0.25 mgより開始し，4日目より1日0.5 mgを1日2回に分けて経口投与．増量する場合は1週間以上の間隔をあけて1日量として0.25 mgずつ増量する．ただし，1日量は1 mgを超えないこと 体重20 kg以上： 1日1回0.5 mgより開始し，4日目より1日1 mgを1日2回に分けて経口投与．増量する場合は1週間以上の間隔をあけて1日量として0.5 mgずつ増量する．ただし，1日量は，体重20 kg以上45 kg未満の場合は2.5 mg，45 kg以上の場合は3 mgを超えないこと
	アリピプラゾール	小児期の自閉スペクトラム症に伴う易刺激性	1日1 mgを開始用量とし，1日1～15 mgを維持用量とし，1日1回経口投与する．増量幅は1日量として最大3 mgとして，15 mgを超えないようにする

(添付文書を参考に作成)

● **抗精神病薬**

日本において，自閉スペクトラム症に適応がある薬剤は，リスペリドンとアリピプラゾールであるが，いずれも「小児期の自閉スペクトラム症に伴う易刺激性*」への適応である．

リスペリドン

ドパミンD_2受容体拮抗作用と強力なセロトニン$5-HT_{2A}$拮抗作用を有するセ

語句 易刺激性*

かんしゃく，他者への攻撃性，自傷，気分の易変性として観察され，感情制御が困難なことにより生じる行動上の問題である．

ロトニン・ドパミンアンタゴニスト（SDA*）である．原則として5歳以上18歳未満の患者に使用する．

食欲増加，肥満，脂質異常症などの代謝系副作用の出現によりQOLを悪化させるほか，生命予後にもかかわる併存症のリスクを増加させるため，注意すべきである．

アリピプラゾール

ドパミンD_2受容体部分アゴニストである．脳内でドパミンが大量に放出されているときには抑制的に，ドパミン放出が減少しているときには促進的に作用する．ドパミンシステムスタビライザー（DSS*）ともよばれることがある．原則として6歳以上18歳未満の患者に使用する．

副作用として出現するアカシジア*は，衝動行為，自殺，多動，自慰，不眠の増悪をきたしうる．

（永井　拓，髙橋英彦）

SDA*

serotonin-dopamine antagonist.
⇒本章「B-1　統合失調症」(p.210) 参照．

DSS*

dopamine system stabilizer.

アカシジア*

⇒本章B-1の語句(p.202) 参照．

●引用文献

1) 髙橋三郎, 大野　裕監訳. DSM-5 精神疾患の診断・統計マニュアル. 医学書院；2014.
2) 野村総一郎, 樋口輝彦監, 尾崎紀夫ほか編. 標準精神医学. 医学書院：2015.

B 疾患各論

⑪ せん妄

Point

せん妄とは
- 幻覚，妄想，興奮などの精神症状を伴った意識障害で，身体疾患，患者の環境，薬剤などのさまざまな因子が関与し，発症する．

症状・分類
- ①準備因子（脳器質性疾患，高齢など），②直接因子（身体疾患，薬剤など），③促進（誘発）因子（環境変化，種々のストレスなど）がさまざまに関与して発症する．
- とくに手術後，進行癌患者，終末期患者などで認められる．なかでも人工呼吸管理患者や終末期患者において発症率は高くなる．
- 精神運動活動性と覚醒レベルによって過活動型，低活動型，両者を併せもつ混合型に分類される．過活動型は幻覚，妄想，興奮，見当識障害である．低活動型は混乱，鎮静であり，著明な幻覚，妄想は伴わないとされている．

治療
- 原因を推定し，その因子を取り除くことが重要である．
- 重要なリスク因子として，ベンゾジアゼピン系睡眠薬・鎮静薬の使用があげられる．
- 発症時には，対症療法として抗精神病薬（定型，非定型）による薬物療法が実施される．

Keywords ▶ せん妄，術後せん妄，終末期，抗精神病薬，ベンゾジアゼピン系薬

1 せん妄とは

　せん妄（delirium）は軽度の意識混濁に加えて，幻覚や錯覚，不安や興奮，行動異常を伴う意識変容の代表的な形である（**表1**)[1]．せん妄の中心症状は注意障害，認知障害，睡眠覚醒障害である．

　せん妄の発症率は，とくに入院中の高齢者が高いとされているが，患者の特徴，医療の状況などで変化する．なかでも，大きな手術後の術後せん妄は，外科治療において重要な問題である．また，進行癌や終末期の患者の多くに，せん妄の発症が確認されている．さらに，入院中だけでなく救急科に搬送される患者も発症率が高いことが知られている．

　せん妄を発症した患者では，せん妄症状に起因する転倒や転落といった外傷を負う可能性が高くなる．せん妄により認知機能が低下すると，患者の意思決定能力・判断能力が阻害されることがある．そのため，意思疎通が困難となる場合もあり，原疾患の検査および治療を困難にし，入院期間の長期化，生命予後の不良

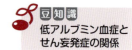

豆知識
低アルブミン血症とせん妄発症の関係

多くのがん患者は低栄養状態をきたしやすいため，低アルブミン血症が問題となる．また，がん患者は多くの薬剤を使用する場合があり，この低アルブミン血症のために各薬剤の生物学的利用率（bioavailability）が高くなる可能性がある．それが薬剤誘発性のせん妄発症が高まる原因と考えられている．

表1 せん妄の診断基準（DSM-5）と臨床症状

診断基準[1]	具体的な臨床症状
A. 注意の障害（すなわち，注意の方向づけ，集中，維持，転換する能力の低下）および意識の障害（環境に対する見当識の低下）	・質問に対して集中できない ・前の質問に対して同じ答えをする ・質問をしていても覚醒が保てず，すぐうとうとしてしまう
B. その障害は短期間のうちに出現し（通常数時間～数日），もととなる注意および意識水準からの変化を示し，さらに1日の経過中で重症度が変動する傾向がある	・午前中はおとなしく協調的であった人が，夜には点滴を抜いたり，部屋から飛び出そうとしたりする
C. さらに認知の障害を伴う（例：記憶欠損，失見当識，言語，視空間認知，知覚）	・最近の記憶が曖昧である ・新しいことを5分後には忘れてしまう ・時間と場所に関する見当識を失っている ・物の名前を言ったり，書いたりするのが下手になる ・誤解，錯覚，幻覚の存在 ・しばしば，幻覚を現実のものと確信し，不安・興奮の原因となる
D. 基準AおよびCに示す障害は，他の既存の，確定した，または進行中の神経認知障害ではうまく説明されないし，昏眠のような覚醒水準の著しい低下という状況下で起こるものではない	
E. 病歴，身体診察，臨床検査所見から，その障害が他の医学的疾患，物質中毒または離脱（すなわち，乱用薬物や医薬品によるもの），または毒物への曝露，または複数の病因による直接的な生理学的結果により引き起こされたという証拠がある	・術後，発熱・感染など全身状態の不安定な時期に幻視・見当識障害が出現したが，解熱・炎症所見の改善により上記症状は消失した

につながり，医療費の上昇，医療者および家族の負担増加などをもたらす．

2 疫学

せん妄発症については多くの報告があるが，おおむね地域全体での有病率は1～2％であり，年齢とともに上昇し，85歳以上では14％に上昇する．一方，入院患者では一般病棟では6～56％であり，集中治療室（intensive care unit：ICU）では70～87％に認められる[1]．急性期病院に入院した進行癌患者では30～40％，がん患者の終末期においては80％以上に認められる[2]．

3 分類

せん妄の発現には，準備因子（脳器質性疾患，高齢など），直接因子（身体疾患，薬剤など），促進（誘発）因子（環境変化，種々のストレスなど）が考えられている（表2）．とくに進行癌患者におけるせん妄の原因は単一ではなく，多要因であることが多い．終末期に向かうほど多要因となる．

これらせん妄は，過活動型，低活動型，混合型に分類される．過活動型せん妄では，精神運動活動*の亢進が認められ攻撃的な態度を示し，会話は非論理的なことが多い．とくに術後せん妄を発症した患者は，術後体内に貯留した浸出液を体外に排出する重要な役割をするドレーンや，術後の栄養管理で必要な栄養の補

精神運動活動*
精神の働きによって起こる運動活動のことで，精神の働きとは無関係に起こる舞踏病などの運動と対比される．

第2章 精神疾患

表2 せん妄のリスク因子

準備因子 （脳自身に機能低下を生じやすい状態が用意されている）	・高齢 ・認知症 ・脳器質性疾患の既往（せん妄，脳血管障害，中枢神経系の変性疾患など）
直接因子 （直接脳の機能的な破綻を引き起こす）	・手術による侵襲 ・中枢神経系疾患（脳血管障害，脳腫瘍，脳外傷，脳・脊髄炎など） ・中枢神経系以外の疾患（電解質異常，代謝性障害，循環障害，呼吸障害，内分泌障害，栄養障害など） ・薬剤（ステロイド，抗コリン薬，抗ヒスタミン薬，ベンゾジアゼピン系薬剤，H_2 ブロッカー，ジギタリス製剤，リドカイン，β 遮断薬，抗パーキンソン病薬，リチウム，モルヒネ製剤など）
促進（誘発）因子 （直接せん妄を誘発しないものの，脳に負担をかけ，機能的な破綻を誘導する）	・環境変化（入院，ICU 入室） ・感覚障害（視力障害，聴力障害） ・身体固定（身体拘束，カテーテル） ・心理的ストレス ・睡眠妨害　など

（和田　健. 病態生理と病因. 看護技術 2011；57〈8〉：369-376 より）

充，また術後感染症を予防する抗菌薬などの投与を目的とする点滴ルートや胃管カテーテルの自己抜去の行動がしばしば見受けられる．これらの一連の行為は術後の患者自身の生命の危機に直結するため，その予防対策は重要である．

一方，低活動型せん妄では，精神運動活動の低下が認められ，会話や思考過程の速度は低下し，うつ病や意欲低下と判断され，会話内容は過活動型せん妄と同様に論理的ではないことが多い．混合型せん妄は，過活動型せん妄と低活動型せん妄の症状が混在する症状である．せん妄のおよそ 2/3 は低活動型もしくは混合型と考えられている[3]．これらせん妄の症状は日ごとに変化し，さらに日内変動*も多い．

進行癌患者におけるせん妄の原因としては，オピオイドの関与が知られている[4]．モルヒネ皮下注射の用量が 90 mg/日以上になると，せん妄発症リスクが 2 倍になるとの報告もある[5]．また，多くの抗悪性腫瘍薬（メトトレキサート，ブレオマイシン，シスプラチン，L-アスパラギナーゼ，ビンブラスチン，プロカルバジン，シタラビンなど）がせん妄発症に関与していると考えられている．さらに，原発性・転移性脳腫瘍やがん性髄膜炎など，腫瘍の中枢神経系への直接作用・間接作用により発症するとも考えられている（**図1**）．

4 評価

せん妄発症を未然に防ぐためには，評価尺度を用いて評価を行うことが望ましい．2000 年代に入ってからせん妄研究がさかんになり，多くの評価法が報告された．以下の評価尺度で基準点（閾値）を超えた患者に対しては，注意深く観察する必要がある．

一口メモ

せん妄の日内変動*

せん妄はとくに夕方から夜間にかけて発症することが多い．せん妄患者は夜間の焦燥感のために，睡眠覚醒サイクルが乱れる．また ICU では，医療機器の電子音など，24 時間絶えず外部からの刺激に曝されるため日内変動がわかりにくく，せん妄の発症リスクが高まると考えられている．

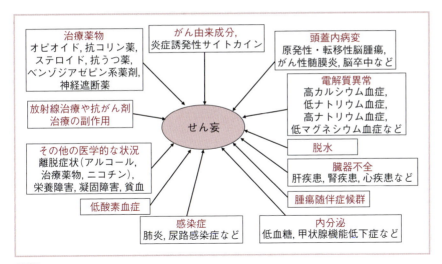

図1 がん患者のせん妄誘発因子
(大中俊宏, 岸本寛史監訳. MDアンダーソン サイコソーシャル・オンコロジー. メディカル・サイエンス・インターナショナル；2013. p.94 より)

● Confusion Assessment Method（CAM）

　一般病床で用いられることが多い．せん妄の早期発見および診断に有用である．①急性発作または変動性の経過，②注意力欠如，③無秩序な思考，④意識レベルの変化，の項目から構成されている．

　①，②が必須項目であり，③もしくは④が該当すればせん妄と診断される．せん妄の診断において高い感度および特異度を有する．しかしながら，本法は見当識障害*や認知障害の評価に乏しいことから，長谷川式簡易知能評価スケール*と併用して行う場合もある．

● Memorial Delirium Assessment Scale（MDAS）

　せん妄の重症度に対する評価尺度であり，10項目（①意識障害，②見当識障害，③短期記憶障害，④順唱，逆唱の障害，⑤注意の集中と注意の転換の障害，⑥思考障害，⑦知覚障害，⑧妄想，⑨精神運動抑制もしくは精神運動興奮，⑩睡眠覚醒リズムの障害）から構成され，4段階で評価する．

　本法はせん妄診断やスクリーニングというより，重症度の評価に対して有用である．

● Mini-Mental State Examination（MMSE）

　認知機能のスクリーニングに使用されるが，せん妄患者の評価にも使用される．見当識，記憶力，集中力を評価し，11問30点満点で評価する．23点以下ではせん妄を含む認知機能障害が疑われる．しかし，せん妄と認知症を明確に区別できず，せん妄に特異的な評価ではない．

● Delirium Rating Scale（DRS）

　DRSはDSM-III*のせん妄診断後の重症度を評価するために開発された．現在は，その1998年改訂版（DRS-R98）が用いられている．本法はせん妄の重症

見当識障害*

見当識とは自分の周りの状況を認識する能力である．見当識障害では，今日の日付，時間を間違えることが多くなる．また，場所を認識することができず，人を間違えることもある．
⇒第1章 B-5-2 の語句（p.92）参照．

長谷川式簡易知能評価スケール*

認知機能検査の一つである．質問は9問から成り，①年齢，②日時の見当識，③場所の見当識，④3つの言葉の記銘，⑤計算，⑥数字の逆唱，⑦3つの言葉の遅延再生，⑧5つの物品記銘，⑨野菜の名前に関する言語の流暢性，を評価する．満点は30点であり，点数が高いほど正答が多いことを示す．20点以下だと「認知症の疑い」であり，21点以上を「非認知症」と判断する．

DSM-III*

Diagnostic and Statistical Manual of Mental Disorders, Third Edition：精神疾患の診断・統計マニュアル 第3版．1980年に出版された．
⇒本章「A-2 精神疾患の治療の概要」（p.181）参照．

Column
病院内におけるせん妄対策チームの関与により術後せん妄発症率は低下する

チーム医療の一環として，術後せん妄対策を中心に精神科医，薬剤師，看護師および臨床心理士が協働した「せん妄対策チーム」が，せん妄の予防および治療に関与している．薬剤師は主に持参薬および手術後に使用されている薬剤の中で，せん妄発症の可能性のある薬剤を同定し，チーム内に情報をフィードバックしている．看護師は主に視力，聴力，便秘・疼痛の確認，入院環境変化の確認・整備および睡眠覚醒リズムの確認などを行っている．臨床心理士はせん妄，睡眠，認知機能の評価を行う．これらの情報によりせん妄対策チーム担当の精神科医は，治療上の指示および投薬指示を行っている．このようなせん妄対策チームの活動により，術後せん妄の発症率は低下する[6]．

度を評価できるため，経時的な変化をみながら，治療効果判定に用いることができる．

5 治療方針

せん妄に対する介入は，せん妄の原因を明らかにし，それを可能な限り取り除き，せん妄のリスク因子（表2）を最小限にすることが重要である．そのうえで，原因への介入が困難な場合は，対症療法的に薬物療法が行われる．薬物療法においては，患者の重症度によって薬剤を選択する．また，内服できない場合や即効性を期待する場合は，注射剤の選択が考えられ，服薬を拒否する場合は抗精神病薬の液剤が有用である．

ICUにおけるせん妄は，ICU入室期間および入院期間の長期化，入院中および6か月以内の死亡率増加，自己抜管数の増加など患者の予後に悪影響を及ぼすことが知られている．

また，人工呼吸管理中の鎮静のために用いられているベンゾジアゼピン系鎮静薬やプロポフォールなどの薬剤は，γ-アミノ酪酸（GABA*）受容体に作用し，鎮静効果を発揮する．このベンゾジアゼピン系薬剤は，せん妄発症に関与していることが知られている．

さらに2013年に発表された米国集中治療医学会の「成人ICU患者の疼痛，不穏およびせん妄の管理に関する臨床ガイドライン」では，せん妄発症のリスクのある人工呼吸管理中の成人ICU患者に鎮痛薬を投与する場合は，ベンゾジアゼピン系薬剤よりデクスメデトミジンの使用のほうがせん妄発症率の低下が期待されて推奨されているが，2014年に公表された日本集中治療医学会の「日本版・集中治療室における成人重症患者に対する痛み・不穏・せん妄管理のための臨床ガイドライン」では，日本で承認された投与量では，ベンゾジアゼピン系薬剤よ

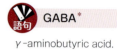

語句 GABA*
γ-aminobutyric acid.

りデクスメデトミジンのほうが望ましいかは不明であるとされている[7].

　がん患者のせん妄は，治療初期から終末期までの治療のあらゆる段階で認められる．一般に術後せん妄などの侵襲が伴う治療におけるせん妄とは異なり，多数の要因が関与する．とくに，疼痛治療にオピオイド製剤が使用される時期は，薬剤性のせん妄の発症が認められる場合が多い（**図1**）．また，高カルシウム血症や高ナトリウム血症など電解質異常，呼吸不全や貧血などの低酸素血症が原因となる場合があり，血液検査の確認も必要である．

6 治療薬

　せん妄の原因は明確になっていないが，これまでの研究によりアセチルコリン神経系の機能低下，ドパミン神経系の機能亢進が考えられている．そのため，これらの神経系を正常化する抗精神病薬が用いられる（**表3**）．

　ICUにおけるせん妄には，定型抗精神病薬であるハロペリドールが使用されている．作用発現が速く，穏やかな鎮静効果が期待できる．注射製剤があることにより内服不可能な患者に対しても使用が可能である．しかしながら，ドパミン受容体拮抗作用による錐体外路症状の発現が問題である．また，高用量でQT延長が発現する可能性もあり，注意が必要である．また，非定型抗精神病薬の使用も行われている．代表的な薬剤として，リスペリドン，クエチアピン，オランザピンがある．さらに，抗うつ薬ではトラゾドンおよびミアンセリンが使用できる．両薬剤は軽度の鎮静効果と徐波睡眠増加作用や睡眠覚醒リズムの改善効果が期待されている．これら抗精神病薬および抗うつ薬は，せん妄予防および治療に対して有効との報告[8] は多いものの，十分なエビデンスの確立に関しては今後の検討が必要である．

　がん患者のせん妄に対する薬物療法としては，術後せん妄と同様に抗精神病薬が用いられる．がん終末期においては経口服用が難しい症例もあり，注射剤のあ

表3 せん妄に使用される向精神薬

薬物	初回投与量（mg/回）	臨床使用量（mg/回）
ハロペリドール	0.75〜2.5	0.75〜10
クロルプロマジン塩酸塩	10〜25	10〜50
リスペリドン	0.5〜1	0.5〜4
クエチアピンフマル酸塩	25〜50	25〜100
オランザピン	2.5〜5	2.5〜20
トラゾドン塩酸塩	25〜50	25〜100
ミアンセリン塩酸塩	10〜20	10〜30

（中野谷貴子，清水　研．大西秀樹編．専門医のための精神科臨床リュミエール24．サイコオンコロジー．中山書店：2010．p.80より）

るハロペリドールが頻用されている.

● **ハロペリドール**

せん妄における幻覚・妄想および精神運動興奮に対して有効性が高い.また,経口・筋肉内・静脈内投与が可能である.ベンゾジアゼピン系薬剤と比較して,意識レベルを下げることなく鎮静できる.さらに,フェノチアジン系薬剤と比較して,過鎮静になることが少ないのも特徴である.

● **クロルプロマジン**

上述のハロペリドールで効果が不十分な場合に用いられることがある.心血管系への作用として,血圧低下には十分注意する必要がある.さらに,本剤が有する抗コリン作用により,せん妄が悪化する可能性がある.

● **非定型抗精神病薬（リスペリドン,クエチアピン,オランザピン）**[*]

定型抗精神病薬と比較して錐体外路症状が発現しにくいことから,高齢者にも使用しやすい.剤形としては,リスペリドンは内服液・口腔内崩壊（OD[*]）錠,オランザピンはOD錠・細粒・筋肉内注射製剤があり,内服が困難および嚥下困難な患者にも使用が期待できる.クエチアピンとオランザピンは鎮静効果が比較的強いとされている.一方で,クエチアピンとオランザピン（内服製剤）は糖尿病性ケトアシドーシス,糖尿病性昏睡などの重篤な有害事象を発現したとの報告[9]があり,糖尿病患者では禁忌となっている.

● **抗うつ薬**

トラゾドンおよびミアンセリンは鎮静効果の強い抗うつ薬であり,低活動型せん妄の患者に就寝前に服用させることが多い.また,トラゾドンはベンゾジアゼピン系睡眠薬に代わって睡眠導入目的で使用されることもある.

（北村佳久,千堂年昭,葛谷 聡）

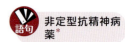

非定型抗精神病薬[*]

⇒本章「B-1 統合失調症」（p.210）参照.

OD[*]

oral disintegrating.

● **引用文献**

1) 髙橋三郎,大野 裕監訳.DSM-5 精神疾患の診断・統計マニュアル.医学書院；2014. p.588-593.
2) Massie MJ, et al. Delirium in terminally ill cancer patients. Am J Psychiatry 1983；140(8)：1048-1050.
3) Meagher DJ, et al. Relationship between symptoms and motoric subtype of delirium. J Neuropsychiatry Cin Neurosci 2000；12(1)：51-56.
4) Morita T, et al. Underlying pathologies and their associations with clinical features in terminal delirium of cancer patients. J Pain Symptom Manage 2001；22(6)：997-1006.
5) Gaudreau JD, et al. Psychoactive medications and risk of delirium in hospitalized cancer patients. J Clin Oncol 2005；23(27)：6712-6718.
6) Murakawa K, et al. Clinical risk factors associated with postoperative delirium and evaluation of delirium management and assessment team in lung and esophageal cancer patients. J Pharm Health Care Sci 2015；1：4.
7) 日本集中治療医学会 J-PAD ガイドライン作成委員会.日本版・集中治療室における成人重症患者に対する痛み・不穏・せん妄管理のための臨床ガイドライン.日集中医誌 2014；21(5)：539-579.
8) Wang W, et al. Haloperidol prophylaxis decreases delirium incidence in elderly patients

after noncardiac surgery : A randomized controlled trial[*]. Crit Care Med 2012 ; 40 (3) : 731-739.

9) Polcwiartek C, et al. Diabetic ketoacidosis in patients exposed to antipsychotics : A systematic literature review and analysis of Danish adverse drug event reports. Psychopharmacology (Berl) 2016 ; 233 (21-22) : 3663-3672.

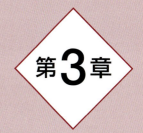

麻酔・鎮痛

A 麻酔

Point

麻酔薬とは
- 意識消失，健忘，不動化，鎮痛，自律神経反応の抑制など，外科的手術を施す際に必要となる麻酔状態に導く薬である．

全身麻酔薬の種類
- 吸入麻酔薬（揮発性麻酔薬〈ハロタン，セボフルラン，イソフルラン，デスフルラン〉およびガス性麻酔薬〈亜酸化窒素〉）と静脈麻酔薬（バルビツール酸誘導体，プロポフォール，ケタミン）に分類される．

麻酔薬の作用機序
- 吸入麻酔薬の麻酔作用強度と脂質溶解度が相関することから，非特異的に神経細胞の脂質二重膜構造を乱すことが関与すると考えられていたが，現在では，抑制性の $GABA_A$ 受容体の機能亢進や，興奮性のニコチン受容体やグルタミン酸 NMDA 受容体の抑制が，麻酔作用に関連すると考えられている．

麻酔補助薬とバランス麻酔
- 意識消失，鎮痛，筋弛緩，反射抑制など外科手術の際に望ましい要素を満たすため，さまざまなタイプの麻酔薬や麻酔補助薬（ベンゾジアゼピン系鎮静薬，オピオイド鎮痛薬，筋弛緩薬，神経遮断薬など）が組み合わせて使用される．

Keywords▶ 吸入麻酔薬，静脈麻酔薬，意識消失，$GABA_A$ 受容体，麻酔補助薬

1 麻酔とは

麻酔（anesthesia）とは，外科的手術を可能にするため，侵襲的な外的刺激に対する知覚や認知を一定時間，可逆的に消失させることである．外科的手術を施す際に必要な麻酔状態は，患者が，①意識消失（全身のあらゆる感覚に対する認知が消失），②健忘（手術侵襲など嫌な記憶が残らない），③不動化（侵害刺激に対して患者が動かない）した状態のことであり，さらに，④鎮痛，⑤自律神経反応の抑制（外的刺激に対して血圧や心拍数の反射が起こらない），⑥筋弛緩，⑦鎮静，の要素が含まれていることが望ましい．

このような麻酔状態を導くため，麻酔薬（anesthetics）が使用される．外科的手術を安全に，かつ患者にストレスがかからないようにするために，麻酔薬にはさらにさまざまな条件が求められる（**表1**）．

麻酔薬は，主に中枢神経系を抑制することで麻酔作用を発揮する全身麻酔薬と，主に末梢神経系に作用し，意識消失を伴わず知覚神経の興奮伝導を遮断する局所

表1 麻酔薬に求められる条件

- 麻酔の導入および覚醒時間が速い
- 麻酔効果が強力で，低用量での使用が可能である
- 麻酔深度の調節が容易である
- 循環器系，呼吸器系，腎臓や肝臓などの臓器に対する副作用が少ない
- 引火性や爆発性がない

麻酔薬*に大別されるが，本項では全身麻酔薬について取り扱う．

2 麻酔深度

全身麻酔薬は，中枢神経系を非特異的に抑制するが，その領域によって感受性が異なり，大脳皮質（意識・感覚消失，健忘）→間脳（自律神経反応低下）→中脳（眼球運動反射消失）→脊髄（不動化）→延髄（血管運動・呼吸中枢麻痺）の順に抑制され，麻酔の深度が深まっていく．上位脳から下位脳に順に抑制されるが，中脳の次に脊髄が抑制され，最後に延髄が抑制される（不規則性下行性麻痺とよばれる）ため，呼吸抑制が生じるまでに不動化を得ることができる．麻酔の深度は，古典的な吸入麻酔薬であるエーテルによる麻酔を基準に，下記のように，第1〜4期に分けて説明されてきた．

第1期（無痛期）：まず大脳皮質の体性感覚野が抑制され，意識消失なしに無痛となる．呼吸や反射は正常だが，意識低下，時に健忘が生じる．

第2期（興奮期）：意識消失後，上位脳の抑制系が抑制され（脱抑制），見かけ上の興奮症状を示す．各種反射の亢進，不規則な呼吸，散瞳，頻脈，血圧上昇を伴い，嘔気・嘔吐が生じることもある．

第3期（手術期）：大脳皮質，間脳，中脳，脊髄が抑制され，興奮状態は消失，生体の生理機能および反応が抑制されるため，外科手術に適した麻酔深度となる．主に，呼吸，瞳孔の徴候により，さらに4相に分けられる．

　第1相：呼吸は大きく，縮瞳や眼振が認められる．ほとんどの手術は可能であるが，筋弛緩が不十分で腹部手術には適していない．

　第2相：呼吸はやや小さく，眼球運動は停止するが，瞳孔反射や角膜反射は残る．中等度の筋弛緩で腹部手術も可能となる．

　第3相：肋間筋が麻痺され始め胸式呼吸が抑制されるが，横隔膜運動は活発で腹式呼吸が主となる．瞳孔は散大し，すべての反射が消失．強度の筋弛緩があり，手術としての麻酔深度の限界である．

　第4相：横隔膜も麻痺し始め呼吸減弱．瞳孔は著しく散大し血圧が低下する．

第4期（延髄抑制期）：延髄の血管運動中枢および呼吸中枢抑制により，呼吸停止，徐脈，血圧低下，瞳孔散大し，最終的には心停止に至る．

上記の段階的な麻酔深度は，中枢神経系抑制による生理反応をよく反映しているが，現在は麻酔の導入および覚醒の速い吸入麻酔薬が使用され，さらに，静脈麻酔薬や鎮痛薬，筋弛緩薬といった麻酔補助薬との併用による麻酔管理がなされており，各段階は不明瞭である．

麻酔深度は，侵害刺激に対する体性反射の消失，呼吸運動や血圧・心拍数など循環器系の安定性（自律神経反射の消失）などの臨床徴候で評価されてきたが，最近では脳波解析による評価（BIS*モニター，AEP*モニターなど）が普及してきている．

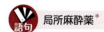

局所麻酔薬*

⇒第1章「A-4-2 体性神経系に作用する薬」(p.28)参照．

BIS*

Bispectral Index.

AEP*

auditory evoked potential：聴覚誘発電位．

Column

現代麻酔の幕開け

麻酔を用いた手術は，古くは中国の三国時代やインカ帝国で行われていたとする伝承もあるが，記録が残るものとしては，1804年，華岡青洲が通仙散（別名：麻沸散）を用いたのが最初である．一方，1846年，アメリカ・ボストンの歯科医ウィリアム・モートン（William Morton）がエーテル麻酔の公開実験を行い，全世界の医療に革命をもたらした．その後，19世紀後半〜20世紀半ごろにかけてクロロホルム，亜酸化窒素，シクロプロパン，ハロタンなどの吸入麻酔薬や，コカの葉から精製したコカインなどの局所麻酔薬，20世紀半ごろにはチオペンタールなどの静脈麻酔薬も登場し，現代麻酔の基礎が築かれてきた．

3 全身麻酔薬の作用機序

全身麻酔薬（general anesthetics）は，吸入あるいは静脈内注射により全身性に適用され，すべての臓器，組織に分布しうる．脂肪組織に最も高濃度に分布するが，全身麻酔をもたらす作用部位は中枢神経系（脳，脊髄）であり，非特異的で広範な中枢抑制作用を示す．

全身麻酔薬，とくに吸入麻酔薬の作用機序は，不明な点が多い．吸入麻酔薬の麻酔作用強度と脂質溶解度が強く相関する（Meyer-Overtonの法則）ことから，細胞の生体膜に作用し，脂質二重膜構造を乱すことで神経細胞の膜機能を障害し，麻酔作用を生じるとする非特異説が提唱されていた．しかし，この法則に従わない麻酔薬や，作用に立体特異性がある麻酔薬も存在するため，現在では，特定の作用部位が複数存在すると考えられており，γ-アミノ酪酸（GABA）$_A$受容体[*]，神経型ニコチン性アセチルコリン受容体（ニコチン受容体），グルタミン酸NMDA受容体（NMDA[*]受容体）が主な候補として考えられている．

多くの吸入麻酔薬および静脈麻酔薬は，抑制性シナプスの活動を促進し，興奮性シナプスの活動を抑制する．揮発性麻酔薬，プロポフォール，バルビツール酸誘導体やベンゾジアゼピン系鎮静薬は，主にGABA$_A$受容体の機能を高め，抑制性神経伝達を促進した結果，意識消失などに関連すると考えられている．また，揮発性麻酔薬やプロポフォールは，前シナプスのニコチン受容体を抑制し，興奮

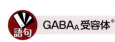

GABA$_A$受容体[*]
⇒第2章B-5の語句（p.247）参照．

NMDA[*]
N-methyl-D-aspartate：N-メチル-D-アスパラギン酸．

Topics

薬剤師による手術室の薬剤管理

麻酔薬や筋弛緩薬などは，その性質上，手術室内で使用・保管されることが多いが，その管理や使用は厳しく規制されている．これまで薬剤師が手術室に立ち入ることはほとんどなかったが，最近では薬剤師が手術室に常駐し，麻酔薬などの薬剤管理や取り扱い業務を行うことも多くなっており，薬剤師業務の新たな展開として期待されている．

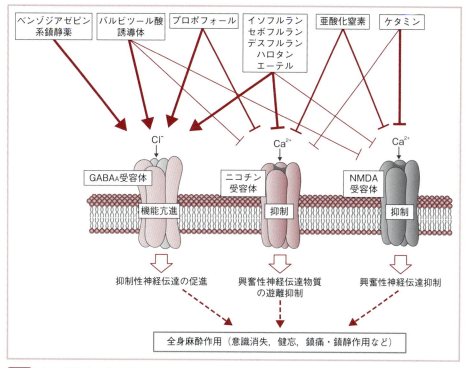

図1 全身麻酔薬の作用点

性神経伝達物質の遊離を抑制することでその鎮痛作用に，ケタミンや亜酸化窒素は，興奮性神経伝達を担うNMDA受容体を抑制し，意識消失，健忘や鎮痛作用にかかわると考えられている（**図1**）．

4 全身麻酔薬の分類と特徴

　全身麻酔薬は，投与経路により吸入麻酔薬と静脈麻酔薬に分類される．投与経路および薬物体内動態が異なるだけでなく，作用機序にも違いがある．

●吸入麻酔薬

　吸入麻酔薬はガス状態で吸入され，肺胞を通して血中に取り込まれて各組織に分布し，中枢神経系に作用する．吸入濃度を変化させることにより，容易に麻酔深度や持続時間を調節することが可能である．中枢神経系内での吸入麻酔薬のレベルは中枢神経分圧で表され，動脈血分圧を介して肺胞内分圧と平衡となるため，一般的には肺胞内分圧から推定される．生体に侵害刺激（外科的切開など）を加えた際，50％の患者（動物）が無動化する肺胞内濃度（％）を最小肺胞濃度（minimum alveolar concentration：MAC）とよび，各吸入麻酔薬の力価の相対的な比較ができる．また，吸入麻酔薬のMACと脂質二重膜などの疎水性環境に溶解する麻酔薬の濃度が相関することから（**図2**），吸入麻酔薬の力価は，オイル（オリーブ油）への溶解性，すなわちオイル／ガス分配係数から予測することができ

る（Meyer-Overton の法則）．ただし，吸入麻酔薬の鎮痛作用は，意識消失，健忘，不動化などの麻酔作用とは解離している．

吸入麻酔薬が中枢神経系内で麻酔濃度に達する速度および排泄速度は，麻酔の導入および覚醒時間に影響する．その速度は，肺胞内分圧と中枢神経分圧が平衡に達するまでの時間に相当し，吸入麻酔薬の血液/ガス分配係数に大きく依存する．すなわち，この値が大きいほど血液に溶解しやすく，平衡に達するまでに時間がかかるため，麻酔導入が遅くなり，また血液中から肺胞への移行も遅いため，脳からの排泄が遅れ，麻酔からの覚醒も遅い（エーテルなど）．逆に，血液/ガス分配係数の低い麻酔薬は，血液への溶解性が低く，相対的にごくわずかの分子で動脈血での分圧が上昇するため，肺胞内分圧がすみやかに平衡

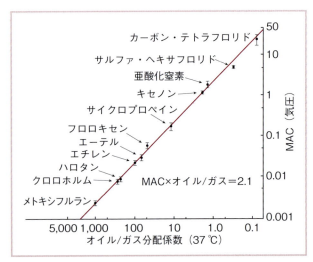

図2 吸入麻酔薬の最小肺胞濃度（MAC）とオイル/ガス分配係数との相関関係

（Eger EI 2nd, et al. Anesthesiology 1969 ; 30〈2〉: 129-135 より）
オイル/ガス分配係数が大きいほど，MAC は小さくなり，麻酔薬の力価は強くなる．

に達し麻酔導入が速く，体外排泄も速いため覚醒も速い（亜酸化窒素など）．

吸入麻酔薬は，常温では液体で気化器を用いて投与されるハロゲン化物の揮発性麻酔薬（ハロタン，セボフルラン，イソフルラン，デスフルラン）と，常温で気体のガス性麻酔薬（亜酸化窒素）に分類される（**表2**）．

ハロタン

現在使用できる揮発性麻酔薬の中では麻酔作用が最も強く（MAC 値が最も小さい），気道刺激性も少ないが，鎮痛作用や筋弛緩作用は弱い．血液/ガス分配係数が高いため，麻酔導入・覚醒が比較的遅く，また，心筋抑制作用，カテコールアミンの不整脈誘発に対する感受性増大（エピネフリンの使用制限），肝障害などの欠点もあり，現在ではほとんど用いられていない．

◆ハロタン

セボフルラン

最もよく使用される揮発性麻酔薬で，麻酔導入・覚醒はきわめて速く，調節性に優れている．また，イソフルランやデスフルランのような気道刺激性が少なく，緩徐導入に適している．カテコールアミンに対する心筋感受性にも影響しない．

◆セボフルラン

イソフルラン

麻酔導入・覚醒はすみやかで，生体内代謝率も低い．ただし，気道刺激性があり，刺激臭も強い．

◆イソフルラン
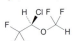

デスフルラン

揮発性麻酔薬の中で最も血液/ガス分配係数が小さいため，麻酔導入・覚醒がきわめて速く，また，生体内代謝率も最も低い．ただし，気道刺激性が強く，頻脈や高血圧を引き起こすことがある．

◆デスフルラン
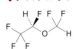

表2 吸入麻酔薬の性質

	ハロタン	セボフルラン	イソフルラン	デスフルラン	エーテル	亜酸化窒素
血液/ガス分配係数	2.3	0.65	1.4	0.45	15	0.47
脳/血液分配係数	1.9	1.7	1.6	1.3	2.0	1.1
脂肪/血液分配係数	51	48	45	27	5	2.3
導入/覚醒	比較的遅い	きわめて速い	速い	きわめて速い	遅い	きわめて速い
MAC (v/v%)	0.78	1.71	1.4	6.0	1.9	105.0
麻酔作用（意識消失など）	+++	+++	+++	+++	+++	+++
鎮痛作用	+	++	++	++	+++	++
筋弛緩作用	+	+++	+++	+++	++++	-
気道刺激性	-	-	+	+	+	-
気管支拡張作用	+	+	+	+	-	-
呼吸抑制作用	+	+	+	+	-	-
心筋カテコールアミン感受性増大	+	-	-	-	-	-
生体内代謝率 (%)	20	2	0.2	0.02	5〜10	0
引火性	-	-	-	-	+	-

血液/ガス分配係数，脳/血液分配係数，脂肪/血液分配係数は37℃での値を示している．
MAC（最小肺胞濃度）は，切開などの侵害刺激を加えても50%のヒト（動物）で屈曲反射などの逃避反応を抑制する吸入麻酔薬の濃度（%）．+は各作用強度を示す．

亜酸化窒素（N₂O）

血液/ガス分配係数が小さく，生体内への吸収と排泄はきわめて速く，生体内では代謝されない．MAC値が高く，単独では十分な麻酔効果は得られないが，鎮痛作用が強いため，揮発性麻酔薬と併用されることが多い．

●静脈麻酔薬

静脈麻酔薬の多くは麻酔の導入に用いられるが，間欠投与や持続投与によって麻酔維持に用いることもある．静脈麻酔薬の利点として，急速かつ円滑な麻酔導入が可能であること，吸入酸素濃度を任意に選択できること，吸入麻酔薬のような気道刺激性や空気汚染がないこと，心筋のカテコールアミン感受性を上げないこと，などがあげられる．静脈麻酔薬は，中枢神経活動を抑制する抑制性麻酔薬（バルビツール酸誘導体およびプロポフォール）と，興奮させる興奮性麻酔薬（ケタミン）に分類される．

バルビツール酸誘導体

GABA_A受容体βサブユニットのバルビツール酸結合部位に結合し，GABA_A受容体のCl⁻チャネル開口を延長する．その結果，細胞内にCl⁻が流入し，細胞膜の過分極が生じて，抑制性神経伝達を亢進し，中枢神経活動を抑制する．薬理作用として，鎮静・抗不安作用，催眠作用，意識消失，抗けいれん作用などを示す．

バルビツール酸誘導体は，その作用持続時間から，長時間型（フェノバルビタ

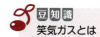

笑気ガスとは

亜酸化窒素（一酸化二窒素）は，吸入すると陶酔効果があり，顔の筋肉がけいれんし笑っているように見えることから笑気ガスともよばれる．しかし，その陶酔感を求めて乱用されることもあり，最近，指定薬物に指定された．

麻酔の導入法

麻酔導入には，静脈路を確保した後に静脈麻酔薬を用いて入眠させる急速導入と，吸入麻酔薬を吸入することにより入眠させ，その後静脈路を確保する緩徐導入がある．緩徐導入は覚醒状態で静脈路を確保することが困難な，小児などに用いられる．

第3章 麻酔・鎮痛

ール），中間型（アモバルビタール），短時間型（ペントバルビタール），超短時間型（チオペンタール，チアミラール）に分類されるが，このうち，超短時間型が静脈麻酔薬として用いられる．静脈内注射によりすみやかに中枢神経系内に移行し，数十秒以内に意識消失を引き起こすため，麻酔の導入に頻繁に用いられる．脳血管収縮作用による脳血流，脳血管内容量，頭蓋内圧減少作用も示すため，大量投与により頭蓋内圧軽減・脳保護に用いられることもある．

　なお，短時間～長時間型のペントバルビタール，アモバルビタール，フェノバルビタールは催眠鎮静薬として用いられるが，その使用頻度は低下している．抗てんかん薬として用いられるプリミドンはそれ自身も活性をもつが，生体内で活性をもつフェノバルビタールとフェニルエチルマロンアミドに代謝され，抗てんかん作用に関与している．

プロポフォール*

　ベンゾジアゼピン系鎮静薬と同様，$GABA_A$ 受容体に結合し，GABA の作用を増強することで抑制性神経伝達を促進し，中枢神経活動を抑制する．投与数十秒以内に意識を消失し，投与終了後数分で覚醒する超短時間作用型であり，麻酔の導入と，持続点滴静注による麻酔の維持に用いられる．バルビツール酸誘導体と比較して，脳幹の血管運動中枢抑制による血圧低下の頻度が高く，無呼吸時間も長い．覚醒はほかの静脈麻酔薬と比べて速く，覚醒後の嘔気・嘔吐などの残存効果は少ない．

ケタミン*

　非競合的拮抗薬として NMDA 受容体のフェンシクリジン結合部位に結合することで，強力な鎮痛および健忘作用を発揮する．また，大脳皮質機能を抑制する一方，大脳辺縁系機能を賦活化させるという性質を有しているため解離性麻酔薬ともよばれ，独特な意識の解離状態や麻酔中の悪夢を引き起こす．

　ケタミンは心血管刺激作用を示す唯一の静脈麻酔薬で，中枢の交感神経刺激作用あるいは交感神経終末でのノルアドレナリン再取り込み阻害作用により血圧は上昇し，心拍数も増加する．NMDA 受容体拮抗作用以外にもさまざまな作用点を有しており，これらが複合的な要因となってその薬理作用に関与している．

5 麻酔補助薬とバランス麻酔

　麻酔補助薬は，麻酔の導入補助，筋弛緩，有害反射（自律神経反射，嘔吐反射，咳嗽反射など）の消失，鎮痛，鎮静など，外科的手術の際に望ましい付加的な要素をもたらす薬物であり，必ずしも麻酔深度に影響を与えるわけではない．麻酔補助薬には，鎮静・抗不安・順行性健忘作用をもつベンゾジアゼピン系鎮静薬（ミダゾラム，ジアゼパム，フルニトラゼパムなど），強力な鎮痛作用を有するオピオイド鎮痛薬レミフェンタニル（超短時間作用型）やフェンタニル，筋弛緩薬（ベクロニウム，ロクロニウム，スキサメトニウム），強力な制吐作用と鎮静作用を

◆チオペンタール

◆チアミラール

◆プロポフォール

豆知識
プロポフォール*の持続投与法

手動調節投与法（manual controlled infusion：MCI）または目標調節投与法（target controlled infusion：TCI）で麻酔管理が行われている．TCI は薬物動態モデルから予測された血中濃度を目標にプロポフォールを投与する．TCI を用いることで血中濃度が一定になるので，麻酔深度を一定に保つことができる．

◆ケタミン

ケタミン*

実験用の大動物（イヌ，ブタ，ヒツジなど）やゾウなど大型動物の麻酔にも使用される．ただし，幻覚剤として乱用が問題となり，現在は麻薬指定されている．最近，麻酔用量以下で，一般的な抗うつ薬に治療抵抗性の難治性うつ病に対して有効性を示すことも示され，注目を浴びている．

302

A 麻酔 ●

有するブチロフェノン系神経遮断薬ドロペリドール，自然な睡眠に近い安定した鎮静作用と鎮痛作用を併せもつ中枢性アドレナリン α_2 受容体作動薬デクスメデトミジンなどが用いられる．

実際には，全身麻酔に必要な要素すべてを単独で満たす麻酔薬は存在せず，個々の薬物の有益な特性を利用し，有害作用を最小限に抑えるため，さまざまなタイプの麻酔薬や麻酔補助薬を組み合わせて使用する（バランス麻酔）．麻酔薬の同時投与は相加的な効果を示し，副作用を軽減できるだけでなく，すみやかな麻酔導入，麻酔深度の調節，そして覚醒をもたらすことができる．全身麻酔に必要な意識消失や反射抑制には吸入麻酔薬や静脈麻酔薬，鎮痛にはオピオイド鎮痛薬や局所麻酔薬，筋弛緩には筋弛緩薬や局所麻酔薬が用いられ，これらのバランスを考慮した組み合わせが実施されている（図3）．

◆レミフェンタニル

◆ドロペリドール

◆デクスメデトミジン

6 現代の麻酔と今後の展望

以前は麻酔は手術に付随して行われる医療という位置づけであったが，現代の麻酔は，術中安全管理のみならず，麻酔からの質の高い覚醒や術後痛への対応などの術後安全管理や，麻酔の長期予後への影響にも目を向けるようになってきている．抜管後の意識状態が術後の呼吸器合併症に関与するとの報告もあり，質の高い麻酔覚醒は術後安全管理において重要な要素である．質の高い麻酔覚醒のために，作用発現が早く，蓄積が少なく，すみやかに作用が消失する，言い換えれば調節性に優れた麻酔薬および麻酔補助薬が使用されるようになってきている．

具体的には，全身麻酔薬はデスフルランやセボフルラン，プロポフォールが，筋弛緩薬はロクロニウムが，鎮痛薬はレミフェンタニルが使用される．また，麻酔深度を適正に管理するためにBISモニターをはじめとした脳波モニターが普及している．レミフェンタニルの血中半減期は3～10分と非常に短く術後疼痛

Column

バランス麻酔の種類

神経遮断薬ドロペリドールとオピオイド鎮痛薬フェンタニルを組み合わせたニューロレプト無痛法（neurolept analgesia：NLA，神経遮断性無痛）原法，ドロペリドールの代わりにベンゾジアゼピン系鎮静薬と，麻薬指定されているため扱いが煩雑なフェンタニルの代わりに麻薬拮抗性鎮痛薬（ペンタゾシン，ブプレノルフィン）を組み合わせたNLA変法，吸入麻酔薬を用いずに静脈から投与する薬物のみによって麻酔を行う全静脈麻酔（意識消失にプロポフォール，鎮痛にレミフェンタニルやフェンタニル，筋弛緩にベクロニウムやロクロニウム），オピオイド系鎮痛薬や局所麻酔薬による硬膜外麻酔を併用する硬膜外麻酔併用バランス麻酔などがある．

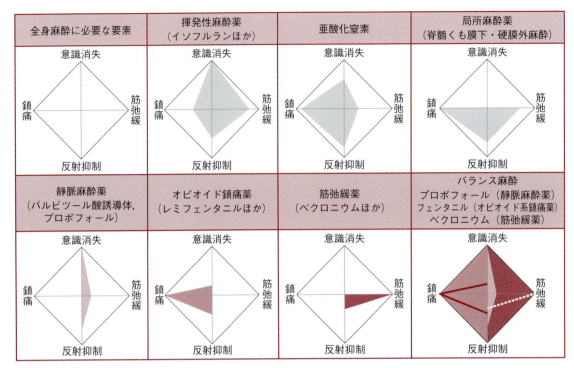

図3 各種麻酔薬の麻酔要素とバランス麻酔
各種麻酔薬によって満たされる麻酔要素（意識消失，鎮痛，筋弛緩，反射抑制）の程度を概念的に示している．バランス麻酔では，異なる作用を有する3種類の薬物の組み合わせにより，4つの麻酔要素をバランスよく満たしている（⇒ Column「バランス麻酔の種類」〈p.303〉参照）．

管理には使用できないため，フェンタニル持続静脈的投与，局所麻酔薬を用いた硬膜外鎮痛や持続末梢神経ブロックなどが術後疼痛管理に用いられる．

周術期には免疫能が低下することが知られており，周術期の免疫能低下には，がん免疫に重要なナチュラルキラー（natural killer：NK）細胞の活性抑制が大きな要因として関与する．周術期のNK細胞活性が低下する機序としては，①手術侵襲による神経内分泌反応や全身性炎症反応の活性化，②揮発性吸入麻酔薬の免疫抑制作用，③オピオイドによる細胞性免疫抑制作用，がある．硬膜外麻酔や神経ブロックを併用することにより，手術侵襲に伴う神経内分泌反応を抑制し，また，揮発性吸入麻酔薬やオピオイド鎮痛薬の用量を減らすことができ，その結果としてNK細胞活性低下を可能な限り維持する方向に働くことが期待できる．

1846年に行われたエーテル麻酔の成功以来，麻酔法は飛躍的な発展を遂げたが，「理想的な麻酔法」の追求が，麻酔法をさらなる発展に導くであろう．

（中川貴之，植月信雄）

B 鎮痛

痛みの分類と発現機序
- 機序別に、侵害受容性疼痛（体性痛、内臓痛）、神経障害性疼痛、心理社会的疼痛に分類される。一方、がん治療における痛みは、がん性疼痛あるいは非がん性疼痛に分類される。痛みの持続期間により、急性疼痛と慢性疼痛に分類されることもある。
- 一般に上行性痛覚伝導路（一次知覚神経→脊髄後角→脳）で伝達され、痛みとして感知・認知される。
- 脳から脊髄に至るまでの複雑な内在性の痛覚抑制系（下行性痛覚抑制系）も存在し、定常状態では、痛みの伝達が内在性に調節されていると考えられている。

痛みの治療
①非ステロイド性抗炎症薬（NSAIDs）
- COXの活性を阻害し、プロスタグランジン類の産生を抑制する。
- 一般に、解熱・鎮痛・抗炎症作用を示す（酸性NSAIDsのほうが、塩基性NSAIDsより作用が強い）。
- 副作用として、胃腸障害、腎障害、血液障害（出血傾向）、心機能障害などがある。

②アセトアミノフェン
- 中枢神経に作用し、解熱・鎮痛作用を示す。抗炎症作用はほとんどない。
- NSAIDsに比べ、胃腸障害や腎障害などの副作用が少ない。

③神経障害性疼痛治療薬
- プレガバリン：神経系（末梢、中枢）において、シナプス終末のCa^{2+}チャネルを阻害し、痛覚伝達を抑制する。
- デュロキセチン、アミトリプチリン：前シナプスに存在するモノアミントランスポーターを阻害することで、主にシナプス間隙におけるノルアドレナリン量（あるいは一部セロトニン量やドパミン量）を増加させ、鎮痛作用を発現する。

④オピオイド鎮痛薬
- 強力な鎮痛作用と鎮咳作用を示す。
- 主に中枢神経系（脊髄、脳）のオピオイドμ受容体に作用し、痛覚伝達を抑制する。
- 主な副作用として、便秘、悪心・嘔吐、眠気・傾眠、呼吸抑制などがある。

Keywords▶ 侵害受容性疼痛、神経障害性疼痛、鎮痛、NSAIDs、オピオイド

1 痛みとは

痛み*（pain）とは、組織の過剰な刺激・応答または組織損傷によってもたらされる不快な感覚・体験である。

Topics
急性疼痛と慢性疼痛

　急性的な痛み反応は，"生体防御"に関与する重要なバイタルサインとされている．一方，慢性疼痛は，その病変部位が治癒しているにもかかわらず断続的に疼痛が認められるケースとして分類されるが，局所微小環境で実際どのようなイベントが生じているかは，正確に評価されていない．画像診断などで器質的変化が生じていないと判断されると，その持続性から，末梢ならびに中枢神経各所での連続的な分子機能変化が起因となっていると解釈されている．このように慢性疼痛は，生体の防御反応という従来のバイタルサインの役割を逸脱してしまう症状として位置づけられ，治療が容易ではない難治性疾患として認識・分類されている．こうした痛みの慢性化は，不安などの情動障害を惹起し，意欲の低下を生み出し，痛みの増悪化という負のスパイラルをつくり出す．

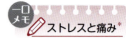

ストレスと痛み*

　慢性ストレスと同様，慢性疼痛の患者でも不眠，食欲不振，不安，抑うつなどの症状を呈することが臨床的にも明らかになっている．こうした事実から，両者に共通した全身ネットワークの歪みが一因であることが推察される．すなわち，慢性疼痛治療において，患者のストレス状態の理解は，治療方針や効果に大きく影響すると考えられる．

　一般に痛みは臨床において，侵害受容性疼痛（nociceptive pain；関節痛，内臓痛など），神経障害性疼痛（neuropathic pain；術後痛，糖尿病性ニューロパチー，帯状疱疹後神経痛など），心理社会的疼痛に大別される．これらは慢性化すると臨床的にオーバーラップすることが多く，混合性疼痛と称される[1]．また，その持続期間により，概念的に急性疼痛と慢性疼痛に分類される．急性疼痛は外傷や疾患に伴って生じ，侵害刺激による侵害受容器の一過性の興奮によってもたらされる生理的疼痛である．慢性疼痛は，初期の痛みの原因と考えられる実質的な組織損傷が消失し，通常治癒までに要する時間を超えても持続する痛みであり，疼痛の伝達・制御，認知機構の異常が原因と考えられているが，その発現機序は複雑で，臨床的には病態像で判断されるため，時間軸で分類されるほうが多い．

　痛みの治療には，鎮痛薬*などを投与する薬物療法，局所麻酔薬などを注射する神経ブロック療法，手術療法，リハビリテーション，心理療法などがある．

鎮痛薬*

意識などに影響を与えず，痛みだけを軽減する薬物．

2 痛みの発現機序

2.1 末梢から脊髄までの痛みの伝達

　痛みは，侵害刺激*が，主に一次知覚神経内の侵害受容器によって受容されることから始まる．侵害受容器が発現している一次知覚神経の細胞体は，脊髄後根神経節（dorsal root ganglion：DRG）や三叉神経節に存在する．一次知覚神経は偽単極性神経であり，細胞体から出た1本の突起が2つに分枝する形態をとる．一方は，末梢組織末端に分布し，その終末部は自由神経終末の形態をとる．もう一方は，枝分かれして脊髄後角へ投射している．一次知覚神経の終末では，組織に加えられた侵害刺激によって局所に生じたブラジキニン（bradykinin：BK）*，ヒスタミン，プロスタグランジン（prostaglandin：PG）*，サブスタンスP（sub-

侵害刺激*

組織の実質的または潜在的な損傷を引き起こしうる程度の熱刺激，機械刺激や化学刺激．

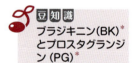

ブラジキニン（BK）*
とプロスタグランジン（PG）*

　侵害受容器を刺激する最強の発痛物質であるBKは，BK受容体を刺激して興奮性細胞内シグナルを高めるが，BK受容体と細胞膜上で共存するPG受容体刺激による相乗的な細胞内シグナル応答によって，明確な発痛作用が誘導されると考えられている．NSAIDsは，PG産生過程の律速酵素であるCOXの活性を抑制することで，PGによるBK様反応の修飾を抑制し，鎮痛・抗炎症作用を示すと考えられる．
⇒ p.311 参照．

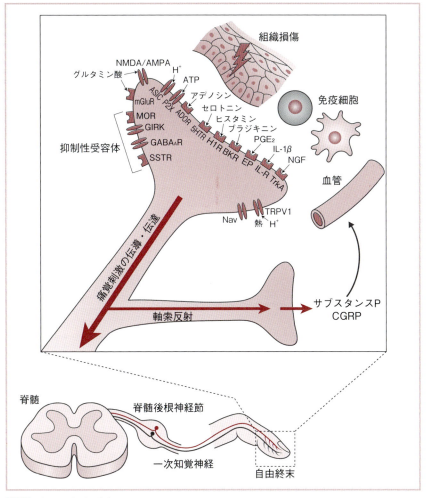

図1 痛みの侵害受容器

(Dougherty PM, Raja SN. Neurochemistry of somatosensory and pain processing. In Benzon HT, et al, eds. Essentials of Pain Medicine and Regional Anesthesia. 2nd edition. Elsevier；2005 より)

SSTR：ソマトスタチン受容体，GABA$_A$R：GABA$_A$ 受容体，GIRK：G タンパク質共役型内向き整流性 K$^+$ チャネル，MOR：オピオイド μ 受容体，mGluR：代謝型グルタミン酸受容体，NMDA：N-メチル-D-アスパラギン酸，AMPA：α-アミノ-3-ヒドロキシ-5-メチル-4-イソオキサゾールプロピオン酸，ASIC：酸感受性イオンチャネル，P2X：P2X プリン受容体，ATP：アデノシン 5'-三リン酸，ADOR：アデノシン受容体，5HTR：セロトニン 5-HT 受容体，H1R：ヒスタミン H$_1$ 受容体，BKR：ブラジキニン受容体，PGE$_2$：プロスタグランジン E$_2$，EP：プロスタグランジン E 受容体，IL-1β：インターロイキン 1β，IL-R：インターロイキン受容体，NGF：神経栄養因子，TrkA：神経栄養因子受容体，TRPV1：カプサイシン受容体，Nav：電位依存性 Na$^+$ チャネル*，CGRP：カルシトニン遺伝子関連ペプチド．

stance P：SP），カルシトニン遺伝子関連ペプチド（calcitonin gene-related peptide：CGRP）などの各種細胞の分泌物質により侵害受容器が刺激され，化学的信号が電気的信号（活動電位）に変換されて中枢神経系に伝達する（**図1**）．

　一般に，侵害受容器を含む一次知覚神経の中で，髄鞘をもち，径が太くて（5

豆知識

電位依存性 Na$^+$ チャネル*

リドカインなどの局所麻酔薬の作用点である電位依存性 Na$^+$ チャネルは，活動電位の発生に決定的な役割を果たしている．神経は，電位依存性 Na$^+$ チャネルの密度が高いほど活動電位を生じやすく，脱分極を発生しやすい．Na$^+$ チャネルは多くのサブタイプが存在し，機能多様性を形成する．

電位依存性 Ca^{2+} チャネル

一次知覚神経のシナプス前終末で神経伝達物質の遊離調節と，一部，細胞内応答や遺伝子発現に関与している．チャネルの構成タンパク質のうち，$\alpha_2\delta$ サブユニットがチャネルの機能発現に重要である．なかでも $\alpha_2\delta_1$ サブユニットは，一次求心性神経末端，DRG および脊髄後角に高分布しており，痛み反応に寄与する．また $\alpha_2\delta_1$ サブユニットは，神経障害性疼痛治療の第一選択薬であるプレガバリンの結合部位でもある．
⇒第1章「A-2 神経の解剖生理学と疾患の概要」(p.6) 参照．

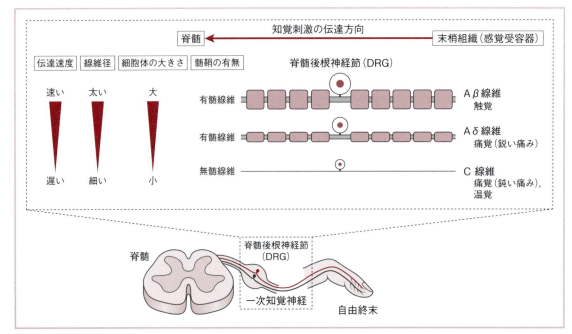

図2 知覚神経の分類

〜12μm），伝導速度が速い（30〜70 m/秒）線維はAβ線維とよばれ，主として触覚などの非侵害情報を受容伝達する．有髄線維であり，径が細く（1〜4μm），10〜30 m/秒の伝導速度を示す線維はAδ線維，無髄で径が細く（<1μm），伝導速度の遅い（<2 m/秒）線維はC線維とよばれ，これらは侵害情報を受容伝達する（図2）．Aδ線維侵害受容器は，侵害熱刺激を受けた際に最初に感じる鋭い痛み，いわゆる一次痛（即時痛）を伝える．これに対して，無髄のC線維侵害受容器は，痛みを感じる部位の境界が比較的不明瞭で，鈍くズキズキするような痛み，焼けつくような痛み，組織損傷時に一次痛に引き続いて感じる痛みなど，いわゆ

Column

痛みのバイオマーカー

現在の痛みの評価は，その多様性に対応することが難しいため，精度の高い客観的な痛みの評価を行う必要性がある．エクソソームは，細胞から放出される直径40〜150 nmの小胞顆粒であり，唾液や血液などの体液中に分泌されている．この中にはmicroRNA（miRNA）などの宿主細胞に由来する小分子が豊富に含まれていることから，血中エクソソーム由来miRNAはさまざまな疾患のバイオマーカーとしての有用性が期待されている．すなわち，痛みによって変動する血中エクソソーム由来の特徴的なmiRNAを同定できれば，痛みの客観的評価が可能になると考えられる．このように，エクソソームに封入された「分泌型miRNA」が，痛みの"質"ならびに"強度"の診断，および"鎮痛薬の選択"の評価に対するバイオマーカーとして臨床応用されることが，将来的に期待される．

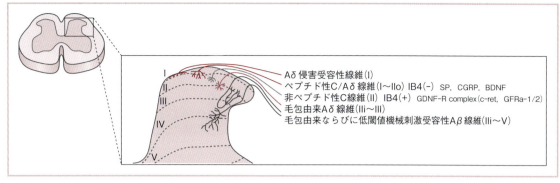

図3 脊髄後角への一次知覚神経投射
（Todd AJ. Neuronal circuitry for pain processing in the dorsal horn. Nat Rev Neurosci 2010；11〈12〉：823-836 より改変）
IB4：イソレクチン B4, SP：サブスタンス P, CGRP：カルシトニン遺伝子関連ペプチド, BDNF：脳由来神経栄養因子,
GDNF-R complex：グリア細胞株由来神経栄養因子受容体複合体.

る二次痛（遅延痛）を伝える．

2.2 脊髄における痛みの伝達

　DRG から中枢側へ伸びる一次知覚神経は，脊髄灰白質である脊髄後角へ投射する．脊髄後角は，侵害情報の中枢神経伝達の入口であるとともに，上位中枢から痛覚賦活化性および抑制性の調節を受ける侵害情報の処理部位でもある．

　脊髄灰白質は層構造を形成しており，各層はそれぞれ複数の一次知覚神経からの投射を受け，分布する個々の細胞が種々の機能を受けもっている．脊髄後角の最も表層に位置する第 I 層とその深側に位置する第 II 層（膠様質）の表層部には，Aδ 侵害受容線維と C 侵害受容線維のうち，ペプチド含有神経が多く投射する．一方，脊髄後角 II 層に局在する膠様質には，非ペプチド性の C 線維ならびに Aδ 線維が入力している．第 II 層の深層部には，非ペプチド性の C 線維が投射する．後角深部の第 III 層から第 V 層へは Aβ 線維が投射し，触圧覚や固有感覚，振動覚といった非侵害受容性の情報を伝えている（図 3）．

Topics

一次知覚神経と軸索反射

　一次知覚神経の末梢終末（自由終末という）では，組織に加えられた侵害刺激を侵害受容器により受容した後，痛覚信号を中枢へ伝達するばかりではなく，侵害刺激に応じて SP や CGRP などのペプチドを末梢で分泌し，肥満細胞の脱顆粒や，毛細血管の透過性を亢進させることで神経原性炎症を誘導すると考えられている．このような反射機構を軸索反射という．この知覚神経の軸索反射は，生体においてかなり重要な意味合いをもち，最近では，神経と血管，免疫細胞，がん細胞の相互作用のメカニズムベースになっていると考えられてきている．

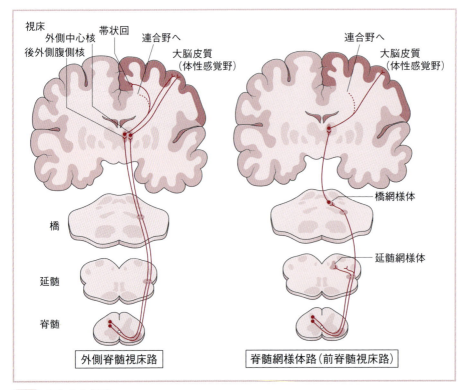

図4 痛みの上行路
(Willis WD. Nociceptive Pathways : Anatomy and Physiology of Nociceptive Ascending Pathways. Philos Trans R Soc Lond B Biol Sci 1985 ; 308〈1136〉: 253-270 より改変)

　一次知覚神経から知覚情報を受け取る脊髄内の二次知覚神経は，その反応性の違いから特異的侵害受容神経と広作動域神経に二分される．特異的侵害受容神経は，Ⅰ・Ⅱ層とⅣ〜Ⅵ層に存在し，AδとC侵害受容線維に加え，Aβ線維からの入力をも受ける．

2.3 脊髄上行路と視床，大脳皮質における痛みの伝達

　脊髄からの侵害情報は，反対側の前側索を上行し，大部分は視床あるいは脳幹網様体に投射する（図4）．脊髄視床路のうち，脊髄後角→視床（腹側核）を経由する外側脊髄視床路は即時痛，脊髄後角→延髄網様体→視床（内側核）を経由する前脊髄視床路は遅延痛の発現に関与すると考えられている．また，脊髄視床路はその終止部位が2つに大別され，視床の外側の神経は，大脳皮質の一次・二次体性感覚野に投射し，痛みの局在，感覚・識別的側面の認識にかかわるが，視床の内側の神経は，島や帯状回に投射し，痛みの情動的な側面の認識にかかわると考えられている（⇒Column「痛みと情動」〈p.311〉参照）．

Topics
痛みと情動

先述したように，慢性化した痛みにより，不安や抑うつなどの情動障害が引き起こされ，患者のQOL（quality of life；生活の質）が著しく低下するおそれがある．情動の発現において重要な役割を果たす領域として，腹側被蓋野から側坐核へのネットワークを中心とした脳内報酬系や，扁桃体を中心とした大脳辺縁系が知られている．実際に，慢性疼痛患者の脳画像解析により，側坐核領域における神経活動の低下や扁桃体領域における神経活動の活性化が報告されていることから，情動に関連する脳内報酬系や大脳辺縁系の活動変化が，痛みの慢性化に寄与することが推察される．今後は，これらの情動に関与する脳内神経ネットワークの機能改善を標的とした治療アプローチが，疼痛治療の選択肢の一つとなる可能性が考えられる．

3 非オピオイド鎮痛薬

3.1 非ステロイド性抗炎症薬（NSAIDs）

NSAIDs 薬物総論

抗炎症薬とは，浮腫，紅斑，疼痛，発熱などの炎症症状を軽減させる目的で用いる薬である．抗炎症薬は，ステロイド性抗炎症薬と非ステロイド性抗炎症薬（NSAIDs*）に大別される．その中でNSAIDsは，アラキドン酸カスケード*（図5）を構成する酵素であるシクロオキシゲナーゼ（cyclooxygenase：COX）の活性を抑制することによって，組織構成性プロスタグランジン類（PGs）と組織の炎症などに伴って誘導されるプロスタグランジン類（iPGs）の産生を抑制することで，炎症をはじめとした侵害性の生体内イベントを調節する．

● プロスタグランジン類（PGs）とシクロオキシゲナーゼ（COX）

PGsとトロンボキサン（thromboxane：TX）やロイコトリエン（leukotriene：LT）類は，アラキドン酸に由来する一連の代謝産物であり，エイコサノイド*の代表である．プロスタノイドやLTなどは発痛，発熱，炎症ばかりではなく，ストレス応答，各種血球機能，免疫，がん，喘息，アレルギー反応，神経機能をはじめとした多くの生命活動の調節に重要な働きをもつと考えられている．

カスケードの最上流では，細胞が刺激を受けることで，まず細胞質型ホスホリパーゼA_2により細胞膜リン脂質からアラキドン酸が遊離する．次に，このアラキドン酸は本カスケードの律速段階としてCOXにより代謝され，その結果，プロスタノイドが産生される（図5）．NSAIDsは，このCOXの活性を阻害することでプロスタノイドの産生を抑制し，抗炎症および鎮痛作用などを発揮する．一方，NSAIDsはリポキシゲナーゼ阻害作用をもたないため，LTの産生は抑制

NSAIDs*

nonsteroidal anti-inflammatory drugs.

アラキドン酸カスケード*

アラキドン酸がCOXにより代謝され，プロスタノイドが産生される一連の流れのこと．

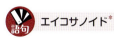

エイコサノイド*

炭素数20の生理活性物質である．主にPG，TX，LTが含まれる．このうち，PGとTXは，一括りでプロスタノイドと総称される．

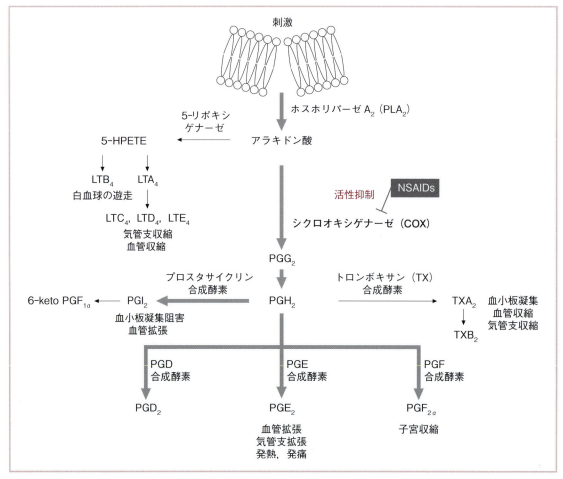

図5 アラキドン酸カスケードの概要
5-HPETE：5-ヒドロペルオキシエイコサテトラエン酸，LT：ロイコトリエン，PG：プロスタグランジン．

しない．

　COX は，COX-1 と COX-2 の 2 つの亜型に分類される．COX-1 は，活性型として多くの組織で常に一定量存在する構成型の酵素であると考えられており，胃粘膜保護作用，血小板凝集抑制作用，腎血流量の増加などをはじめとした多くの生理機能の維持に関与している．一方 COX-2 は，炎症時に核内で一過性に産生される誘導型の酵素であると考えられており，主として炎症・免疫細胞に発現する．COX-2 は，主に PGE_2 を産生し，発熱，発痛，炎症初期の血管滲出反応を出現させる．

● **主な薬理作用**

鎮痛作用

　NSAIDs は COX 活性阻害作用により，生体内で最強の発痛物質である BK による痛みの感受性を修飾する PGs の産生を抑制する．また，NSAIDs は，末梢の局所だけではなく，中枢神経においても炎症誘発性の痛覚過敏を防止し，痛み

を改善すると考えられている.

解熱作用

NSAIDs は COX 活性阻害作用により，脳内の視床下部の体温調節中枢に作用して正常体温のセットポイントを上げることで発熱を誘導する PGE_2 の産生を抑制する. 一方，PGE_2 は正常の体温調節には関与しないため，NSAIDs は平熱を下げる作用はもたない.

抗炎症作用

NSAIDs は COX 活性阻害作用により，ヒスタミンならびに BK による血管透過性亢進作用を増強させることで浮腫を引き起こす PGE_2 や PGI_2 の産生を抑制するため，抗炎症作用を示す.

●主な副作用

胃腸障害

NSAIDs は主として胃粘膜の COX-1 活性を抑制して，胃粘膜保護作用（胃酸分泌抑制，胃粘膜血流増加，胃粘液分泌促進）のある PGs の産生を抑制する. また，多くの酸性 NSAIDs は，胃粘膜への直接障害を引き起こす.

心血管障害

活性化した血小板では，産生された TXA_2 による血小板凝集作用と PGI_2 による抗血栓作用の均衡が保たれている. コキシブ系などの COX-2 選択性の高い NSAIDs は，PGI_2 生成を妨げるものの，TXA_2 生成に影響を与えないことが報告されているため，これにより血栓形成作用を引き起こすと考えられている.

血液障害

貧血，白血球減少，血小板減少が起こる場合がある. 再生不良性貧血や無顆粒球症もきたしうる. 血小板凝集抑制作用により出血傾向が増加する.

皮膚症状

皮下出血，点状出血，紫斑が出現することがある. ケトプロフェンでは光過敏症が出現しやすい. まれにライエル（Lyell）症候群，スティーブンス・ジョンソン（Stevens-Johnson）症候群，アナフィラキシーショックなど，生命にかかわる症状を引き起こす.

腎障害[*]

腎臓では COX-1 ばかりではなく，COX-2 も構成型として常に発現しており，腎血流量，糸球体濾過率の調節，レニン分泌亢進作用，Na・Cl 再吸収抑制作用などの恒常性維持にかかわる多くの PG を産生している. こうした背景より，COX-2 選択性の高い阻害薬でも COX-1 活性阻害薬のように腎障害が問題となることがある.

肝障害[*]

軽度のトランスアミナーゼの上昇から劇症型の肝壊死まで報告されている.

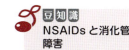

豆知識
NSAIDs と消化管障害
最も代表的な副作用である. NSAIDs 服用者は非服用者と比較して消化管障害の発生率が約 5 倍であると報告されている. 消化性潰瘍を予防するためには，PG 製剤，プロトンポンプ阻害薬などの抗潰瘍薬との併用が推奨されている.

NSAIDs と腎障害[*]
半減期の長い薬剤では，腎障害を引き起こす傾向があるため，腎機能障害患者ばかりではなく，腎機能の低下を引き起こしやすい高齢者では，NSAIDs の選択に注意が必要である. 対処法として，スリンダク，プロピオン酸系，半減期が短い NSAIDs や経皮吸収薬などを選択する.

第3章 麻酔・鎮痛

アスピリン喘息*

COX 阻害によりアラキドン酸から LT が大量に産生されるために，気管支平滑筋が収縮し，喘息様症状が引き起こされると考えられている．

● NSAIDs の分類

化学構造による分類

NSAIDs は主に化学構造により薬物の性質が大別される（**図6**）．主なNSAIDs は酸性であるが，コキシブ系は中性である．また，作用は弱いが，塩基性 NSAIDs もある．

血中半減期による分類

半減期の長い薬物は服薬コンプライアンスの向上に効果的である．一方，肝機能および腎機能が低下している患者などでは，血中濃度が高くなりやすく，副作用発現のリスクが高くなるために注意が必要である．

NSAIDs 薬物各論

● サリチル酸系

アスピリン*（アセチルサリチル酸）

鎮痛効果や抗炎症効果は最強と考えられているが，胃腸障害などの副作用も強いため．製剤化の工夫が施されている．

● アントラニル酸系

メフェナム酸

歯痛の消炎・鎮痛薬として使われてきたが，最近は使用頻度が低くなっている．

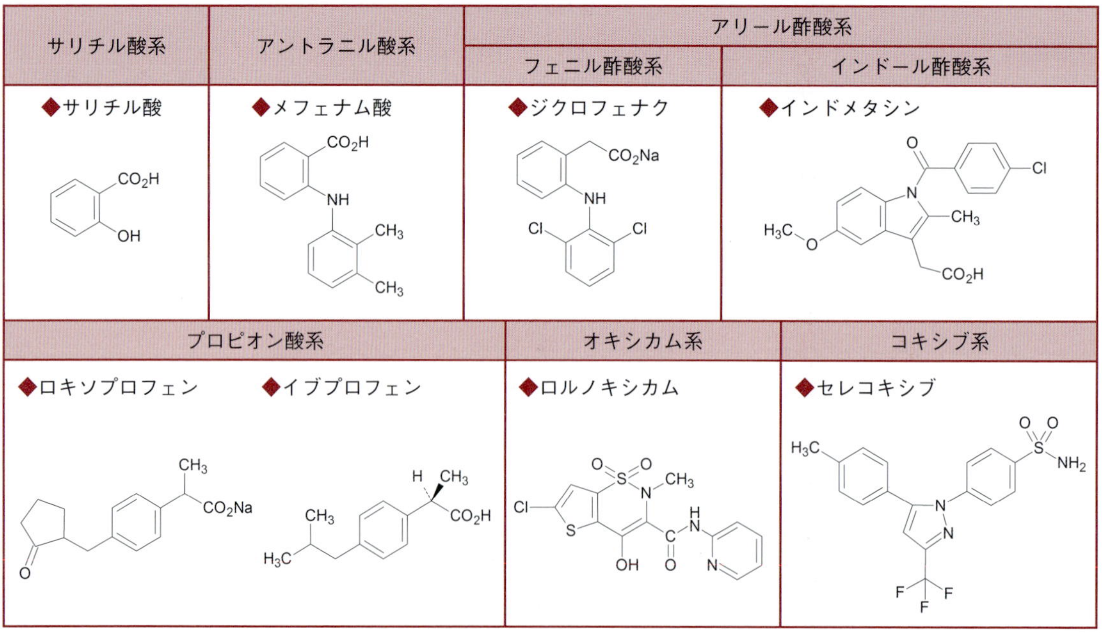

豆知識
アスピリン喘息*の対処法

①ステロイドに替える，②NSAIDsの漸増→耐性誘導，③塩基性NSAIDsに替える，④ピリン系解熱鎮痛薬に替える，などがあげられる．

アスピリン*の抗血栓作用

不可逆的に COX-1 阻害活性を示し，低用量では血小板 TXA_2 阻害≫血管内皮細胞 PGI_2 阻害となるため，抗血栓作用を示すが，普通量の場合は，PGI_2 産生も阻害してしまうため，抗血小板凝集作用が得られない．

図6 NSAIDs の化学構造による分類と基本骨格

B 鎮痛

●アリール酢酸系

フェニル酢酸系とインドール酢酸系，イソキサゾール酢酸系，ピラノ酢酸系，ナフタレン系に大別される．効果の発現は早いが，持続時間は短い傾向がある．

インドメタシン

作用は強力だが，副作用も強いため，スリンダクやアセメタシンなどの胃腸障害が少ないプロドラッグがつくられている．中枢性副作用（めまい，頭痛）が多い．

ジクロフェナク

低用量ではCOX-2選択性を示し，高用量ではCOX選択性にあまり依存しなくなると考えられる．臨床的には，インドメタシンと同等の効力を示す．即効性があるために使いやすく，また，さまざまな剤形（錠剤，坐剤，経口徐放剤，経皮吸収剤，ゲル，バップ剤）があるため，臨床での使用頻度が高い．

●プロピオン酸系

効力と副作用のバランスがよいので使いやすい．ニューキノロン系抗菌薬との併用には要注意である．

ロキソプロフェン

プロドラックのため胃腸障害が少なく，国内で最も使われている．比較的，選択的にCOX-2活性阻害作用を有するが，ジクロフェナクと同様に，臨床用量ではCOX選択性に依存せず，強い鎮痛・抗炎症・解熱作用を示す．

イブプロフェン

非選択的COX阻害薬にもかかわらず，潰瘍，穿孔，出血のような重篤な消化管障害を誘発することが少ないとされている．

ナプロキセン

作用持続時間が長く，その効力はイブプロフェンより強い．腫瘍熱に効果があるといわれている．

ケトプロフェン

外用で用いられている．光線過敏症にはとくに注意を要する．

フルルビプロフェン

脂肪粒子封入リポ化注射剤で，脂肪粒子が炎症部位や腫瘍に集積されることを利用したターゲット製剤である．

●オキシカム系

ピロキシカム，アンピロキシカム，テノキシカム，ロルノキシカム，メロキシカム

インドメタシンとほぼ同程度の抗炎症作用を有する．血漿半減期が長いので1日1回の内服で済むためコンプライアンスがよい．メロキシカムは，他のオキシカム系NSAIDsと比較して，COX-2に対する選択性が高い．

●COX-2選択的阻害薬

NSAIDsによる消化管・腎障害の副作用軽減を目的としてつくられた薬剤であり，臨床での使用頻度が高まっている（図7）．

315

エトドラク*

　胃腸障害が少ないだけでなく，腎機能障害もきわめて少なく，安全性が高い．半減期は7時間であり，1日2回の投与で維持が可能だが，効果は比較的弱い．

メロキシカム*

　胃腸障害や腎機能障害，心血管障害が少ない．半減期は28時間であり，1日1回の投与で維持が可能である．

セレコキシブ（コキシブ系NSAIDs）

　高いCOX-2選択性を示すため，胃腸障害や腎機能障害は少ない．一方で，心血管障害が問題となる場合があるので注意が必要である．1日2回投与で，優れた効果を示す．長期的な投与が必要な疾患には有用である．

●塩基性 NSAIDs

チアラミド，エピリゾール，エモルファゾン

　NSAIDsの副作用は胃腸障害なのでpHコントロールによりつくられた薬剤である．酸性NSAIDsと比較し，効力が弱いため，使用頻度は低い．

3.2 解熱鎮痛薬

アセトアミノフェン*

　NSAIDsとは異なり，中枢性の鎮痛効果や解熱効果が主であると考えられている．末梢性の抗炎症作用をほとんど示さないことが特徴である．末梢で代謝され，中枢移行し，中枢COX活性の抑制によって，中枢内PGsの産生を減少させて，鎮痛・解熱効果を発現させる．アセトアミノフェンはNSAIDsに比べ胃腸障害や腎障害などの副作用が少なく，小児にも使用可能で，解熱・鎮痛の第一選択薬となりやすい．一方，活性代謝物の蓄積により肝障害が問題となることがあるので注意が必要である．

3.3 神経障害性疼痛治療薬

プレガバリン

　中枢神経系において，シナプス前終末のCa^{2+}チャネル（$\alpha_2\delta$サブユニット）に結合し，細胞内Ca^{2+}流入を抑制することで，グルタミン酸などの興奮性神経伝達物質の遊離抑制を介し，痛覚伝達を抑制する（図8）．

　帯状疱疹後神経痛や糖尿病性ニューロパチーなどの神経障害性疼痛や，線維筋痛症に伴う疼痛に適応を有する．

　副作用として，脳内移行することで，めまいや眠気が起こることがある．とくに高齢者においては，転倒のリスクに注意する必要がある．

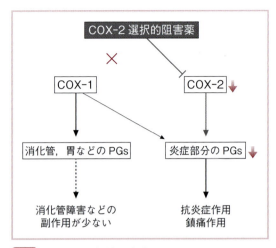

図7 COX-2選択的阻害作用

> **豆知識**
> **エトドラク*とメロキシカム*の分類**
>
> 欧米ではCOX-2選択的阻害薬として分類されていないが，安全性はきわめて高い．

> **カロナール®（アセトアミノフェン*）の服用について**
>
> NSAIDsとは異なり，末梢のCOX阻害作用をほとんど示さないため，末梢のPG産生を抑制せず，消化器系副作用がない．そのため，空腹時などでも胃腸障害を心配する必要がなく，服用に問題はない．むしろ，空腹時の投与は吸収がすみやかで，即効性の鎮痛効果が得られる．

> **アセリオ®（アセトアミノフェン*）の適応について**
>
> 静注剤であるアセリオ®は，経口製剤および坐剤の投与が困難な場合における疼痛および発熱に適応がある．内服困難な患者が，胃腸障害でNSAIDsの注射剤が使用できない場合でも使用可能な点が臨床で重宝されている理由である．

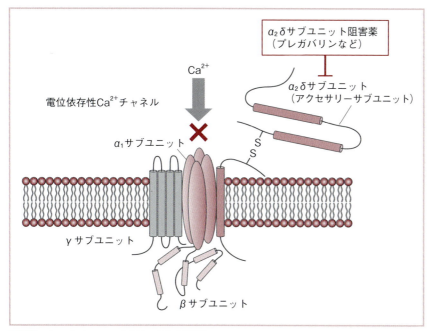

図8 プレガバリンの痛覚伝達抑制機構

デュロキセチン

　セロトニン・ノルアドレナリン再取り込み阻害薬（SNRI）の一種であり，主に抗うつ薬として用いられているが，近年，疼痛に対する有効性も追加承認されている．日本では，糖尿病性ニューロパチー，線維筋痛症，慢性腰痛症，変形性関節症に伴う疼痛に対して適応を有する．

　鎮痛効果の発現機序としては，下行性痛覚抑制系の賦活化が考えられており，延髄から脊髄へ投射するセロトニン神経やノルアドレナリン神経の前シナプスに存在するモノアミントランスポーター*を阻害することで，脊髄後角において一次知覚神経と二次知覚神経のシナプス間隙におけるセロトニンおよびノルアドレナリン量を増加させ，鎮痛作用を発現する．さらに上位中枢（脳）での上行性モノアミン神経末端におけるモノアミン*取り込み阻害作用も，本剤の作用発現に一部寄与するものと考えられる．

　消化器症状や眠気などのほとんどの副作用は，2週間以内に改善することが多いが，服用初期に現れやすいので注意が必要である．また，長期に服用した場合に，急に中止すると離脱症状が起こる可能性があるため，注意が必要である．

アミトリプチリン

　三環系抗うつ薬（tricyclic antidepressant：TCA）で，うつ病・うつ状態，夜尿症に次いで，末梢性神経障害性疼痛に対する有効性が追加承認されている．

　作用機序としては，デュロキセチンと同様に下行性痛覚抑制系の賦活化が考えられており，モノアミントランスポーター阻害作用により，脊髄後角においてセ

豆知識　OTCによくみられるACE処方

日本特有のOTC（over the counter；一般用医薬品）における多成分融合型の総合感冒薬処方のこと．アセトアミノフェン（A），カフェイン（C），エテンザミド（E）が主に含まれることから，ACE処方とよばれるようになった．ACE処方では，各薬物の効果が相乗的になるため，各成分の量が減り，副作用が少なくなる長所がある．

一口メモ　アセトアミノフェン*の鎮痛作用機序仮説

主として脳内のCOX活性阻害作用により鎮痛作用を示すと考えられている．その機序として，現在，アセトアミノフェンの代謝産物であるAM404が，脳内カンナビノイド受容体やTRPV1（カプサイシン受容体）を介しているという説が主流となっている．

アセトアミノフェン*の1日最大用量

2011年に日本において，1日1.5gから4gへ増量された．

語句　モノアミントランスポーター*

主に前シナプスに存在し，モノアミンを細胞内へ再取り込みして遊離量・代謝の調節に関与する．認識するモノアミンの違いにより，セロトニントランスポーター（SERT），ノルアドレナリントランスポーター（NAT/NET），ドパミントランスポーター（DAT）などに分類される．

第3章 麻酔・鎮痛

ロトニンおよびノルアドレナリン量を増加させることで，鎮痛作用を発現する．デュロキセチン同様，脳内における作用にも留意する必要がある．

　デュロキセチンよりも抗コリン作用，抗ヒスタミン作用，抗 α_1 作用が強く，口渇，眠気，ふらつき，起立性低血圧などの副作用が強く現れる可能性があるため，注意が必要である．また，デュロキセチン同様，長期に服用した場合に，急に中止すると離脱症状が起こる可能性があるため，注意が必要である．

モノアミン*

セロトニン，ノルアドレナリン，ドパミンなどのモノアミン骨格を有する生理活性アミンの総称．中枢神経系では，モノアミンは神経伝達物質として機能する．

4 オピオイド鎮痛薬

4.1 オピオイド受容体のタイプ

　オピオイド受容体は μ・δ・κ 受容体に大別される（**表1**）．G タンパク質共役型受容体（GPCR）*で，いずれも鎮痛作用に関与すると考えられているが，現在までに臨床上使用されているオピオイド鎮痛薬のほとんどが μ 受容体作動薬である．

GPCR*

G protein-coupled receptor
⇒第1章「A-2　神経の解剖生理学と疾患の概要」(p.7) 参照．

4.2 内因性オピオイド

　現在までに 20 種類以上のオピオイド様ペプチドが確認されているが，それらは主としてエンドルフィン系，エンケファリン系およびダイノルフィン系に分類されており，それぞれオピオイド μ，δ および κ 受容体の内因性リガンドとして位置づけられている（**表2**）．

表1 オピオイド受容体の各タイプの特徴

	オピオイド μ 受容体	オピオイド δ 受容体	オピオイド κ 受容体
内因性リガンド	β-エンドルフィン（エンドモルフィンⅠ・Ⅱ）	メチオニン-エンケファリン，ロイシン-エンケファリン	ダイノルフィン
作動薬	モルヒネ，コデイン，フェンタニル，オキシコドン，メサドン，タペンタドール，ヒドロモルフォン，トラマドール		ナルフラフィン，エプタゾシン
拮抗薬	ナロキソン，ナルデメジン	ナロキソン	ナロキソン
生理機能	鎮痛，多幸感，呼吸抑制，身体・精神依存，鎮咳，嘔気，徐脈，神経伝達物質の遊離抑制	鎮痛，興奮，身体・精神依存，神経伝達物質の制御	鎮静，嫌悪感，利尿，抗瘙痒感

表2 代表的な内因性オピオイドペプチドのアミノ酸配列

メチオニン-エンケファリン	Tyr-Gly-Gly-Phe-Met
ロイシン-エンケファリン	Tyr-Gly-Gly-Phe-Leu
β-エンドルフィン	Tyr-Gly-Gly-Phe-Met-Thr-Ser-Glu-Lys-Ser-Gln-Thr-Pro-Leu-Val-Thr-Leu-Phe-Lys-Asn-Ala-Ile-Ile-Lys-Asn-Ala-Tyr-Lys-Lys-Gly-Glu
ダイノルフィンA (1-17)	Thy-Gly-Gly-Phe-Leu-Arg-Arg-Ile-Arg-Ile-Arg-Pro-Lys-Leu-Lys-Trp-Asp-Asn-Gln

4.3 オピオイドμ受容体作動薬の主な作用（表3）

●鎮痛作用（図9）

①脊髄後角に存在するオピオイドμ受容体を介して，一次知覚神経からの痛覚伝達を抑制して鎮痛効果を発現する

オピオイドμ受容体作動薬は，μ受容体を介して一次知覚神経末端からの痛覚伝達物質の遊離を抑制する（前膜抑制）．また，μ受容体の活性化によって脊髄後角神経が直接抑制され（後膜抑制），痛覚伝達が遮断される．

②中脳や延髄領域に存在するオピオイドμ受容体を介して，下行性痛覚抑制系であるセロトニンおよびノルアドレナリン神経系などを賦活し，脊髄での痛覚伝達を遮断して鎮痛効果を発現する

オピオイドμ受容体作動薬は，中脳水道周囲灰白質，縫線核（背側縫線核や大縫線核など），吻側延髄内腹側部，青斑核において，主としてGABA*神経上に

表3 オピオイドμ受容体作動薬の主な作用

主作用
鎮痛，鎮咳
副作用
嘔気・嘔吐，めまい，便秘，眠気・傾眠

語句 GABA*

γ-aminobutyric acid：γ-アミノ酪酸．

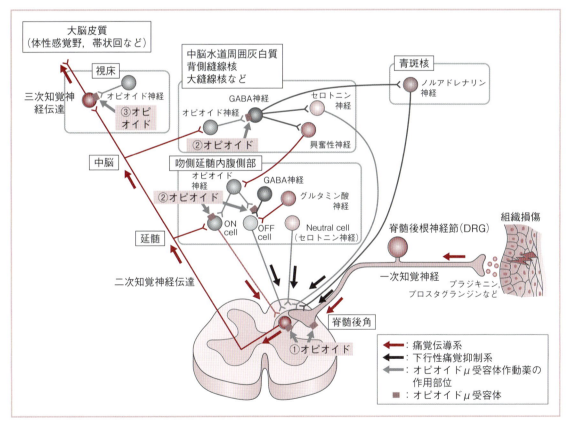

図9 オピオイドμ受容体作動薬による鎮痛作用発現機序の模式図

オピオイドμ受容体の活性化により，Giタンパク質を介して神経活動が抑制される．オピオイドの鎮痛作用には，①一次知覚神経・脊髄後角，②中脳・後角，③視床・大脳皮質に存在するオピオイドμ受容体を介した痛覚伝達の抑制が関与している．下行性痛覚抑制系として機能する青斑核ノルアドレナリン神経，縫線核セロトニン神経は，脊髄後角において，抑制性受容体を介して痛覚伝達を抑制する．また，吻側延髄内腹側部から脊髄後角に投射する神経のうち，痛覚の増強に関与する神経（ON cell）と内因性鎮痛に関与する神経（OFF cell）が知られており，オピオイドはこれらの神経活動をも調節して鎮痛作用を示す．

存在するμ受容体を活性化することでGABA神経を抑制し，GABAの遊離を抑制（脱抑制*）することによって，これらの領域を起始核とした下行性の神経系を活性化する（下行性痛覚抑制系の賦活化*）．脊髄後角に投射しているこれらの下行性の神経系は，一次知覚神経からの痛覚伝達物質の遊離を抑制する．また，これらの神経系は，脊髄後角の後膜を直接抑制して痛覚伝達を遮断すると考えられている．

③ 視床中継核／視床下部／大脳知覚領などに存在するオピオイドμ受容体を介して，痛覚伝達や痛覚発現を抑制する

オピオイドμ受容体作動薬は，二次・三次知覚神経を介する痛覚の伝導路（主に脊髄視床路）において，脳内（主に視床）のμ受容体を活性化することで，大脳皮質の体性感覚野や帯状回領域への痛覚伝達を遮断する．

● 鎮咳作用

延髄の咳中枢（孤束核）のオピオイドμ受容体に作用して，鎮咳作用を発現する．鎮咳薬としての適応のあるコデイン（代謝することでモルヒネとなる）よりも，モルヒネのほうが鎮咳作用は強力である．

● 呼吸抑制作用

主として延髄呼吸中枢の直接抑制作用によるものである．CO_2に対する感受性の低下を招き，チェーン・ストークス（Cheyne-Stokes）呼吸を起こす．呼吸抑制はオピオイドμ受容体作動薬による過量投与の指標になったり，急性毒性の死因となったりするため，麻薬拮抗薬であるナロキソンを解毒薬として使用する．

● 嘔気・嘔吐（催吐）作用

オピオイドμ受容体作動薬服用患者の50～60%程度に頻発すると考えられているが，薬剤によって頻度は異なる．催吐作用に対する耐性は比較的早期に成立するため，開始早期の予防が重要となる．オピオイドμ受容体作動薬は，延髄の化学受容器引金帯（CTZ*）や前庭器のμ受容体に作用し，その刺激が延髄の嘔吐中枢に伝わる．また，消化管のμ受容体に作用し，胃内容物の停留によりCTZや延髄の嘔吐中枢を刺激する．基本的にはドパミン受容体拮抗薬がオピオイドの嘔気・嘔吐に使用されることが多いが，予防的に投与を開始することが多い．これは，μ受容体の刺激により，嘔吐関連領域で間接的にドパミン神経系が活性化されることによるためである．神経回路網などは，いまだはっきりしない部分が多い．一方，前庭器や消化管のμ受容体刺激によるヒスタミン神経や求心性迷走神経（コリン作動性神経）の活性化も嘔吐発現の重要な機序であるため，抗ヒスタミン薬や抗コリン薬（M_1受容体拮抗薬など）は，オピオイド誘発嘔吐に効果がある（図10）．

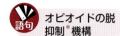

オピオイドの脱抑制*機構

オピオイドは，オピオイドμ受容体（Giタンパク質共役型）を介し，抑制性のGABA神経系を抑制することで，連絡する次の神経の活性化を引き起こす．これを脱抑制機構という．

下行性痛覚抑制系の賦活化*

オピオイドμ受容体作動薬による鎮痛効果発現機序の特徴的なものだが，いまだ不明な部分も多く，とくに下行性セロトニン神経系の鎮痛システムは複雑で，その"効力"について否定的な考え方もある．

CTZ*

chemoreceptor trigger zone.

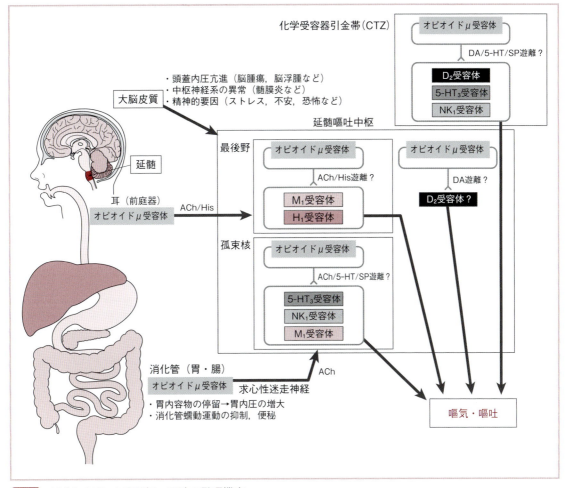

図10 オピオイドによる嘔気・嘔吐の発現機序
DA：ドパミン，SP：サブスタンスP，Ach：アセチルコリン，His：ヒスタミン，NK1：ニューロキニン1．

4.4 オピオイド鎮痛薬各論

●オピオイド鎮痛薬（オピオイドμ受容体作動薬）

モルヒネ*

　疼痛治療に使用される代表的な麻薬性鎮痛薬（医療用麻薬）である．モルヒネは投与経路ならびに剤形の選択肢が圧倒的に多いため，患者の状態に応じて，適切な投与経路を選択できる．経口投与されたモルヒネは肝初回通過効果を高く受けるため，生体内利用率は約25％と低い．この際に生成されるモルヒネ-6-グルクロニド（morphine-6-glucuronide：M6G）が多くのモルヒネ様副作用を引き起こすが，これは活性体であり，鎮痛作用も強力である．M6Gはほとんど腎から排泄されるため，腎機能障害患者にモルヒネを使用するとM6Gが蓄積し，鎮静などの副作用を起こしやすくなるため，腎機能低下患者に対するモルヒネ使用

語句 モルヒネ*

アヘンアルカロイドの一種であり，中枢性の強い鎮痛作用をもつが，嘔気・嘔吐，便秘，傾眠，呼吸抑制作用，縮瞳作用などの副作用がある．
⇒本章「C 緩和」（p.332）参照．

には注意が必要である．

オキシコドン*

モルヒネと構造がわずかに異なるオキシコドンは，その代謝の違いにより，モルヒネよりも腎障害による悪影響を受けにくいとされているため，モルヒネからのオピオイド・スイッチング*（ローテーション）に使用されることが多い．また低用量の徐放性製剤があるため，オピオイドの導入薬としての使用頻度も高い．オキシコドンの大半は，肝臓でCYP*3A4により活性がないノルオキシコドンに代謝される．そのため，CYP3A4を阻害する薬物と併用した場合，傾眠やせん妄などオキシコドンの副作用が予想以上に強まる可能性があるので注意が必要である．

フェンタニル*

合成オピオイドであり，その構造はモルヒネとは大きく異なる．オピオイドμ受容体に対する選択性が非常に高く，内活性も強く，モルヒネよりも約100倍強い鎮痛効果が得られる．一方，脂溶性が高いため，血液脳関門をすみやかに通過し，中枢効果発現が速い．また，皮膚や粘膜から吸収されやすい特徴があるため，貼付剤や口腔粘膜吸収剤などの剤形がある．こうした剤形により，内服困難な場合でも簡便に利用できる大きな利点がある．一般にモルヒネよりも悪心・嘔吐が少ないと考えられているが，これはすみやかな中枢抑制作用による可能性がある．一方，こうした特徴から呼吸抑制にはより注意が必要である．フェンタニル貼付剤を非がん性慢性疼痛*に対して使用する場合には，事前にeラーニングを受講する必要がある．

オキシコドン*
⇒本章「C　緩和」（p.333）参照．

オピオイド・スイッチング*
⇒本章「C　緩和」（p.334）参照．

CYP*
cytochrome P450；シトクロム P450．

フェンタニル*
⇒本章「C　緩和」（p.333）参照．

Column

痛みがあると依存が起きない？

がん性疼痛下では，末梢から脳に伝達された痛みの情報が，腹側被蓋野に持続的に入力することで，おそらく内因性オピオイドμリガンドであるβ-エンドルフィンが過剰遊離される．こうした遊離β-エンドルフィンにより，オピオイドμ受容体機能の脱感作が誘導され，その神経ネットワークと連動する中脳辺縁ドパミン神経系の機能が同調して破綻する．このような機序によって，オピオイドμ鎮痛薬による精神依存が起きにくくなる可能性が想定されている．一方，慢性疼痛患者では，オピオイド鎮痛薬を使用した場合，患者の20%にオピオイド鎮痛薬の乱用が認められ，2〜5%に依存が認められるなど，オピオイド依存の可能性が懸念されている．これは，慢性痛の多様性に依存した痛みの程度や頻度の不均一性から，上述した機序による報酬系ネットワーク機能の低下が常に起こっているとは限らないために，オピオイドに反応するケースがあると推察される．近年，がん性疼痛のみならず，非がん性の慢性疼痛に対しても使用できる麻薬性鎮痛薬が増えていることから，疼痛管理において，麻薬性鎮痛薬の適正使用が重要である．

非がん性慢性疼痛*に対するオピオイド治療

近年，非がん性慢性疼痛にオピオイド鎮痛薬の処方が可能となったことは，慢性疼痛に苦しむ多くの患者に福音をもたらす可能性があるという期待が膨らむと同時に，一方では日本社会でのオピオイドの氾濫を懸念する声もあり，非がん性慢性疼痛に対するオピオイド鎮痛薬使用には十分注意する必要がある．現在，非がん性慢性疼痛に対して使用可能なオピオイドは，コデイン，トラマドール製剤，ブプレノルフィン貼付剤，モルヒネ塩酸塩錠・原末，およびフェンタニル貼付剤である．

トラマドール*

オピオイドμ受容体に対する親和性は低いが，その代謝物のモノ-O-脱メチル化体（M1）が高い親和性を有し，トラマドールの鎮痛作用に寄与している．こうした背景から非麻薬性のオピオイドに分類される．またSNRI作用を併せもつため，相乗効果により鎮痛作用を発揮すると考えられている．トラマドール自体は精神依存，鎮痛耐性を形成しにくく，SNRI作用も有することから，他のオピオイド鎮痛薬に抵抗性を示すような神経障害性疼痛への有効性も期待されている．

ヒドロモルフォン

日本では，2017年に徐放製剤，即放製剤が承認されたが，海外においては昔から販売されている麻薬性鎮痛薬であり，WHOのがん疼痛治療のためのガイドラインなどにおいて疼痛管理の標準薬に位置づけられている．化学構造的にはモルヒネとわずかに異なる構造をもつが，フェンタニルと同程度の効果を示す．一方，フェンタニルとは分子薬理学的に違いがあることが最近の基礎研究から明らかとなってきている．日本ではまだ臨床データがあまりないので詳細な比較はできないものの，今後は，モルヒネやフェンタニルとは異なる強オピオイドとして期待される．また，主にグルクロン酸抱合によりヒドロモルフォン-3-グルクロニドに代謝されるが，この代謝物は活性が非常に低いため腎臓への影響が少なく，腎機能が低下した患者でも使用できる．

メサドン*

合成ジフェニルヘプタン誘導体であり，オピオイドμ受容体に対する強力なアゴニスト作用と*N*-メチル-D-アスパラギン酸（NMDA*）受容体拮抗作用により鎮痛効果を示すと考えられているが，後者の作用ははっきりとしていない．他の強オピオイドで対処できない痛みがある場合に，メサドンへ切り替えて使用する．血中濃度が定常状態に達するまでに約1週間を要し，また，薬物動態は個人差が大きいため，鎮痛効果持続時間は4〜12時間と幅がある．一方，消失半減期は20〜35時間と長い．他のオピオイド製剤では解決できない複雑な痛みに奏効することがあるが，一方でQT延長や呼吸抑制の副作用報告が多い．適応は，「他の強オピオイド鎮痛剤で治療困難な中等度から高度の疼痛を伴う各種癌における鎮痛」である．使用する医師は，事前にeラーニングを受講する必要がある．

タペンタドール*

トラマドールのオピオイドμ受容体活性とノルアドレナリン再取り込み阻害作用をもち合わせ，セロトニン再取り込み阻害作用はほとんど有さない新規のオピオイド鎮痛薬である．μ受容体作動活性は他の強オピオイドに比べやや弱いものの，ノルアドレナリン再取り込み阻害作用を併せもつため，侵害受容性疼痛だけでなく，神経障害性疼痛への効果も期待されている．モルヒネやオキシコドンに比べて，便秘，悪心・嘔吐などの消化器症状の副作用が少ないことが報告されている．また，腎障害時においてもモルヒネ，オキシコドン，トラマドールと比べて安全に使用できる．さらに，主に肝臓でグルクロン酸抱合により非活性代謝物

語句　トラマドール*

⇒本章「C　緩和」(p.332)参照．

一口メモ　トラムセット®配合錠

2011年にトラマドールとアセトアミノフェンとの合剤であるトラムセット®配合錠が承認された．この配合剤は，治療困難な非がん性慢性疼痛と抜歯後の痛みの治療などに使用されている．

豆知識　オピオイド誘発性痛覚過敏（OIH）

オピオイド鎮痛薬投与中にその鎮痛効果が減衰することがある．原因としては，オピオイドの耐性の出現とオピオイド誘発性痛覚過敏（opioid-induced hyperalgesia：OIH））が考えられる．臨床における両者の鑑別診断は非常に困難であるが，OIHは長期のオピオイド治療中にみられるもので，オピオイド鎮痛薬の急激な減量・中止が契機となって発症し，オピオイド鎮痛薬の追加投与によって痛みが増悪することで診断できる．OIHの機序は不明であるが，NMDA受容体関与の可能性が示唆されている．OIHの臨床における発生頻度は不明である．急激なオピオイド鎮痛薬の中止や減量を避けることが，OIHの予防に重要であるとされている．

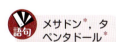

語句　メサドン*，タペンタドール*

⇒本章「C　緩和」(p.333)参照．

NMDA*

N-methyl-D-aspartate.

Topics

バイアスリガンドについて

同じオピオイドμ受容体に作用するオピオイド鎮痛薬のなかでも，モルヒネ，フェンタニル，オキシコドンは，それぞれ鎮痛効力が異なる．また，鎮痛用量に対する便秘，悪心，呼吸抑制などが発現する用量換算比も異なる．こうした個々の薬剤固有の薬理学的特徴を説明する学説として，近年，「ligand-biased efficacy」説が提唱されている．この概念に基づいた解析の中で，個々の薬物の受容体に対する結合部位形式や下流シグナル応答が異なることが明らかとなってきた．このような分子薬理学的解析は，疼痛治療領域において，オピオイド・スイッチングあるいは併用療法を考えるうえで重要であると考えられる．

に代謝された後にほとんどが排泄され，CYPによる代謝をほとんど受けないため，薬物相互作用が少ない．

レミフェンタニル

超短時間作用型の合成オピオイドであり，フェンタニルと同様，オピオイドμ受容体に対する選択性が非常に高い．作用発現時間が数分と非常に速く，かつ，非特異的エステラーゼによりすみやかに代謝されるため，血中半減期も3〜10分と非常に短い．長時間投与後の蓄積性がなく，持続静注が可能なため，術中鎮痛の目的で使用されることが多い．一方で，使用することで術後痛*を悪化させるとの報告もある．術後痛の悪化は，急性鎮痛耐性および痛覚過敏によると考えられており，その機序，発症要因，予防法などが徐々に解明されつつあるが，いまだ結論には至っていない．レミフェンタニルの投与量，時間との相関は認められていないが，高用量・長時間投与でリスクが増大すると考えられている．

コデイン*

コデイン自体のオピオイドμ受容体に対する親和性はモルヒネに比べて低く，約10%が肝臓でCYP2D6によりO-脱メチル化されてモルヒネとなることで，鎮痛作用を発揮する．一方，コデインは強力な鎮咳作用を有するため，中枢性鎮咳薬としてもよく用いられる．

● 麻薬拮抗性鎮痛薬*（オピオイドμ受容体部分作動薬）

ペンタゾシン

オピオイドκ受容体に対しては作動薬として作用すると考えられているが，オピオイドμ受容体に対しては部分作動薬として作用するため，麻薬拮抗性鎮痛薬ともよばれる．その鎮痛作用は，主にμ受容体を介して発現するが，一部は，κ受容体も介している可能性がある．μ受容体に対しては，部分作動薬としての性質からペンタゾシンは鎮痛作用の有効限界（天井効果）を有し，また，モルヒネなどの完全作動薬からの切り替え時に退薬症候を誘発する可能性があるため，オピオイド・スイッチングには適さない．

術後痛*

患者が経験する最大の急性疼痛の一つであるにもかかわらず，対策にはこれまであまり関心が向けられていなかった．最近では，遷延した術後痛の概念も構築され，難治性慢性痛の一つとして考えられている．遷延化の要因として，術前の不安や，術中の神経損傷，炎症物質の発現増加などがあげられるが，その明確な発症機序はいまだ不明である．

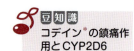

コデイン*の鎮痛作用とCYP2D6

日本人の約20〜40%はCYP2D6活性が遺伝的に低いため，コデインからモルヒネの変換があまり行われず，鎮痛作用が発揮されにくい．
⇒本章「C 緩和」（p.332）参照．

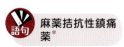

麻薬拮抗性鎮痛薬*

麻薬性鎮痛薬（医療用麻薬）投与後に投与すると，麻薬性鎮痛薬の鎮痛作用が拮抗されるため，麻薬性鎮痛薬と併用してはならない．非麻薬性鎮痛薬ともよばれるが，弱い精神・身体依存性があるため，第二種向精神薬として取り締まられている．

ブプレノルフィン

オピオイドμ受容体に対しては，ほぼ不可逆的に結合性を有する部分作動薬であり，オピオイドκ受容体に対しても部分作動薬として作用するため，麻薬拮抗性鎮痛薬ともよばれる．モルヒネより25〜50倍強い鎮痛効力をもつが，天井効果を有する．両オピオイド受容体に対して高親和性を示し，受容体からの解離が遅く，長時間の作用を示す．注射剤および坐剤，テープ剤が用いられる．貼付剤の適応は「非オピオイド鎮痛薬で治療困難な変形性関節症，腰痛症に伴う慢性疼痛における鎮痛」であるが，使用する医師は事前にeラーニングを受講する必要がある．

●麻薬拮抗薬 (オピオイドμ受容体拮抗薬)

ナロキソン

オピオイドμ受容体に対して結合するものの，鎮痛効果などの内活性をまったく示さない拮抗薬である．一方，高用量ではオピオイドδおよびκ受容体に対しても拮抗作用を示すことが知られている．臨床においては，ナロキソンはモルヒネやフェンタニルなどのオピオイドμ受容体作動薬による呼吸抑制などの急性中毒を解除する目的で使用される．

ナルデメジン

オピオイド誘発性便秘症 (opioid-induced constipation：OIC) の治療薬として，2017年に承認された新たな末梢性オピオイドμ受容体拮抗薬である．多くのオピオイド鎮痛薬は，脊髄や脳内に存在する中枢のμ受容体に作用し，強い鎮痛効果を示すが，腸管に存在する末梢のμ受容体にも作用することで，強い便秘症状を引き起こす．ナルデメジンは，血液脳関門を通過しにくいので，主に末梢のμ受容体に結合し，鎮痛作用を減弱させることなく，便秘症状を緩和する．一方，重大な副作用として下痢がある．

（濱田祐輔，成田　年，植月信雄）

◉引用文献

1) 厚生労働行政推進調査事業費補助金 慢性の痛み政策研究事業「慢性の痛み診療・教育の基盤となるシステム構築に関する研究」研究班監. 慢性疼痛治療ガイドライン作成ワーキンググループ編. 慢性疼痛治療ガイドライン. 真興交易 (株) 医書出版部；2018. p.16-18.

C 緩和

緩和ケアとは
- 生命を脅かす疾患による問題に直面する患者とその家族を対象とする．
- 痛みやそのほかの身体的，心理的，社会的な問題，さらにスピリチュアルな問題を早期に発見し，的確な評価と処置を行う．
- 苦痛を予防したり和らげたりすることで，QOLを改善するアプローチである．

がん疼痛の分類と発生機序
- 痛みには侵害受容性疼痛，神経障害性疼痛，心理社会的疼痛（心因性疼痛）がある．
- 侵害受容性疼痛は体性組織の異常に伴って発生する体性痛と，内臓の異常に伴って発生する内臓痛の2種類に分類される．
- がんによる痛みの多くはこれら複数の種類の痛みが混在している．

がん疼痛の評価
- 患者自身の評価が基準．患者が記入できない場合，家族が記入する．
- 評価ツールを使用することを原則とする．評価ツールを用いないときは「簡便な症状評価の問診」をする．

がん疼痛の薬物療法
- WHO方式がん疼痛治療法は，2018年最新版で以下の4原則に変更された．
  ①経口投与を基本とする．
  ②時間を決めて投与する．
  ③患者に見合った個別的な量を投与する．
  ④患者に見合った細かい配慮をする．

Keywords ▶ 緩和ケア，がん疼痛，WHO方式がん疼痛治療法，鎮痛補助薬，オピオイド・スイッチング，レスキュー薬

1 緩和ケアとは（図1）

WHOでは2002年に緩和ケア（palliative care）について「緩和ケアとは，生命を脅かす疾患に直面する患者とその家族に対して，痛みやそのほかの身体的，心理的，社会的な問題，さらにスピリチュアルな問題を早期に発見し，的確な評価と処置を行うことによって，苦痛を予防し和らげることで，QOL*（人生の質，生活の質）を改善するアプローチである」と定義した．

一方，日本緩和医療学会では2014年に「緩和ケアとは，重い病を抱える患者やその家族一人一人の身体や心などの様々なつらさをやわらげ，より豊かな人生を送ることができるように支えていくケア」と定義している．

QOL*
quality of life.

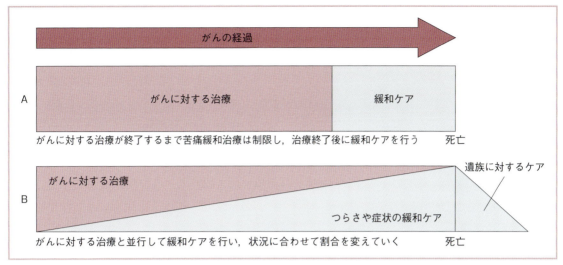

図1 がんの治療と緩和ケアの関係：これまでの考え方（A），新しい考え方（B）
（2012年6月　がん対策推進協議会緩和ケア専門委員会〈厚生労働省〉より）

したがって，がん対策推進基本計画にも明記されているように，患者とその家族が，がんと診断されたときから精神心理的苦痛に対する心のケアも含めた全人的緩和ケアが受けられるよう，緩和ケアの提供体制の充実が重要である．

2 がん疼痛の分類と発生機序

がん疼痛（がん性疼痛）（cancer pain）とは，がん患者に生じる痛みのすべてを含み，①がん自体（腫瘍の浸潤や増大，転移など）が直接の原因となる痛み，②がん治療に伴って生じる痛み（術後痛や術後の慢性疼痛，化学療法に伴う疼痛，放射線療法による痛みなど），③がん患者に関連した痛み（長期臥床に伴う腰痛，リンパ浮腫，褥瘡など），④がん患者に併発したがんに関連しない疾患による痛み（変形性脊椎症，片頭痛など），の4種類に分類される．

ただし，日本緩和医療学会のガイドラインでは，このうち，がん自体により生じる痛みをがん疼痛と定義しており，本項では以降，がん疼痛として述べる．

3 痛みの病態生理とがん疼痛

痛みを病態生理学的に分類すると，侵害受容性疼痛，神経障害性疼痛，および心理社会的疼痛（心因性疼痛）に分けられる．がん疼痛は侵害受容性疼痛と神経障害性疼痛が混在していることが多い（**表1**）．

がん疼痛の初期は侵害受容器の活性化に伴って痛みが惹起され，時間の経過に伴って腫瘍が増大し，それが神経を圧迫して神経障害性疼痛を併発することが多い．また，がん疼痛は，がんに対する恐怖などから生じるうつ病などの症状とし

表1 痛みの性状と分類

侵害受容性疼痛	内臓痛	・腹部腫瘍の痛みなど局在があいまいで鈍い痛み ・ズーンと重い	オピオイドが効きやすい
	体性痛	・骨移転など局在がはっきりした明確な痛み ・ズキッとする	突出痛に対するレスキューの使用が重要になる
神経障害性疼痛		・神経叢浸潤，脊髄浸潤などによる，ピリピリ電気が走るような・しびれる・ジンジンする痛み	難治性で鎮痛補助薬を必要とすることが多い

(Woolf CJ. Pain：Moving from symptom control toward mechanism-specific pharmacologic management. Ann Intern Med 2004；140〈6〉：441-451 より改変)

て，痛みを訴えることがある．

● 侵害受容性疼痛

体性痛

骨，筋肉，関節などの体性組織の異常に伴って起こる痛みで，機械的刺激による．体性痛の特徴は，持続的な鈍い痛みに，ズキッとするような鋭い痛みが混在することである．これらの痛みには非オピオイド鎮痛薬（NSAIDs*，アセトアミノフェン）やオピオイド鎮痛薬が用いられる．

内臓痛

管腔組織であれば閉塞や直接浸潤，実質臓器であれば直接浸潤や圧迫が原因で痛みが発生する．体性痛とは異なり，局在が不明瞭である．非オピオイド鎮痛薬やオピオイド鎮痛薬が有効である．

● 神経障害性疼痛

末梢・中枢神経の直接的損傷に伴って発生する痛みで，非オピオイド鎮痛薬やオピオイド鎮痛薬では効果が乏しく，鎮痛補助薬が有効な痛みである．

痛みの特徴としては，障害された神経の支配領域にさまざまな痛みや感覚異常が発生する．

NSAIDs*

nonsteroidal anti-inflammatory drugs：非ステロイド性抗炎症薬．

4 痛みの性質分類

● 痛みの性質

「灼けるような痛み」「刺すような痛み」「ピリピリと電気が走るような痛み」「鈍痛」「うずく痛み」などと表現されることが多い．

● 刺激に誘発される痛み

通常では痛みを感じない程度の痛み刺激に対しても，痛みを感じる痛覚過敏（hyperalgesia）や，刺激に対する感受性が亢進している感覚過敏（hyperesthesia），通常では痛みを引き起こさない軽い触刺激や温覚によって引き起こされるアロディニア*（allodynia）などがある．

● 知覚異常

自発痛または，刺激に誘発される痛みではない異常な感覚がみられる．不快を

アロディニア*

⇒第1章 B-6-1 の語句 (p.111) 参照．

伴わない異常感覚（paresthesia）と，不快を伴う異常感覚（dysesthesia）がある．

5 がん疼痛の評価

　がんの疼痛コントロールのためには，詳細に痛みの評価をする必要がある．痛みの量的評価・部位・時間的評価・質的評価などは，基本的には患者や家族が多くの情報をもっている．痛みは感覚的要素が大きく，患者が痛いと言えばそのことを信じて対応することになる．この患者の主観的な痛みの感覚を，いかに客観的に評価できるかが鍵となる．

● 痛みの量的評価

　痛みの強さを患者に尋ねることは，評価するうえで重要である（図2）．

Verbal Rating Scale（VRS）

　痛みの強さを適切な言葉で順位をつけて評価する方法で，「痛みがない，弱い，中程度，強い，耐えられないほど痛い」など答えやすいが，改善度合いがわかりにくい．

Numerical Rating Scale（NRS）

　痛みの強さを0～10の11段階で評価する方法．患者に尋ねるときは，これ以上の痛みは考えられないくらいの痛みを10として考えてみるように話し，最悪の痛みを定義づけすることが重要である．

Visual Analogue Scale（VAS）

　痛みの強さを100 mmのスケール上で患者自身に記入してもらい，0からの距

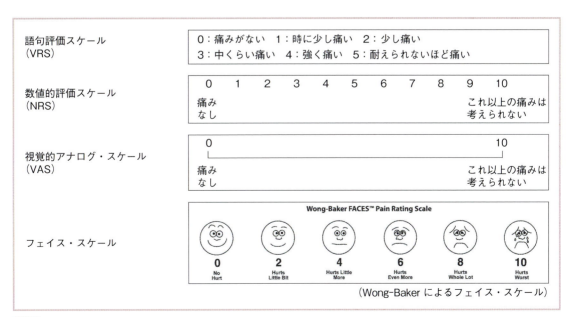

図2 痛みの評価スケール

離（mm）を痛みの強さとして評価する方法である．こちらが"痛みがない"，こちらが"最大の痛み"として，痛みの程度に印をつけてもらう．

Face Scale
　痛みを表現するのが難しい子どもや，言葉の通じない外国人でも表現しやすい．

● 痛みの増悪因子，軽快因子
　痛みの増悪因子としては，体動，冷感，消化管蠕動，不安，孤独，抑うつ，不眠などがあげられる．一方，軽快因子としては，入浴，マッサージ，睡眠，不安の軽減，人との触れ合いなどがあげられる．

● 痛みの出現時間，持続時間
　痛みがいつから出現したのか，間欠的か持続的なのか，痛みの出現頻度，持続時間，痛みの出る時間帯などを詳細に尋ねることが重要である．

● 痛みの質的評価
　体性痛の場合は，ズキッとした鋭い痛みと表現され，場所が限局される．内臓痛の場合は，ズシーンと鈍い痛み，あるいは重い痛みと表現され，場所を特定できないことが多い．また，神経障害性疼痛の場合は，電気が走るような痛み，電撃痛，ピリピリした痛み，しびれたような痛み，灼熱感，絞めつけられるような痛み，などと表現される．

6 WHO方式がん疼痛治療法

● 疼痛治療の目標
　WHO方式がん疼痛治療法では，次の段階的目標を設定している．
　①第一目標は，夜間の睡眠時間を確保．
　②第二目標は，日中の安静時に痛みがないこと．
　③第三目標は，起立時や体動時の痛みがないこと．
　また，この目標を段階的に達成することで，最終的には鎮痛効果を継続させて，平常の日常生活に近づけることを示している．
　WHO方式がん疼痛治療法は，治療にあたって守るべき「鎮痛薬使用の4原則[*]」と痛みの強さによる鎮痛薬の選択ならびに鎮痛薬の段階的な使用方法を示した「3段階除痛ラダー」（図3）から成り立っている．

● 鎮痛薬使用の4原則
経口的に（by mouth）
　がんの痛みに使用する鎮痛薬は経口投与を原則とする．その理由は，簡便で，用量調節が容易で，安定した血中濃度が得られるからである．

時刻を決めて規則正しく（by the clock）
　痛みが出てから頓用的に鎮痛薬を投与することはしない．痛みのない状態を保つために，鎮痛薬は時刻を決めて規則正しく投与する．毎食後ではなく，8時間ごと，12時間ごとなど時間を決めて投与する．

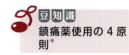

豆知識
鎮痛薬使用の4原則[*]

従来は「除痛ラダーに沿って効力順に（by the ladder）」を加えた5原則であったが，この原則は「患者ごとに個別的な量で」に含まれるとして，2018年の最新版では4原則に変更された．

患者ごとに個別的な量で（for the individual）

痛みの強さや感じ方はそれぞれ異なり，鎮痛薬の効果にも個人差がある．患者に見合った鎮痛効果と副作用のバランスが最もよい個別的な量を投与する．「標準投与量」や「投与量の上限」があるわけでなく，痛みがとれる量が適量となる．

そのうえで細かい配慮を（attention to detail）

鎮痛効果と副作用の評価ならびに対策を行い，適切な鎮痛薬への変更や鎮痛補助薬の追加を検討する．レスキュー薬の指示や説明，患者・家族のオピオイドについての誤解を解くことも重要である．

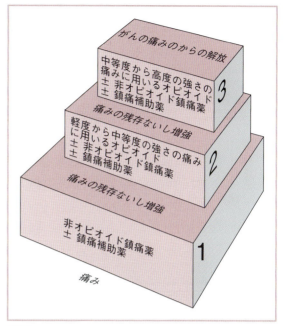

図3 3段階除痛ラダー
（WHO編．がんの痛みからの解放．第2版．金原出版；1996より）

7 非ステロイド性抗炎症薬（NSAIDs），アセトアミノフェン

NSAIDsはステロイド構造以外の抗炎症作用，解熱作用，鎮痛作用を有する薬物の総称である．一方，アセトアミノフェンには末梢性の消炎作用はなく，中枢性の鎮痛作用と解熱作用がある．

●非ステロイド性抗炎症薬（NSAIDs*）

炎症で惹起される疼痛には，ブラジキニンなどの発痛物質が関与しており，侵害受容器を刺激して痛みを生じる．一方，プロスタグランジン（prostaglandin：PG）には直接的な発痛作用はないが，ブラジキニンなどの発痛物質が知覚神経終末で作用すると，感覚の過敏症（疼痛閾値の低下）を起こし，疼痛を感知する大脳皮質の知覚領では感覚感受性が増大する．PGは，止血，胃酸分泌の制御や胃粘膜の保護，腎血流の維持などにも働いており，シクロオキシゲナーゼ（cyclooxygenase：COX）はこれらの生理機能をも制御する．これがCOX阻害による副作用となって現れる．

COXにはCOX-1とCOX-2のアイソザイムが存在し，COX-1（構成型COX）は大部分の正常細胞や組織に定常的に発現し，身体機能の維持に関与している．一方，COX-2（誘導型COX）は炎症に伴いサイトカインや炎症メディエーターによって誘導されるが，腎臓や脳の特定の領域では定常的に発現している．

選択的COX-2阻害薬としてセレコキシブがあり，比較的COX-2阻害の選択

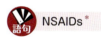

NSAIDs*
⇒本章「B 鎮痛」（p.311）参照．

性が高いものにエトドラク，メロキシカムがあり，汎用されている．

　NSAIDs は COX の活性を阻害して PG 産生を抑制することにより作用を発揮する．国内で利用可能な NSAIDs はいずれも，程度の差はあるものの COX-1 および COX-2 のどちらの活性も抑制する．

●アセトアミノフェン

　主要な NSAIDs と比べて炎症を抑える作用が弱いが，アスピリンとほぼ同程度の鎮痛および解熱作用を示す．アセトアミノフェンの解熱・鎮痛作用は中枢性で，体内の水分の移動と末梢血管の拡張が相まって起こる発汗を伴う解熱作用と，脳内における痛みの中継点である視床や大脳皮質の痛覚伝達の抑制によるもの[1]とされている．NSAIDs と比較して腎機能や血小板機能，消化管への影響が少ないため，原疾患や既往歴のある患者のがん疼痛緩和に幅広く用いられる．

8 オピオイド鎮痛薬*

●弱オピオイド

コデイン

　コデインはモルヒネに類似し，フェノール環 3 位の水酸基がメチル化されたメチルモルヒネ構造を呈する．CYP*2D6* の触媒下で脱メチル化，さらにグルクロン酸抱合を受けて産生されるモルヒネ-6-グルクロニド（morphine-6-glucuronide：M6G）が鎮痛作用の主体になる．

　リン酸コデインには有効限界があり，投与量が 300 mg/日に達したら，第 3 段階の強オピオイドに切り替えられることが多い．

トラマドール

　合成非麻薬性鎮痛薬で，主としてノルアドレナリンとセロトニンの再取り込み阻害作用を示し，下行性痛覚抑制系を増強して鎮痛効果を高める．オピオイド μ 受容体へは，トラマドールの代謝物であるモノ-O-脱メチル体（M1）が作用する．

●強オピオイド

モルヒネ

　脊髄において一次知覚神経終末にあるオピオイド μ 受容体に結合してグルタミン酸やサブスタンス P などの痛覚情報伝達物質の遊離を抑制するとともに，シナプス後の脊髄後角に作用し，その興奮を抑制して痛覚情報伝達を抑制する．

　モルヒネは主としてグルクロン酸抱合を受け，モルヒネ-3-グルクロニド（M3G）と薬理活性のある M6G に代謝される．腎不全患者や血液透析患者にモルヒネを投与すると M6G が蓄積し，遷延性の意識障害や呼吸抑制が起きることがあるので，このような患者には活性代謝物が臨床上問題にならないフェンタニルやオキシコドンを用いることが望ましい．

　剤形が末，速放錠，徐放錠，内用液剤，坐剤，注射剤などと多い．

語句 オピオイド鎮痛薬*

⇒本章「B　鎮痛」（p.318）参照．

CYP*

cytochrome P450；シトクロム P450．

一口メモ CYP2D6*欠損と鎮痛薬

CYP2D6 の欠損がアジア系人種では約 1% にみられ，コデインを投与してもモルヒネに変換できない．鎮痛効果はモルヒネとして担うことになるため，CYP2D6 欠損では鎮痛効果が発揮されにくく，3 段階除痛ラダーの第 2 段階はスキップされて第 3 段階の薬物が用いられることが多い．

◆トラマドール

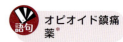

◆モルヒネ

オキシコドン

モルヒネと同じオピオイドμ受容体作動薬で，主として中枢神経系，平滑筋組織に作用する．

天然アルカロイドのテバインの半合成誘導体で，肝臓においてグルクロン酸抱合を回避し，CYP3A4 で代謝されノルオキシコドン（有意な活性なし）と，CYP2D6 で代謝されオキシモルフォン（活性を有するが血中には微量にしか存在しない）になるが，代謝物は臨床上あまり問題にならない．

生体内利用率は 60～80% ときわめて高い．鎮痛効果は投与経路によって異なり，経口投与では生体内利用率が高いことから，モルヒネの 1.5～2 倍の鎮痛効果と考えられている．

剤形は速放顆粒，徐放錠*，注射剤がある．

フェンタニル

オピオイドμ受容体を介してアゴニストとして作用し，鎮痛効果を示すものと考えられている．

経皮吸収剤は皮膚や肝機能などの状態により血中薬物濃度が大きく異なることがあり，鎮痛が困難な場合は他剤に切り替えることを考慮する．経皮吸収剤の薬物動態に関する項目としては，ばらつきが大きいが，最高血中濃度到達時間（Tmax*）は貼付開始後 12～48 時間であり，24～72 時間の血中濃度はおおむね一定に維持される．半減期は 17 時間程度である．貼付用量と血中濃度は，用量依存性である．

フェンタニルは主に CYP3A4 で代謝されノルフェンタニルになるが，薬理活性はほとんどないと考えられている．

口腔粘膜吸収製剤（バッカル錠，舌下錠），経皮吸収剤（フェンタニルパッチ），注射剤がある

タペンタドール

オピオイドμ受容体への直接作用とノルアドレナリン再取り込み阻害作用の 2 つの作用を有する．消化器系副作用が少なく，代謝経路がグルクロン酸抱合であるので，相互作用が少ない．

Tmax は 3～6 時間，血中半減期が 4～5 時間，タンパク質結合率が約 20%，生物学的利用能は約 32% である．

メサドン

メサドンは合成オピオイドで，オピオイドμ受容体作動薬であるが，グルタミン酸 NMDA*受容体拮抗薬としての作用があるため，がん性神経障害性疼痛の鎮痛薬として期待されている．

とくに注意すべき副作用は，QT 延長があるので，不整脈などの循環器の対応ができる医療機関で用いることが望ましい．また，使用する医師は，事前に e-ラーニングを受講する必要がある．

◆オキシコドン

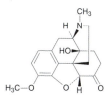

豆知識　オキシコドン徐放錠*使用時の留意事項

オキシコドン徐放錠は製剤構造の中にアクリル系の成分を含み錠剤の外形が崩壊しないで残骸（ゴーストピル）として排泄されるが，成分はすでに吸収されていて臨床上問題はないことを，患者や家族・介護者にはあらかじめ注意しておく．

◆フェンタニル

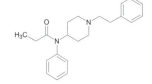

語句　Tmax*

maximum drug concentration time.

◆タペンタドール

◆メサドン

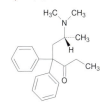

9 レスキュー薬（レスキュー・ドース）

●レスキュー薬とは

定時的にオピオイド鎮痛薬が投与されていても約70%の患者が突出痛を経験し，定期的なオピオイドの増量だけでは突出痛をなくすことはできない．

レスキュー薬とは，疼痛時に臨時に追加する臨時追加投与薬のことで，基本投与オピオイドに追加される速放性オピオイド鎮痛薬をさすことが一般的である．

レスキュー量はモルヒネ内服・坐薬の場合は，1日処方量の1/6量の速放性製剤を投与する．オキシコドン速放性製剤の場合は，経口オキシコドン1日量の1/8～1/4を内服する．注射薬であれば持続皮下注，もしくは持続点滴静注では1時間量の早送り，あるいは1日処方量の1/12量を1時間で注入する．反復条件としては呼吸数10回/分以上．反復間隔は内服では1時間，持続静注・持続皮下注は30分としている．

●レスキュー薬使用時の観察のポイント

疼痛時に使用するレスキュー薬が処方されている場合には，使用回数，効果と副作用を確認する．

① どれくらい疼痛が改善したか．
② どのくらい鎮痛効果が持続するのか．
③ 副作用の評価．
④ どのような状況でレスキュー薬が用いられたか．

10 オピオイド・スイッチング

オピオイド・スイッチング（opioid switching）とはあるオピオイド鎮痛薬からほかのオピオイド鎮痛薬へ切り替えることで，①副作用の軽減，②鎮痛効果の改善・増強などを目的に行われる．

Column

ROO (rapid onset opioids) 製剤について

通常レスキュー薬として用いられる速放性製剤よりもさらに効果発現が速いオピオイド製剤をいう．フェンタニル口腔粘膜吸収製剤としてバッカル錠と舌下錠がある．バッカル錠は上顎臼歯と頬のあいだに挟んで吸収させる製剤で，舌下錠が舌下に投与する製剤である．口腔粘膜から直接体循環に入るので血中濃度の立ち上がりが速く，鎮痛効果は15分以内に出現し，Tmaxは0.5～1時間，効果持続時間は1～2時間程度である．フェンタニル口腔粘膜吸収製剤のレスキュー用量はモルヒネやオキシコドンと違い，換算比が決まっていない．舌下錠の初回投与用量は100μg→200μg→300μg→400μgと調節する必要がある．

NMDA*

N-methyl-D-aspartate：N-メチル-D-アスパラギン酸．

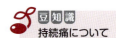

持続痛について

痛みは1日の大半を占める持続痛（baseline pain）と，一過性に痛みを増悪させる突出痛（break-through pain）の組み合わせで構成されている．持続痛の定義は医師が問診する前24時間のうち12時間以上経験される痛みをいい，鎮痛薬によりコントロールされている持続痛と，鎮痛薬が不十分あるいは痛みの急速な増強のためにコントロールされていない持続痛がある．

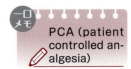

PCA (patient controlled analgesia)

持続皮下注あるいは持続静注で疼痛管理中，疼痛増悪時に患者自身がレスキューできるシステムをPCAという．電動式シリンジポンプとバルーン式ディスポーサブルポンプがあり，在宅で持続皮下注や持続静注での疼痛管理ができるようになった．

表2 各種オピオイドの換算の目安

スイッチングの種類	換算式（注意事項）
1）コデイン内服　　　　　　⇒モルヒネ内服	コデイン投与量×1/6
2）トラマドール内服　　　　⇒モルヒネ内服	トラマドール投与量×1/5
3）ブプレノルフィン坐薬　　⇒モルヒネ内服	ブプレノルフィン投与量×50
4）モルヒネ内服　　　　　　⇒オキシコドン内服	モルヒネ投与量×2/3
5）モルヒネ内服　⇒モルヒネ持続静注，持続皮下注	モルヒネ投与量×1/2
6）モルヒネ内服　　　　　　⇒モルヒネ直腸内投与	モルヒネ投与量×2/3
7）モルヒネ持続静注　　　　⇒オキシコドン持続静注	モルヒネ1日投与量×1.25 （モルヒネ投与中止後に開始）
8）オキシコドン内服　　　　⇒オキシコドン持続静注	オキシコドン1日投与量×0.75 （経口薬の次回投与予定時間に開始）
9）モルヒネ内服　　　　　　⇒フェンタニル持続静注	モルヒネ投与量1日量×1/100 （維持量は，0.1～3.9 mg/日と個人差が大きいので， 0.1～0.3 mg/日から開始する）

（佐伯　茂．オピオイド・スイッチング．Pain Clinic 2012；33〈283〉：s309–s318 より一部改変）

表3 経口モルヒネ30 mg を基準としたオピオイド換算表

	静脈内・皮下投与	経口投与	直腸内投与	経皮投与
モルヒネ	10～15 mg	30 mg	20 mg	
コデイン		200 mg		
オキシコドン	15 mg	20 mg		
フェンタニル	0.2～0.3 mg			12.5 μg/時に相当（※）

（日本緩和医療学会緩和医療ガイドライン委員会編．がん疼痛の薬物治療に関するガイドライン
2014 年版．金原出版；2014．p.50 より）
（※）定常状態における推定平均吸収速度12.5 μg/時＝フェントス®テープ1 mg＝デュロテッ
　　プ®MT パッチ2.1 mg．詳しくは添付文書参照．

●副作用の軽減を目的としたオピオイド・スイッチング

　副作用と思われる症状が，オピオイド鎮痛薬以外の要因や併用しているほかの
薬剤の影響ではないか，十分な副作用対策を行っているかを確認したうえで，オ
ピオイド・スイッチングを行う．

　オピオイド・スイッチングを行ううえで理解しておくことは，各種オピオイド
鎮痛薬の換算式である（**表2**）．また，常にモルヒネからの換算表で考えること
も重要である（**表3**）．

　モルヒネ注射薬，速放性モルヒネ内服薬では5時間以上，坐薬で10時間以上，
徐放剤では14時間以上（1日1回のものは24時間以上），フェンタニル貼付剤
では17時間以上の呼吸状態の観察を要する．

11 オピオイド鎮痛薬の副作用と対策

オピオイド鎮痛薬は緩和ケアにおける主役を担っているが，熟知しておかなければならない副作用がある．患者のQOLを維持・向上するうえで副作用の軽減は薬物治療の最優先課題で，症状管理するうえでは悪心・嘔吐*，便秘はオピオイド鎮痛薬投与開始からコントロールすべき副作用である．増量や過量投与で出現する副作用としては，眠気，せん妄，幻覚・幻視，ミオクローヌス，呼吸抑制などがある[2]．

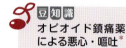

豆知識
オピオイド鎮痛薬による悪心・嘔吐*
10〜40％に発現し，女性や黒人種に多くみられ，反応に人種差があることが示唆されている．経口モルヒネでは50〜60％，オキシコドン徐放錠では40％，フェンタニル貼付剤では30〜40％に生じる．

●悪心・嘔吐

悪心とは，咽頭から前胸部・心窩部にかけて嘔吐が起こりそうな主観的な不快感である．嘔吐とは，上部消化管の内容物が食道を経て口腔より吐出されることをいう．悪心は主観的な症状（symptom）であり，嘔吐は客観的な徴候（sign）である．

オピオイド鎮痛薬による悪心・嘔吐の発現機序としては，①延髄の第四脳室底の近傍にある化学受容器引金帯（chemoreceptor trigger zone：CTZ）の直接刺激，②消化管の蠕動の抑制，③前庭の感受性の亢進，が考えられている．

対策

オピオイド鎮痛薬による悪心の主な原因は，CTZドパミン受容体を刺激することにある．そのため，ドパミンD_2受容体拮抗薬のプロクロルペラジンが第一選択薬とされることが多い．ただし副作用として眠気，ふらつき，錐体外路症状が発現する可能性があり，なかでもアカシジア（akathisia）は，静座不能，落ち着かない様子などが主な症状で，これらを観察することは重要である．

消化管の蠕動運動の低下がみられる場合は，蠕動運動亢進作用のあるメトクロプラミド錠またはドンペリドン錠を用いる．前庭の感受性の亢進への対応としては，ジフェンヒドラミン・ジプロフィリン配合錠・注，プロメタジン注が汎用される．

●便秘

オピオイド鎮痛薬による便秘は，①小腸の運動を抑制し，②十二指腸においては消化液の腸管分泌を抑制し，内容物の粘稠度が増す，③大腸においては駆出性の蠕動波を減少もしくは消失させ，緊張の増強により結果的に内容物の通過を遅延させる，また，④肛門括約筋の緊張を高め，排便したいのに排便できないという状態を生じさせる（図4）．

対策

オピオイド鎮痛薬による便秘の対策としては下剤の投与を考慮するが，患者の状態（腸閉塞，脱水，代謝異常でない）やオピオイド鎮痛薬以外の便秘を起こしやすい薬剤の投与や，便の性状，排便回数，食事の摂取状況によって薬剤を選択することになる．

①便の性状が硬く，水分が少ない場合：浸透圧下剤を投与する．

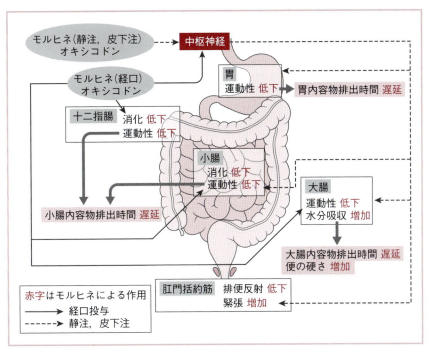

図4 モルヒネ，オキシコドンなどによる便秘発現メカニズム
(加賀谷肇，阿部恵江．緩和ケアにおける便秘の理解とケア．インターサイエンス社；2006. p.7-8 より)

②腸蠕動運動が低下している場合：大腸刺激性下剤やコリン作動薬，プロスタグランジン製剤などを投与する．

③下剤と便秘を繰り返している場合や便の性状が水分を多く含んでいる場合：ポリカルボフィルカルシウムや，ルビプロストンを投与する．

④経口末梢性オピオイドμ受容体拮抗薬：ナルデメジン錠はオピオイド誘発性便秘症を適応症として2017年に薬価収載されている．

⑤オピオイド・スイッチング：モルヒネやオキシコドンをフェンタニルに変更することで便秘が改善する．

●眠気

眠気は強い痛みがあるあいだには発現しないが，鎮痛用量を超えてオピオイド鎮痛薬が投与されている場合，鎮静域に入り，眠気として現れる．またオピオイド鎮痛薬の投与初期には，モルヒネでの軽度の眠気も含めると，眠気は20%程度に発生する副作用である．モルヒネ投与患者においては，腎機能が低下するとモルヒネの活性代謝物であるM6Gが蓄積し眠気が強く現れるので，腎機能のチェックは重要である．また，多剤併用している場合や高齢者では注意を要する．

対策

痛みがなく強度の眠気がある場合には，オピオイド鎮痛薬を減量する．眠気によってオピオイド鎮痛薬の増量が困難な場合はオピオイド・スイッチングを行う．それでも効果がみられない場合は硬膜外投与*への切り替え，神経ブロックの適

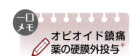

一口メモ オピオイド鎮痛薬の硬膜外投与*

硬膜外腔へのオピオイド鎮痛薬投与によって，投与量を1/10に減量できる．

第3章 麻酔・鎮痛

応を検討する.

●せん妄*

せん妄とは，①意識障害を背景にして，時間・場所・人数などがわからなくなる見当識障害，②幻覚・幻聴・錯覚などの認知障害，③妄想など判断や思考の混乱，精神運動興奮，暴力を含む異常行動，などが生じる急性一過性の精神障害である.

対策

オピオイド鎮痛薬の投与によりせん妄が発現した場合は，鎮痛効果が十分であれば，オピオイド鎮痛薬の減量を検討する.

薬物治療として，クエチアピン，リスペリドンまたはハロペリドールの就寝前投与を行い，必要に応じ1日2～3回に増量する．非定型抗精神病薬のリスペリドンとオランザピンは，せん妄に対して定型抗精神病薬のハロペリドールと同等の効果があることが示唆されている.

●呼吸抑制

呼吸抑制とは，呼吸回数が減少する状態だと理解するとわかりやすい．がん疼痛の治療を目的にオピオイド鎮痛薬を計画的に増量する限りにおいて，呼吸数は低下しないか低下しても1回換気量が増加するので，低酸素血症になることはまれである．しかし，オピオイド鎮痛薬の過量投与または患者の代謝機能の変化により血中濃度の上昇が生じた場合には，1回換気量と分時換気量が抑制されるため呼吸抑制が発生する.

対策

重篤な呼吸抑制の場合，薬物投与を中止して，動脈血酸素飽和度の測定と動脈血ガス分析を行う．酸素投与を行い，CO_2が蓄積していればナロキソンの静脈投与を行う．呼吸回数が10回/分以上にならない場合には，数分おきに追加する.

ナロキソンの効果発現は1～2分，血中半減期はオピオイドに比べて短く，作用持続時間は約30分であるので，症状の再燃に合わせて30～60分おきに複数回投与する必要がある.

---

12 オピオイド鎮痛薬に反応しにくい痛み

がんの痛みにはさまざまな種類の痛みが混在していることが多く，オピオイド鎮痛薬に反応する痛みと反応しない痛みが混在している．オピオイド鎮痛薬が反応しにくい痛みとして神経障害性疼痛がある.

●鎮痛補助薬

鎮痛補助薬（adjuvant analgesics）とは，主たる薬理作用には鎮痛作用を有しないが，鎮痛薬と併用することにより鎮痛効果を高め，特定の状況下で鎮痛効果を示す薬剤である.

神経障害性疼痛などのオピオイド抵抗性の痛みに対して，抗うつ薬，抗けいれ

語句 せん妄*

⇒第2章「B-11 せん妄」(p.286) 参照.

表4 神経障害性疼痛に用いる薬剤例

薬剤の種類	主な副作用	注意すべき既往症	開始量
三環系抗うつ薬 　アモキサピン 　アミトリプチリン 　ノルトリプチリン	眠気，口渇，閉尿	心疾患，緑内障 自殺リスク	10～25 mg 眠前
セロトニン・ノルアドレナリン再取り込み阻害薬（SNRI） 　デュロキセチン	眠気・悪心	うつ状態	20 mg
抗けいれん薬 　ガバペンチン	眠気，眩暈	腎機能障害	100～300 mg 眠前または1日3回
プレガバリン	末梢性浮腫		25～75 mg 眠前または1日2回
カルバマゼピン	眠気，眩暈	不整脈，汎血球減少，血液障害	100～200 mg 眠前または1日2回
クロナゼパム	眠気，眩暈	緑内障	0.5～1 mg
抗不整脈薬 　メキシレチン（経口）	嘔吐，胃部不快	刺激伝導障害	150 mg
リドカイン注	局麻中毒	刺激伝導障害	300～500 mg
NMDA 受容体拮抗薬 　ケタミン	幻覚，眠気，気分不快	脳血管障害	50～100 mg

（厚生労働省・生活衛生局編．医療用麻薬適正使用ガイダンス．2017．p.56 より）

ん薬，抗不整脈薬，NMDA 受容体拮抗薬，中枢性筋弛緩薬，コルチコステロイドなどが用いられている（表4）．

抗うつ薬

　三環系抗うつ薬（TCA*）の代表薬であるアミトリプチリンは，中枢神経に直接作用する．セロトニン系とノルアドレナリン系の下行性痛覚抑制系などの内因性鎮痛機序を介した作用とされている．中枢神経系のセロトニンの濃度が上昇するとオピオイドの鎮痛効果が増強する．ノルアドレナリン系もオピオイドの鎮痛効果を増強する．また，セロトニン・ノルアドレナリン再取り込み阻害薬（serotonine-noradrenalin reuptake inhibitor：SNRI）であるデュロキセチンも鎮痛補助薬として用いられている．

抗けいれん薬

　フェニトインやカルバマゼピンなどの抗けいれん薬は，主に神経細胞膜の Na^+ チャネルに作用し，Na^+ チャネルを阻害することにより神経の興奮を抑制する．また，$GABA_A$ 受容体*-Cl^- チャネル複合体の機能を高め，過剰な神経興奮を抑制するものとして，クロナゼパム，バルプロ酸ナトリウムがある．

　ガバペンチンおよびプレガバリンは，シナプス前膜に存在する電位依存性 Ca^{2+} チャネルの $\alpha_2\delta$ サブユニットを遮断する作用により，Ca^{2+} イオンの流入を

TCA*

tricyclic antidepressant.

$GABA_A$ 受容体*

⇒ 第 2 章 B-5 の語句（p.247）参照．

抑制し，グルタミン酸などの神経伝達物質の放出を抑制することによって鎮痛効果を示す（⇒本章 B の図 8〈p.317〉参照）．

局所麻酔薬，抗不整脈薬

リドカイン，メキシレチンは，Na^+ チャネルを遮断するという作用機序が考えられている．メキシレチンは，肝初回通過効果が小さく，腸管からの吸収が良好であり，生体内利用率が約 90% と高いために，経口で効果が期待できる．

中枢性筋弛緩薬

バクロフェンは，$GABA_B$ 受容体の作動薬であり，三叉神経痛，筋痙縮，筋痙性疼痛などに使用される．作用機序としては，シナプス前の Ca^{2+} 濃度を低下させ，興奮性アミノ酸の放出を減少させ，後シナプスでは K^+ の伝導性を増加させて神経の過分極を起こす．

NMDA 受容体拮抗薬

神経障害性疼痛の発症機序の一つと考えられている NMDA 受容体は，グルタミン酸受容体のサブタイプの一つで，痛みなどの侵害情報伝達に重要な役割を果たしている．神経障害性疼痛の発生には，興奮性神経伝達物質であるグルタミン酸が遊離され，NMDA 受容体を活性化することも関与している．ケタミンは，NMDA 受容体拮抗薬として神経障害性疼痛に用いられる．

ステロイド製剤

神経圧迫による疼痛の第一選択薬で，骨転移にも使用する．

鎮痛補助薬としては，作用時間が長く，電解質作用が比較的弱いベタメタゾン，デキサメタゾンが広く使用される．

（加賀谷肇，植月信雄）

● 引用文献
1) 日本緩和医療薬学会編. 緩和医療薬学. 南江堂；2013. p.33.
2) 加賀谷肇. オピオイド鎮痛薬の副作用と対策. 医薬ジャーナル 2014；50（4）：1203-1210.

● 参考文献
1. 厚生労働省医薬・生活衛生局 監視指導・麻薬対策課. 医療用麻薬適正使用ガイダンス—がん疼痛及び慢性疼痛治療における医療用麻薬の使用と管理のガイダンス. 平成 29 年 4 月.
2. 日本緩和医療学会緩和医療ガイドライン委員会編. がん疼痛の薬物療法に関するガイドライン 2014 年版. 金原出版；2014.

確認問題

確認問題

確認問題

問1 末梢神経系の構造と機能に関する記述のうち，正しいものはどれか．2つ選べ．

1. 運動神経が骨格筋とつながる部分は神経筋接合部とよばれ，運動神経終末から遊離されたアセチルコリンは終板部のムスカリン受容体を刺激し，脱分極を生じる．

2. 体内のほとんどの臓器は交感神経系と副交感神経系により相反的に支配されており，闘争など興奮する場合には交感神経系の活動が高まる．

3. 自律神経系は節前線維と節後線維から成り，節前線維は交感神経，副交感神経ともにアセチルコリンを神経伝達物質とするのに対して，節後線維は交感神経では主としてノルアドレナリン，副交感神経ではアセチルコリンを神経伝達物質とする．

4. 各臓器を支配する交感神経と副交感神経には優位性があり，心臓と血管系に対しては交感神経が優位であるのに対して，消化管に対しては副交感神経系が優位である．

5. 瞳孔径の自律神経調節としては，交感神経により瞳孔括約筋が収縮して縮瞳が生じ，副交感神経により瞳孔散大筋が収縮して散瞳が生じる．

問2 麻薬性鎮痛薬に関する記述のうち，正しいものはどれか．2つ選べ．

1. オピオイド受容体は，麻薬性鎮痛薬やオピオイドペプチドが結合する受容体であり，μ，δ，κの3タイプに分類され，μ受容体，δ受容体はGタンパク質共役型受容体（GPCR）であり，κ受容体はイオンチャネル型受容体である．

2. モルヒネはアヘンアルカロイドの一種であり，中枢性の強い鎮痛作用をもつが，嘔気・嘔吐，便秘，傾眠，呼吸抑制作用，縮瞳作用などの副作用がある．

3. コデインは代表的な鎮咳薬であり，モルヒネと同程度の鎮痛作用をもつので，がん性疼痛にも使われる．

4. ペンタゾシンはκ受容体アゴニストであり，μ受容体に対しても弱いアゴニストとして作用し，鎮痛効果はモルヒネより弱いが，依存性は生じない．

5. ナロキソンはμ受容体のアンタゴニストであり，アヘン類による呼吸抑制などの急性中毒の治療に用いられる．

解答・解説

正解▶ 2，3
解説▶ 1. 運動神経終末から放出されたアセチルコリンが刺激する受容体はニコチン受容体．4. 心臓に対しては副交感神経が優位．5. 交感神経により瞳孔散大筋が収縮して散瞳が生じ，副交感神経により瞳孔括約筋が収縮して縮瞳が生じる．

正解▶ 2，5
解説▶ 1. μ，δ，κのいずれの受容体もGPCRである．3. コデインは軽度〜中程度の鎮痛作用をもち，弱オピイドとして，WHOの3段階除痛ラダーの第2段階のがん性疼痛の管理に用いられる．モルヒネは第3段階として用いられる．4. ペンタゾシンも大量の投与により依存性を生じることがある．

問3 全身麻酔薬に関する記述のうち，誤っているものはどれか．1つ選べ．

1. 最小肺胞濃度（MAC）とは，手術時の切開などによる痛みの反応が 50% の個体で消失する濃度である．
2. セボフルラン，イソフルランなどは吸入麻酔薬であり，麻酔の導入・覚醒が速く，副作用も少ない．
3. バルビツール酸誘導体のうち，全身麻酔薬としては，超短時間型のペントバルビタールが用いられる．
4. 麻薬性鎮痛薬のフェンタニルと神経遮断作用をもつドロペリドールの合剤は，鎮静状態を保つ神経遮断性無痛に用いられる．．

正解▶ 3

解説▶ ペントバルビタールは短時間作用型のバルビツール酸誘導体で，全身麻酔薬としては使われない．超短時間型のチオペンタールやチアミラールが静脈内注射による全身麻酔薬として使用される．

問4 ベンゾジアゼピン誘導体に関する記述のうち，正しいものはどれか．1つ選べ．

1. 抑制性神経伝達物質の GABA の受容体の一つの GABA_A 受容体に対して，GABA と同様のアゴニストとして働き，神経活動を抑制する．
2. 中枢性の抗不安作用，鎮静作用，催眠作用，抗けいれん作用を示すとともに，骨格筋に作用して筋弛緩作用を示す．
3. ブロチゾラムは，短時間作用型であり，催眠薬として不眠症の治療に用いられる．
4. ジアゼパムは，長時間型であり，催眠作用をもたないために抗不安薬として用いられる．
5. 長期投与しても，バルビツール酸誘導体と異なり，耐性や依存を起こすことはない．

正解▶ 3

解説▶ 1. GABA_A 受容体のアゴニストではない．GABA_A 受容体のベンゾジアゼピン結合部位に結合し，GABA の作用を増強する．2. 中枢性の筋弛緩作用をもつが，骨格筋に対する直接の筋弛緩作用はない．4. ジアゼパムにも催眠作用はある．5. バルビツール酸誘導体ほど頻度は高くないが，耐性，精神依存，身体依存を起こす．

問5 てんかんの病態と治療に関する次の記述のうち正しいものはどれか．2つ選べ

1. 器質的な損傷が脳にあるために起こる症候性てんかんと，脳の損傷などの原因が特定できない特発性てんかんがある．
2. てんかんの診断には，CT や MRI などの頭部画像検査が最も有用であるが，低コストで検査が容易な脳波検査が繁用されている．
3. 強直間代発作は代表的な全般発作であり，フェノバルビタールが第一選択薬として用いられる．
4. 欠神発作は，数秒〜数十秒の意識消失を生じる部分発作であり，けいれんは生じず，エトスクシミドやバルプロ酸ナトリウムが用いられる．
5. 特発性てんかんに対する抗てんかん薬の治療を中止する場合，発作の再発防止などの観点から 2 年以上にわたって発作が消失していることが必要である．

正解▶ 1，4

解説▶ 2. てんかんの診断には，脳の過剰興奮を確認するための脳波検査が最も有用である．3. バルプロ酸ナトリウムが第一選択薬として用いられる．フェノバルビタールには眠気の副作用がある．4. 欠神発作は全般発作．

343

確認問題

問6 パーキンソン病の病態と治療に関する記述のうち正しいのはどれか. 2つ選べ.

1. パーキンソン病の特徴的な病理的変化は, 中脳黒質から線条体に投射するドパミンニューロンの変性・脱落であり, 疾患が進行すると線条体のアセチルコリンニューロンも変性・脱落する.

2. パーキンソン病の症状としては, 静止時振戦, 筋強剛, 無動, 姿勢反射障害, 歩行障害などの運動系の障害が主たるものであり, 便秘, 嚥下障害, 排尿障害などの自律神経症状はほとんど生じない.

3. レボドパはパーキンソン病の改善に最も有効な薬物であり, 長期使用により作用が減弱したり, 運動障害などの副作用が生じたりする.

4. レボドパの脳内移行と末梢での副作用を軽減する目的で, カルビドパやベンセラジドなどの末梢性 L- アミノ酸デカルボキシラーゼ阻害薬が併用されることが多い.

5. モノアミン酸化酵素 B (MAO-B) 阻害薬のセレギリンはレボドパと併用することによりレボドパの作用を増強するが, 単独で覚醒作用を示すために覚醒剤に指定されている.

正解▶ 3, 4
解説▶ 1. アセチルコリンニューロンの変性・脱落は生じない. 2. 自律神経症状も生じる. 5. 覚醒作用は示さない. 覚醒剤原料に指定されている.

問7 アルツハイマー型認知症 (アルツハイマー病) の病態と治療に関する記述のうち正しいものはどれか. 2つ選べ.

1. 日本の高齢者人口の増加とともに, とくにアルツハイマー病の患者数が著しく増加しているが, アルツハイマー病は女性に多く, 血管性認知症は男性に多い傾向にある.

2. アルツハイマー病患者の脳の主たる病理的変化は, アミロイドβタンパク質を主たる構成成分とする細胞外沈着物である老人斑, 神経細胞内に生じるレヴィ小体, およびニューロンの脱落である.

3. 頭部 CT や MRI で観察されるアルツハイマー病の特徴は, 前頭葉と線条体の萎縮である.

4. アルツハイマー病の治療には, アセチルコリンエステラーゼ阻害薬のドネペジルやガランタミンが用いられ, これらの薬物の副作用としては食欲亢進, 便秘などの消化器症状がある.

5. メマンチンは, グルタミン酸 NMDA 受容体のアンタゴニストであり, 神経保護作用を示し, ドネペジルなどのアセチルコリンエステラーゼ阻害薬と併用される.

正解▶ 1, 5
解説▶ 2. レヴィ小体はパーキンソン病やレヴィ小体型認知症で認められる. アルツハイマー病では過剰にリン酸化したタウタンパク質が沈着した神経原線維変化が認められる. 3. 主たる特徴は, 側頭葉の内側, とくに海馬の萎縮である. 4. シナプス間隙に放出されたアセチルコリンの増加による副交感神経系増強作用による副作用が生じ, 食欲不振, 悪心・嘔吐, 下痢などを生じる.

344

問8 片頭痛の病態と治療に関する記述のうち，正しいものはどれか．1つ選べ．

1. 反復する拍動性の頭痛を主体とし，一般に悪心・嘔吐は伴わない．
2. 脳血管に分布するノルアドレナリン受容体が重要な役割を果たすと考えられている．
3. 視覚症状や感覚症状などの神経症状が前兆として生じ，前兆がなくて頭痛が生じる場合は片頭痛からは除外される．
4. 治療薬としては，トリプタン系のスマトリプタン，ゾルミトリプタンなどがあり，これらは神経性炎症を抑制する．

正解▶ 4
解説▶ 1. 悪心・嘔吐を伴うことが比較的多い．2. セロトニン 5-$HT_{1B/1D}$ 受容体が関与すると考えられている．3. 片頭痛には前兆を伴うものと伴わないものに大別される．

問9 統合失調症の病態と治療に関する記述のうち，正しいものはどれか．2つ選べ．

1. 代表的な症状としては，思考内容の障害（被害妄想，誇大妄想などを含む）や幻覚があり，幻覚としては，あるはずのないものが見える視覚系の幻覚が多い．
2. 病型は，症状，経過などの特徴から，破瓜型，緊張型，妄想型などに分類される．
3. 抗精神病薬には種々の薬物が含まれ，これらは定型抗精神病薬とよばれる．
4. ハロペリドールは，ドパミン D_2 受容体遮断作用をもつほかに，ヒスタミン H_1 受容体，セロトニン 5-HT_{2A} 受容体，ムスカリン受容体にも比較的強い遮断作用を示す．
5. リスペリドンは，ドパミン D_2 受容体遮断作用に加えて，強力なセロトニン 5-HT_{2A} 受容体受容体を遮断するので，セロトニン−ドパミン遮断薬（SDA）ともよばれる．

正解▶ 2, 5
解説▶ 1. 幻覚は主に幻聴であり，実際にはない悪口，命令などの声が聞こえる．3. 抗精神病薬は従来型の定型抗精神病薬と新規の非定型抗精神病薬に大別される．4. クロルプロマジンの作用の説明が記載されている．ハロペリドールはドパミン受容体とセロトニン 5-HT_{2A} 受容体に対する選択性が高い．

問10 うつ病，躁うつ病（双極障害）の病態と治療に関する記述のうち，正しいものはどれか．1つ選べ．

1. うつ状態の症状としては，気分や感情の障害があり，二次的に意欲や思考の障害が生じるが，身体症状は生じない．
2. 躁状態では，爽快気分，精神運動興奮などがみられ，誇大妄想や幻覚を伴うことが多い．
3. 代表的な抗うつ薬である三環系抗うつ薬，四環系抗うつ薬，選択的セロトニン再取り込み阻害薬（SSRI）は，いずれも強い抗ムスカリン作用をもつため，起立性低血圧や口渇などの副作用を生じる．
4. 双極性障害の躁病相には，気分安定薬である炭酸リチウム，カルバマゼピン，バルプロ酸ナトリウムなどが用いられるが，有効濃度を保つために血中薬物濃度モニタリング（TDM）で投与量を調節する．

正解▶ 4
解説▶ 1. 二次的に身体症状も生じる．2. 幻覚は伴わない．3. 強い抗ムスカリン作用をもつのは三環系抗うつ薬（イミプラミンなど）であり，四環系抗うつ薬（マプロチリンなど）は抗ムスカリン作用を持つものの三環系抗うつ薬より弱く，SSRI（フルボキサミンなど）は抗ムスカリン作用が弱い．

345

索引

※**太字**は構造式の掲載頁を示す.

和文

あ

アカシジア	189, 201, 285, 336
アカンプロサートカルシウム	**271**, 272
アクアポリン4	145, 148
悪性高熱症	12
悪性症候群	74, 189
アクチグラフィ検査	244, 255
アクチベーションシンドローム	218
アクチン	9
悪夢	252
アザチオプリン	150
亜酸化窒素	301
アシクロビル	**128**
アストロサイト	5
アスピリン	54, **56**, 97, 314, 332
アスピリン喘息	314
アスペルガー障害	282
アスペルギルス	126
アセタゾラミド	**43**
アセチルコリン	6, 9, 13, **23**, 204
アセチルコリンエステラーゼ	9, 10, 83
アセチルコリン合成酵素	83
アセチルサリチル酸	314
アセトアミノフェン	111, 113, 316, 332
アセトアルデヒド	270
アセナピン	**212**
アセブトロール	**21**
アセリオ®	316
アデノシン A_{2A} 受容体アンタゴニスト	77
アテノロール	**21**
アテローム血栓性脳梗塞	47, 51, 52
アテローム性血栓性閉塞	90
アドヒアランス	185, 201
アトモキセチン	**283**
アドレナリン	**16**
アドレナリン α_1 受容体	212, 221
アドレナリン α_1 受容体作動薬	17
アドレナリン α_2 受容体	222
アドレナリン α/β 受容体作動薬	16
アドレナリン α/β 受容体遮断薬	21
アドレナリン β_1/β_2 受容体作動薬	17
アドレナリン β_1 受容体作動薬	17
アドレナリン β_2 受容体作動薬	18
アドレナリン β_3 受容体作動薬	18
アドレナリン β 受容体	20
アドレナリン β 受容体遮断薬	164
アドレナリン作動性	13
アドレナリン作動性神経遮断薬	21
アドレナリン作動薬	16
アドレナリン受容体	16
アドレナリン受容体遮断薬	19
アトロピン	**26**
アナフィラキシーショック	57
アフロクアロン	**33**
アヘンアルカロイド	321
アポモルヒネ	**75**
アマンタジン	**76**
アミド型	29
アミド結合	28
アミトリプチリン	**117**, 121, **221**, 317, 339
アミロイド β 前駆体タンパク質	81
アミロイド β タンパク質	81
アミロイド β ペプチド	92
アムホテリシン B	128
アメジニウム	**19**
アメリカ国立老化研究所	82
アモキサピン	**221**
アモスラロール	**21**
アラキドン酸カスケード	311
アリール酢酸系	315
アリピプラゾール	212, **213**, 220, 285
アルガトロバン	**57**
アルコール依存	263, 267, 268
アルコール脱水素酵素	270
アルツハイマー型認知症	80, 89
——中核症状の治療薬	84
アルツハイマー病	80, 82
アルデヒド脱水素酵素	270
アルテプラーゼ	51, 54, 56
アルプレノロール	**20**
アレキシサミア	236
アロステリックモジュレーター	84, 85
アロチノロール	**21**
アロディニア（異痛症）	111, 328
アンジオテンシン AT_1 受容体遮断薬	164
アンジオテンシン II 受容体拮抗薬	49
アンジオテンシン変換酵素	162
アンジオテンシン変換酵素阻害薬	49
アントラニル酸系	314
アンピロキシカム	315
アンフェタミン	**18**
アンベノニウム	**24**

い

イオフルパン SPECT	101
イオンチャネル	34
イオンチャネル型受容体	6
医原性クロイツフェルト・ヤコブ病	140
意識	180
意識消失	296
易刺激性	284
異常感覚	329
維持療法	219
イストラデフィリン	**77**
イソクスプリン	**17**
イソフルラン	**300**
イソプレナリン	**17**
依存	250, 259, 260
依存症候群	265
依存性パーソナリティ障害	278
依存性薬物	258, 260
——のプロファイル	263
痛み	305
一次性脳出血	47
一次知覚神経投射	309
胃腸障害	313
一卵性双生児	281
異痛症	111, 328
一過性脳虚血発作	47, 55
一般用医薬品	260
——による依存	263
遺伝子組み換え組織プラスミノゲン・アクティベータ	51, 54, 56
遺伝子検査	162
遺伝率	200
遺尿症	221

346

イノシトール-3-リン酸	226	エチレフリン	**17**	オリゴデンドロサイト	5
イノシトール産生反応	193	エトスクシミド	38, **42**	オリゴマー	81
イノシトールポリホスフェイト-1-		エトドラク	316, 332	オルガネラ	6, 11
ホスファターゼ	226	エドロホニウム	**25**, 30	オレキシン	243, 251, 252
イノシトールモノホスファターゼ		エナラプリル	164	オレキシン産生神経	253
	226	エピネフリン	13	オレキシン受容体	249
易疲労性	165	エピリゾール	316	オレキシン受容体拮抗薬	248
イフェンプロジル	86	エフェドリン	**19**, 263	温痛覚	28
イブジラスト	87	エペリゾン	**33**		
イブプロフェン	**314**	エメリー・ドレイフス型	160	**か**	
イプラトロピウム	**26**	エモルファゾン	316	下位運動ニューロン	151
違法薬物	260	エルゴタミン	111, **115**	外眼筋麻痺	165
意味性認知症	104, 105	エレトリプタン	**113**	開口放出	7
イミプラミン	**221**	塩基性 NSAIDs	316	概日リズム	243
医薬品，医療機器等の品質，有効性		演技性パーソナリティ障害	277	概日リズム睡眠-覚醒障害	252
及び安全性の確保等に関する法律		嚥下困難	151	改訂長谷川式簡易知能評価スケール	
（医薬品医療機器等法）	259	エンケファリン系	319		100
意欲欠如	198	塩酸メチルエフェドリン	263	開頭外減圧療法	54
医療用麻薬	321	遠心性運動神経	5	カイニン酸受容体	43
飲酒	124, 263	延髄抑制期	297	回避性パーソナリティ障害	278
飲酒量低減薬	267, 272	エンタカポン	**75**	買い物依存	260
陰性症状	188, 198	エンテロウイルス	126	潰瘍性大腸炎	235
陰性兆候	108, 111	エンドサイトーシス	7	化学受容器引金帯	320, 336
インターフェロンβ製剤	146	エンドルフィン系	319	過活動型せん妄	287
インダパミド	93			角回症候群	91
インドメタシン	**314**	**お**		核酸治療	163
		嘔気・嘔吐（催吐）作用	320	覚醒維持帯	244
う		黄疸	56, 57	覚醒剤	196, 259, 260, 264
ウイルス性髄膜炎	126	オキシカム系	315	覚醒剤	196, 259, 260, 264
ウェスト（West）症候群	45, 46	オキシコドン	322, **333**	下行性痛覚抑制系	317
うつ状態	215	オキシトロピウム	**26**	——の賦活化	320
うつ病	214	オキシブチニン	**27**	過剰適応	236
うつ病エピソード	217	オキシモルフォン	333	家族性 ALS	152
うつ病自己評価尺度	218	オキセサゼイン	30	家族性パーキンソン病	64
うつ病相	215	オザグレルナトリウム	**56**, 61	家族療法	186
ウラピジル	**20**	悪心・嘔吐	43, 336	カタプレキシー	252, 257
運動症状の日内変動	74	斧状顔貌	161	カタレプシー	199
運動神経	3, 30	オピオイドδ受容体	319	渇望	264
運動神経終末	31	オピオイドκ受容体	319, 324, 325	カテコール-O-メチル基転移酵素	
運動ニューロン	151	オピオイドμ受容体	319		75, 221
運動麻痺	90	オピオイドμ受容体拮抗薬	325	カテコールアミン	236
運動優位多発ニューロパチー	172	オピオイドμ受容体作動薬	319, 321	ガドリニウム造影	145
		オピオイドμ受容体部分作動薬	324	金縛り	252
え		オピオイド換算	335	ガバペンチン	**43**, 339
エイコサノイド	311	オピオイド受容体	319	ガバペンチン エナカルビル	**249**
エクソン・スキップ治療	162, 163	オピオイド受容体調節作用	272	過敏症	30
エスシタロプラム	**224**	オピオイド・スイッチング	322, 334	過敏性症候群	43, 44
エスゾピクロン	**249**	オピオイド鎮痛薬	319, 321, 332	カフェイン	**257**
エスタゾラム	**249**	オピオイド誘発嘔吐	320	カプサイシン受容体	317
エステル型	29	オピオイド誘発性痛覚過敏	323	過分極	7
エステル結合	24, 28	オピオイド誘発性便秘症	325	カベルゴリン	**75**
エダラボン	**57**, 155	オランザピン	**212**, 292	加味逍遙散	239
エチゾラム	**232**, 249	オリゴクローナルバンド	145	過眠症	251
				過眠性睡眠障害	252

347

仮面様顔貌	189
ガランタミン	**84**, 101
顆粒球減少	155
カルシウム拮抗薬	47, 48, 49, 93
カルシウムチャネル遮断薬	124
カルシトニン遺伝子関連ペプチド	307
カルシニューリン阻害薬	170
カルテオロール	**21**
カルバコール	**27**
カルバゾクロムスルホン酸ナトリウム水和物	**50**
カルバマゼピン	39, **40**, 192, 193
カルビドパ	74, **75**
カルベジロール	**21**
カロナール®	316
簡易精神症状評価尺度	200
眼咽頭筋型	160
寛解期	122
感覚過敏	328
がん患者	289
肝機能障害	56, 57
眼球運動障害	127
ガングリオシド	173
関係依存	260
関係念慮	276
間欠期	216
間歇的空気圧迫法	55
眼瞼下垂	165
患者モニタリングサービス	206, 213
感受性遺伝子	64, 81
感情	181
肝障害	43, 44, 313
感情鈍麻・平板化	198
がん性疼痛	327
間接型アドレナリン作動薬	18
間接型コリン作動薬	24
間代発作	35
がん疼痛	327
カンナビノイド受容体	260, 317
カンピロバクター・ジュジェニ	172
漢方薬	239
顔面肩甲上腕型	160
緩和ケア	326

き

奇異反応	194, 219
起炎菌	128
記憶	181
気管支拡張薬	136
気管支喘息	235
気管切開下陽圧換気	155
危険ドラッグ	259
キサンチン製剤	136

キサントクロミー	59
器質性精神病	188
偽性アルドステロン症	86
喫煙	124, 263
機能の全体的評価	205
揮発性麻酔薬	299
稀発反復性緊張型頭痛	120
気分安定作用	211
気分安定薬	178, 192, 226, 279
逆向健忘	184
逆説性不眠	242
逆説反応	232
ギャンブル依存	260
嗅覚障害	71
求心性知覚神経	5
急性期抗血小板療法	54
急性期治療	219
急性ジストニア	189
急性症状	264
急性腎不全	57
急性中毒	194, 259
急性閉塞性水頭症	59
急速眼球運動	98
急速交代化	220
吸入麻酔薬	299, 301
球麻痺	151
強オピオイド	332
境界性パーソナリティ障害	277
競合性遮断薬	31
胸腺腫	166
胸腺摘出術	168
強直間代発作	35, 37, 38
強直発作	35
強迫性障害	190, 224, 229
強迫性パーソナリティ障害	278
共有意思決定	205
棘徐波複合放電	37
局所麻酔薬	28, 29, 296, 340
虚血性脳血管障害	47
ギラン・バレー症候群	12, 172
起立性低血圧	77
キレーター	87
筋萎縮	151
筋萎縮性側索硬化症	11, 107, 151
禁煙指導	267
筋強剛	66
筋強直現象	161
筋強直性ジストロフィー	157
筋原線維	9
筋弛緩	296
筋弛緩薬	28, 30, 184
筋ジストロフィー	11, 157
筋ジストロフィー患者登録制度	163

筋収縮薬	28
筋生検	153
筋脱力感	165
緊張型頭痛	119
緊張病症状	198
筋電図	153
筋紡錘	3

く

クアゼパム	**249**
空間的多発性	143
クールー	140
クエチアピン	**212**, 292, 338
屈曲反射	32
くも膜下出血	47, 58
クライネ・レヴィン症候群	251, 254
グラチラマー	146
グリア細胞	4, 5
クリーゼ	166
グリコーゲンシンターゼキナーゼ3β	226
クリプトコッカス	126
グルタミン酸	6, 40
グルタミン酸 AMPA 受容体	43, 45
グルタミン酸 NMDA 受容体	83
グルタミン酸 NMDA 受容体拮抗薬	333
グルタミン酸作動性神経	199, 271
グルタミン酸神経系	34
グルタミン酸遊離阻害作用	154
クレンブテロール	**18**
クロイツフェルト・ヤコブ病	140
クロザピン	206, **213**
クロナゼパム	38, **43**
クロニジン	**22**
クロバザム	38, 39, **43**
クロピドグレル	54, **56**
クロミプラミン	**221**
クロルフェネシン	**33**
クロルプロマジン	**207**, 292
クロルプロマジン換算	205
群発期	122
群発頭痛	122

け

経気道的陽圧換気	162
軽躁病エピソード	218
軽度認知障害	82
経皮吸収剤	333
けいれん重積状態	137
ゲーム依存	260
劇症肝炎	57
ケタミン	192, **302**

血液障害	44, 313
血液浄化法	174
血液脳関門	4, 25, 74, 143, 264
結核性髄膜炎	126
血管細胞接着分子-1	146
血管撮影	59
血管作動性物質	109
血管性認知症	88, 89
血管説	108
血管内再開通療法	54
月経異常	189
月経関連片頭痛	110
血漿交換療法	131, 149
欠神発作	35, 36, 38
血栓性血小板減少性紫斑病	56
血栓溶解薬	97
血栓溶解療法	51, 54
解毒期	269
ケトプロフェン	315
解熱作用	313
解熱鎮痛薬	316
ケルニッヒ徴候	126
幻覚	95, 198
幻覚薬	187
検査バッテリー	181
幻視	99
減酒薬	267
幻聴	199
見当識障害	94, 289
原発性不眠症	242
健忘	296

こ

コイル塞栓術	60
抗 AChR 抗体	165, 167
抗 MOG 抗体	149
抗 MuSK 抗体	165, 167
抗 NMDA 受容体脳炎	129, 131
抗 VGKC 複合体抗体	129
抗悪性腫瘍薬	288
抗アセチルコリン受容体抗体	165
高圧滅菌	142
降圧薬	93
降圧療法	47
抗アレルギー薬	136
行為・過程依存	260
行為障害	277
抗ウイルス薬	130
抗うつ薬	86, 178, 189, 292, 338
――の再取り込み阻害作用と副作用	223
――の副作用	191
抗炎症作用	313

構音障害	151
抗ガングリオシド抗体	173
交感神経	2
交感神経系の遠心路	14
交感神経興奮薬	13, 16
交感神経作用薬	14
交感神経刺激作用	257
交感神経遮断薬	13, 19
交感神経節後線維	68
抗凝固療法	54
後期離脱症状	269
抗筋特異的チロシンキナーゼ抗体	165
抗菌薬	128
口腔内速溶錠	114
口腔内崩壊錠	114, 292
口腔粘膜吸収製剤	333
抗けいれん薬	86, 339
高血圧性脳出血	47, 48
抗血栓薬	97
抗幻覚・妄想作用	187
抗コリン薬	25, 76
広作動域神経	310
抗酒薬	267, 270
甲状腺中毒症	235
構成障害	90
抗精神病薬	85, 102, 178, 187, 203, 208, 284, 291
向精神薬	187
抗躁薬	192
抗体検査	145
高張グリセロール	97
抗てんかん作用	136
抗てんかん薬	34, 41, 77
行動障害型前頭側頭型認知症	104, 105
行動療法	186
広汎性発達障害	282
抗ヒスタミン薬	136
抗不安薬	86, 178, 193, 239
項部硬直	126
抗不整脈薬	339, 340
高プロラクチン血症	189, 202
興奮収縮連関	3, 9, 10
興奮性シナプス後電位	6
興奮性神経	271
興奮性神経伝達物質	6
硬膜外投与	337
硬膜外麻酔	29
硬膜外麻酔併用バランス麻酔	303
高力価抗精神病薬	203, 207
高齢者	227
コカイン	30, 260
小刻み前屈歩行	189

コキシブ系	316
呼吸抑制	135, 320, 338
国際疾病分類	181, 200
国際双極性障害学会	190
黒質	63
黒質線条体神経路	199, 211
個人療法	278
誇大自己	277
骨格筋	3, 9
骨格筋型ニコチン性 ACh 受容体	9
骨格筋関連タンパク質	157
コデイン	324, 332
孤発性パーキンソン病	67
コミュニケーション障害	280
コリンアセチルトランスフェラーゼ	83
コリンエステラーゼ	10
コリンエステラーゼ阻害薬	24, 83, 102, 168
コリン作動性	13
コリン作動性天然化合物	22
コリン作動薬	22
――の構造活性相関	23
コルチコステロイド	339
コルチゾール	236
混合型アドレナリン作動薬	19
混合型せん妄	287

さ

催奇形性	41
細菌性髄膜炎	126
細菌性髄膜炎診療ガイドライン	127
サイクリック AMP	257
最高血中濃度到達時間	333
柴胡加竜骨牡蛎湯	239
柴胡桂枝乾姜湯	239
最小肺胞濃度	299
再生障害	100
在宅自己注射	124
サイトメガロウイルス	172
再発・再燃	203, 266
細胞傷害性 T 細胞	169
細胞内貯蔵 Ca^{2+}	257
サイン波電流	183
作業療法	202
酢酸	270
サクシニルコリン	31
サブスタンス P	306
坐薬	136
サリチル酸	**314**
サリチル酸系	314
サリン	25
サルコグリカノパチー	160, 161

349

サルブタモール	**18**
サルメテロール	**18**
三環系抗うつ薬	
121, 189, 219, 220, 222, 317, 339	
三叉神経血管説	109
三叉神経・自律神経性頭痛	122
酸素吸入	123

し

ジアシルグリセロール	226
ジアゼパム	39, **42**, 60, **136**, **232**
シアナミド	**270**
視覚失認	180
時間の多発性	143
磁気共鳴画像法	100
色素脱落	98
視空間障害	90
軸索障害型	173
軸索反射	309
シクロオキシゲナーゼ	56, 311, 331
シクロスポリン	**171**
シクロフィリン	171
ジクロフェナク	**314**
シクロペントラート	**26**
シクロホスファミド	131
自己愛性パーソナリティ障害	277
思考	181
嗜好品	260
自己注射	124
自己免疫疾患	165
自己免疫性辺縁系脳炎	130
四肢筋硬直	189
脂質異常症治療薬	93
脂質過酸化抑制作用	155
支持的精神療法	239, 278
視床下部-下垂体-副腎系	236
視床出血	49
自助グループ	266, 278
視神経脊髄炎	148
ジスキネジア	46, 74, 202
ジスチグミン	**24**, **171**
ジストニア	46, 74, 78, 202
ジストロフィノパチー	161
ジストロフィン	158
ジストロフィン遺伝子	161
ジスフェルリノパチー	161
ジスルフィラム	**270**, 272
姿勢反射障害	66
持続性身体表現性疼痛障害	238
持続痛	334
持続陽圧呼吸法	255
肢帯型筋ジストロフィー	158
膝蓋腱反射	32

失語	90, 105
失行	90
失認	90
質問紙検査	218
自動行動	252
シトクロム P450 3A4	232
シナプス	6
シナプス小胞タンパク質	44
シナプス伝達	2, 4
シナプトタグミン	6
シヌクレイノパチー	99
シヌクレイン	65, 99
ジヒドロピリジン受容体	9, 11
ジフェニルピペラジン系 Ca^{2+} チャネ	
ル遮断薬	115
ジブカイン	30
自閉スペクトラム症	276, 280
ジメチアジン	**118**
社会生活技能訓練	186, 202
社会的ひきこもり	276, 277
社会不安障害	190
弱オピオイド	332
若年ミオクロニーてんかん	37
社交不安障害	190, 224, 229
周期性傾眠症	254
周期性四肢運動障害	252, 255
周期性同期性放電	141
重症筋無力症	12, 165
修正型電気けいれん療法	183, 206
重積状態	135
重積発作	38, 39, 134
集団療法	278
集中治療室	287
終末期	286
終夜 SpO_2	154
終夜睡眠ポリグラフィ	244, 255
就労支援	186
宿主免疫応答	126
熟眠困難	241
手指振戦	189
出血	56
出血性血管性認知症	91
出血性脳血管障害	47
出血性脳梗塞	57
術後せん妄	287
術後痛	324
主要組織適合抗原	147
シュワン細胞	5
純粋自律神経不全症	67
上位運動ニューロン	151
消化管障害	313
消化器系症状	223
消化性潰瘍	235

小血管病性認知症	90
症候性局在関連てんかん	35
症候性全般てんかん	35
症候性てんかん	34, 35
症候性部分てんかん	35
症候性保因者	161
症状性精神病	188
焦燥性興奮	95
情緒不安定性パーソナリティ障害	278
情動脱力発作	252, 257
小児てんかん	45
小脳出血	49
小発作	35
静脈麻酔薬	301
職業リハビリテーション	202
食物依存	260
処方せん医薬品	260
処方薬による依存	261
ジョルトアクセンチュエイション	126
自立支援	282
自律神経	2, 5, 13
自律神経支配の優位性	27
自律神経節刺激薬	27
自律神経節遮断薬	27
自律神経反射	15
自律神経反応	296
シロドシン	**20**
心因性疼痛	327
侵害刺激	306
侵害受容性疼痛	306, 327, 328
新規睡眠薬	195
腎機能障害者	227
心筋障害治療	164
心筋シンチグラフィー	69
真菌性髄膜炎	126, 127
神経型ニコチン性アセチルコリン受	
容体	27
神経筋接合部	3, 9
神経筋接合部興奮薬	28, 30
神経筋接合部遮断薬	30
神経筋伝達障害	165
神経原線維変化	80, 81, 106
神経興奮抑制作用	227
神経細胞	2, 5
神経細胞脱落	98
神経遮断性無痛	303
神経障害	265
神経障害性疼痛	
306, 316, 327, 328, 339	
神経障害性疼痛治療薬	316
神経心理学的検査	200
神経生検	174
神経性皮膚炎	235

索 引

神経説	2, 109
神経線維	28
神経伝達物質	6
神経伝導検査	173
神経毒性	81
神経発達障害仮説	199
神経ブロック	337
心血管障害	313
心原性脳塞栓症	47
進行癌患者	288
人工呼吸	151, 175
進行性核上性麻痺	106
進行性球麻痺	152
進行性筋ジストロフィー	157
進行性失語症	104
進行性非流暢性失語症	104, 105
浸潤麻酔	29
腎障害	313
心身医学的のアプローチ	236
心身症	235
心身相関	238
振戦	43, 63
振戦せん妄	269
身体依存	259, 261, 268
身体障害	265
身体表現性自律神経機能不全	238
身体療法	178, 180, 182
伸張反射	32
心的外傷後ストレス障害	190, 224, 229
腎・尿路結石	44
深部静脈血栓症	55
心不全	164
心理教育	186, 202
心理社会的の治療	201, 202, 269
心理社会的疼痛	306, 327
心理社会的要因	235
心理療法	180, 183, 278

す

随意運動	151
髄液検査	127
遂行機能障害	90
錐体外路	4, 63
錐体外路症状	86, 189, 201
錐体路	4
随伴症状	110
髄膜炎	125
髄膜刺激徴候	126
睡眠衛生指導	245
睡眠覚醒障害	286
睡眠記録	244
睡眠禁止帯	244

睡眠指針	246
睡眠時無呼吸症候群	252
睡眠障害	71
睡眠制御機構	243
睡眠段階	241
睡眠日誌	244
睡眠発作	252
睡眠ポリグラフィ	255
睡眠麻痺	252
睡眠薬	179, 194, 195, 239
——の適正な使用と休薬のためのガイドライン	244
——服用率	242
スーパーオキシドディスムターゼ1	153
スキサメトニウム	**31**
スクリーニング検査	200
スコポラミン	**26**
スチリペントール	**45**
頭痛	8, 43
頭痛ダイアリー	121
頭痛体操	112, 121
頭痛予防薬	112, 116
スティーブンス・ジョンソン症候群	43, 44, 56, 193
ステロイド製剤	340
ステロイド治療	162
ステロイドパルス療法	145, 149
ストレス	306
ストレス刺激	236
ストレス反応	237
スフィンゴシン1-リン酸受容体	146
スボレキサント	**249**
スマトリプタン	**113**, 123, 124
スルピリド	**207**

せ

生活習慣病予防	92
生活の質	282, 311
性機能障害	224
制御性T細胞	168
静止時振戦	66
脆弱X症候群	283
脆弱性-ストレスモデル	199
精神異常発現薬	187
精神依存	258, 261, 268
精神運動活動	287
精神刺激薬	179, 187, 196, 253, 256
精神疾患	180
——の診断分類	181
精神障害	265
——の診断・統計マニュアル	200
精神治療薬	187

精神分析的精神療法	278
精神療法	178, 180, 182, 185, 202, 218, 266, 278
制吐薬	111, 111, 114
世界生物学的精神医学会	229
世界保健機関	181, 200, 258
脊髄後角	309
脊髄後根神経節	306
脊髄上行路	310
脊髄麻酔	29
セクレターゼ	81
節後神経（節後線維）	13
摂食障害	238
節前神経（節前線維）	13
セボフルラン	**300**
セルトラリン	**224**
セルフメディケーション	267
セレギリン	**76**
セレコキシブ	**314**, 316, 331
セロトニン	108, 204
セロトニン2受容体拮抗・再取り込み阻害薬	190, 222
セロトニン 5-HT$_{1A}$ 受容体	212
セロトニン 5-HT$_{1A}$ 受容体部分作動薬	194
セロトニン 5-HT$_{2A}$ 受容体	212
セロトニン 5-HT$_{2A}$ 受容体拮抗作用	210
セロトニン 5-HT$_{2A}$ 受容体遮断作用	189
セロトニン作動性抗不安薬	194
セロトニン症候群	192, 224
セロトニン神経	68
セロトニン・ドパミンアクティビティモジュレーター	210, 212
セロトニン・ドパミン拮抗薬	210
セロトニントランスポーター	264
セロトニン・ノルアドレナリン再取り込み阻害薬	190, 224
線維筋痛症	316
閃輝暗点	108
先行感染	172
前向性健忘	232, 250
線条体	63
全静脈麻酔	303
全身けいれん発作	37
全身麻酔薬	297, 298
選択的COX-2阻害薬	331
選択的アドレナリンα_1受容体遮断薬	19
選択的アドレナリンβ_1受容体遮断薬	21
選択的セロトニン再取り込み阻害薬	

351

	86, 187, 190, 223, 233
前兆症状	108
前兆のある片頭痛	108, 111
前兆のない片頭痛	108, 110
穿通枝	48, 52
蠕動運動亢進作用	336
前頭側頭型認知症	104
前頭側頭葉変性症	104, 152
全般性棘波	37
全般性不安障害	228, 229
全般発作	34, 35, 38
せん妄	286, 338
せん妄対策チーム	290

そ

躁うつ病	214
双極型	216
双極性障害	214, 216
早期離脱症状	269
操作的診断基準	200
躁状態	215
早朝覚醒	241
躁病エピソード	217
躁病相	215
即時型副作用	30
続発性不眠症	242
続発性閉塞隅角緑内障	44
素行症	277
組織プラスミノーゲンアクチベーター	51, 97
ゾニサミド	38, 39, **43**, **77**
ゾピクロン	**249**
ゾルピデム	**249**
ゾルミトリプタン	**113**

た

第1世代抗精神病薬	188, 204, 207, 208
第1世代抗てんかん薬	34, 40, 41
第三級アミン	221
胎児性ヒダントイン症候群	41
胎児毒性	227
代謝型受容体	7
帯状疱疹後神経痛	316
対症療法	142, 155, 175
対人関係・社会リズム療法	219
対人関係療法	186
耐性	250, 261, 268
体性神経	5, 28
体性痛	328
第二級アミン	221
第2世代抗精神病薬	188, 189, 204, 208, 210

第2世代抗てんかん薬	34, 43
大脳皮質	4
大脳皮質基底核変性症	106
大脳辺縁系	4
ダイノルフィン系	319
タイプA性格	236
大発作	35
退薬症候群	192
退薬症状	259
耐容性不良	188, 206
第四級オニウム構造	24
タウタンパク質	81, 106
タクロリムス	**170**
多形滲出性紅斑	56
多元受容体標的化抗精神病薬	203, 210, 211
多幸化薬	187
多シナプス反射	32
脱髄型	173
脱分極	6, 28
脱分極性遮断薬	31
脱抑制	260, 320
脱力発作	35
多発梗塞性認知症	90
多発性硬化症	143
多発ラクナ梗塞性認知症	90
タペンタドール	323, **333**
タムスロシン	**20**
タリペキソール	**75**
ダルク	266
単一光子放射型コンピュータ断層撮影	101
段階的曝露療法	230
単極型	216
炭酸リチウム	192, 193, 219, **226**
短時間型	231, 302
短時間作用型	249
単シナプス反射	32
断酒	269
断酒補助薬	271
単純型熱性けいれん	133
単純部分発作	35, 36
単純ヘルペスウイルス	128
単純ヘルペス脳炎	129, 131
淡蒼球GABA作動性神経	77
タンドスピロン	**233**
ダントロレン	**33**

ち

チアプリド	79
チアミラール	**302**
チアラミド	316
チェーン・ストークス呼吸	320

チエノジアゼピン誘導体	231
チオトロピウム	**26**
チオフラビンT	142
チオペンタール	**302**
知覚	180
知覚異常	181, 328
知覚神経	3, 28, 308
チザニジン	**33**
チソキナーゼ	56
チック障害	238
知能	181
遅発性ジスキネジア	189
遅発性ジストニア	189
遅発性脳血管攣縮	59
チモロール	**21**
注意欠如・多動性障害治療薬	283
注意障害	286
中間型	302
中時間型	231
中時間作用型	249
中枢神経	4
中枢神経系脱髄疾患	143
中枢神経刺激薬	260
中枢神経抑制薬	260
中枢性筋弛緩薬	32, 339, 340
中断症候群	192
中途覚醒	241
中毒	29, 259
中毒性表皮壊死(融解)症	44, 56
中脳皮質神経路	199, 211
中脳辺縁系神経路	199, 211
徴候	336
長時間型	231, 302
長時間作用型	249
超短時間型	302
超短時間作用型	249
超長時間型	231
直接型アドレナリン作動薬	16
直接型コリン作動薬	22
治療抵抗性うつ病	192
治療抵抗性統合失調症	188
治療抵抗性統合失調症治療薬	203, 208, 210, 213
治療薬物モニタリング	227
鎮咳去痰薬	263
鎮咳作用	320
鎮静	187, 296
鎮痛	296, 305, 319
鎮痛補助薬	338
鎮痛薬	306
——使用の4原則	330

つ

痛覚過敏	328
ツボクラリン	**31**
ツロブテロール	**18**

て

低アルブミン血症	286
低栄養	286
低活動型せん妄	287
低灌流性血管性認知症	91
定型抗精神病薬	188, 207
ティモシー症候群	283
低力価抗精神病薬	203, 207
テオフィリン	136
デクスメデトミジン	290, **303**
デスフルラン	**300**
テトラカイン	30
テトラヒドロカンナビノール	260
テトラベナジン	**79**
テノキシカム	315
デノパミン	**18**
デュシェンヌ型筋ジストロフィー	157
デュロキセチン	**225**, 317, 339
テラゾシン	**20**
電位依存性 Ca^{2+} チャネル	6, 43, 307
電位依存性 K^+ チャネル	129
電位依存性 Na^+ チャネル	
	6, 28, 40, 138, 307
電位依存性 T 型（低閾値）Ca^{2+} チャネル	40
てんかん	7, 34
てんかん重積状態	35
てんかん症候群	40
電気けいれん療法	178, 183, 206
伝達性海綿状脳症	139
伝達麻酔	29
転倒	250, 316
伝導速度	308
点頭てんかん	46

と

頭蓋内圧亢進	47, 59
統計的診断マニュアル	181
統合失調型パーソナリティ障害	276
統合失調質パーソナリティ障害	276
統合失調症	198
糖質コルチコイド	168
導入期	269
糖尿病性ニューロパチー	316
糖尿病治療薬	93
動脈血ガス分析	154
同名半盲	49

動揺性の認知機能障害	99
ドキサゾシン	**20**
特異的侵害受容神経	310
毒性タンパク質	33
特定用語	200
特発性過眠症	251, 253
特発性全般てんかん	35
特発性てんかん	34, 35
——の原因遺伝子	35
特発性部分てんかん	35, 40
突出痛	334
ドネペジル	**25, 84**, 101
ドパ脱炭酸酵素阻害薬	74
ドパ脱炭酸酵素阻害薬配合剤	74
ドパミン	**19, 74**, 74, 204
ドパミン D_2 受容体拮抗作用	210
ドパミン D_2 受容体遮断作用	188
ドパミン D_4 受容体	213
ドパミンアゴニスト	75
ドパミン仮説	199
ドパミン作動性神経	188, 199, 199
ドパミンシステムスタビライザー	
	210, 212
ドパミン受容体	62, 68
ドパミン神経	63, 68
ドパミン・セロトニン拮抗薬	211
ドパミントランスポーター	256, 264
ドパミントランスポーターシンチグラフィー	69, 70, 101
ドパミン放出促進薬	76
ドパミン補充薬	74
トピラマート	39, **43**
ドブタミン	**18**
ドメスティックバイオレンス	260
トライエージ DOA	265
トラゾドン	**222**
トラネキサム酸	**50**
ドラベ症候群	45
トラマドール	323, **332**
トラムセット®配合錠	323
トランスサイトーシス	92
トランスジェニックマウス	153
トリアゾラム	**249**
トリプタン製剤	111, 113, 123
——の服薬のタイミング	115
トリプレットリピート病	78
トリヘキシフェニジル	**27, 76**
トリメタジオン	**42**
努力性肺活量	154
トルペリゾン	**33**
ドロキシドパ	**19, 77**
トロピカミド	**26**
ドロペリドール	**303**

トロンビン阻害作用	57
トロンボキサン	311
トロンボキサン A_2	56
ドンペリドン	336

な

ナイーブ T 細胞	167
内因性オピオイド	319
内因性交感神経刺激作用	20
内因性リガンド	319
内臓求心神経	13
内臓痛	328
ナタリズマブ	146
ナチュラルキラー細胞	304
ナドロール	**21**
ナファゾリン	**17**
ナフトピジル	**20**
ナプロキセン	315
ナラトリプタン	**113**
ナルコレプシー	251, 252
ナルデメジン	325
ナルメフェン	**272**
ナロキソン	325, 338
難治性小児てんかん治療薬	34
難治性てんかん	39

に

ニカルジピン	49, **50**
ニコチン	**27**, 260, 263
ニコチン依存	260, 267
ニコチンガム製剤	267
ニコチン受容体	298
ニコチン性アセチルコリン受容体	
	9, 23
ニコチンパッチ	267
ニコチン様作用	22
二次性全般化発作	35
二次性脳出血	47
二次知覚神経	310
ニセルゴリン	87, **96**
日常生活の質	83
日内変動	74, 288
ニトラゼパム	**249**
ニトレンジピン	93
ニプラジロール	**21**
日本うつ病学会治療ガイドライン	219
入眠困難	241, 257
入眠時幻覚	252
乳幼児けいれん	133
ニューロレプト無痛法	303
ニューロン	5
認知課題	181
認知機能障害	199

353

認知行動療法　121, 186, 239, 244, 278
認知症　8, 80
　　──治療薬　83
　　──に伴う行動・心理症状　83, 85
　　──の中核症状　94
　　──有病率　82
　　──を伴うパーキンソン病　67, 100
認知障害　286
認知リハビリテーション　202
妊婦　227, 267
忍容性　202

ね

ネオスチグミン　**24**, 30, **171**
ネックフレクションテスト　126
熱性けいれん　133
熱性けいれんプラス　133
ネット依存　260
眠気　316, 337

の

脳アミロイド血管症　91
脳炎　125, 128
脳幹出血　49
脳機能の可塑的変化　233
濃グリセリン　60
脳血管障害　8, 89
脳血管性認知症　89
脳血管性パーキンソニズム　67
脳血管攣縮　58
脳梗塞　47, 51
脳出血　47
脳循環改善薬　86
脳深部刺激療法　71
脳脊髄液検査　145, 200
脳塞栓症　51, 52
脳卒中治療ガイドライン　47, 48, 51
脳代謝改善薬　86
脳腸相関　238
脳動脈瘤　59
脳動脈瘤コイル塞栓術　58
脳内出血　47
脳内神経系の可塑的変化　221
脳内報酬系　261
脳波検査　37
脳波モニター　304
脳浮腫　47, 97
脳保護療法　54
埋中ミオパチー　160
ノルアドレナリン　13, **17**, **77**, 204
ノルアドレナリン作動性・特異的セ
　ロトニン作動性抗うつ薬　190, 225
ノルアドレナリン神経　68

ノルアドレナリントランスポーター
　283
ノルアドレナリン補充薬　77
ノルエピネフリン　13
ノルオキシコドン　333
ノルトリプチリン　**221**
ノンレム睡眠　241

は

パーキンソニズム　63
パーキンソン症候群　63
パーキンソン症状　99
パーキンソン病　8, 62, 63, 67
パーキンソン病診療ガイドライン　71
パーキンソン病治療薬の作用機序　72
パーソナリティ障害　274
　　──のタイプ　275
パーソナリティ変化　275
バイアスリガンド　324
肺炎マイコプラズマ　172
バイオマーカー　229, 308
肺塞栓症　55, 175
バクロフェン　**33**
播種性血管内凝固症候群　155
長谷川式簡易知能評価スケール
　100, 289
麦角アルカロイド誘導体　75
バッグ・マスク法　184
白血球増加　189
発達障害　280
発痛物質　331
パニック障害　190, 224, 228, 229
ハミルトンうつ病評価尺度　218
パラチオン　25
バランス麻酔　303
パリペリドン　**210**
パルス波電流　183
バルビツール酸系　246
　　──抗てんかん薬　138
バルビツール酸誘導体　301
バルプロ酸ナトリウム
　38, **40**, **116**, 192, 193
破裂動脈瘤　58
バレニクリン　**27**
ハロキサゾラム　**249**
パロキセチン　**224**
ハロタン　**300**
ハロペリドール　79, **207**, 292, 338
般化　202
半夏厚朴湯　239
半側空間無視　49
反跳現象　265
反跳性不眠　250

ハンチントン病　78
反応性不良　188, 205
反社会性パーソナリティ障害　277
反復性緊張型頭痛　120
反復性群発頭痛　123

ひ

非オピオイド鎮痛薬　311
被殻　49, 63
被殻出血　49
ビガバトリン　**46**
光過敏　108
非がん性慢性疼痛　322
久山町研究　90, 96
皮質下出血　49
皮質性拡延性抑制　109
非社会性パーソナリティ障害　277
尾状核　63
微小動脈瘤　48
非侵襲的陽圧換気　155, 162
ヒスタミン　204, 306
ヒスタミン H_1 受容体　211, 225
ヒスタミン H_1 受容体遮断薬　233
非ステロイド性抗炎症薬
　111, 113, 311, 331
非選択的アドレナリン α 受容体遮断
　薬　19
非選択的アドレナリン β 受容体遮断
　薬　20
ビソプロロール　**21**
ビダラビン　**131**
ヒダントイン系抗てんかん薬　138
ピック病　104, 106
非定型抗精神病薬　188, 219, 292
ビデオ脳波同時記録　37
ヒト粘液性脂肪肉腫　107
ヒドロキシジン　**233**
ヒドロモルフォン　323
非拍動性頭痛　119
非麦角系化合物　75
皮膚アロディニア　111
皮膚症状　313
皮膚粘膜眼症候群　56
ビペリデン　**27**, **76**
ピペリドレート　**26**
非ヘルペス性辺縁系脳炎　128, 130
非ベンゾジアゼピン系　195, 246
　　──抗不安薬　233
　　──睡眠薬　248
非薬物療法　121
病態失認　49
表面麻酔　29
ピラセタム　39

ピリドスチグミン	**24**
ピレンゼピン	**26**
ピロカルピン	**24**
ピロキシカム	315
ピロヘプチン	**76**
ビンスワンガー病	90, 91
ピンドロール	**20**
頻発反復性緊張型頭痛	120

ふ

ファスジル	**61**
不安症	228
不安障害	228
不安症状	95
不安神経症	229
フィッシャー症候群	172
フィンゴリモド	**146**
夫婦療法	186
フェニトイン	38, 39, 40, **138**
フェニレフリン	**17**
フェノチアジン系	188, 203, 207
フェノテノール	**18**
フェノバルビタール	38, 39, **42, 138**
フェンタニル	322, **333**
フェントラミン	**19**
賦活症候群	191, 218
副交感神経	2
副交感神経系の遠心路	15
副交感神経興奮薬	13, 22
副交感神経作用薬	15
副交感神経遮断薬	13, 25
複雑型熱性けいれん	133
複雑部分発作	36
副作用軽減	335
複視	127, 165
副腎皮質刺激ホルモン	46, 236
副腎皮質刺激ホルモン放出ホルモン	
	236
副腎皮質ステロイド	
	124, 128, 146, 163, 170
副腎皮質ステロイドパルス療法	131
腹痛	43
福山型筋ジストロフィー	160
不整脈	124
プソイドエフェドリン	263
ブチリルコリンエステラーゼ	83
ブチルスコポラミン	**26**
ブチロフェノン系	188, 203, 207
物質依存	260
物質使用障害群	266
舞踏運動	78
不動化	296
ブナゾシン	**20**

ブプレノルフィン	325
部分発作	34, 35, 39
フマル酸ジメチル	**147**
不眠	95, 241
ブラジキニン	306, 331
プラゾシン	**20**
フラッシュバック	266
フラッシング反応	271
プラミペキソール	**75**
プラリドキシム	24
フリーラジカルスカベンジャー	
	57, 155
プリオノイド仮説	139
プリオン高感度増幅法	141
プリオン病	139
プリミドン	**42**
ブルジンスキー徴候	126
フルニトラゼパム	**249**
フルボキサミン	**224**
フルラゼパム	**249**
フルルビプロフェン	315
プレガバリン	316, 339
ブレクスピプラゾール	**213**
プレシナプス	70, 77
プレドニゾロン	150, **163, 170**
プロカイン	29, 30
プロカテロール	**18**
プロスタグランジン	306, 311, 331
ブロチゾラム	**249**
プロドラッグ	138
ブロナンセリン	**211**
プロパンテリン	**26**
プロピオン酸系	315
プロピベリン	**27**
プロフェナミン	**76**
プロプラノロール	**20, 117**
プロポフォール	290, 299, **302**
ブロムバレリル尿素	263
ブロモクリプチン	**75**

へ

平均赤血球容積	150
米国精神医学会	200
閉塞性睡眠時無呼吸症候群	251, 254
ベクロニウム	**31**
ベタネコール	**24**
ベッカー型筋ジストロフィー	157
ベックうつ病調査票	218
ペナンブラ	53
ペモリン	**256**
ベラドンナアルカロイド	25
ベラパミル	**124**
ペランパネル	38, 45

ヘリカル CT	59
ペリンドプリル	93
ペルゴリド	**75**
ヘルパー T 細胞	167
ヘルペス脳炎	130
ペロスピロン	**211**
ベンザミド系	188, 203, 207
片頭痛	108
片頭痛スクリーナー	112
ベンセラジド	74, **75**
ベンゾジアゼピン系	193, 194
——抗不安薬	231
——睡眠薬	247
——鎮静薬	290
——薬物	42
ベンゾジアゼピン受容体	248
ベンゾジアゼピン受容体作動薬	247
ベンゾジアゼピン誘導体	229
ベンゾジアゼピン類	246
ペンタゾシン	60, 324
便秘	336, 337
ベンラファキシン	**225**

ほ

包括型地域生活支援プログラム	
	186, 202
膀胱括約筋収縮作用	221
ホーン＆ヤール重症度分類	64
保険適用の有無	94, 95, 155, 220, 256
ポジトロン断層撮影法	100
ホスカルネット	**131**
ホスファチジルイノシトール-2-リン	
酸	226
ホスフェニトインナトリウム水和物	
	41, 138
ホスホジエステラーゼ	257
母乳	227
ポリグルタミン病	78
本態性高血圧	235

ま

膜安定化作用	20
マザチコール	**76**
魔術的思考	276
麻酔	296
麻酔作用	300
麻酔深度	297
麻酔補助薬	302
麻酔薬	296
末梢神経	4
末梢性抗コリン作用	221
麻痺性イレウス	61
マプロチリン	**222**

355

麻薬	321
麻薬拮抗性鎮痛薬	303, 324
麻薬拮抗薬	325
麻薬性鎮痛薬	321
慢性関節リウマチ	235
慢性緊張型頭痛	120
慢性群発頭痛	123
慢性中毒	259
慢性疼痛	190
慢性片頭痛	108, 110, 111

み

ミアンセリン	**222**
ミオクロニー発作	35, 37, 38
ミオシン	9
ミオシンホスファターゼ	61
ミオトニア	161
ミクログリア	5
ミコフェノール酸モフェチル	150
水チャネル	149
見捨てられ不安	277
ミスフォールディング	139
ミダゾラム	60, **137**
ミドドリン	**17**
ミネソタ多面人格目録	200
三好型遠位型筋ジストロフィー	160
ミラベグロン	**18**
ミルタザピン	**225**
ミルナシプラン	**225**

む

無けいれん性電気けいれん療法	183
ムスカリン受容体	22, 25
ムスカリン受容体遮断作用	221
ムスカリン性アセチルコリン受容体	
	23, 211
ムスカリン様作用	22
むずむず脚症候群	75
無動	66
無動機症候群	265
ムンプスウイルス	126

め

迷走神経刺激療法	40
メサドン	323, **333**
メタボリック症候群	202
メタンフェタミン	**18**, 196, **257**
メチルエフェドリン	**19**
メチルドパ	**22**
メチルフェニデート	**256**, 283
メチルプレドニゾロン	**131**, 146, **170**
メトクロプラミド	111, 336
メトプロロール	**21**

メピバカイン	30
メフェナム酸	**314**
メペンゾラート	**26**
めまい	43, 316
メマンチン	**85**, 102
メラトニン	**102**, 243
メラトニン受容体作動薬	248
メロキシカム	315, 316, 332
免疫グロブリン療法	131, 150, 174
免疫抑制薬	170, 131
免疫療法	168

も

妄想	95, 198
妄想性パーソナリティ障害	276
モダフィニル	**256**
持ち越し効果	195, 232, 250
モノアミン	220
モノアミン酸化酵素	76, 221
モノアミン小胞トランスポーター2	79
モノアミントランスポーター	
	190, 196, 283, 317
モノアミン取り込み阻害作用	317
モルヒネ	321, 324, **332**
モルヒネ-3-グルクロニド	332
モルヒネ-6-グルクロニド	321, 332

や

薬原性錐体外路症状評価尺度	201
薬剤起因性精神病	188
薬剤性パーキンソニズム	67, 68
薬剤の使用過多による頭痛	117
薬物依存	258, 260, 261
——回復施設	266
——の成立要因	263
薬物乱用	259, 261
薬物乱用頭痛	117
夜尿症	221
ヤング躁病評価尺度	218

ゆ

有機溶剤精神病	265
有機リン薬物	25
誘発電位検査	145
ユビキチン	66, 106, 107
ユビキチン陽性封入体	153, 154

よ

要指導医薬品	260
陽性・陰性症状評価尺度	200
陽性症状	188, 198
陽性兆候	108, 111
腰椎穿刺	59

抑うつ	96
抑肝散	86, 102
抑肝散加陳皮半夏	86
抑制性シナプス後電位	7
抑制性神経	271
抑制性伝達物質	7
四環系抗うつ薬	190, 219, 221

ら

ラクナ梗塞	47, 51, 52
ラコサミド	**45**
ラサギリン	**76**
ラベタロール	**21**
ラミンA	158
ラメルテオン	**248**
ラモトリギン	38, 39, **44**, 193, 206, 219
卵巣奇形腫	130
卵巣腫瘍	130

り

リアノジン受容体	9, 11
リード・スルー治療	162
リザトリプタン	**113**
リシノプリル	164
リスク遺伝子	81
リスペリドン	**210**, 284, 292, 338
離脱症状	259, 265, 268
リツキシマブ	131, 150
リドカイン	28, **30**
リトドリン	**18**
利尿薬	49
リバスチグミン	**84**, 102
リハビリテーション	175, 269
流涎	155, 206
リルゾール	**154**
リルマザホン	**249**
リン酸コデイン	263
リン酸ジヒドロコデイン	263
リン酸ヒドロコデインセキサノール	
	263
臨床心理学的検査	200

る

| ルフィナミド | **45** |

れ

レスキュー薬（レスキュー・ドース）	
	334
レストレスレッグス症候群	
	75, 243, 244, 255
レストレスレッグス症候群治療薬	249
レセルピン	**22**
レット症候群	283

レノックス・ガストー症候群	45
レヴィ小体	66, 67, 99
レヴィ小体型認知症	67, 89, 98, 98
レヴィ小体病	65, 67
レベチラセタム	38, 39, **44**
レボドパ	**74**, 102
レボドパ賦活薬	77
レミフェンタニル	**303**, 324
レム睡眠	241
レム睡眠行動異常	63, 252
連合弛緩	198

ろ

ロイコトリエン	311
老人斑	80, 81
漏斗下垂体神経路	199
ロールシャッハテスト	200
ロキソプロフェン	**314**
ロチゴチン	**75**
ロピニロール	**75**
ロフェプラミン	**221**
ロメリジン	**115**
ロラゼパム	39, **232**
ロルノキシカム	**314**
ロルメタゼパム	**249**

わ

ワクチン療法	87

記号・数字

％FCV	154
1型ヘルパーT細胞	143
Ⅰ型遅筋線維	9
2型ヘルパーT細胞	147
Ⅱ型速筋線維	9
2次性パーキンソニズム	67
3Rタウ	106
3段階除痛ラダー	330
4Rタウ	106
5-HT$_{1A}$受容体部分作動薬	233
5-HT$_{1B}$受容体	222
5-HT$_{1B/1D}$受容体	113
5-HT$_{2A}$受容体	222
5-IIT$_3$受容体	225
17型ヘルパーT細胞	143
^{18}F-フルオロデオキシグルコース	100
^{123}I-MIBG	**69**
^{123}I-MIBG心筋シンチグラフィー	101
^{123}I-イオフルパン	**70**
^{123}I-メタヨードベンジルグアニジン	101

欧文

A

ACE	162
acetylcholine	9
acetylcholinesterase	10
ACE処方	317
ACE阻害薬	93, 164, 164
ACh	9, 13
AChE	9, 10, 83
ACh分解酵素	83
ACT	186, 202
ACTH	46, 236
activation syndrome	191
acute intoxication	259
AD	80, 82
ADDTC	92
ADH	270
adjuvant analgesics	338
ADP受容体阻害薬	56
AEPモニター	297
akathisia	336
akinesia	66
alcoholism	268
ALDH	270
allodynia	328
ALS	11, 107, 151
ALT	154
Alzheimer'sdisease	80
AMPA	7
AMPA受容体	192
amyloid β precursor protein	81
amyloid β protein	81
amyotrophic lateral sclerosis	151
anesthesia	296
anesthetics	296
angiotensin converting enzyme	162
anxiety disorder	228
ApoE4	82
APP	81, 87
AQP4	145, 149
aquaporin 4	149
ARB	93, 164
ASD	276, 280
AST	154
atherothrombotic brain infarction	52
autism spectrum disorder	280
Aβ	81
Aβ抗体療法	87
A型ボツリヌス毒素	33

B

BBB	143
BDI	218
behavioral and psychological symptoms of dementia	83
behavioral variantfrontotemporal dementia	104
bipolar disorder	214
BISモニター	297, 304
BK	306
bloodbrain barrier	74, 143
BMD	157
BPRS	200
BPSD	83, 85, 89, 94, 101
bradykinin	306
brain hemorrhage	47
BuChE	83
bvFTD	104, 105
BZD	193, 229, 231
BZD受容体	231
BZD受容体作動薬	194

C

*C9ORF72*遺伝子	106
Ca^{2+}チャネル	6, 40, 43, 307
calcineurin-inhibitor	170
calcitonin gene-related peptide	307
CAM	289
cAMP	257
cancer pain	327
catechol-*O*-methyltransferase	75, 221
CBD	106
cerebral embolism	52
cerebral hemorrhage	47
cerebral infarction	51
cerebrovascular disease	8, 89
CES-D	218
CGRP	109, 122, 307
chemoreceptor trigger zone	336
*CHMP2B*遺伝子	107
choline esterase inhibitor	168
chronic intoxication	259
CJD	140
cluster headache	122
cluster period	122
CNI	170
computed tomography	200
COMT	75, 221
Confusion Assessment Method	289
cortical spreading depression	109
corticobasal degeneration	106

357

COX	311
COX-1	312, 331
COX-1 阻害薬	97
COX-2	312, 331
COX-2 選択的阻害薬	315
COX 活性阻害作用	312
CPAP	255
CPK 増加	189
Creutzfeldt-Jakob disease	140
CRH	236
CT	37, 53, 70, 200
CTA	52
CTZ	320, 336
CVD	89
cyclooxygenase	311
CYP	247
CYP1A2	154
CYP3A4	44, 45, 232
cytotoxic T cell	169
C 線維	28

D

DARC	266
DAT	70, 80, 89
DAT スキャン	70
DBS	71
DCI	74
DCI・COMT 阻害薬配合剤	75
deep brain stimulation	71
deflazacort	163
delirium	286
Delirium Rating Scale	289
dementia of Alzheimer's type	80, 89
dementia with Lewy bodies	67, 89, 98
depression	214
DG	226
DHPR	9, 11
DIC	155
DIEPSS	201
dihydropyridine receptor	11
DLB	67, 89, 98, 98
DM	158
DMD	157
DMPK 遺伝子	162
dopamine transporter	70
DQB1*0602	252
Dravet 症候群	45
DRB1*1501	252
DRG	306
DRS	289
drug abuse	261
drug dependence	258

Drug-Induced Extrapyramidal Symptoms Scale	201
DSA	203, 211
DSM	181, 229
DSM-5	82, 92, 182, 200, 216, 238, 266, 269, 275, 280
DSM-III	182, 289
DSM-IV	282
DSS	203, 210, 212, 285
DV	260
dysesthesia	329
dyskinesia	74
D-マンニトール	60

E

EBM	219
ECT	183, 206
EDMD	160
electroconvulsive therapy	183
encephalitis	128
epilepsy	7, 34
epinephrine	13
EPS	201
Epstein-Barr ウイルス	172
ESS	255
excitation-contraction coupling	10
extrapyramidal symptom	201
e-ラーニング	322, 323, 333

F

Face Scale	330
FDG	100
febrile seizures	133
FK binding protein	170
FKBP	170
FLAIR 像	129
frontotemporal dementia	104
frontotemporal lobar degeneration	104
FSHD	160
FTD	104
FTLD	104, 153
FTLD-FUS	107
FTLD-ni	107
FTLD-tau	106
FTLD-TDP	106
FTLD-UPS	107

G

G protein-coupled receptor	7
GABA	116, 137, 231, 243, 256, 260
GABA$_A$ 受容体	194, 231, 247

GABA 作動性神経	78
GABA 受容体	290, 298
GABA 神経系	34
GABA 増強作用	193
GABA トランスアミナーゼ	40
GAF	205
GBS	172
GC	169, 170
general anesthetics	298
Glu	7, 40
glucocorticoid	169
GPCR	7, 319
GRN	106
GSK-3β	226
GTP	7
Guillain-Barré syndrome	172
G タンパク質共役型受容体	7, 319

H

HAM-D	218
HDS-R	100
herpes simplex virus	128
HIV	128
HLA	252
hnRNP	106
HPA-axis	236
HSV	128
Hunt and Hess 分類	58, 60, 61
Huntington disease	78
hyperalgesia	328
hyperesthesia	328
hypersomnia	251

I

ICD	181, 229
ICD-10	92, 182, 200, 218, 238, 265, 269, 275, 282
ICD-11	182
ICU	287, 290
IgA 欠損症	175
IgG	145, 149
IMPase	226
INSERM	99
insomnia	241
intensive care unit	287
INTERACT2 試験	48
intracranial embolism	52
intrinsic sympathomimetic activity	20
IP$_3$	226
IPPase	226
IPSRT	186, 219

iPS 細胞	283	
ISA	20	
ISBD	190	
ISCD-3	242	
IVIg	150	

K

K^+ チャネル	6, 129
KA 受容体	43

L

lacunar infarction	52
LBD	67
leukotriene	311
Lewy body	66
LGMD	160
LSD	260
LT	311
L 型電位依存性 Ca^{2+} チャネル	11

M

M_2・M_3 受容体	22
M3G	332
M6G	321, 332
MAC	299
mAChR	23
MADRS	218
magnetic resonance imaging	200
manic depression	214
MAO	76, 221
MAO-B 阻害薬	76
MAPT 遺伝子	106
MARTA	203, 210, 211
McDonald 診断基準	143
MCI	82
MCV	150
MDAS	289
mECT	183, 206
medication-overuse headache	117
membrane stabilizing activity	20
Memorial Delirium Assessment Scale	289
meningitis	125
Meyer-Overton の法則	298
MG	165
Mg^{2+} 依存性アデニル酸シクラーゼ抑制作用	227
MHC 抗原	147
MIBG	101
MIBG 心筋シンチグラフィー	69
migraine	108
Mini-Mental State Examination	100, 289

minimum alveolar concentration	299
MLPA 法	162
MMSE	100, 289
modified ECT	183
MOH	117
monoamine oxidase	76, 221
morphine-6-glucuronide	321, 332
motor fluctuation	74
motor neuron	151
MRA	52, 53, 59
MRI	37, 53, 70, 100, 141, 145, 200
MR アンギオグラフィー	59
MS	143
MSA	20
multiple sclerosis	143
muscular dystrophy	11
myasthenia gravis	165

N

N_2O	301
NA	13
Na^+ チャネル	6, 28, 40, 138, 307
nAChR	23, 31
narcolepsy	251
NaSSA	190, 219, 220, 225
nerve conduction study	173
neurofi brillary tangle	80
neurolept analgesia	303
neuroleptic malignant syndrome	74
neuromuscular junction	9
neuromyelitis optica	148
neuron	5
NINDS-AIREN の分類	91
NLA	303
NMDA	102, 129
NMDA 型グルタミン酸受容体	76
NMDA 型グルタミン酸受容体遮断薬	192
NMDA 受容体	83, 298
NMDA 受容体拮抗薬	339, 340
NMDA 受容体非競合的拮抗薬	85
N-methyl-$_D$-aspartate	129
NMO	148
NMOSD 国際診断基準	148
N_M 受容体	9, 31
N_N 受容体	22
nonsteroidal anti-infl ammatory drugs	311
noradrenaline	13
noradrenergic and specific serotonergic antidepressant	190
norepinephrine	13

Notch 受容体	87
NPPV	155, 162
Nrf2 転写経路	147
NRS	329
NSAIDs	111, 113, 120, 311, 331
Numerical Rating Scale	329
N-メチル-$_D$-アスパラギン酸	128

O

OD 錠	292
OIC	325
OIH	323
on-off	74
opioid switching	334
opioid-induced constipation	325
opioid-induced hyperalgesia	323
OPMD	160
orexin	251
OTC	247, 317
OX	251
OX_1	249
OX_2	249

P

pain	305
palliative care	326
PAM	24
PANSS	200
paresthesia	329
Parkinson's disease	63
Parkinson's disease with dementia	67, 100
parkinsonism	63
PCR 法	129
PD	67
PDD	67, 100
periodic synchronous discharge	141
personality disorder	274
PET	83, 100
PG	306, 311, 331
pharmacotherapy	183
PIP_2	226
PMD	157
PMD 関連疾患	161
PNFA	104
polysomnography	255
postural instability	66
PPA	104
prion disease	139
progressive muscular dystrophy	157
progressive supranuclear palsy	106
prostaglandin	306, 331

PSD	141
PSG 検査	244, 255
PSP	106
psychophysiologic disease	235
psychosomatic disease	235
psychotherapy	182
psychotropic, psychotropic drug	187
PTSD	190, 224, 224, 229
pure autonomic failure	67

Q

QMG スコア	168
QOL（quality of life）	83, 154, 282, 311
QT 延長	333

R

rapid eye movement	98
rapid eye movement sleep behavior disorder	63
rapid onset opioids	334
RBD	63, 98, 99
recombinant tissue plasminogen activator	54
REM	98
REM sleep behaviour disorder	98
remission period	122
Remudy	163
REM 睡眠時異常行動	99
resting tremor	66
restless legs syndrome	243
Rho キナーゼ	61
rigidity	66
RM 錠	114
ROO 製剤	334
RPD 錠	114
rt-PA	51, 54, 56
ryanodine receptor	11
RyR	9, 11

S

SAMURAI-ICH 試験	48
SARI	190, 220, 222
schizophrenia	198
SD	104
SDA	203, 210, 285
SDAM	203, 210, 212
SDM	205
SDS	142, 218
selective serotonin reuptake inhibitor	86, 190
Self-rating Depression scale	218
senile plaque	80

serotonin	108
serotonin 2 antagonist and reuptake inhibitor	190
serotonin–noradrenaline reuptake inhibitor	190
sign	336
single photon emission computed tomography	200
SNARE タンパク質	6
SNCA 遺伝子	99
SNRI	190, 219, 220, 224, 230, 239, 253
SOD	11
SOD1	152, 153
somatotherapy	182
SP	307
SPECT	69, 83, 101, 200, 254
spike and wave complex	37
SpO₂	154
SSRI	86, 187, 190, 219, 220, 223, 224, 230, 231, 233, 239, 279
SST	186, 202
subarachnoid hemorrhage	58
substance P	306
superoxide dismutase 1	153
symptom	336

T

T2 強調像	129
TARDBP	106
Tc	169
TCA	190, 220, 222, 317, 339
TDM	227
TDP-43	139, 152, 154
tension-type headache	119
tetracyclic antidepressant	190
Th1/Th2 バランス	167
Th1 細胞	147
Th17 細胞	147
thromboxane	311
thromboxane A₂	56
TIA	55
Tmax	333
t-PA	97
TPPV	155, 162
transient ischemic attack	55
Treg 細胞	168
TREM2 遺伝子	82
tremor	63
tricyclic antidepressant	189, 317
TX	311
TXA₂	56

V

VaD	88, 89
VAS	329
vascular cognitive impairment	89
vascular dementia	89
VCAM-1	146
VCI	89
VCP	106
Verbal Rating Scale	329
Visual Analogue Scale	329
VMAT2	79
VNS	40
VRS	329

W

wearing off	71, 73, 74, 77
West 症候群	45, 46
WFSBP	230
WHO	181, 200, 216, 258, 269
WHO 方式がん疼痛治療法	330
withdrawal symptom	268

Y

YMRS	218

ギリシャ文字

$\alpha_2\delta$ サブユニット	316
α-シヌクレイン	65, 99
β 遮断薬	164
β セクレターゼ	81
γ-アミノ酪酸	231, 256, 260
γ セクレターゼ	81
γ セクレターゼ阻害薬	87
Δ^9-テトラヒドロカンナビノール	260
ω_1 受容体	232
ω_2 受容体	232

中山書店の出版物に関する情報は，小社サポートページを御覧ください．
https://www.nakayamashoten.jp/support.html

臨床薬学テキストシリーズ
神経・筋・精神／麻酔・鎮痛

2019年8月29日　初版第1刷発行 ©　　〔検印省略〕

監修────乾　賢一
担当編集────赤池昭紀
ゲスト編集────髙橋良輔
　　　　　　　武田弘志

発行者────平田　直
発行所────株式会社　中山書店
　　　　　〒112-0006　東京都文京区小日向4-2-6
　　　　　TEL 03-3813-1100（代表）　振替 00130-5-196565
　　　　　https://www.nakayamashoten.jp/

装丁────花本浩一（麒麟三隻館）
印刷・製本────三松堂株式会社

Published by Nakayama Shoten Co., Ltd.　　Printed in Japan
ISBN 978-4-521-74451-3
落丁・乱丁の場合はお取り替えいたします

・本書の複製権・上映権・譲渡権・公衆送信権（送信可能化権を含む）は株式会社中山書店が保有します．

JCOPY ＜（社）出版者著作権管理機構　委託出版物＞
本書の無断複写は著作権法上での例外を除き禁じられています．複写される場合は，そのつど事前に，（社）出版者著作権管理機構（電話 03-5244-5088，FAX 03-5244-5089，e-mail: info@jcopy.or.jp）の許諾を得てください．

本書をスキャン・デジタルデータ化するなどの複製を無許諾で行う行為は，著作権法上での限られた例外（「私的使用のための複製」など）を除き著作権法違反となります．なお，大学・病院・企業などにおいて，内部的に業務上使用する目的で上記の行為を行うことは，私的使用には該当せず違法です．また私的使用のためであっても，代行業者等の第三者に依頼して使用する本人以外の者が上記の行為を行うことは違法です．

臨床薬学テキストシリーズ

監修◉乾　賢一（京都薬科大学名誉教授）
編集◉赤池昭紀（京都大学名誉教授）
　　　伊藤貞嘉（東北大学名誉教授）
　　　望月眞弓（慶應義塾大学薬学部特任教授）
　　　安原眞人（帝京大学薬学部特任教授）

B5判／2色（一部4色）刷／並製／約300頁／予価4,800円

薬学教育モデル・コアカリキュラム、薬剤師国家試験出題基準に準拠

薬学と医学のコラボレーションにより、従来のテキストにない医療・臨床的な視点、記述が充実

学習内容、理解度の確認のために、国家試験問題の出題傾向をもとに作成した確認問題を掲載

◆**薬学倫理・医薬品開発・臨床研究・医療統計学**
担 当 編 集：安原眞人
ゲスト編集：佐藤俊哉(京都大学大学院医学研究科),平山佳伸(立命館大学薬学部)　　定価(本体4,800円＋税)

◆**薬学と社会──医療経済・多職種連携とチーム医療・地域医療・在宅医療**
担 当 編 集：望月眞弓
ゲスト編集：武居光雄(諏訪の杜病院),狭間研至(ファルメディコ)　　定価(本体4,800円＋税)

◆**バイオ医薬品と再生医療**
担 当 編 集：赤池昭紀
ゲスト編集：長船健二(京都大学iPS細胞研究所),直江知樹(国立病院機構名古屋医療センター),
　　　　　　濱田哲暢(国立がん研究センター)　　定価(本体4,800円＋税)

[薬理・病態・薬物治療]

◆**薬物治療総論／症候・臨床検査／個別化医療**
担 当 編 集：赤池昭紀
ゲスト編集：河野武幸(摂南大学薬学部),福井次矢(聖路加国際病院)　　定価(本体4,500円＋税)

◆**神経・筋・精神／麻酔・鎮痛**
担 当 編 集：赤池昭紀
ゲスト編集：髙橋良輔(京都大学大学院医学研究科),武田弘志(国際医療福祉大学薬学部)　　定価(本体4,500円＋税)

◆**循環器／腎・泌尿器／代謝／内分泌**
担 当 編 集：赤池昭紀,伊藤貞嘉
ゲスト編集：上野和行(新潟薬科大学薬学部)

◆**呼吸器／免疫・炎症・アレルギー／骨・関節**
担 当 編 集：赤池昭紀
ゲスト編集：稲垣直樹(岐阜医療科学大学),川合眞一(東邦大学医学部)

◆**消化器／感覚器・皮膚／生殖器・産婦人科**
担 当 編 集：安原眞人
ゲスト編集：木内祐二(昭和大学医学部),服部尚樹(立命館大学薬学部)

◆**血液・造血器／感染症／悪性腫瘍**
担 当 編 集：望月眞弓
ゲスト編集：加藤裕久(昭和大学医学部),服部　豊(慶應義塾大学薬学部)

◆**一般用医薬品・漢方薬・セルフメディケーション（未病・機能性食品）**
担 当 編 集：望月眞弓
ゲスト編集：渡辺謹三(前 東京薬科大学薬学部),渡辺賢治(慶應義塾大学医学部)

※配本順，タイトルは諸事情により変更する場合がございます

中山書店　〒112-0006 東京都文京区小日向4-2-6　TEL 03-3813-1100　FAX 03-3816-1015
https://www.nakayamashoten.jp/